中医皮肤性病临证治疗学

ZHONGYI PIFU XING BING LINZHENG ZHILIAO XUE

王思农　李廷保　杨鹏斐　主编

甘肃科学技术出版社

图书在版编目（CIP）数据

中医皮肤性病临证治疗学/ 王思农，李廷保，杨鹏斐主编. -- 兰州：甘肃科学技术出版社，2022.6
ISBN 978-7-5424-2933-9

Ⅰ. ①中… Ⅱ. ①王…②李…③杨… Ⅲ. ①中医学 - 皮肤病学②中医学 - 性病学Ⅳ. ①R275

中国版本图书馆 CIP 数据核字(2022)第 067973 号

中医皮肤性病临证治疗学
王思农　李廷保　杨鹏斐　主编

责任编辑　刘　钊
封面设计　孙顺利

出　版　甘肃科学技术出版社
社　址　兰州市城关区曹家巷 1 号甘肃新闻出版大厦　730030
网　址　www.gskejipress.com
电　话　0931-2131572（编辑部）　0931-8773237（发行部）

发　行　甘肃科学技术出版社　　印　刷　兰州万易印务有限责任公司
开　本　889mm×1194mm　1/16　　印　张　24.75　插　页　18　字　数　560 千
版　次　2022 年 8 月第 1 版
印　次　2022 年 8 月第 1 次印刷
印　数　1~2500
书　号　ISBN 978-7-5424-2933-9　　定　价　128.00 元

编 委 会

编写单位：甘肃中医药大学中医外科教研室

主　　编：王思农　李廷保　杨鹏斐

副 主 编：薛　欣　卢三月

编　　委：（按姓氏笔画排序）

王思农　卢三月　刘俊俊　李廷保

杨鹏斐　何鑫瑜　金彩云　高金娟

康秀英　缪中翠　薛　欣

序

中医皮肤性病学是一门临床学科，在中国历史悠久，源远流长。其内容丰富，大都散见于古代前贤的各类古医籍中，随着时代的进步，中医辨治皮肤性病越来越受到人们重视，尤其近年来在疑难皮肤病的中医辨治方面得到飞跃般地发展。遵经据典，有许多先辈的治疗经验、医德风范值得后来医者继承创新，也有许多中医辨治皮肤性病的知识为我们发扬光大。中医药是一个伟大的宝库，在治疗诸多顽固性、疑难性皮肤性病方面发挥着独特的疗效，为人类的健康做出了伟大的贡献。

我们教研室老师率研究生共同编写了《中医皮肤性病临证治疗学》一书，该书是一部以中医辨治为主，西医辨治为辅的临床医学专著，介绍了临床常见皮肤性病的辨证治疗，强调与时俱进，注重临床价值。从疾病概述入手，阐述了皮肤性病的病因病机、临床表现、看图识病、辅助检查、诊断要点、鉴别诊断、辨证治疗、名医病案、预防调摄和学习寄语。突显中医特色，彰显图文配合，传承前辈经验，学习医德寄语，跟进时代发展，具有继承创新之特点，且有宝贵的临床参考价值。

岁月荏苒，历时数载，精心设计，搜集筛选，古今结合，思政俱进，继承创新，编著了《中医皮肤性病临证治疗学》，其体例之新颖，内容之翔实，可以说特色鲜明，独树一帜。书中着重展现了中医辨治皮肤性病的悠久历史、医德底蕴、规范诊疗、理法方药等诸多方面，做到了继承中医特色、发扬时代精华。可供中医院校师生及广大皮肤科同仁学习参考、阅读借鉴。

全体教研室编写者研读古代外科医籍，精读当代中医辨治皮肤性病医著，将扎实的中医功底和丰富的临证经验，贯穿于编写的始终。在中医药飞速发展的新时代，这是一种传承前贤的荣耀，也是一种跟进时代的责任，更是一种追求幸福的鞭策。我深信此书的付梓会受到中医皮肤科同行的认可和好评，对于进一步提升中医皮肤性病的治疗理论和实践水平、促进中医皮肤科发展，具有宝贵的临床实际意义。送人玫瑰，手留余香！幸甚至哉，作序咏志！

中医外科教研室主任 王恩宏

2021年12月12日

前　言

中医药学是中华民族优秀文化之瑰宝，是中国劳动人民在长期与自然灾害和疾病作斗争中反复实践、总结而逐步形成的一套理论体系和方法。中医药学凝聚着深邃的哲学智慧和中华民族几千年的健康养生理念及其实践经验，是中国古代科学的瑰宝，也是打开中华文明宝库的钥匙。它源远流长，独树一帜，数千年来，为中华民族的繁衍昌盛做出了伟大贡献。当历史车轮进入21世纪，中医药学在国际上越来越受到重视，受到越来越多的国家欢迎。尤其，在新型冠状病毒疫情暴发的今天，中医药学在国际社会上发挥了极其重要的作用。因此，中医药学不只是中华民族的瑰宝，也是人类健康的需要，因而也是人类追求健康幸福事业的共同财富。

随着社会的进步，人类精神压力的增大，皮肤性病呈现上升趋势，为使中医药学在防治皮肤性病方面得以发扬光大、传承创新，为更多的患者服务，我们编写了《中医皮肤性病临证治疗学》。为了能引导初学者登堂入室，跨进门槛，尽可能多的掌握辨治皮肤病的知识。在编写过程中力求深入浅出，图文结合，易学易懂，使读者对中医药辨治皮肤病有深刻地了解，使学者"更上一层楼"。

本书共分上、下两篇，其中上篇总论8章，下篇各论18章。上篇主要介绍了皮肤性病学发展简史、名词术语、结构功能、诊断基础、病因病机、辨证论治、预防护理等内容。下篇详细论述了病毒性、细菌性、真菌性、瘙痒性、物理性、附属器、血管炎、肿瘤性、大疱性、遗传性、黏膜炎性、寄生虫性、结缔组织、变态反应性、红斑鳞屑性、色素障碍性、代谢障碍性皮肤病和性传播疾病。每种疾病按疾病概述、病因病机、临床表现、图片识病、辅助检查、诊断要点、鉴别诊断、辨证治疗、名医病案、预防调摄、学习寄语编排阐述。

编著说明:①上篇内容按章编写:第一章(王思农);第二章(李廷保);第三、四章(李廷保、薛欣);第五、六章(李廷保、卢三月);第七章(杨鹏斐);第八章(杨鹏斐、金彩云)。②下篇内容按模块编写:【疾病概述】(王思农);【病因病机】(杨鹏斐);【诊断要点】(李廷保);【临床表现】(杨鹏斐、金彩云);【看图识病】【名医病案】(李廷保、卢三月);【辅助检查】【鉴别诊断】(李廷保、薛欣);【辨证治疗】【学习寄语】【预防调摄】(李廷保、薛欣、卢三月)。③中西医处方仅供参考,临证使用须经医师指导方可运用;处方中的细辛、附子、木通剂量通过医师签名后方可使用;名医病案为了保持与原著一致,未作改动。

本书主要供中医院校及中西医院校师生、皮肤性病科医师、基层全科医师、西学中等医务者阅读参考,也可供皮肤病性病患者求医问药时参阅。同时,全书重在强调皮肤病的诊断方法与治疗措施,内容丰富、体例新颖,不仅对皮肤病临床医务工作者有一定的参考价值,而且还可作为皮肤病患者的防病保健用书。也可作为读者更好地了解中医皮肤性病学知识、提高自我保健水平的读本。

本书的参编者为皮肤科教学和临床医务人员,均具有较扎实的理论基础和较丰富的实践经验。体现了中医和西医结合;内治和外治结合;整体和局部结合。并具有时代性和系统性,也具有应用性和可操作性。但由于编写工作繁忙,时间仓促,错误之处,在所难免,尚祈斧正。

主编 李廷保

2021.12.12

目 录

上 篇 总 论

下 篇 各 论

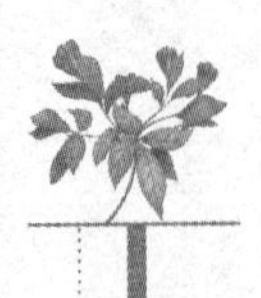

上篇总论

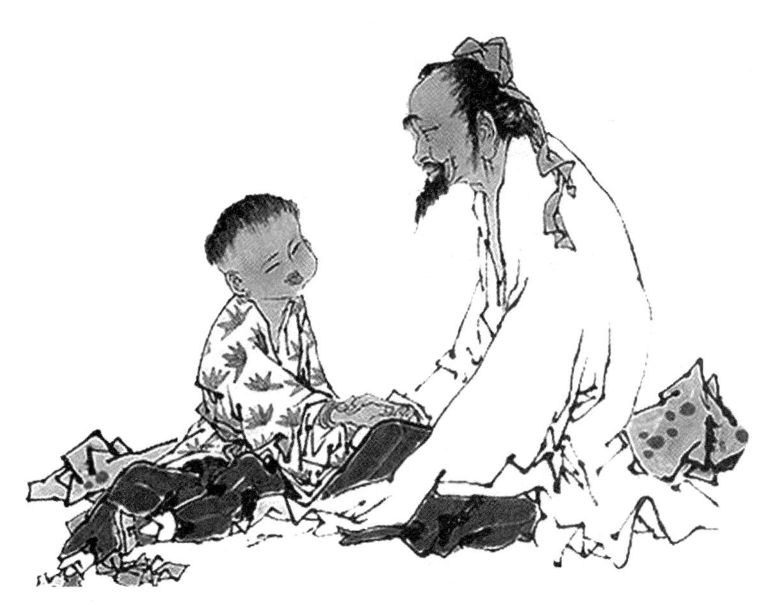

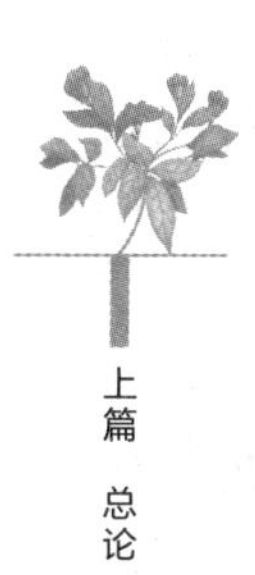

第一章　中医皮肤性病学导论

中医皮肤性病学历史悠久，其理论基础源于战国秦汉时期，病因病机、证候、方药发展于晋隋唐宋时期，充实于明清时期，完善于中华人民共和国成立以后，快速发展于改革开放后40余年。本节主要介绍西医皮肤性病学和中医皮肤性病学命名关系，及其中医皮肤性病学的发展简史，通过学习，要求掌握中医皮肤性病学发展历史中主要医家和重要医著，熟悉中医皮肤性病学的主要发展阶段，了解中医皮肤性病学成为一门独立学科后的新成就。

第一节　皮肤性病学定义范畴

皮肤性病学包括皮肤病学与性病学，二者都是临床医学的重要内容，而临床医学又是生命科学范畴中的重要组成部分，临床医学的主要任务是保护人民健康、防治各种疾病。皮肤病学是研究皮肤及其相关疾病的科学，其内容包括皮肤、皮下组织和皮肤附属器相关疾病的病因、发病机制、临床表现、诊断、治疗及预防等；性病学是研究性传播疾病的科学，其内容主要有各种性传播疾病的致病微生物、发病机制、传播途径、临床表现、诊断、治疗及预防等。皮肤性病学是一门涉及面广、整体性强的临床应用学科，与临床其他学科存在广泛而密切的联系，如某些皮肤病是内脏疾病的皮肤表现，因而在诊治皮肤病的过程中，应全面、系统、整体地分析疾病的病因、发病机制，从而进行系统治疗。

18世纪中叶以前，皮肤病诊治工作由外科医师承担，皮肤性病学知识也包含在外科教科书中。18世纪末，许多知名的内科医师开始注意和观察发生于皮肤的疾病，这种趋势一直延续到19世纪，直至皮肤病学成为内科学的一个分支。19世纪末，对梅毒螺旋体和结核杆菌感染的研究成为内科学中相对比较独立的范畴。渐渐地，一些内科医师开始致力于皮肤病学的研究，使皮肤科学成为独立于内科之外的临床学科。由于多数性传播疾病的治疗由皮肤科医师承担，因此性病学也被列入皮肤病学范畴，故合并命名为皮肤性病学。

近年来，在各基础学科的推动和带动下，生命科学逐渐成为人类自然科学发展的先导，人们对自

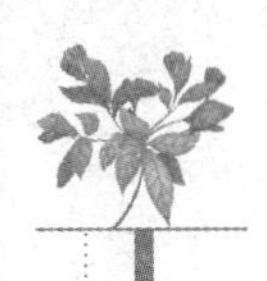

身生命及其价值的认识正在不断深入，临床医学的内容得到不断扩展，皮肤性病学也相应地进入了一个飞跃发展的阶段。皮肤性病学的分支学科如皮肤组织病理学、皮肤生理学、皮肤病原生物学、皮肤遗传学、皮肤流行病学、皮肤美容学以及皮肤外科学等领域均取得显著进展，皮肤性病学与其他基础学科互相渗透、互相交叉，使学科发展逐渐走向均衡与协调。

【学习寄语】

医学生誓言：健康所系，性命相托。当我步入神圣医学学府的时刻，谨庄严宣誓：我志愿献身医学，热爱祖国，忠于人民，恪守医德，尊师守纪，刻苦钻研，孜孜不倦，精益求精，全面发展。我决心竭尽全力除人类之病痛，助健康之完美，维护医术的圣洁和荣誉，救死扶伤，不辞艰辛，执着追求，为祖国医药卫生事业的发展和人类身心健康奋斗终生！

——国家教委高教司

第二节　中医皮肤性病学源流

中医学有着数千年的悠久历史，是人类文明的一个伟大宝库。中医皮肤性病学是运用中医基本理论和中医思维方法研究皮肤性病所属病证的病因病机、证治规律、预后转归、康复调摄等，并采用中药治疗为主的一门临床学科。但其长期以来归属于中医外科学的范畴，是在中华人民共和国成立以后才从中医外科学中逐渐分离出来的一门既新兴又古老的学科，发展大致经历了以下几个阶段。

一、中医皮肤性病学萌芽时期

中医皮肤性病学起源于远古原始社会人类与虫兽、自然灾害及疾病作斗争的生产实践过程中。用泥土、灰烬和新鲜的青草树叶捣烂来外敷、涂搽皮肤上的外伤创口和治疗皮肤疾患，可以看做是中医皮肤病外治法的最早医疗实践活动。随着社会生产力的发展，人类逐渐认识并开始应用醋、酒、盐、饴、姜和植物、动物等材料外用内服来治疗皮肤疾患。

最早出现中医皮肤疾病病名记载的是公元前14世纪殷商时期的甲骨文、金文和青铜铭文等，当时就有“疥”“疕”“癣”“疣”等皮肤病名的描述。疥是指多种具有瘙痒性的皮肤病，疕是指顽固难去的一类皮肤病，癣是指皮肤粗糙脱屑一类的皮肤病，疣是指赘生于皮肤表面的一类皮肤病。随着社会分工的出现，古代将从事医疗活动的人员，视其各自的擅长进行了医学的分科。《周礼》记载：医分四科，即“疾医、疡医、食医、兽医”。“疡医”即外科医生，包括了现在的皮肤科医生，主治肿疡、溃疡、金创和皮肤病。

春秋战国时期，不但有关皮肤病病名的记载逐渐增多，而且有了皮肤病病因病机和方药治疗的描述。如1973年湖南长沙马王堆三号汉墓出土的医学帛书《五十二病方》中就有冻疮、疣、诸虫咬伤等

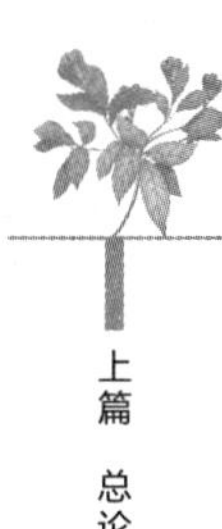

皮肤病名的出现，有用葱熨治疗冻疮、以灸治疣的记载。该书治疗皮肤疮疡的外用制剂有散剂、膏剂、水剂、醋剂、水银剂等40种之多，并叙述了砭法、灸法、熨法、熏法、按摩等疗法。《黄帝内经》是中国现存医学文献中最早的一部中医学理论经典著作，集中反映了中国古代的医学成就，其中有关皮肤病的论述颇多，仅皮肤病病名的记载就有痒（痱子）、痒疥、秃疮（头部脱发性疾病）、皮痹（硬皮病）、尤赘（疣）、痤（痤疮）、大风、疠风（麻风病）、皶（酒渣鼻）等数十种之多。如《素问·痹论篇》曰："风寒湿三气杂至，合而为痹也……以秋遇此者为皮痹。"这里的皮痹相当于西医的硬皮病。《素问·风论篇》曰："疠者，有荣气热附，其气不清，故使其鼻柱坏而色败，皮肤疡溃。风寒客于脉而不去，名曰疠风。"这里的疠风相当于西医的麻风病。《素问·宣明五气篇》中关于"膀胱不利为癃"的论述很近似西医尿道炎的临床表现。《素问·上古天真论篇》还记载了毛发生长与内脏的关系，曰："女子七岁肾气盛，齿更发长……四七，筋骨坚，发长极，身体盛壮；五七阳明脉衰，面始焦，发始堕；六七三阳脉衰于上，面皆焦，发始白……丈夫八岁肾气实，发长齿更……八八则齿发去。"

汉代出现了中国历史上最著名的外科学家华佗和外感内伤杂病家张仲景。华佗医术全面，尤其擅长外科，据《后汉书》记载，其不仅最早开展麻醉术和外科手术，而且在中医药物外治方面也有独到之处，如运用贴敷、熏法、涂搽、穴位给药等外治疗法治疗疮疡和皮肤疾患。张仲景所著的《伤寒杂病论》是论述外感热病和内伤杂病的名著，其中有关皮肤病性病的论述颇多，如在内伤杂病中论述浸淫疮（湿疹）的症状，并提出"浸淫疮，黄连粉主之"的治疗方法；也论述了瘾疹（荨麻疹）、狐惑病（白塞病）、淋证（淋病）等多种皮肤病性病的症状和治疗。秦汉及以前时期，从《五十二病方》《黄帝内经》到《伤寒杂病论》开始有了较多皮肤病的病名、病因和治疗的论述，这是中医皮肤性病学的萌芽时期。

二、中医皮肤性病学发展时期

从晋、隋、唐、宋到元代这一时期，随着整个中医学体系的发展，有关中医皮肤病、皮肤美容和性病的论述也不断增多，使中医皮肤性病学开始进入了一个发展时期。

晋代葛洪著的《肘后备急方》之五、六卷有专门介绍疥癣、瘾疹、漆疮、浸淫疮、诸痒和面部损容性皮肤病治疗方药的篇章，提到的皮肤病有40余种，其中描述的"沙虱毒"是世界上最早关于恙虫病的记载。治疗的方法包括内服、外洗、外搽等，并介绍了多种外治皮肤病和美容的简单方法，如疠疡风（麻风病）用乌贼骨敷之，白驳风（白癜风）取鳗鱼脂敷之，白秃疮（头癣）用藜芦、猪油搽之，漆疮（接触性皮炎）用汉椒汤洗之，以及用鸡蛋清、白蜜敷脸增白等。晋代刘涓子撰、南齐人龚庆宣编的《刘涓子鬼遗方》被认为是中国现存最早的中医外科专著，基本上反映了两晋南北朝时期中医外科学的主要成就。其中有相当多的内容是论述皮肤病的，比较详细地介绍了用中药内服外用治疗多种皮肤病的方法，为中医皮肤病的发展做出了较大贡献。如该书首次记载了用水银膏治疗皮肤病，这比其他国家要早600多年。所记载的皮肤病包括疥、癣、疮、疖、鼠乳、瘾疹、白癜、秃疮、痱、热疮等数十种，每一病种均有相应的治疗方药，如用紫草膏方治小儿头疮、用白敛膏方治皮肤热痒、用五黄膏方治久病疥癣、用麝香膏方治面皯皰、用白芷膏方治头秃等。

隋代巢元方的《诸病源候论》所记载的皮肤病达100种，包括了许多当今常见的皮肤病。如该书对漆疮病因病机和症状的描述就十分详细，曰："漆有毒，人有禀性畏漆，但见漆便中其毒，喜面痒，然

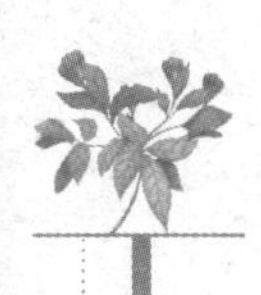

后胸臂胫皆悉瘙痒，面为起肿。”也认为瘾疹的发病原因主要是由于“人皮肤虚，为风邪所折”。并明确指出疥疮的发病是“皆有虫，人往往以针头挑得”，而欧洲有关疥虫的报道最早见于18世纪，迟于中国一千多年。该书又认为酒渣鼻是“由饮酒热势冲面而遇风冷之气相生”。

唐代孙思邈的《备急千金要方》对皮肤病的治疗方药做出了较大贡献，弥补了《诸病源候论》中有证无药的不足。据不完全统计，该书用来治疗各种皮肤疮疡病的中药有197种之多，收录有关面部皮肤病治疗及美容方药120多方，包括“熏香方”“令身香方”等。另外，唐代王焘的《外台秘要》，宋徽宗、赵佶敕撰的《圣济总录》和陈无择的《三因极一病证方论》、窦汉卿的《疮疡经验全书》都对皮肤病的病因、症状和治疗有较多论述。如《圣济总录》认为丹毒是由于“热毒之气，暴发于皮肤间，不得外泄”所致。《疮疡经验全书》形象地描述寒疮(多形红斑)的皮疹表现“似猫眼有光彩无脓血”。

元代出现了齐德之《外科精义》、张从正《儒门事亲》和朱震亨《丹溪心法》，这些医书都对皮肤病有论述，如《外科精义》用于皮肤疮疡的药方多达145个。

这一时期中医学对性传播疾病也有了一些论述。如巢元方的《诸病源候论》将淋证分为石淋、气淋、膏淋、痨淋、热淋、血淋、寒淋七淋，其中膏淋、热淋、气淋、血淋的症状描述与当今的淋病、非淋菌性尿道炎很近似。除此之外，这一时期的中医学古籍还有疳疮(下疳、臊疳)、妒精疮、阴疮、阴蚀等病名的记载，如孙思邈的《备急千金要方》曰：“夫妒精疮者，男子在阴头节下，妇人在玉门内，并似疳疮，作臼齐食之大病，疳即不痛也。”这些发生在男女外生殖器部位的病证与当今的硬下疳、软下疳和其他皮肤溃疡性性病有很多相似之处。

三、中医皮肤性病学兴盛时期

明清两代是中医学发展的兴盛时期。这一时期名医辈出，医著林立，中医学得到了很大的发展。与此同时，中医皮肤性病学的理论和临床也在这一时期得到了进一步充实、发展和提高，中医皮肤性病学发展到高潮。这一时期随着西方医学进入中国，也开始有了中西医结合治疗皮肤病的萌芽。

明代对皮肤病论述较多的医著主要有戴元礼著《证治要诀》、薛己著《外科发挥》和《外科枢要》、汪机著《外科理例》、申斗垣著《外科启玄》、王肯堂著《证治准绳》、陈实功著《外科正宗》、陈司成著《霉疮秘录》、张景岳著《景岳全书》等，其中以《外科理例》《外科正宗》《霉疮秘录》三书对中医皮肤性病学的发展贡献和影响最大。《外科理例》比较全面叙述了皮肤疮疡病的证治方法，尤其强调外病内治，曰：“外治必本乎内，知乎内以求乎外。”另外，该书还附有较多医案，其中治疗杨梅疮的医案就有5个。《外科正宗》全书4卷，论述的病种100多个，其中将近一半是属于皮肤病范畴。该书的特点是论述每一个病种的理、法、方、药齐全，描述十分详细，最后讲述大麻风的治疗方药。《霉疮秘录》是中国第一部有关梅毒性病学的专著，该书系统总结了中国16~17世纪治疗梅毒的经验，曰：“霉疮一症，细考经书，古言未及，究其根源，始于午会之末，起于岭南之地，致使蔓延全国，流祸甚广。”明确指出梅毒始见于中国广东，以后逐渐蔓延至全国，因此古时霉疮又有广疮之称。据医史学家考证，中国的梅毒确实是在16世纪初期由西方经广东传入中国的。在梅毒传染方式上，该书明确认为是因不洁性交而传染，妓院是主要的传染场所，书中指出：“一狎有毒之妓，初不知觉，或传妻妾，或于姣童。”在梅毒临床表现上，该书已认识到了由硬下疳到二、三期梅毒的发病过程，《毒疮》曰：“始生下疳，继而骨痛，疮标耳内、阴囊、头顶、背脊，形如烂柿，名曰杨霉疮，甚则毒伤阴阳二窍。传于心，发大疮，上下左右相对，掣痛连心；移于肝，眉发脱落，眼昏多泪，或贡爪甲。”在梅毒的治疗方面，该书对各期霉疮的治疗均有详细论述，其中最突出的是首次介绍了用中药砒制剂治疗梅毒，这比欧洲开始用砒剂治疗梅毒要早300多年。在预防方面，该书告诫人们洁身自爱，有了性病不要与亲人居住等，云：“或问其疮传染不已何也？余曰昔人染此症，亲戚不同居，饮食不同器，置身静室以候念，故传染亦少。”

清代有关皮肤病的主要医著包括祁坤著《外科大成》、王维德著《外科证治全生集》、吴谦著《医宗金鉴》、赵学敏著《串雅外编》、顾世澄著《疡医大全》、许克昌著《外科证治全书》、邹岳著《外科真铨》、高思敬著《外科医镜》、高秉钧著《疡科心得集》、张山雷著《疡科纲要》、吴师机著《理瀹骈文》等10多部，其中《医宗金鉴·外科心法》和《疡科心得集》对皮肤病的论述最多且最为详细。尤其为《医宗金鉴》提出梅毒感染有“气化”和“精化”的不同，气化是间接传染，精化是直接传染，“气化者，或遇生此疮之人，或误食不洁之物，或受梅毒不洁之气。精化者，由交媾不洁，精泄时，毒气亟肝肾之虚而入于里”。

综上所述，中医皮肤性病学是在生产实践中产生和发展的，是先有实践后有理论。用泥土、灰烬和新鲜的青草树叶捣烂来外敷、涂搽皮肤上的外伤创口可以看做是中医皮肤病学的最早医疗实践活动。其理论基础源于战国秦汉时期的《黄帝内经》《伤寒杂病论》，其病因病机、证候、方药发展于晋隋唐宋时期，代表作是《刘涓子鬼遗方》《诸病源候论》《备急千金要方》；充实于明清时期，代表作是《外科正宗》《霉疮秘录》《外科理例》《医宗金鉴》《疡科心得集》。清代以前多达260余种的中医外科学专著中几乎都包含有皮肤病的内容，它们之中或专卷或专篇或专段对皮肤病予以论述，理、法、方、药一并俱全，这都是形成当今中医皮肤病学的基础。在性病方面，中国历代众多的医籍和性病专著中记载了“疳”“下疳疮”“鱼口”“便毒”“横痃”“霉疮”“杨梅疮”“结毒”“遗毒”“阴痒”“带下病”“阴蚀”“淋证”“妒精疮”等十多种与性行为和性接触传染有关的病证。究其病因，中医学多责之于感受疫毒、湿热、淫秽浊气或虫邪，并认识到这些疾病的传染性和严重危害性。在治疗上也积累了丰富的经验，为中医性病学的发展奠定了基础。

四、中医皮肤性病学成熟时期

1840年鸦片战争后，随着西方传教士医生在中国的增多，加快了西医学进入中国，从此中国开始有了中西医两个医学体系。中西医结合皮肤性病学也在这个时期开始萌生，如美国传教士医生嘉约翰编著的《花柳指迷》《皮肤新编》，详细记载了用部分中药治疗皮肤病和性病，以补充西药之不足，使用的中药品种包括熟石灰、硫黄、硼砂、蜂蜡、猪脂、杏仁油、三仙丹、密陀僧、鸡蛋黄等。民国时期出现了中西医汇通学派，代表人物为唐宗海、张锡纯、张山雷、丁福保、恽铁樵等，他们的部分论著中也有中西医结合治疗皮肤性病的记载。如张锡纯的《医学衷中参西录》有专门的“治疮科方”内容，对于用药心得方面更是全面具体，如鸦胆子解，“鸭蛋子连皮捣细，醋调，敷疔方毒甚效，立能止疼。其仁捣如泥，可以点痣。拙拟毒淋汤又尝重用之，以治花柳毒淋……”另专有猩红热治法、鼠疫病因及治法，治疗宜重用大黄之论述。张山雷的《疡科纲要》，理论简明清晰，辨治用药独具一格，守中医之特长、参以西法之精义，对皮肤外科的发展有一定的影响。

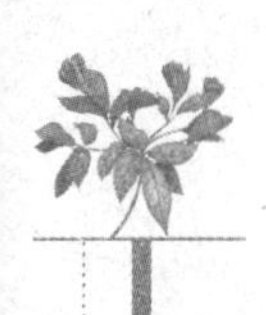

1949年，中华人民共和国成立以来，在党和政府的重视下，中医学获得了新生，发展迅速。中医皮肤性病学也因此得到较快的发展并逐渐从中医外科学中分化出来，成为一门独立学科。1955年，国家在北京成立了中医研究院，一代名老中医赵炳南、朱仁康等从中医外科学转为专门从事中医皮肤性病临床和科研工作，使中国开始有了独立的中医皮肤性病科这一临床学科。与此同时，1955年底，国家试办了西医离职学习中医研究班，一批有西医基础和临床经验的西医医生专职学习中医，中国开始有了高层次的中医、中西医结合临床和实验研究工作。1956年国家在北京、上海、广州、成都开办了第一批中医学院，中国开始有了现代中医药学的高等教育。在这以后，每年都有一批同时具有中医和西医知识的中医药高等院校毕业生进入中医皮肤科工作，使中医和中西医结合皮肤学科得到了较快发展和提高。1975年出版的《赵炳南临床经验集》系统总结介绍了赵炳南治疗皮肤病的临证经验。赵炳南、朱仁康等老一辈皮肤科教授是中国当代中医皮肤性病学事业的重要奠基人和先驱，为中国中医皮肤性病学的发展做出了杰出贡献。

40多年来，中国中医皮肤性病学得到了快速发展，标志性成就有：①出版了许多具有代表性的中医皮肤性病学专著，如1979年中医研究院广安门医院编《朱仁康临床经验集》、广东省中医院皮肤科梁剑辉著《常见皮肤病中医治疗简编》，1981年南京中医药大学管汾著《实用中医皮肤病学》，1983年赵炳南、张志礼主编《简明中医皮肤病学》，这些中医皮肤科专著奠定了当代中医皮肤病学的理论和临床基础。其后又出版了一批具有代表性和有影响的中医皮肤性病学临床专著和教材，完善和丰富了当代中医皮肤性病学的理论基础和临床实践。②全国省市一级的中医院基本上都设立了中医皮肤科。③成立了全国性和省级的中医皮肤性病学术组织，目前全国性的学术组织有中华中医药学会皮肤科分会、世界中医药学会联合会皮肤科专业委员会、中国中医药研究促进会皮肤性病学分会、中国民族医药学会皮肤科分会、中国中药协会皮肤病药物研究专业委员会等，这些学术组织有力推动了中医皮肤性病学的学术发展。④有了中医皮肤性病研究方向的高层次研究生教育，培养了一批中医皮肤科的硕士、博士和博士后，承担了国家级和省部级以上中医和中西医结合皮肤性病学研究课题并取得了成果。⑤有了一批全国的中医皮肤科重点学科和重点专科，如2003年全国有3个单位的中医皮肤科成为国家中医药管理局第一批重点学科建设点，即北京中医医院皮肤科、广东省中医院皮肤科、湖南中医药大学第二附属医院皮肤科，之后又有多批次数十个单位的中医或中西医结合皮肤科成为国家中医药管理局重点学科和重点专科。⑥中医皮肤科的学术继承工作落到实处。中华中医药学会皮肤科分会组织撰写《当代中医皮肤科临床家丛书》和《皮肤病中医特色适宜技术操作规范丛书》，使得以禤国维、王玉玺、徐宜厚、艾儒棣、秦万章、欧阳恒、管汾等为主的中医皮肤科界老专家以及皮肤病的特色外治技术的宝贵经验得以继承和发扬。且2014年广东省中医院皮肤科禤国维教授成为中国第一个也是目前中医皮肤科唯一的一位国医大师。

五、中医皮肤性病学飞跃时期

近年来，随着皮肤病学不断深入研究探索，在皮肤遗传学和药物治疗以及皮肤病临床诊断等领域取得了长足的进展，进入21世纪的新时代，仍有少数皮肤病还缺乏有效的防治方法，目前，每位皮肤性病学工作者都面临着极大的挑战，要求深入到临床中进行研究和探索，积极地探索和发展新的治疗

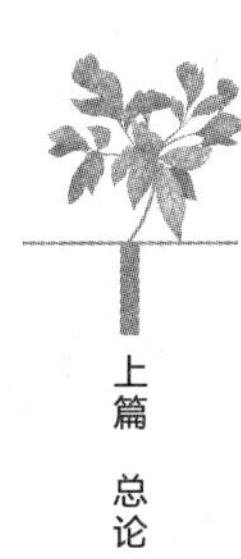

方法。这些都标志着中国中医皮肤性病学事业进入了一个崭新的历史发展时代。纵观未来中医皮肤性病学科发展的方向和趋势,主要有以下几方面:

1.中医特色

中医皮肤性病学科是中医特色疗法的优势学科,未来中医皮肤性病学发展的方向和最大优势仍然是中医特色的挖掘和发挥。

2.继承创新

随着中医皮肤性病学科学术的发展,继承发扬前贤治疗皮肤性病的经验,有机结合新的理论来充实发展中医皮肤性病学科的学术内涵,并有效地指导临床实践。

3.学科整合

在21世纪,随着中医皮肤性病学科的发展,中医皮肤性病学将和其他学科精心整合,为中医皮肤性病学、中医美容学服务。

4.重视科研

在新时代背景下,中医皮肤性病学研究方向仍为:①疑难皮肤病:主要是自身免疫病、变态反应病和有遗传倾向的皮肤病,如红斑狼疮、皮肌炎、硬皮病、天疱疮、荨麻疹、湿疹、特应性皮炎、银屑病等。②基于美容有关的皮肤病:主要是脱发、痤疮、白癜风和其他色素性皮肤病。③感染性皮肤病:主要是性病、真菌病和病毒感染性皮肤病。

5.中西结合

中西医结合是中医皮肤性病学发展的重要手段和途径。目前国内已经显示而且必将继续证明中西医结合将有力推动中国皮肤性病学科的发展。相信随着中国现代科学技术的发展,在中医和中西医结合皮肤性病学工作者的共同努力下,中国中医皮肤性病学科一定会发展得更快、更好、更成熟、更壮大。

【学习寄语】

中医药学是中华民族优秀文化之瑰宝,是我国劳动人民在长期与自然灾害和疾病作斗争中反复实践、总结而逐步形成的一套理论体系和方法。

——毛泽东主席语录

第三节　中医皮肤性病学特色

一、中医皮肤性病学的学科特点

中医皮肤性病科学是一门涉及广泛内容的临床学科,专业内容有皮肤病学、性病学、麻风病学、皮肤外科学、皮肤美容学等,而一些与之有关的基础中医临床学科的发展亦对中医皮肤性病科临床医师

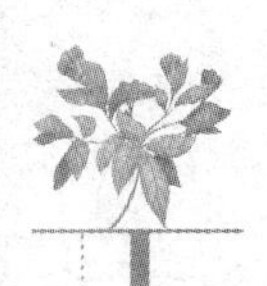

提出了越来越高的要求。皮肤性病病因复杂，皮肤性病科与其他临床各学科间既有密切联系，又有自身特点，如重型药疹、系统性红斑狼疮及各种类型血管炎、梅毒等，既有皮肤表现，又常伴有多脏器多系统受累，几乎与临床各科都有关；性病诊治则要求掌握一定的妇科与泌尿外科专业知识。"窥一斑而知全豹"是皮肤性病学的特点，皮肤性病科医师一般仅通过一个特征性皮损就能较准确地诊断或预见皮肤外疾病，尤其是肺、肾、脑等器官病变、恶性肿瘤及代谢性疾病。皮肤病与性病对患者带来的影响可用"5D"模式进行描述，其中心理影响越来越受到关注。

二、中医皮肤性病学的学习路径

1. 中医皮肤性病学直观性强

由于需要通过皮损的视觉形态获取疾病信息，中医皮肤性病学的学习更强调实践性。很多皮肤病只能通过观察方可被认识和诊断，而临床诊断能力的形成也必须建立在对大量病例观察的基础上。

2. 中医皮肤性病学理论性强

首先，要将"直观"的经验上升为理论，在理论的指导下进行实践，举一反三，触类旁通，实现准确诊断、准确治疗。其次，中医皮肤性病学为系统医学，只有在掌握了诊断学、内科学、外科学各科基本知识、基本理论的基础上方可成为皮肤性病科专科医师。中医皮肤性病学作为一门二级学科，不但与各临床学科联系密切，也是所有临床学科中与基础医学联系最多的学科。

3. 中医皮肤性病学操作性强

动手操作是每一位皮肤性病科医师必须掌握的技能，特别是皮肤外科亚专业、激光美容亚专业对动手能力提出了更高要求，不再只局限于传统的"活检术"或"切除术"。动手能力已经成为皮肤性病科医师的必备能力。

【学习寄语】

中医药学凝聚着深邃的哲学智慧和中华民族几千年的健康养生理念及其实践经验，是中国古代科学的瑰宝，也是打开中华文明宝库的钥匙。

——习近平总书记语录

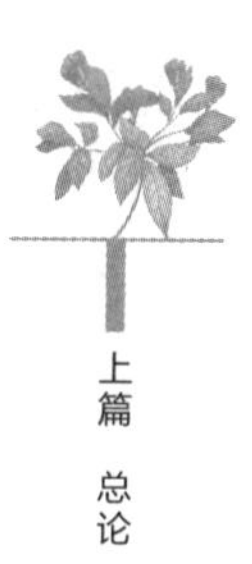

第二章　中医皮肤性病命名术语

第一节　中医皮肤性病命名

中医皮肤性病病名繁多，古今医家根据不同的疾病认识角度，抓住某一特点进行疾病的描述，从而常有一名多病，或一病多名的情况，无统一命名的原则和方法。同时，随着对疾病认识的不断深入，亦有一定的规律可循。常常依据其发病部位、病变深浅、脏腑、病因、形态、疾病特征、症状、颜色、特殊气味、发病季节、病程等分别加以命名。通过对这些疾病命名方法及常用基本术语的深入理解，有利于对皮肤性病病因病机、临床表现等特征的整体把握，方便学习与应用。

1.颜色命名

如白驳风、紫癜风、赤游丹、黧黑斑、丹毒、黑痣等。

2.病因命名

根据疾病发生的病因而命名。如奶癣、漆疮、冻疮、日晒疮、汗斑、药毒等。

3.形态命名

如鹅掌风、松皮癣、猫眼疮、翻花疮、杨梅疮、鼠乳、瓜藤缠等。

4.症状命名

根据皮损处流黄水的症状而命名。如黄水疮；白疕是因其局部鳞屑而命名。

5.脏腑命名

如肺风粉刺、肝斑等。

6.传染性命名

如疫疔。

7.发病部位命名

如面游风、发际疮、旋耳疮、四弯风、肾囊风、乳头风、脐疮、跖疣等。

8.范围大小命名

如疖、痈、发。

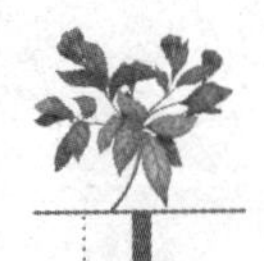

9.疾病特征命名

根据其干、热、痒等特征而命名。如干癣、热疮、痒风等。

10.特殊气味命名

如狐臭、脚湿气等。

11.发病季节命名

依据皮肤病与季节变化关系而命名。如桃花癣、暑疔、猫眼疮等。

12.病程长短命名

如千日疮等。

13.病变深浅命名

凡较深的皮肤疾患,包括痈、疽、疔等都属“疡”类;而“疮”则作为浅表皮肤病的名称。如蛇串疮、疥疮、天疱疮等。

14.引用现代医学皮肤性病病名

皮肤淀粉样变、剥脱性皮炎、红斑狼疮、艾滋病。

临证可知,两种命名方法同时应用者也经常存在,如白驳风,既含有发病原因,又以颜色命名;面游风,既含有发病原因,又包括疾病部位。以上是皮肤病一般常用的命名原则,仅供临床参考。

【学习寄语】

不为良相,愿为良医。

——宋·范仲淹

第二节　中医皮肤性病术语

在中医古籍中,通常会遇到一些专用术语,为了便于学习,领会内涵,现将其释义介绍如下。

1.疮

广义是指皮肤病的统称;狭义是指浅表性皮肤病,皮肤浅表部起丘疹、疱疹,破后腐烂者称为疮。如黄水疮、漆疮、白秃疮。

2.斑

局部皮肤界限性的颜色改变,与皮肤齐平的色素变化,既不隆起,也不凹陷的皮损等称为斑。如雀斑、黧黑斑、汗斑。

3.疹

指高出皮肤表面的丘形小粒谓之疹。如风疹。

4.癣

指皮肤上覆鳞屑的瘙痒性皮肤病。如牛皮癣、干癣、松皮癣;也可指真菌引起的感染性皮肤病。

如圆癣、阴癣、花斑癣。

5. 疥

指疥虫引起的传染性皮肤病。如疥疮。

6. 疳

凡黏膜间好发生浅表溃疡，呈凹陷损害的称疳。如发于口腔部的称口疳；发于龟头部的称下疳等。

7. 痦

高出皮肤表面，内含透明汗液的疱疹。如白痦。

8. 疣

皮肤浅表局限性良性赘生物。如寻常疣、扁平疣等。

9. 痘

指皮肤上含有浆液的疱疹称之痘。如水痘。

10. 痱

指皮肤上发生的粟粒疹，俗称痱子。如白痱等。

11. 疖

皮肤浅表的化脓范围在1～3cm的小疮。

12. 丹

丹者，赤也，火也。皮肤发红焮赤、色如涂丹称丹。如丹毒、缠腰火丹等。

13. 痣

痣者，志也，又称记，为认识的标志。如血痣、黑痣等。

14. 疕

后代医家指疾病的顽固性，如同匕首一样插在人身上难以拔除；也指白疕皮损之点状出血现象如同匕首所刺之状。

15. 风

指与风邪有关，起病较急、发展较快的皮肤病。如风隐疹、油风、麻风、白屑风等。

16. 毒

含义较广，有传染性。如梅毒；也有病情发展快而重，邪气较盛，如药毒、胎毒等。

【学习寄语】

怪当今居世之士，曾不留神医药，精究方术，上以疗君亲之疾，下以救贫贱之厄，中以保身长全，以养其生。

——东汉·张仲景《伤寒杂病论》

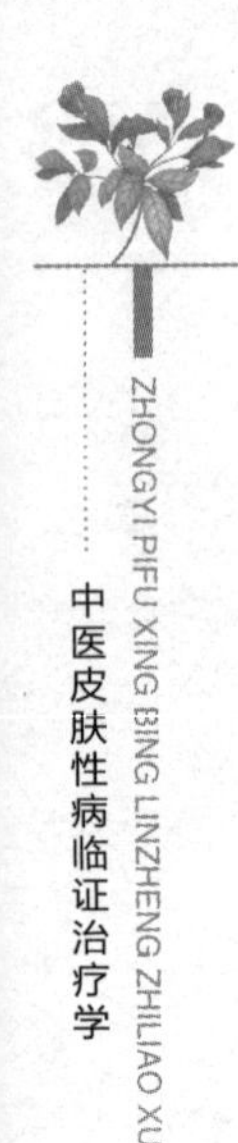

第三章　皮肤的生理结构和功能

第一节　皮肤的生理结构

中医学认为，皮覆于一身之表，是人体皮、肉、筋、骨、脉"五体"的一部分，主要包括皮毛、腠理、汗孔、爪甲等部分，其直接与外界相接触，为人体的外在屏障器官。

1.皮毛

"皮毛"中的皮是指体表皮肤的最外层，《杂病源流犀烛》曰："皮也者，所以包涵肌肉，防卫筋骨者也。"附着于皮肤表层的发须、毫毛，古时称为"毛"，《杂病源流犀烛》说："毛发也者，所以为一身之仪表也。"皮毛依赖于卫气和津液的温养、润泽，有防御外邪、调节津液代谢等作用。

2.腠理

腠理泛指皮肤、肌肉、脏腑的纹理及皮肤、肌肉间隙交接处的结缔组织，分为皮腠、肌腠、粗理、小理等。它内连三焦，是气血津液流通灌注之处；外连皮肤，为卫气散布和汗液等渗泄的通道，在《医宗金鉴》云："腠者，一身气隙，血气往来之处，三焦通会真元之道路也；理者，皮肤、脏腑内外井然不乱之条理也。"

3.汗孔

汗孔即玄府，古时也称之为"毛窍""气门"，是指皮肤的孔隙，为汗液排泄的通道和卫气运行的孔道。汗孔的开阖与腠理的疏密关系密切，腠理密则汗孔闭，体表无汗；腠理疏则汗孔开，汗外泄。在正常情况下，卫气充斥于腠理之中，并控制和调节腠理的开阖，《灵枢》记载："卫气者，所以温分肉，充皮肤，肥腠理，司开阖者也。"在病理状态下，汗孔亦是外邪入侵的通道。

4.爪甲

手足甲也，古时称为"筋余"。在《素问》载："肝者，罢极之本……其华在爪。"指出肝与爪密切相关。爪甲依赖于肝血濡养，而观察爪甲的枯荣，也可知肝血是否充足。

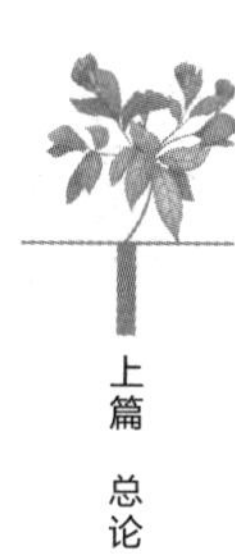

【学习寄语】

凡大医治病，必当安神定志，无欲无求，先发大慈恻隐之心，誓愿普救含灵之苦。

——唐·孙思邈《备急千金要方》

第二节 皮肤的生理功能

皮肤是人体最大的器官。具有保护、呼吸、感觉、吸收、代谢、免疫、调节体温和分泌排泄等功能。

1.保护功能

皮毛覆体表，卫气行于其中，卫气强则皮肤腠理致密，邪不得侵；卫气弱则腠理疏、毛孔开，邪气乘虚而入，导致疾病的发生。故《素问》曰："是故百病之始生也，必先于皮毛。邪中之则腠理开，开则入客于络脉；留而不去，传入于经；留而不去，传入于腑，廪于肠胃。"皮肤是人体的天然屏障，可保护体内器官和组织免受外界机械性、物理性、化学性和生物性等有害因素的伤害；又可防止体内营养物质、水分和电解质的丧失，在一定程度上耐受外界各种机械性和物理性刺激。角质层能阻止水分的通过，防止微生物侵入、抵抗轻度酸碱的刺激，又是电的不良导体，可以减少紫外线对机体的损伤。

2.呼吸功能

肺合皮毛，主呼吸。皮毛上的汗孔又称作"气门"，有呼吸吐纳之功，汗孔不仅排泄由津液所化之汗液，也随着肺的宣发与肃降进行着体内外的气体交换，故毛孔的开阖亦有助于肺气的宣发与肃降。

3.感觉功能

皮肤是主要的感觉器官之一，通过皮肤内丰富的感觉神经末梢和身体其他感受器的配合，随时感知外界环境的变化和各种刺激。皮肤的感觉有：触觉、痛觉、冷觉、温热觉、压觉和痒觉。

4.吸收功能

皮肤有吸收外界物质的能力。除主要通过角质层的细胞膜外，还通过毛囊皮脂腺及汗管口吸收。角质层薄、皮肤潮湿浸渍、皮温升高、表皮破损等均能增加皮肤的吸收。脂溶性物质较易被吸收，药物做成软膏有利于吸收。

5.代谢功能

皮肤作为人体的一个重要器官参与整个机体的一般代谢过程，主要通过皮肤的汗孔排泄；卫气功能之强弱，皮肤腠理之疏密，汗孔之开阖，可影响汗液的排泄，从而影响机体的津液代谢。卫气温煦肌表，腠理疏密得宜，汗孔开阖有度，从而保证机体津液代谢得以平衡。

6.免疫功能

皮肤是重要的免疫器官，是免疫反应或变态反应的重要场所，是全身免疫系统不可分割的一部分。皮肤是机体最易引起过敏的部位之一，引起机体过敏的抗体IgE储存最多的部位是皮肤。用以寻

找和发现过敏源的体内特异性试验和相应的脱敏治疗，用以显示机体免疫力的结核菌素试验和麻风菌素试验，用以预防疾病的疫苗注射，也都是通过皮肤进行的。一些自身免疫性疾病，皮肤内部都有抗体存在，如用荧光染色可看到红斑狼疮患者表皮与真皮交界处有一条免疫荧光带，提示自身抗体的存在。

7.调节体温功能

机体在气化过程中产生维持人体生命活动的阳气达于皮肤，使皮肤温和，保持一定的温度，并可通过汗孔的开阖、汗液的排泄而调节体温的相对恒定。温度升高时，血管扩张、血流加速、出汗增多，以散发热量；当寒冷时，皮肤血管收缩，血流速度减慢，汗液分泌减少，以减少热量的散失。正常的出汗有调和营卫、滋润皮肤的作用。机体阴阳平衡，气血和调，汗出无太过与不及，则体温无高低之害，更无寒热之苦。

8.分泌排泄功能

汗液主要由小汗腺分泌和排泄，排汗时水分在不断蒸发过程中带走大量热量而达到散热降温作用。在正常情况下汗液呈酸性，从而使皮肤表面呈弱酸性。皮脂腺分泌皮脂，皮脂和汗液混合形成乳化的脂质膜，具有使皮肤柔软滑润，防止水分过多蒸发或渗入；中和碱性物质，抑制细菌生长；减缓皮脂分泌和排出。

【学习寄语】

夫医官用药，如将帅之用兵。

——明·赵宜真《秘传外科方》

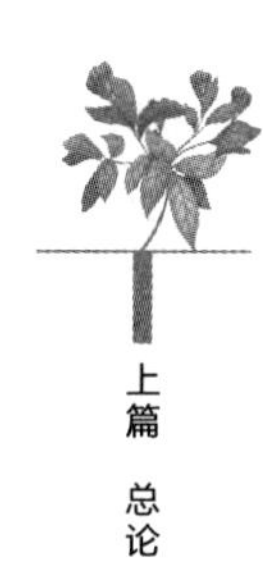

第四章　中医皮肤性病诊断基础

正确的临证诊断是有效防治疾病的关键。正确的诊断需要详问病史、体格检查和必要的辅助检查。

一、详问病史

1.询问简历

详细询问患者的姓名、性别、年龄、职业、种族、籍贯、婚姻状况等。

2.问个人史

详细询问患者出生情况、生活习惯、嗜好、性格及思想情况、职业、婚姻，以及月经、妊娠、生育史。

3.问既往史

详细询问患者有无类似病史、过敏史、全身性疾病及传染病史，如何治疗，效果如何。

4.问家族史

详细询问患者家族中有无类似疾病及传染病史、有无近亲结婚等。

5.问现病史

详细询问患者现病史、发病部位、皮疹性质等初发情况，发病轻重、规律性、自觉症状和全身症状及病程等发展情况，治疗药物、治疗方法、治疗效果等治疗情况，以及饮食、药物、职业、生活环境、接触生物及化学物质等因素对本病的影响。

6.询问主诉

详细询问患病的部位、症状、时间。

二、体格检查

1.视诊

为准确辨认皮疹的特点，应有充足的自然光线，检查时皮损应向光，诊室温度要适中。检查患病部位，包括黏膜、头发、指(趾)甲 。

2.触诊

损害的大小、深浅、硬软、弹性、波动感、粘连情况、压痛、触觉、痛觉、淋巴结肿大及压痛与否、皮肤

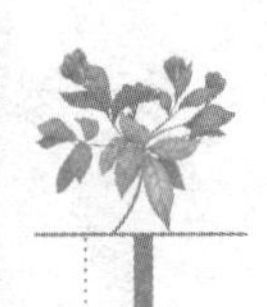

温度、皮肤发汗情况等。

3.性质

疾病是原发疹还是继发疹，皮疹是单一型或是多种损害同时存在。

4.部位

各种皮肤病常有一定的好发部位。可能与各部位的解剖和组织学特点或易受一定环境的影响有关。例如面部是痤疮、脂溢性皮炎、酒渣鼻、黄褐斑、扁平疣、接触性皮炎等疾病的好发部位。

5.分布

是全身泛发或是局限于某处，是对称还是单侧，是散在还是融合，是否排成带状、线状、环状等。如在带状疱疹中，集簇水疱沿一侧外周神经呈带状排列。

6.大小

其直径用厘米为单位表示，通常用实物如针头、绿豆、黄豆等来比喻皮疹大小。

7.数目

单个、多个、多数。

8.颜色

淡红、暗红、紫红、褐色、白色、黄色等。

9.界限

清楚或模糊，整齐或不整齐，隆起或凹下等。

10.形态

圆、椭圆、不规则形、多角形等。

11.表面

平滑或粗糙，干燥或湿润，乳头状，菜花样，中央隆起或有脐凹，有无糜烂、溃疡、渗出物、鳞屑、痂皮、光泽等。

12.硬度

坚硬或柔软。

13.基底

宽阔、狭窄或成蒂状等。

三、辅助检查

1.皮肤触诊检查

用手指按摸、挤压或摩擦皮损，以便了解其皮温、大小、深浅、软硬、浸润、弹性、粘连、活动、张力、松弛、界限、压痛。对于大疱性皮肤病要检查有无棘层松解症即尼氏症：触诊时，用手指推压水疱，可使疱壁移动；稍用力在外观正常皮肤上摩擦，可致表皮剥脱，即为阳性结果；撕拉破损的水疱壁，可将角质层剥离相当长的一段距离。

2.皮肤斑贴试验

用于测定迟发型变态反应。受试部位一般取上背部脊柱两侧的正常皮肤，若皮脂过多，可用75%

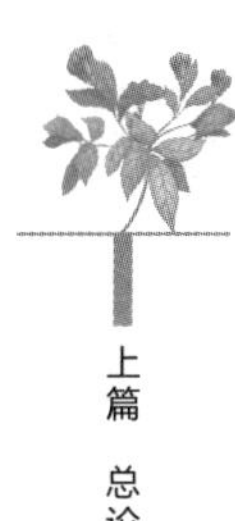

酒精轻轻擦拭，然后用生理盐水清洗待干。根据受试物的性质配制成适当浓度的溶液、软膏或以原物作为试剂，置于4层1cm×1cm的纱布上，贴于受试部位，其上用一稍大的透明玻璃纸覆盖，用橡皮胶固定边缘，排列顺序为从上至下、从左至右，并做标记。如同时做多个不同试验物，距离为2cm，必须有阴性对照试验。贴敷24～48h取下，72h后观察结果。可判断接触性皮炎、职业性皮肤病、化妆品皮炎、手部湿疹。

3.皮肤点刺试验

皮肤点刺试验是公认为最方便有效的过敏源诊断方法。选择左前臂掌侧皮肤作为受试部位，用记号笔在左臂中部标记所用点刺液的名称（包括屋尘螨、粉尘螨、海蟹、胶乳、香烟等），两种点刺液间的距离不小于5cm，以防止反应红晕融合。消毒皮肤后自下而上滴各种点刺液1小滴（比针尖大即可），用一次性消毒点刺针垂直点在每一点刺液中，刺入皮肤浅层约1mm深（以不出血为度），推出针头，5min后将全部点刺液擦去，30 min后观察并记录皮肤反应。用组胺做阳性对照，生理盐水做阴性对照。可判断接触性皮炎、荨麻疹、湿疹。

4.玻片压诊试验

用玻片按压红斑时，可以使红色消退，当玻片松开后红色复现。若为瘀点、瘀斑，则玻片按压后颜色不变。寻常狼疮结节压诊时呈现为特有的苹果酱色。

5.皮肤感觉检查

主要检查麻风病患者的痛觉、温觉和触觉是否存在。用针尖刺皮肤，患者若无疼痛，为痛觉消失；用两个试管，一盛冷水，一盛热水，先后接触皮损处，患者若不能分辨，即为温觉消失；用少许棉花纤维划皮损处，若患者不知，为触觉消失。

6.病原体的检查

对皮肤真菌病可取患部鳞屑或病发，置于玻片上，滴一滴5%～10%氢氧化钠或氢氧化钾溶液，稍加热加压，在显微镜下观察真菌菌丝和孢子。对淋病患者，可将男患者尿道或女患者宫颈管脓性分泌物涂片，做革兰染色，油镜下观看革兰阴性细胞内双球菌。

7.病理学的检查

某些皮肤病有其组织学特征，如皮肤肿瘤，可根据活检做出诊断。而大多数皮肤病只能提示某种病的可能性，故只有在先有临床印象基础上，结合病理检查做出诊断，如有条件可做电子显微镜检查。

8.放大镜的检查

借助3～5倍放大镜，可观察到皮损表面的一些细微结构改变。

9.免疫学的检查

如梅毒血清试验、免疫荧光检查、抗核抗体试验、免疫球蛋白测定。

10.皮肤试验检查

最常用者为斑贴试验，可帮助发现或证实变态反应所致接触性皮炎的致敏物。用可疑致敏物质如食物、花粉、药物或细菌性蛋白质等做划痕及皮内试验对慢性荨麻疹及湿疹等疾病的诊断，有一定参考价值。

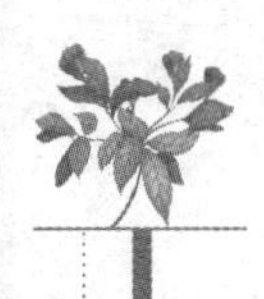

11.尖锐湿疣检查

醋酸白实验是人类乳头瘤病毒的上皮细胞与正常细胞产生的角蛋白不同,能被醋酸白致白。用棉签清除局部分泌物后,蘸5%冰醋酸涂在皮损及周围正常皮肤、黏膜上,2min后观察。如果皮损变为白色,周围正常组织不变色,可诊断为尖锐湿疣。

12.皮肤划痕试验

用钝器尖端稍用力划患者前臂屈侧皮肤,划后3~5min局部出现条状风团,为皮肤划痕症阳性,见于荨麻疹患者。

13.冰块激发试验

将冰块在前臂屈侧放置10min后移走,10min后局部出现红斑或风团为阳性。可判断寒冷性荨麻疹。

14.疥虫阴虱镜检

疥虫检查是选择患者指间、腕关节屈侧、腋下、下腹部等未经搔抓的小水疱、脓疱、丘疹或隧道,用针尖挑破并向两侧轻拨,挑出隧道盲端灰白色小点置于玻片上,或用蘸有矿物油的消毒手术刀轻刮皮损6~7次,取附着物移至玻片上,滴一滴生理盐水,盖上盖玻片,在低倍显微镜下观察便可看清疥虫全貌,有时还能见到疥虫的残体、虫卵、粪便。阴虱检查是用剪刀剪下附有阴虱和虫卵的阴毛,以70%酒精或5%~10%甲醛溶液固定后放在玻片上,滴一滴10%氢氧化钾溶液后镜检,可见阴虱用其螃蟹样的足爪紧抓阴毛。

15.紫外线灯检查

在紫外线灯管外面装上一个含氧化镍的紫色石英玻片,使只有320~400nm的长波紫外线通过。在暗室中用滤过紫外线灯照射某些皮肤病的皮损,可见有不同颜色的荧光,如头癣中的白癣呈亮绿色荧光;黄癣呈暗绿色荧光。癣患者皮损呈珊瑚红色。

16.皮肤常规试验

有些疾病需要做血、尿、大便等常规检查及生化检查。

【学习寄语】

医不难于用药,而难于认证。

——清·温载之《温氏医案》

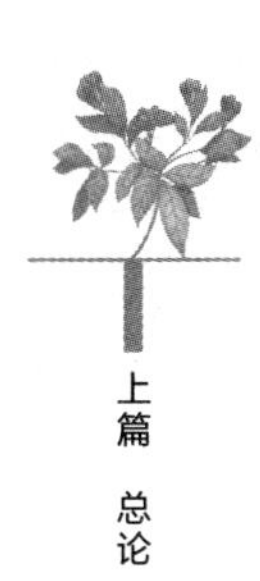

第五章　中医皮肤性病病因病机

第一节　中医皮肤性病发病因素

发病因素是导致机体发病的原因或诱因的总称。皮肤性病种类繁多，病因复杂，常见病因主要为外感六淫、特殊毒邪、虫蛇咬伤、外力伤害、饮食所伤、七情内伤、禀赋不耐和瘀血痰凝八个方面。

一、外感六淫

六淫为风、寒、暑、湿、燥、火六种病邪的总称。自然界季节时令更替而出现的风、寒、暑、湿、燥、火六种正常之气称为六气。若六气发生太过、不及或反常，或人体正气不足、卫外不固时，六气则转变为致病病因，称为六淫。

1. 风邪

有外风与内风之分，外风为人体腠理不密，卫外不固，风邪乘虚袭入，阻于肌肤之间，不得疏泄，致营卫不和，气血运行不畅而发病。内风多由于肝血不足、痰热壅盛、阴亏阳亢、肝气郁结等原因化生，治多重肝。风属阳邪，其性开泄主动，善行数变。风邪所伤，起病急骤，皮肤可出现风团、丘疹、结节、斑片、干燥、脱屑等，见于湿疹、荨麻疹、皮炎等多种皮肤病。

2. 寒邪

寒为冬之主气，故寒邪致病多发生于冬季或冬季加重。寒为阴邪，易伤阳气，故寒邪所致皮肤性病，若束表，则卫阳不振，皮损色白，伴恶寒、无汗、脉浮紧；若入里，则脏腑阳气受损，皮损色白，肌腠不温，伴相应脏腑阳气受损的症状。寒邪收引，侵于腠理皮毛，致毛窍收缩，卫阳闭束，故寒邪所致皮肤性病皮损色白、青暗或发绀，如冻疮。寒邪凝滞、主痛，侵入经脉，致气血运行凝滞，故寒邪所致皮肤性病可有疼痛或麻木感，遇冷加重，得热则缓，如皮痹、雷诺症等。寒邪常与其他邪气兼夹致病，形成复合性病因，如风寒之邪、寒湿之邪。

3. 暑邪

暑为夏之主气，有明显的季节性，发于夏季。暑为阳邪，性易升散，易耗气伤津，常夹湿。暑邪多

夹湿邪致病，暑湿之邪是夏季常见的复合性病因，暑湿之邪蕴结于皮肤肌腠，多见于疖、疥疮、痱子等疾病。

4.湿邪

湿为长夏之主气，湿有外湿与内湿之分，外湿多因阴雨连绵，或久居湿地，或涉水淋雨，或水湿作业等外感湿邪而发病。内湿则为脾失健运，水湿内停之证。湿为阴邪，其性黏滞重浊，最易遏伤阳气，阻碍气机，病程缠绵。湿邪可致皮肤水疱、丘疹、糜烂、渗液、肿胀、肥厚、瘙痒等，临床见于湿疹、臁疮、银屑病等。湿邪常与热邪兼夹致病，形成复合性病因，如湿热之邪所致湿疮、蛇串疮等。

5.燥邪

燥为秋之主气，有外燥与内燥之分，外燥因秋旱干燥之气袭人所致；内燥因热病、吐泻、大汗、药物等引起津血亏损所致。燥邪多见于慢性皮肤病如顽癣、皲裂、掌跖角化症等。

6.火邪

热为火之微，火为热之甚，热多外犯，火多内生。风、寒、暑、湿、燥入里化火，或脏腑津液受损，外邪引动，火从内而生，火性上炎，烧灼津液，迫血妄行。火邪所致皮肤性病多发生于头面、上肢，如热疮等。多发病急、发展快、容易扩散，如颜面疔疮、抱头火丹等。也可出现血溢脉外的紫癜等。

二、特殊毒邪

毒邪是一种严重危害人类健康的常见致病因素，可分为外感毒邪和内生毒邪两大类。导致皮肤性病的毒邪常为外感毒邪：①药毒是由药物引起的皮肤病，中医称为“中药毒”，随着现代中西药物的泛用，中药毒者呈上升趋势。②食毒是指某些食物可引发皮肤病，但现代某些食品所导致的皮肤病更应引起高度重视。③漆毒系因禀性畏漆人群，感受漆气而发，称为漆疮。多发生在身体的暴露部位，所接触的皮肤红肿、焮热作痒，并渐可见小丘疹或水疱，抓破则糜烂流水，重者可遍及全身，并见恶寒、发热、头痛等全身症状。④虫毒包括蛇毒、蜘蛛毒、蜈蚣毒、蝎子毒等。毒虫咬伤后不仅导致局部皮肤的红肿溃烂、瘙痒、疼痛、麻木，严重者可危及生命。⑤疫气病毒指一类发病剧烈而有传染性的致病邪气。多由天行时气、大风苛毒、疫死禽毒等感染所致，传染可由口鼻而入，也可通过皮肤接触或胎传而致，如大头瘟、麻风、梅毒等。

三、虫蛇咬伤

虫咬之邪又称为虫邪，是一种引起皮肤病的常见病因，一般可分为有形和无形虫邪。有形之虫包括仅凭肉眼可见的有形之虫，如蚊虫、跳蚤、臭虫、虱子、蜈蚣、蝎子、黄蜂、蜘蛛、蚂蟥、桑毛虫、松毛虫、隐翅虫、蛇及蛔虫、绦虫、蛲虫等，以及需借助仪器设备才能发现的有形之虫，如真菌、滴虫、螨虫等。有形之虫邪咬伤引起局部皮肤腠理的损伤，化湿、化热、化毒，出现红斑、丘疹、水疱、大疱、潮红、肿胀，自觉疼痛、瘙痒，甚至溃烂、出血，严重者出现全身症状，危及生命。无形之虫是指皮肤病患者自觉皮肤虫邪作祟，是一种相对概念，目前无法凭借肉眼和仪器设备找到虫体，但随着科学技术检测手段的发展，可能一些无形之虫邪将会逐渐被认知。

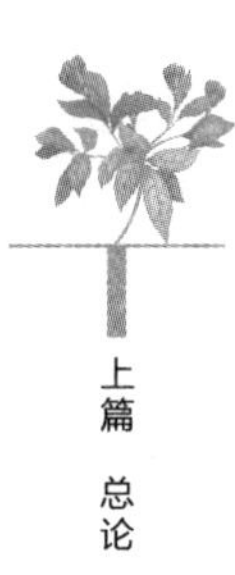

四、外力伤害

广义之外伤泛指物理、化学、机械、生物等一切外源性损害，狭义之外伤主要指跌仆刀刃等外力作用所引起的损伤。外伤主要损伤皮肤肌腠，经络气血，致局部红肿、疼痛、皮破、血流、紫斑、瘀斑等。

五、饮食所伤

饮食所伤是指饮食不当所导致的人体脾胃功能失调，为皮肤病的重要病因。饮食所伤包括饥饱失常、饮食偏嗜、饮食不洁，主要损伤脾胃，脾胃受损后生湿、化热、动风、化毒，从而引起皮肤病的发生。

六、七情内伤

七情即喜、怒、忧、思、悲、恐、惊七种情志表现，泛指人的一切精神情绪活动。七情内伤则是指精神情绪受到长期、过度刺激所导致的气血、阴阳、脏腑功能失调而出现的疾病，其亦是皮肤病重要的病因。《素问》载："怒伤肝""喜伤心""忧伤肺""思伤脾""恐伤肾""怒则气上，喜则气缓，悲则气消，恐则气下……思则气结。"都说明精神情绪不当可引起或加重机体损害，从而导致皮肤病的产生。按精神情绪与皮肤病的相关性来看，直接相关者有油风、牛皮癣、红蝴蝶疮、白驳风、湿疮、白疕等，间接相关者有瘾疹、风瘙痒、蛇串疮、热疮等。

七、禀赋不耐

禀为禀承，赋为赋予，禀赋即前代赋予子代、子代禀承前代的生命现象。禀赋是决定体质的重要因素，体质即个体生命的特质。禀赋与体质高度关联，禀赋决定体质，体质为禀赋的表现形式。某些皮肤病的发病，禀赋和体质异常是主导。由于禀赋异常，导致了异常体质的形成。禀赋、体质异常在皮肤病发病学上有两方面的意义：①体质的特异性决定着对致病因素的易感性，如特禀体质中过敏体质之人，由于皮肤常有高反应性，易患湿疮、四弯风、瘾疹等；湿热体质之人，易患面游风、肺风粉刺等。②异常体质直接引起某些皮肤病的发生、发展，如白疕、血瘤等。

八、瘀血痰凝

瘀血痰凝是皮肤性病形成过程中所产生的病理产物，又是某些皮肤性病的致病因素。瘀血是指体内有血液停滞，包括离经之血积存体内，或血运不畅，阻滞于经脉及脏腑内的血液。多因外伤、跌仆，离经之血未及时排出或消散；或气滞血行不畅，或因寒而血脉凝滞，或因热而血液浓缩壅聚，或气虚推动无力，血行缓慢等，导致瘀血内阻，是皮肤性病形成过程中常见的病理产物。由于瘀血未除，新血不生或经脉阻隔，瘀血又成为某些皮肤性病的病因，致使局部皮损色暗、青紫、瘢痕，伴面色黧黑，唇甲青紫，肌肤甲错，皮肤干燥，毛发干枯，舌质紫暗、瘀斑、瘀点，舌下脉络曲张，脉涩，如皮痹。痰凝是指痰浊内生，凝结不散。痰的生成与肺、脾二脏有关，肺主呼吸，输布津液，风热或风寒之邪犯肺，肺失输布，津液凝聚成痰；脾主运化，思虑过度、劳倦及饮食不节，损伤脾胃，脾失健运，水湿内停，凝结成

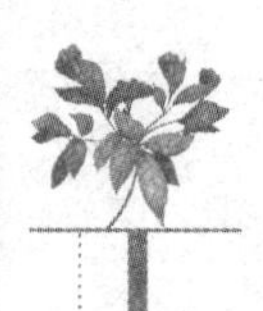

痰，有“脾是生痰之源，肺是贮痰之器”之说。痰凝既是皮肤性病形成过程中常见的病理产物，也作为病因可导致皮肤性病的产生，表现为局部结节、肿块、瘢痕等。瘀血与痰凝常相互影响，或形成病理状态导致皮肤性病的产生。

【学习寄语】

医者人之司命，如大将提兵，必谋定而后战。

——明·倪士奇《两都医案》

第二节　中医皮肤性病发病机制

病理机制是疾病发生、发展、变化与转归的机制，是人体受邪后所发生的病理变化。人体五脏六腑、四肢百骸、五官九窍、筋脉皮毛肌腠被经络联为一体，形成一个有机的整体。正邪相争、阴阳失调、气血失和、脏腑失衡是人体发病的基本病机，但因皮肤性病是发生在体表为主的疾病，其病位在肌腠皮肤，发病机制则主要为邪客体表、肌腠失养、营卫不和、经络阻塞等。

一、邪客体表

《素问》曰：“邪之所凑，其气必虚。”皮肤、腠理之所以发病，体表“虚”是发病的内在依据，“虚”包括腠理不密、卫气不充，营卫失调、经络失疏等；“邪”是皮肤性病发病的重要依据，包括了外感六淫之邪、毒邪、虫邪、疫疠之邪，以及脏腑功能失调所产生的病理产物，如痰饮、瘀血、内生五邪等。邪客于体表，或化热化湿化火化毒，故产生潮红、肿胀、红斑、紫斑、瘀斑、丘疹、水疱、脓疱、糜烂、渗出；或化燥生风，出现皮肤干燥、瘙痒；或邪气不去、蕴结不散致反复发作，缠绵不愈；或气滞血瘀，经络阻隔，致出现皮损色暗、色紫，自觉疼痛、麻木等。

二、肌腠失养

“肺主皮毛”，肺输布精气，充养皮肤，宣发卫气，外达皮肤；脾为后天之本，气血生化之源，脾主肌肉、统血，参与津液的生成和输布；肝藏血，主疏泄，在体合筋；肾为先天之本，主骨、藏精、生髓，发为肾之余；心主神明，主血脉，其华在面。体表皮肤肌腠红润光泽，健康御邪，全赖五脏之滋养、六腑之通泄。若脏腑功能失调，或气血不足，或经络失疏，或邪羁肌腠皮肤，均能使肌腠皮肤失养，出现肌腠皮肤干燥、粗糙、鳞屑、萎缩、皮色异常，自觉瘙痒，所谓“血虚生风”“燥能生风”也。

三、营卫不和

卫属阳而营属阴，卫有捍卫体表的保护作用，营有充盈体内的和调作用。人体营卫调和，则百病

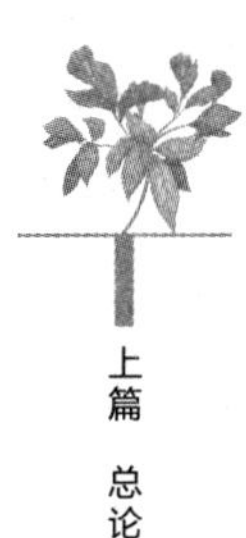

不生。营卫不和可包含两个方面，一方面为风寒湿热之邪阻于经络而致营卫失和，另一方面为卫气不固，外邪易于侵入肌表，致营卫不和而发瘾疹、急性湿疹、急性皮炎等，可有全身遍布红斑丘疹，兼有水疱结痂，瘙痒剧烈，舌尖红，苔黄腻，脉弦滑。

四、经络阻塞

经络系统包括十二经脉、奇经八脉、十二经别、十五络脉、十二经筋、十二皮部，起到网络周身、联通表里、运行气血、协调阴阳、传导感应、调整虚实的作用。《素问》曰："五藏之道，皆出于经隧，以行血气；血气不和，百病乃变化而生，是故守经隧焉。"说明经络失疏是皮肤性病发病的病机之一。经络在体表各有其循行及归属部位，若情志内伤、肝郁气滞、肺失肃降、脾失运化、肾之阴阳亏虚等脏腑功能失调，可致气血逆乱，血瘀痰凝；或外伤跌仆或外邪侵袭，均能致体表经络失疏，所属肌腠皮肤失常，从而导致皮肤性病的发生。

【学习寄语】

夫医者，非仁爱之士不可托也；非聪明理达不可任也；非廉洁纯良不可信也。

——明·陈实功《外科正宗》

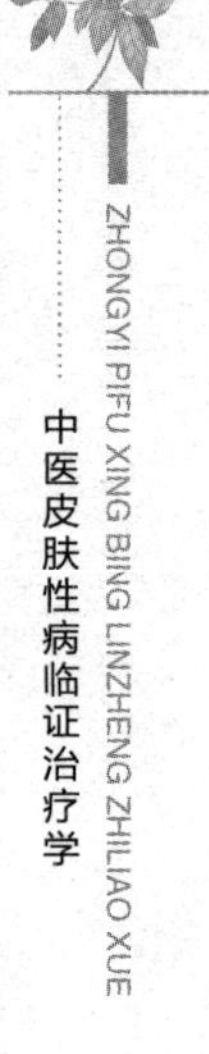

第六章　中医皮肤性病学辨证

辨证是按望、闻、问、切四诊所搜集的症状、体征等资料，根据其内在的有机联系，加以综合、分析、归纳做出诊断的过程。辨证也是中医认识疾病的方法，常常是以脏腑、经络、病因等理论为基础，以四诊的资料为依据。

第一节　八纲辨证

八纲为阴阳、表里、寒热、虚实。八纲辨证是认识和诊断疾病的主要过程和方法。

1.阴证证候

可表现为恶寒、无热、四肢厥冷、气短、肢体沉重、爪甲色青、面白、脉沉微，皮肤表现为皮色不变、苍白、范围弥漫等，常见于硬红斑、结核性皮肤溃疡。

2.阳证证候

表现为身热不恶寒、心烦、口渴喜冷饮、声高气粗、目赤唇红、小便黄、大便干结、舌红绛、脉滑数有力，皮肤表现为色泽鲜红、灼热、疼痛，常见于丹毒、疔。

3.表证证候

常表现为发热、恶风寒、无汗或有汗、头身疼痛、舌苔薄白、脉浮，常见于风寒或风热证的荨麻疹、风疹等。

4.里证证候

常表现为高热、口渴、神昏、谵语、小便黄、大便秘结、舌红、苔黄、脉洪数，常见于化脓感染性皮肤病，热毒传入营血的流注。

5.寒证证候

常表现为恶寒喜暖、口淡、面色苍白、手足冷、大便稀溏、舌质淡、苔白而润滑、脉迟或沉，常见于

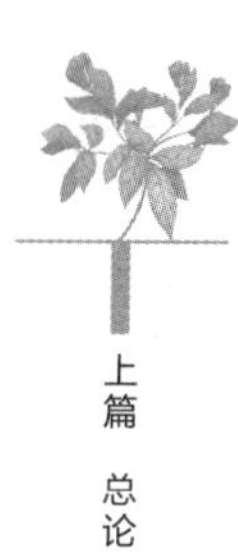

冻疮。

6.热证证候

常表现为发热喜冷、口渴冷饮、面红目赤、小便黄而少、大便燥结、舌红、苔黄而干燥、脉数,皮损色鲜红、焮热、肿胀,常见于丹毒、银屑病。

7.虚证证候

分为阴虚、阳虚、气虚、血虚的不同,常见精神萎靡、面色白、身倦无力,或五心烦热、形体消瘦、心悸气短、自汗盗汗、舌质淡、舌面光滑无苔、脉细弱,可见于瘰疬、结核性皮肤病。

8.实证证候

通常表现为呼吸气粗、精神烦躁、胸胁脘腹胀满、大便秘结、小便不通、舌苔黄腻、脉实有力,常见于丹毒、带状疱疹。

【学习寄语】

学到知羞,方知艺不精。

——明·张介宾《类经论治类四失》

第二节　阴阳辨证

阴阳是八纲辨证的总纲。在辨清疾病的表、里、寒、热、虚、实之后,即可判明是阴证或阳证,或半阴半阳证。但皮肤性病在辨别阴阳属性上还有其特点,即根据疾病的发生、发展、症状和转归等各方面的相对性,可直接辨认其为阳证或阴证,充分指出了阴阳在中医皮肤性病辨证方面的重要性。阴阳辨证重点在于局部症状。

1.发病缓急

急性发作的病属阳;慢性发作的病属阴。

2.病位深浅

病发于皮肉的属阳;发于筋骨的属阴。

3.皮肤颜色

红活焮赤的属阳;紫暗或皮色不变的属阴。

4.皮肤温度

灼热的属阳;不热或微热的属阴。

5.肿形高度

肿胀形势高起的属阳;平坦下陷的属阴。

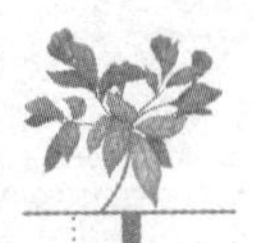

6.肿胀范围

肿胀局限,根脚收束的属阳;肿胀范围不局限,根脚散漫的属阴。

7.肿胀硬度

肿胀软硬适度,溃后渐消的属阳;坚硬如石,或柔软如棉的属阴。

8.疼痛感觉

疼痛比较剧烈的属阳;不痛、隐痛、酸痛或抽痛的属阴。

9.脓液稀稠

溃后脓液稠厚的属阳;稀薄或纯血水的属阴。

10.病程长短

阳证的病程比较短;阴证的病程比较长。

11.全身症状

阳证初起常伴有形寒发热、口渴、纳呆、大便秘结、小便短赤,溃后症状逐渐消失;阴证初起一般无明显病状,酿脓期常有骨蒸潮热、颧红,或面色㿠白、神疲、自汗、盗汗等症状,溃脓后更甚。

12.预后顺逆

阳证易消、易溃、易敛,预后多顺而多良好;阴证难消、难溃、难敛,预后多逆而不良。

在阴阳辨证中注意以下三点:

1.整体与局部

虽然阴阳辨证以局部症状为主,但不能孤立地以局部症状为依据,还要从整体出发,全面地了解、分析、判断。以乳疽为例,由于病位深在,初期时表现多似阴证,实属阳证。

2.辨真与辨假

不能只从局部着眼,要深入分析,抓住疾病的实质,才不会被假象所迷惑。如流注,初期多为局部色白、漫肿、隐痛,到了化脓时才微红微热,容易误作阴证;其实流注病灶深在肌肉,红热虽不显露,但化脓很快,脓质稠厚,溃后也易收口,同时伴有急性热病的全身症状。

3.消长与转化

在疾病发展转归过程中,阴证和阳证之间是可以互相转化的,因为阴阳与病位之深浅、邪毒之盛衰有关;或是疾病的自身转化,寒化为热、阴转为阳。有些疾病实证阳证转化为虚证阴证;或是治疗后的转化,如本属阳证,若临床上给服大量苦寒泻火之剂,外敷清凉消肿解毒之药或使用大量抗生素后,红热疼痛等急性症状消失,炎症局限,逐渐形成一个稍红微热隐痛的木硬肿块,消之不散,亦不作脓,这是阳证转为半阴半阳证的表现。而在临床应极力避免阳证由于失治或误治而转化为阴证或半阴半阳证的发生。

【学习寄语】

良医则贵察声色,神工则深究萌芽。

——唐·孙思邈《千金翼方》

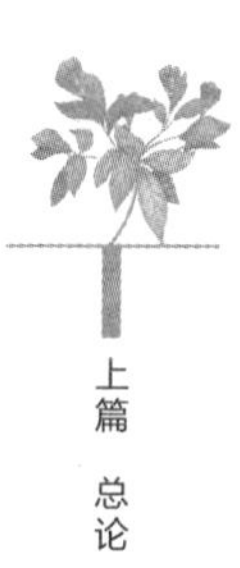

第三节 三焦辨证

三焦辨证即为部位辨证，这里指按皮肤性病发生的上、中、下部位进行辨证的方法。皮肤性病的发生部位不外乎上部的头面、颈项、上肢；中部的胸腹、腰背；下部的臀腿、胫足。部位辨证的思想源于《素问》"伤于风者，上先受之。伤于湿者，下先受之"及《灵枢》"风雨则伤上，清湿则伤下……清湿袭虚，则病起于下；风雨袭虚，则病起于上"。而清代高锦庭在《疡科心得集》云："盖疡科之证，在上部者，俱属风温风热，风性上行故也；在下部者，俱属湿火湿热，水性下趋故也；在中部者，多属气郁火郁、以气火之俱发于中也。其间即有互变，十证中不过一二。"首先归纳出上、中、下三部的发病特点，进而提出外科病位辨证的思想，以上、中、下三个部位作为探讨其共同规律的出发点，与其他辨证方法相互补充、相互联系。现将其用于临床辨治皮肤性病，使其具有简洁而有效的指导作用。

一、上焦辨证

人体上部包括头面、颈项及上肢。按照经络运行图分析，生理状态的人体应为上肢上举，而非下垂，故归入上部。从三焦功能看，"上焦如雾"，而人体上部生理特点是属于阳位，阳气有余，阴精不足，卫阳固护，营阴内守，营卫互相为用，始自上焦，宣达布散于全身。

1.病因特点

风邪易袭，温热多侵。风邪易袭阳位，温热其性趋上，故病因多为风温、风热。当然绝不是说上部发病无寒邪、湿邪，只是相对而言。

2.发病特点

上部疾病的发生一般来势迅猛。因风邪侵袭常发于突然之间，而起病缓慢者风邪为患则较少。

3.常见症状

发热恶风，头痛头晕，面红目赤，口干耳鸣，鼻燥咽痛，舌尖红而苔薄黄，脉浮而数。局部红肿宣浮，忽起忽消，根脚收束，肿势高突，疼痛剧烈，溃疡则脓稠而黄。

4.常见疾病

头面部疖、痈、疔诸疮；皮肤病如油风、黄水疮、头癣等。

二、中焦辨证

人体中部包括胸、腹、腰、背是五脏六腑所居之处，也是十二经所过部位，是人体气机升降出入的枢纽，也是气血化生、运行、转化的部位。发于中部的皮肤性病绝大多数与脏腑功能失调关系密切。

1.病因特点

七情内伤、五志不畅可致气机郁滞，过极则化热生火；或由于饮食不节、劳伤虚损、气血郁阻、痰湿

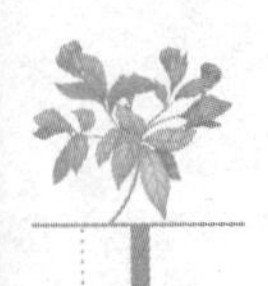

凝滞而致脏腑功能失和。多为气郁、火郁。

2.发病特点

中部疾病的发生常于发病前有情志不畅的刺激史,或素有性格郁闷。一般发病时常不易察觉,一旦发病,情志变化可影响病情。

3.常见症状

中部疾病症状比较复杂,由于影响脏腑功能,症状表现轻重不一。主要有:情志不畅,呕恶上逆,胸胁胀痛,腹胀痞满,纳食不化,大便秘结或硬而不爽,腹痛肠鸣,小便短赤,舌红,脉弦数。局部初觉疼痛灼热,继则红肿起疱,或流滋水;或局部高肿,触之硬痛,脓腔深在,脓液稠厚,或伴鲜血;或局部肿物,随喜怒消长,忽大忽小等。

4.常见疾病

缠腰火丹、玫瑰糠疹、银屑病、白癜风、猫眼疮、湿疹等。

三、下焦辨证

人体下部指臀、前后阴、腿、胫、足,其位居下,阴偏盛,阳偏弱,阴邪常袭。

1.病因特点

寒湿、湿热多见。由于湿性趋下,故下部疾病者多夹湿邪。

2.发病特点

起病缓慢,初觉沉重不爽,继则症形全现。病程缠绵不愈,反复发作,或时愈时发。

3.常见症状

患部沉重不爽,二便不利,或肿胀如棉,或红肿流滋,或疮面紫暗、腐肉不脱、新肉不生,疮面时愈时坏。

4.常见疾病

结节性红斑、腿部湿疹、股癣、脚癣等。

【学习寄语】

药能活人,亦能杀人,生死关头,间不容发,可不慎欤!

——清·刘昌祁《白喉治法要言》

第四节　六淫辨证

六气是风、寒、暑、湿、燥、火六种正常之气。六淫是风、寒、暑、湿、燥、火六种病邪的统称。六淫辨证是根据六淫的性质和致病特点,对四诊所收集的各种病情资料进行分析、归纳,辨别疾病当前病理

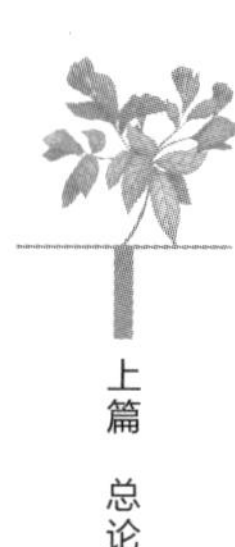

本质是否存在着六淫病证的辨证方法。

1. 风证证候

表现为皮肤干燥、脱屑、瘙痒，或有风团，皮损播散、游走不定，发病速、消退快，脉浮或弦，常见于荨麻疹、玫瑰糠疹。

2. 寒证证候

表现为手足冷、肿块坚实、脱屑、皲裂、舌质淡、脉沉细，常见于冻疮、硬皮病、猫眼疮。

3. 暑证证候

表现为汗出、口渴、乏力、食欲不振、泄泻、舌苔腻或白腻、脉滑或濡，常见于痱子、疖、黄水疮。

4. 湿证证候

表现为口不渴、头身酸重、胸闷、大便黏滞不爽、小便涩滞不畅、皮肤起水疱、丘疹、糜烂、渗液，常见于湿疹、足癣。

5. 燥证证候

表现为口鼻干燥、大便干结、小便短少、皮肤干燥，常见于银屑病、丹毒。

6. 火证证候

表现为发热、面红目赤、口渴心烦、小便黄少、大便干燥、舌红、脉数，皮肤红赤、灼热疼痛，常见于丹毒、疖、疔、银屑病。

【学习寄语】

博涉知病，多诊识脉，屡用达药。

——南齐·褚澄《褚氏遗书》

第五节　五脏辨证

五脏辨证是中医最常用的辨证方法。它是根据中医脏腑有病时所表现的证候来加以分析和归纳的。中医五脏辨证学说在临床上辨治皮肤性病时广泛应用，而且具有一定的临床参考价值。

1. 心病证候

表现为心烦、心悸、口干、谵妄、昏迷、口舌生疮、苔薄黄、脉数、皮肤焮红、灼热、糜烂，常见于疖、疔、红皮病、银屑病。

2. 肝病证候

表现为胸胁胀闷疼痛、口苦、咽干、目眩、舌质红或紫暗、苔白或黄、脉弦，常见于带状疱疹、摄领疮。

3.脾病证候

表现为胃口欠佳、消化不良、腹泻、便稀、舌苔腻、脉缓，常见于湿疹。

4.肺病证候

表现为鼻燥咽干、干咳无痰、苔薄而少津、脉浮细数、皮损、有红斑、丘疹等，常见于痤疮、荨麻疹、酒渣鼻。

5.肾病证候

表现为潮热盗汗、腰痛耳鸣或面色苍白、腹胀浮肿、舌红、脉细数，常见于黑变病、硬皮病、黄褐斑、紫癜等。

【学习寄语】

医病非难，难在疑似之辨。不可人云亦云，随波逐流，误人匪浅。

——明·王肯堂《肯堂医论》

第六节　气血辨证

卫气营血辨证主要用于温病的辨证，表明疾病的深浅与发展的情况。对临床表现进行综合分析和概括，以区分病程阶段、辨别病变部位、归纳证候类型、判断病机本质、决定治疗原则，并推测预后转归的辨证方法。至今可被广泛运用于临床皮肤性病的辨治。

1.卫分证证候

分风热证和风寒证，表现为恶寒、发热、头痛、口渴、脉浮数或浮紧、舌红或淡、苔黄或薄白，多见于皮肤病初起阶段，如荨麻疹、痤疮。

2.气分证证候

表现为高热、大汗、大渴、小便黄、大便秘结，常见于急性湿疹、药疹、玫瑰糠疹。

3.营分证证候

表现为发热夜甚、心烦失眠、昏迷、谵语、舌质红绛、苔少、脉细数，常见于药疹、银屑病。

4.血分证证候

表现为高热、神昏、谵语、便血、衄血、舌质深绛、脉细数，常见于多形红斑、红斑狼疮、药疹、紫癜。

【学习寄语】

夫医药为用，性命所系，和扁至妙，犹或加思，仲景明审，亦候形证。一毫有疑，则考校以求验。

——西晋·王叔和《脉经》

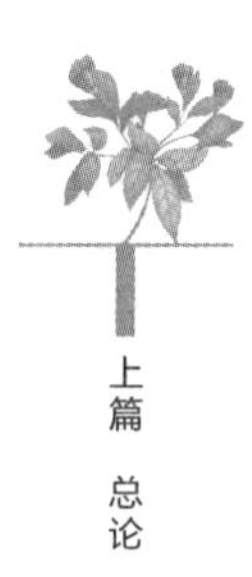

第七节　皮损辨证

皮肤损害也称皮损或皮疹，是皮肤病最直观的临床表现，可用视觉或触觉检查出来的皮肤黏膜上所呈现的病变。在临床上尤其要重视皮肤病的局部辨证。在观察皮损时除了用肉眼看，还要用手触摸，必要时借助于现代的医疗器械来检查，对皮损的观察要非常仔细。皮肤损害是最主要的专科体征，原发性损害有斑疹、丘疹、斑块、疱疹、脓疱、血疱、风团、结节和囊肿9种。继发性损害有鳞屑、糜烂、渗出、肿胀、浸渍、溃疡、结痂、抓痕、皲裂、瘢痕、萎缩和苔藓样变12种。皮肤损害的颜色、形态、软硬度、排列、分布是正确诊断和辨证施治皮肤性病的重要依据。

1.斑疹

为局限性皮肤颜色改变，抚之不碍手，不高起皮肤，也不凹陷皮肤，与皮面齐平的损害。红斑多由热邪所致，红斑稀疏者多为热轻，密集者多为热重；红而带紫者为热毒炽盛；压之褪色者多属血热，压之不褪色者多为血瘀。出血斑多由血热或血瘀所致。色素沉着斑多由肝肾不足、气血瘀滞所致。色素减退斑或色素脱失斑多由气血凝滞或血虚所致。白斑为风邪外搏；紫斑为气滞血瘀；黑斑为肝郁气滞，肾气不足。

2.丘疹

为高起于皮面的局限性实质性损害，抚之碍手，病变常位于表皮或真皮上部，丘疹上有小水疱者称丘疱疹，有脓疱者称丘脓疱疹。丘疹色红细密伴瘙痒者属风热，疹色红较大者属血热，疹色暗红而压之不褪色者多见于血瘀，丘疹色暗淡或皮色为气虚、血虚或血燥，丘疱疹和丘脓疱疹多属湿热或热毒。急性者色红，多属风热或血热；慢性者为正常肤色或稍暗，属气滞血瘀。

3.斑块

为较大的或多数丘疹融合而成的扁平隆起性损害，直径大于1cm，皮疹呈圆形或不规则形，大小不一。多为血热、风热、血瘀、痰凝或顽湿聚结引起。

4.疱疹

为风、湿、热、火毒所致。水疱是局限性空腔内含液体的高起损害，一般直径小于1cm，含有水分，高出皮面的针头大至豌豆大局限性损害。大疱为大于1cm，由心火妄动，脾虚失运，复感风热，暑湿之邪郁于肺，不能疏泄而成；脓疱含有脓性分泌物，基底部常有红晕，多为热毒、湿毒所致。水疱和大疱多属湿，疱周有红晕者多为湿热，大疱伴有局部红肿者多属毒热，皮色不变的深在性水疱多属脾虚湿蕴或寒湿不化。

5.脓疱

为局限性的皮肤隆起，内含脓液。多由湿热或毒热炽盛所致。

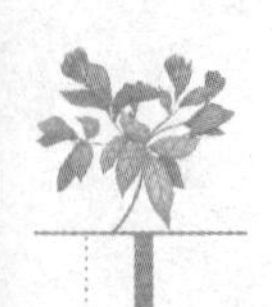

6.血疱

为含有血液的疱,可因创伤、出血性疾患、变应性炎症、肿瘤疾患等引起。

7.风团

为局限的、水肿性圆顶隆起的皮肤损害。也为皮肤一时性、水肿性、边缘清楚或不清楚的扁平性皮损,来去迅速,消退后不留任何痕迹,颜色、形态、大小不定。色白为风寒;色红为风热;色暗为血瘀;久不消退为气虚。风团色红者为风热所致,色白者为风寒所致,最常见于瘾疹。

8.结节

为深陷皮下、大小不一、实质性、局限性皮损。为可触及的圆形或类圆形局限性实质性损害,大小、颜色、形状不一。色紫者,按之疼痛为气血凝滞;皮色不变,质地柔软为气滞、寒湿或有痰核结聚。临床多为气血凝滞或痰湿聚结所致。

9.囊肿

为一含有液体或半固体物质如液体、细胞及细胞产物等的囊性损害,多呈球形或卵圆形,触之有弹性感。多属痰湿。

10.鳞屑

系指脱落或即将脱落的皮肤角质层,表现为大小、厚薄和形态不一的干燥碎片。鳞屑发生于急性病之后,多属余热未清。当慢性病时,皮损基底潮红而起干燥鳞屑者为血热风燥,基底色淡而皮屑多者为血虚风燥,鳞屑油腻者多属湿热。

11.糜烂

系指由于水疱、脓疱或浸渍后表皮的脱落,或丘疹、小结节表皮的破损而露出的潮湿面。多属湿或湿热。

12.渗出

系指炎症局部组织血管内的液体和细胞成分,通过血管壁进入组织间隙、体腔、黏膜表面和体表的过程。多属湿邪泛滥、湿热或气虚。

13.肿胀

系指皮肤或黏膜局限性或弥漫性的肿胀性损害,多与湿邪及脾脏功能失调相关。诸湿肿满,皆属于脾。另外,热毒、痰湿、瘀血、气虚亦可导致。

14.浸渍

系指皮肤角质吸收较多水分后出现的皮肤松软、发白,甚至起皱的状态,多由湿邪所致。

15.溃疡

系指皮肤或黏膜深达真皮以下的局限性缺损。溃疡若红肿疼痛为热毒所致,慢性溃疡多由寒湿或气血亏虚、气血瘀滞所致。

16.结痂

系指皮损表面的浆液、脓液、血液、上皮细胞以及灰尘、细菌等物干燥后凝结的一层疮上痂。脓痂多为毒热结聚;血痂多为血热或血燥所致;浆痂则为湿热。

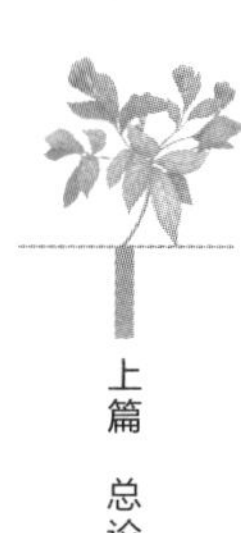

17. 抓痕

系指搔抓或摩擦所致的表皮或真皮浅层点线状皮损。多由风盛血燥或内热生风，抑或虫淫所致。身起红粟，血痕累累为血热风盛；皮色如常，搔出血，为血虚生风。

18. 皲裂

系指皮肤或深或浅的线状裂口，深度可达真皮，多为风寒或血虚风燥。

19. 瘢痕

系指真皮或深部组织缺损或破坏后，由新生结缔组织修复而形成的损害，遗留于表面，光滑、缺少正常皮纹的一种皮损，可分为增生性和萎缩性两种。多由瘀血凝结不化或痰湿凝滞所致。

20. 萎缩

系指皮肤或皮下组织破坏或变性所致的皮肤组织变薄，是皮肤组织的一种退行性变，多是由气血不运、肌肤失养所致。

21. 苔藓样变

系指皮肤局限性浸润肥厚，表面粗糙，皮沟加深，皮嵴突起等似皮革样的表现，多由血虚风燥，肌肤失养或气血瘀滞所致。最常见于牛皮癣。

【学习寄语】

医者，意也。善于用意，即为良医。

——唐·孙思邈《千金翼方》

第八节　症状辨证

皮肤性病临床常见症状为瘙痒和疼痛。另外有麻木感、烧灼感、分离感、异物感、蚁行感、感觉过敏、感觉迟钝等症状。这些与皮肤病的性质、部位、病情的轻重、个体特异性有关。痒的程度可轻可重，持续时间可长可短，部位可局限于某部也可全身泛发，即使同一种瘙痒性疾病，由于病情的变化，或在不同人的身上，痒的程度也可不同。当皮肤病影响整体功能或伴发全身反应时，出现全身症状，如畏寒、发热、乏力、食欲不振、关节疼痛等。

一、辨瘙痒

痒是皮肤病主要的自觉症状，且多有不同程度的局部表现，痒的程度轻重不一，有阵发性和持续性，局限性和广泛性。发生机制为：由表皮内真皮浅层的游离感觉神经末梢，接受刺激通过侧脊丘束传至视丘和感觉中枢引起痒感。中医认为“热微则痒”，即痒是因风、湿、热、虫之邪客于皮肤肌表，引起皮肉间气血不和，郁而生微热所致；或由于血虚风燥阻于皮肤，肤失濡养，内生虚热而发。由于发

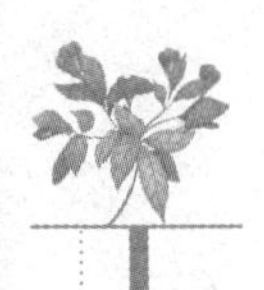

生痒的原因不同，以及病变的发展过程不同，故痒的临床表现也各异。瘙痒常见于湿疹、荨麻疹、神经性皮炎、扁平苔藓、外阴肛门部瘙痒等。

1.风胜作痒

走窜无定，遍体作痒，抓破血溢，随破随收，不致化腐，多为干性，如牛皮癣、白疕、瘾疹等。

2.湿胜作痒

浸淫四窜，黄水淋漓，最易沿表皮蚀烂，越腐越痒，多为湿性，如急性湿疮；或有传染性，如脓疱疮。

3.热胜作痒

皮肤瘾疹，焮红灼热作痒，或只发于裸露部位，或遍布全身，甚则糜烂，滋水淋漓，结痂成片，常不传染，如接触性皮炎。

4.虫淫作痒

浸淫蔓延，黄水频流，状如虫行皮中，其痒尤甚，最易传染，如手足癣、疥疮等。

5.血虚作痒

皮肤变厚、干燥、脱屑，很少糜烂流滋水，如牛皮癣、慢性湿疮。

二、辨疼痛

痛是多种因素导致气血凝滞、阻塞不通的反映。痛是疮疡最常见的自觉症状，而疼痛增剧与减轻又常为病势进展与消退的标志。由于患者邪正盛衰与痛的原因不一，以及发病部位的深浅不同，疼痛的发作情况也有所不同。因此，欲了解和掌握疼痛的情况，还应从引起疼痛的原因、发作情况、疼痛性质等几方面进行辨证。常见于急性感染性皮肤病，如疖、丹毒；病毒性皮肤病，如带状疱疹等。

1.热痛

皮色焮红，灼热疼痛，遇冷则痛减。

2.灼痛

痛而有烧灼感。病变多在肌肤，如疖、颜面疔、烧伤等。

3.刺痛

痛如针刺。病变多在皮肤，如蛇串疮。

4.裂痛

痛如撕裂。病变多在皮肉，如银屑病者。

5.寒痛

皮色不红，不热，酸痛，得温则痛缓。

6.酸痛

痛而有酸楚感。病变多在关节间。

7.风痛

痛无定处，忽彼忽此，走注甚速，遇风则剧。

8.绞痛

痛如刀绞，发病急骤。病变多在脏腑。

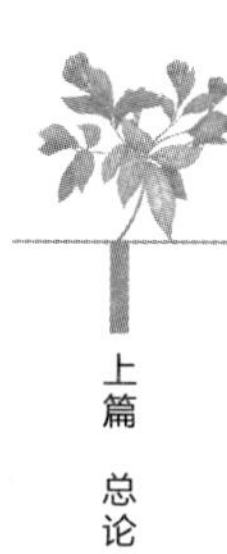

9. 钝痛

疼痛滞缓。病变多在骨与关节间。

10. 啄痛

痛如鸡啄，并伴有节律性痛。病变多在肌肉，常见于阳证疮疡化脓阶段。

11. 气痛

攻痛无常，时感抽掣，喜缓怒甚。

12. 胀痛

痛而有胀满不适感。

13. 湿痛

痛而酸胀，肢体沉重，按之出现可凹性水肿或见糜烂流滋。见于臁疮等。

14. 痰痛

疼痛轻微，或隐隐作痛，皮色不变，压之酸痛。

15. 抽掣痛

痛时扩散，除抽掣外，并伴有放射痛。

16. 化脓痛

痛势急胀，痛无止时，如同鸡啄，按之中软应指。

17. 瘀血痛

初起隐痛、胀痛，皮色不变或皮色暗褐，或见皮色青紫、瘀斑。

三、辨麻木

麻木是由于气血失调或毒邪炽盛，以致经脉阻塞，气血不达而成。由于麻木的致病原因不同，其临床表现也有差别。如疔疮，有头疽坚肿色褐，麻木不知痛痒，伴有较重的全身症状，为毒邪炽盛，壅塞脉道，气血不运所致，常易发展为走黄和内陷；如麻风病患部皮肤增厚，麻木不仁，不知痛痒，为气血失和所致；脱疽早期患肢麻木且冷，为气血不运，脉络阻塞，常易致筋骨腐烂，顽固难愈。

【学习寄语】

盖医学通乎性命，知医则知立命。

——清·赵学敏《串雅内编》

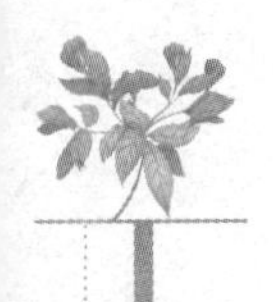
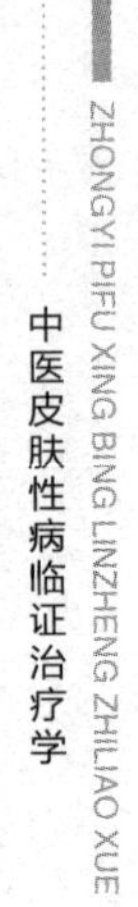

第七章　中医皮肤性病学治法

中医皮肤性病学治法可分为内治法、外治法及其他治法。中医对于皮肤性病的辨治，古人主张"治外必本诸内，治内亦即治外"。内治法保留了中医学从整体观出发的特色，重视辨证施治。外治法是与内治法相对而言的治疗法则，治疗上以药浴、溻渍、药膏涂擦为特色。无论内治、外治，均需针对疾病不同的病机、不同的发展过程，采用不同的治法和方药，或祛邪或扶正，或祛邪扶正并举。其他治法有针灸疗法、物理疗法、手术疗法等。

第一节　内治法

中医皮肤性病常见的内治法，常有祛风法、清热法、祛湿法、润燥法、温阳法、活血法、软坚法和补肾法。可针对不同病机，采用不同的治法和方药。此外，经方治疗、取类比象思维及引经药的应用也属于皮肤性病内治法的特色。

一、祛风法

1.疏风清热

用于风热侵袭肌表，营卫不和，则发为红色风团，如风瘖等。治宜疏风清热，可用疏风清热饮加减。方中荆芥、防风、牛蒡子、刺蒺藜、蝉蜕疏风解表；丹参、生地黄、赤芍凉血清热，活血调营；栀子、黄芩、金银花、连翘、甘草清热解毒。

2.搜风清热

用于风热久羁，郁于肌腠，剧烈瘙痒，如顽癣、风瘙痒、扁平苔藓、结节性痒疹等。证见口干口苦、心烦易怒、舌红苔黄、脉弦滑数。治宜以虫类搜剔祛风外出，方用乌梢蛇驱风汤加减。其中乌梢蛇、蝉蜕搜风；羌活、荆芥、防风、白芷祛风止痒；黄芩、黄连、连翘、甘草清热解毒。

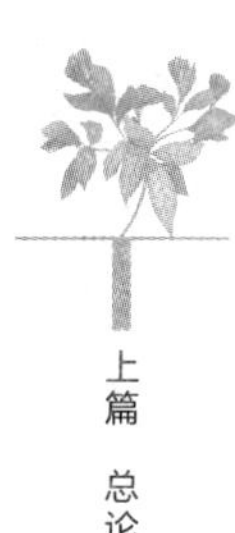

3.祛风散寒

用于卫虚，阳气不足，风冷易袭，兼遇寒即发为瘾疹。治宜祛风散寒、活血和营，方用永安止痒汤加减。方中防风、荆芥、麻黄、僵蚕祛风散寒；当归尾、桃仁、红花等活血调营。

4.御风固卫

用于卫气不固，自汗，易感风寒，着冷即发生风团。治宜固卫御风，方用玉屏风散合桂枝汤加减。黄芪、白术、防风固卫御风以止汗；桂枝、生姜、大枣、赤芍祛寒调和营卫。

5.凉血消风

用于肌热汗出当风，风胜伤营化燥，如白屑风、面游风等风热证。治宜凉血消风，方用消风散加减。方中当归、生地黄、赤芍凉血活血；生石膏、知母清热；防风、荆芥、蝉蜕消风；苦参止痒；火麻仁、甘草润燥。

6.养血息风

用于肝失血养，血虚生风，也可因风燥伤血，或老年气血不足，肌肤失养，如阴囊瘙痒、女阴瘙痒、风瘙痒等症。治宜养血息风，方用当归饮子、地黄饮子加减。其中生地黄、熟地黄、白芍、川芎、何首乌、丹参等养血；黄芪补气行血；荆芥、生龙骨、生牡蛎、白蒺藜、僵蚕等息风；甘草、玄参滋阴润燥；牡丹皮、红花活血祛风。

7.潜阳息风

用于肝失血养，水不涵木，肝风内生，肌肤痒剧，如慢性荨麻疹、顽癣等。治宜养血潜阳息风，方用潜阳息风汤加减。方中生地黄、熟地黄、白芍、当归、何首乌养血；紫贝齿、磁石、生龙骨、生牡蛎、珍珠母、赭石等重镇潜阳息风。

二、清热法

1.清热凉血

用于肺胃经血热，发为肺风粉刺、酒渣鼻，舌质红，苔黄。治宜清肺胃、凉血热，方用凉血清肺饮加减。方中牡丹皮、生地黄、赤芍凉血；枇杷叶、黄芩、桑白皮清肺热；生石膏、知母、生甘草清胃热。

2.清热化毒

用于热毒为患，口干喜饮，舌红苔黄，脉数，如脓疱、疮疖红肿热痛等证。治宜清热解毒，方用济阴汤加减。其中黄芩、黄连、栀子、金银花、连翘、甘草清热解毒；牡丹皮、赤芍凉血活血。

3.清热散风

用于风热化火生毒，发为抱头火丹。治宜清热解毒，佐以祛风，方用普济消毒饮加减。方中黄芩、黄连、板蓝根、升麻、桔梗、连翘清热解毒；玄参利咽；牛蒡子、马勃、薄荷、僵蚕清散风热；柴胡引经；陈皮利气。

4.清营败毒

用于内中毒药，毒热入营。治宜清营败毒，方用皮炎汤加减。方中牡丹皮、生地黄、赤芍清营凉血；知母、生石膏、竹叶清肌热；金银花、连翘、生甘草清热解毒。

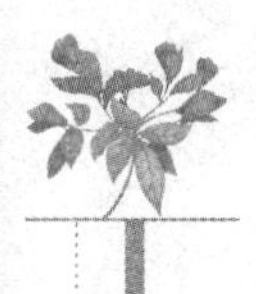

5.清瘟败毒

用于热毒炽盛，壮热连日不退，渴饮烦热，舌质红绛，苔黄腻，脉洪大或滑数，多见于系统性红斑狼疮或天疱疮。治宜清瘟败毒，方用清瘟败毒饮加减。方中生地黄、水牛角、牡丹皮、赤芍清营凉血；黄连、黄芩、栀子、生石膏、知母、竹叶清气分之炽热以除烦降热；金银花、连翘、生甘草清热解毒；玄参滋阴利咽。

6.解毒滋阴

用于毒热伤阴证。毒热入营，耗液伤阴，皮肤灼红，大片剥脱，舌绛，苔光剥，可见于红皮病、寻常型天疱疮、疱疹样脓疱病、剥脱性皮炎。治宜滋阴解毒，方用增液解毒汤加减。方中玄参、生地黄、麦冬、沙参、石斛、鳖甲、天花粉、龟甲滋阴增液；丹参、赤芍凉营；金银花、连翘、生甘草清热解毒。

三、祛湿法

1.清热利湿

用于湿热俱盛者，全身泛发密集红斑、丘疹、水疱，部分可有糜烂、渗出，瘙痒剧烈，舌质红，苔黄腻，脉弦数。如急性皮炎、急性湿疹等。治宜清热利湿、凉血止痒，方用芩蚤清渗汤加减。方中黄芩、重楼、黄连、炒栀子、六一散清热利湿；牡丹皮、生地黄、赤芍、白鲜皮、苦参、地肤子凉血清热、除湿止痒。瘙痒剧烈者，加用全蝎、白蒺藜。

2.健脾化湿

用于脾湿证。脾湿泛滥，身起水疱，流水作痒，热象不显，皮色不红，或兼胃痛、脘闷、纳呆、腹胀、便溏诸证，舌淡，苔白腻，脉濡缓。如湿疹脾湿型。治宜健脾化湿，方用除湿胃苓汤或小儿化湿汤加减。方中苍术、厚朴、陈皮健脾化湿；茯苓、泽泻渗淡利湿；桂枝温阳化气。若无热象，可不用黄柏、牡丹皮；纳呆或胃纳不香，可用藿香、佩兰芳香化湿。

3.清脾除湿

用于湿热蕴于肌腠，常起大疱，周围起红晕，如天疱疮。治宜清脾除湿，方用清脾除湿饮加减。其中白术、苍术、赤茯苓、泽泻健脾除湿；栀子、茵陈、黄芩清热燥湿；佐以生地黄、麦冬滋阴。便干者加枳壳、玄明粉通便。

4.滋阴除湿

用于渗水伤阴证。湿疹渗水日久，伤阴耗血，致皮肤干燥脱屑，或因久用淡渗利湿、苦寒燥湿之品而致伤阴。治宜滋阴除湿，方用滋阴除湿汤加减。方中生地黄、玄参滋阴而不助湿；泽泻、茯苓除湿而不伤阴；当归、丹参养血润肤；地肤子、白鲜皮除湿止痒。

5.温阳胜湿

用于阳虚湿滞证。皮损呈淡暗斑块，或丘疹、水疱，经久不消，瘙痒夜间加重；可伴有下肢浮肿、畏寒肢冷、大便溏稀、倦怠乏力等；舌体胖大淡暗、水滑，苔白或白腻，脉沉细。治宜温阳胜湿，方用苓桂术甘汤、实脾饮、真武汤加减。方中桂枝、干姜、附子温阳；茯苓、白术除湿而不伤阴；厚朴、木瓜利湿；炙甘草调和诸药。

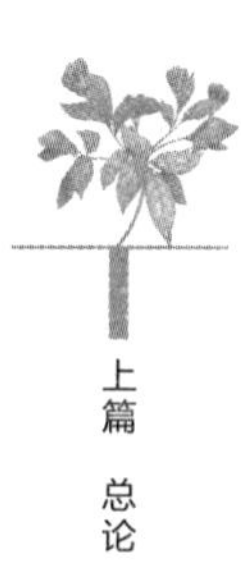

四、润燥法

1.凉血润燥

用于血热风燥证。肌热当风，风胜则燥，头皮干燥，脱屑，剧痒，如面游风、白屑风。治宜凉血清热、清风润燥，方用犀角地黄汤合增液汤加减。方中生地黄、当归、丹参凉血；知母、生石膏清热；天花粉、火麻仁、甘草润燥；荆芥、蝉蜕清风。

2.养血润燥

用于血虚风燥证。风邪郁久，伤阴耗血，皮肤干燥、脱屑，有血痂、抓痕，瘙痒颇甚，舌淡红，苔净，脉弦细，如风瘙痒。治宜养血润燥，方用养血润肤饮、四物汤、当归饮子、二至丸加减。方中生地黄、熟地黄、当归养血；黄芪补气行血；天花粉、天冬、麦冬滋阴润燥；升麻、黄芩清热；红花、桃仁、皂角刺活血润燥散结。

五、温阳法

1.温阳通脉

用于风寒湿邪阻于经络，寒湿下注，阳气不能达于肢末，致寒滞络阻血凝，如寒湿型之结节性红斑。证见下肢结节色不变，胀痛不甚，肢端发凉，下肢沉重，舌质淡，苔薄白腻，脉沉缓。治宜温阳利湿通络、散寒活血，方用当归四逆汤、独活寄生汤加减。方中桂枝、细辛、通草、生姜、吴茱萸温阳通络，散寒利湿；当归、赤芍活血；甘草、大枣甘温益气。

2.温阳散寒

用于风寒湿邪阻于经络，痹滞不通，气血瘀滞，发为皮痹。治宜温阳祛痹、散寒活血，方用阳和汤加减。方中熟地黄、鹿角胶温补助阳；麻黄、肉桂、炮姜温阳祛痹散寒；白芥子逐寒痰；丹参、赤芍活血化瘀；甘草调和诸药。

六、活血法

1.活血理气

用于经络阻痹、气滞血瘀所引起的结节、瘀斑、有形肿物等皮肤病，如下肢结节病、瓜藤缠等。治宜理气活血消瘀，方用柴胡疏肝散、逍遥散加减。方中香附、青皮理气行滞；赤芍、当归尾、桃仁、红花、茜草、泽兰活血化瘀；牛膝下行通络。

2.活血化瘀

用于瘀血阻于经络，瘀血不去则新血不生，常见于酒渣鼻后期、斑秃、荨麻疹血瘀型等证。治宜活血化瘀，方用桃红四物汤、大黄䗪虫丸、通窍活血汤加减。方中川芎、赤芍、红花、桃仁活血化瘀；麝香通窍；生姜、大枣调和营卫；老葱通阳入络。

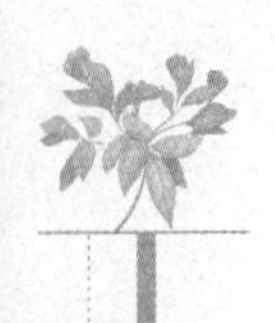

七、软坚法

1.消痰软坚

用于痰瘀胶结，阻于皮里膜外，结成痰核，见于脂肪瘤、皮肤猪囊虫病等。治宜消痰软坚，佐以活血散结，方用海藻玉壶汤、二陈汤加减。方中青皮、陈皮、半夏、贝母理气清痰；昆布、海藻、海带咸以软坚；川芎、当归活血；独活、连翘散结；甘草反佐，取其加强软坚散结之功。

2.活血软坚

用于经络阻塞，气滞血瘀，结节或结块肿硬，压痛明显，舌质暗红有瘀斑，苔薄，脉细涩，如结节性红斑之血瘀型、瘢痕疙瘩等。治宜活血化瘀、软坚散结，方用活血散瘀汤加减。方中苏木、赤芍、红花、桃仁、鬼箭羽活血化瘀；三棱、莪术、昆布、海藻软坚散结；陈皮、木香理气通滞。

八、补肾法

1.补益肝肾

用于肝肾阴虚、肾水不足、水亏火旺、虚烦不眠、咽干口燥、骨蒸潮热、腰酸腿软、舌质红、少苔、脉细数，多见于系统性红斑狼疮、天疱疮的阴虚证型。治宜补益肝肾、滋阴降火，方用麦味地黄汤加减。方中生地黄、山茱萸、山药、茯苓、牡丹皮、泽泻补益肝肾；五味子、麦冬、盐黄柏、知母滋阴降火。另外，可佐用玄参、北沙参、女贞子、墨旱莲。

2.温肾补阳

用于肾阳不足，阳气不能温煦全身、达于肢末，证见阳虚自汗、肢端发绀、面色白、发凉、舌淡、舌体胖、脉沉细等，常见于系统性红斑狼疮、硬皮病之脾肾阳虚型。治宜温肾助阳，方用肾气丸、右归饮加减。方中六味地黄丸补肾；肉桂、附子、枸杞、鹿角胶、菟丝子等温肾补阳。淫羊藿、巴戟天、胡芦巴等都可选用。

【学习寄语】

天地之中，惟人最灵。人之所重，莫过于命。

——南宋·肖纲《劝医论》

第二节　外治法

中医外治法是以中医基础理论为指导，将中草药制剂、针、罐等方法，施于皮肤、孔窍、腧穴及病变局部等部位的治疗方法。皮肤性病的病变部位多在皮肤或黏膜，采用各种外治法可以减轻患者的自觉症状，并使皮损迅速消退，有些皮肤性病单用外治法即可达到治疗目的。因此，外治法是治疗许多

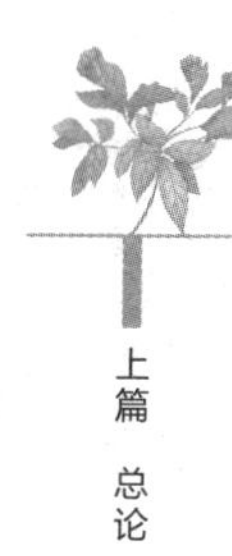

皮肤性病不可缺少的重要措施，在皮肤性病的治疗中占有重要地位。

一、外用药物使用原则

1.根据病情用药

皮肤炎症在急性阶段，若仅有红斑、丘疹、水疱而无渗液，宜用洗剂、粉剂；若有大量渗液或明显红肿，则用溶液湿渍为宜。皮肤炎症在亚急性阶段，渗出和糜烂很少，红肿减轻，有鳞屑和结痂，则用油剂、糊剂为宜。皮肤炎症在慢性阶段，有浸润肥厚、苔藓化时，则用软膏为主。

2.根据皮损用药

斑疹、丘疹选用洗剂、软膏；水疱选用洗剂、粉剂；结节选用软膏；风团、抓痕选用洗剂；结痂、鳞屑选用油剂、软膏；糜烂可选油剂、糊剂；渗液多用溶液湿渍，渗液少用洗剂；皲裂、苔藓样变选用软膏等。

3.依据浓度选药

用药浓度宜先低后浓，先用低浓度制剂，根据病情需要再提高浓度。一般急性皮肤病用药宜温和，慢性顽固性皮损可用刺激性较强或浓度较高的药物。

4.依据强烈用药

用药宜先温和后强烈，先用性质比较温和的药物，尤其是儿童或女性患者皮肤薄嫩处不宜采用刺激性强、浓度高的药物；面部、阴部等皱褶部位皮肤慎用酊剂等刺激性强的药物。

5.依据病性选药

细菌感染者抗生素；病毒感染者抗病毒；结核感染者抗结核；真菌感染者抗真菌；合理使用激素等。

6.注意过敏反应

随时注意药物的过敏反应，如出现过敏现象，应立即停用，并给予及时处理。

7.外涂软膏事宜

在第二次涂药时，需用棉花蘸上植物油或石蜡油轻轻揩去上一次所涂的药膏，然后再涂药膏，不可用汽油或肥皂、热水擦洗。

二、外用药物常用剂型

1.溶液

将单味中药或中药复方加水煎至一定浓度，滤去药渣所得的溶液。可用于湿渍或熏洗。具有消肿止痒、清热解毒、收湿敛疮作用，适用于皮肤潮红、肿胀、糜烂、滋水渗出明显等急性皮肤炎症；化脓的疮面、结脓痂，影响愈合者及慢性瘙痒性皮肤病。常用的如马齿苋洗剂、黄柏洗剂、三黄洗剂等。

2.散剂

由单味或复方中药研成极细粉末的制剂。具有清凉止痒、清热解毒、散风祛湿的作用，适用于无明显渗液的急性或亚急性皮肤病，尤其是间擦部位，如瘾疹、亚急性湿疮等。常用的如滑石粉剂、炉甘石粉剂。

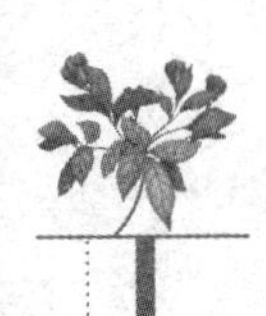

3.洗剂

用不溶于水的药粉与冷开水或蒸馏水相混合而成的混合物。具有清热解毒、收湿散风、祛湿止痒、凉血消斑的作用，适应于无渗液或糜烂的各种炎症性皮肤病；如痒疹、痱毒等。常用的如炉甘石洗剂。

4.酊剂

将药物浸泡于乙醇或白酒中，密封浸泡7日后滤去药物而成的酒浸剂。具有收湿敛疮、杀虫止痒的作用，适用于各种慢性皮肤病，如神经性皮炎、风瘙痒、白癜风等；浅表性霉菌病，如手癣、体癣、紫白癜风、甲癣等。各种未被搔破的癣病，可选用羊蹄根酒、10%土槿皮酊；风瘙痒可选用20%百部酊、苦参酒；手、足、甲癣选用醋泡方，白癜风选用20%补骨脂酊等。

5.油剂

指中药浸在植物油中煎炸去渣而成或熟蛋黄等直接煎出的油剂。具有润肤止痒、清热解毒、收湿敛疮、生肌长肉的作用。润泽为主的油剂可用于干燥、皲裂的皮损，常用的如蛋黄油；收敛作用的油剂用于糜烂、黄水疱、脓疱等皮损，如亚急性湿疮、热疮、黄水疮等，如黄连油、樟脑油；清洗疮面痂皮，用甘草油；扁平疣可选用鸦胆子油；生肌类的油剂用于不同程度的溃疡。

6.糊剂

由一定比例的药粉和油类基质混合而成。具有清热解毒、收湿敛疮、燥湿止痒的作用，适用于亚急性皮炎、湿疮伴轻度糜烂、渗出、结痂者。常用的有氧化锌糊剂、青黛散糊剂。

7.软膏

将药物研成细末，用凡士林、羊毛脂、猪脂或蜂蜜、蜂蜡等作为基质调和而成的均匀、细腻、半固体状的剂型。因其药物不同而功效不同，主要具有润燥止痒、解毒散结、祛瘀生新的作用，适用于干燥结痂、皲裂、苔藓样变等慢性皮肤病的皮损，如普连膏；用于溃疡的如生肌玉红膏等。

8.生药

指用新鲜植物或新鲜动物的整体或部分组织，取其汁液经加工处理，也可直接用或捣碎、榨汁而制成的外用制剂。具有清热解毒、润燥止痒、祛风除湿的作用，根据其功效不同，多用于治疗感染性皮肤病、虫咬伤、物理性皮肤病和色素性皮肤病等。

9.喷剂

由药液与液化气体存储于具有喷洒功能的容器内而成。具有清热解毒、祛风止痒的作用，可用于感染性、过敏性疾病及敏感性皮肤部位，如湿疡气雾剂、云南白药气雾剂等。

三、皮肤性病外治疗法

1.中药溻渍疗法

用纱布浸湿药液敷于患处的一种外治法。用6～8层纱布浸入新鲜配制的药液中，浸透药液后，取出拧至不滴水为度，敷于患处，务必使其与皮损紧密接触，大小与病损相当。具有清热解毒、收湿敛疮、润燥止痒之功。开放性冷溻渍主要用于潮红、肿胀、糜烂、渗出明显者，如急性皮炎、急性湿疮、化脓性或感染性皮肤病等；闭合性热溻渍主要用于慢性肥厚性、角化性皮损，或仍有轻度糜烂、少量渗液

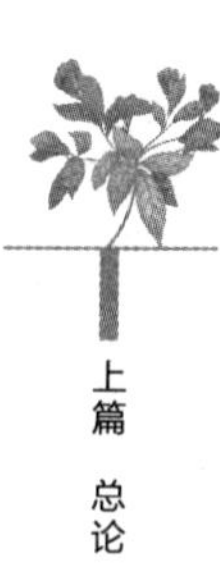

者，如亚急性湿疮、慢性湿疮、摄领疮等。本法可按药液温度分为冷溻渍和热溻渍。临床操作时，冷溻渍多无须包扎，称开放性冷溻渍；热溻渍则包扎保温，称闭合性热溻渍。

2. 中药药浴疗法

包括浸浴法和淋洗法。浸浴法是指身体的局部或全身浸泡在药液中，以防治疾病的一种外治方法。具有清热解毒、祛风止痒、养血润肤之功。适用于全身浸浴主要用于痒风、湿疮、风热疮、白疕、四弯风、皮痹、蛇皮癣等，局部浸浴主要用于面游风、白屑风、湿疮、鹅掌风、脚湿气、痒风、阴痒等。淋洗法是指用中药液对患者的局部（患处）或全身进行反复冲洗的外治方法。可将药液装入带细孔的小喷壶内，淋洒于体表患处；或用6～8层纱布浸透药液，然后拧挤纱布使药液淋洒于体表患处；亦可用小容器盛装药液，缓缓将药液倾倒于体表患处进行淋洗。具有清热凉血、解毒燥湿、祛风止痒之功。适用于各种感染性皮肤病，如黄水疮、疥疮、白秃疮、肥疮、鹅掌风、脚湿气等；慢性肥厚性、角化性皮肤病，如摄领疮、松皮癣等；渗出、痂皮较多的皮肤病，如湿疮、火赤疮等。

3. 中药熏蒸疗法

用药液的热蒸汽熏蒸局部患处或全身，以防治疾病的一种外治方法，分为全身熏蒸法和局部熏蒸法。具有清热解毒、养血润肤、杀虫止痒、活血化瘀、软坚散结之功。适用于全身泛发性皮肤病，如痒风、四弯风等；全身肥厚浸润性皮肤病，如皮痹、白疕等；表皮感染性皮肤病，如疖、面游风、马疥、花斑癣等。

4. 中药涂擦疗法

用适当棉签、纱布块、棉球或小毛刷等蘸取药液、粉剂、软膏、糊剂或酊剂等，均匀涂在患处的治疗方法。具有清热解毒、凉血消斑、祛风除湿、杀虫止痒、活血化瘀、软坚散结、养血润肤之功。适用于急性、亚急性或慢性皮肤病。

5. 中药封包疗法

根据病情选择药膏、药糊等，敷于患处或一定穴位，一般大于硬币的厚度，待稍干后用纱布或保鲜薄膜封包而保持密封的一种外治方法。具有清热解毒、软坚散结、活血化瘀、通络止痛、杀虫止痒之功。适用于急性炎症性皮肤病，如疖、痈、丹毒等；慢性肥厚性皮肤病，如摄领疮、湿疮、紫癜风、白疕、马疥、松皮癣等；角化增生性皮肤病，如胼胝、鸡眼、皲裂疮；疣状增生性皮肤病，如刺瘊、皮角、老年斑等。

6. 中药热熨疗法

指用具有辛温燥热、辛香走窜性味的药物，经加工为细末或切碎捣如泥状，加酒或醋炒热，布包成袋装，置于患处，热熨贴敷的外治方法。具有温经散寒、除湿止痒、活血通络、软坚散结、行气止痛之功。适用于慢性顽固性皮肤病属风寒痰湿凝滞者，如瓜藤缠、猫眼疮、冻疮、慢性丹毒、白疕等疾病；慢性浸润性、硬化性、结节性皮肤病，如皮痹、马疥、白疕、湿疮等疾病。

7. 中药热烘疗法

指在病变部位涂药或外敷浸透药液的纱布块后，再加上热烘的一种外治方法。根据病情可选用不同的制剂，吹烘可选用电吹风或文火。如药已干，可再加药。具有活血化瘀、祛风止痒、软坚散结之功。适用于皲裂性鹅掌风、脚湿气、湿疮、摄领疮、蟹足肿、松皮癣等。

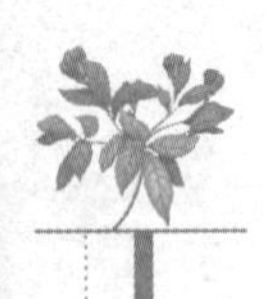

8. 中药面膜疗法

将中药磨成极细的粉末，然后用水、蛋清、蜂蜜等调成糊状覆盖于面部的一种方法。亦可使用熟石膏调水后均匀涂于面部倒模成形。具有清热解毒、活血理气、消肿散结、活血祛斑之功。适用于面部皮炎类，如湿疮、唇风等；附属器疾病类，如粉刺、面游风、酒渣鼻等；色素类皮肤病，如白驳风、黧黑斑等。

9. 中药熏药疗法

使用药卷，也可用药粉、药饼、药丸等熏药缓慢地不完全燃烧，利用其所产生烟雾熏治皮损的方法。具有疏通气血、软坚散结、杀虫止痒之功。适用于摄领疮、湿疮、松皮癣、马疥、白疕、蛇皮癣等，以及其他慢性、肥厚性、瘙痒性皮肤病；久不收口的阴疮寒证，如冷脓肿、结核性溃疡等。

10. 中药贴敷疗法

主要包括薄贴法和撒药法。薄贴法是用膏药外贴穴位或患部以达到治疗目的的一种外治方法。将膏药裁剪如皮损大小，用时将膏药稍加热微融，贴于穴位或患处。具有软坚散结、养血润肤之功。适用于局限性、角化性及慢性肥厚性皮损，如鸡眼、胼胝、疣目、蟹足肿、摄领疮、松皮癣等；皲裂性皮损，如手足皲裂等。撒药法是将中药粉末扑撒于患处的外治方法。具有收湿敛疮、燥湿解毒、散热止痒之功。适用于急性炎症性皮肤病及溃疡、窦道腐肉未脱者，或为爽身、防护之用，如指(趾)间糜烂型鹅掌风、脚湿气、蛇串疮、湿疮、黄水疮、漆疮等；亚急性、慢性皮肤病，如湿疮、酒渣鼻等。

11. 针刺治疗方法

是以毫针为工具，通过针刺人体十四经脉腧穴或阿是穴等进行治疗，又称体针疗法。具有调理气血、调和阴阳、通经活络、扶正祛邪之功。适用于皮肤科常用于蛇串疮及其后遗神经痛、湿疮、瘾疹、摄领疮、痒风、马疥、白疕、粉刺、酒渣鼻、油风、黧黑斑、白驳风等急慢性皮肤病。

12. 三棱针疗方法

是用三棱针刺破皮损局部、特定穴位，放出少量血液的一种外治方法，又称砭法、刺络法、刺血法。具有清热泻火、活血化瘀、软坚散结之功。适用于急、慢性皮肤病，如疖、痈、粉刺、油风、白疕、湿疮、马疥等。

13. 耳针治疗方法

是在耳郭穴位上用针刺或其他方法刺激，防治疾病的一种方法。根据患者证候、体征辨证选取耳穴，或在穴区内探寻阳性反应点，灵活选用不同的器具，如豆、籽、针等进行。具有清热解毒、祛风止痒、活血止痛、重镇安神之功。适用于刺瘊、摄领疮、蛇串疮、瘾疹、痒风、油风、黧黑斑、湿疮等常见的皮肤病。

14. 梅花针疗方法

指用梅花针叩刺病变部位或人体浅表穴位以治疗疾病的一种外治疗法。叩刺部位多为皮损处，或循经取穴。一般皮损薄、年老体弱、皮肤薄嫩部位宜轻叩；皮损肥厚、年轻体壮、皮肤紧实部位宜中、重度叩刺。具有清热解毒、疏经通络、活血散瘀、行气止痛之功。适用于亚急性、慢性皮肤病，如白疕、油风、摄领疮、湿疮、松皮癣、马疥等。

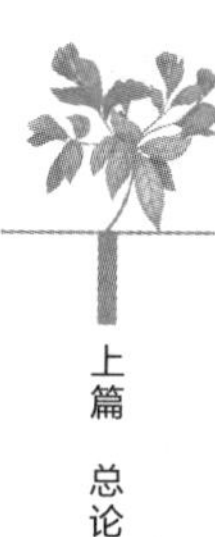

15.火针治疗方法

是将针具尖端用火烧红迅速刺入穴位或皮损处的治疗方法。皮肤科应用特点是:针刺时,要在针尖红白之际疾入疾出,以透皮落空为度,针孔皮肤发白为宜,忌针冷而刺,以防无效且伤人。具有清热解毒、除湿止痒、消肿止痛、拔毒祛腐、化瘀散结、疏通经络之功。适用于蛇串疮、粉刺、疖、刺瘊、白驳风、摄领疮、湿疮、马疥、多发性跖瘊、蜘蛛痣等。

16.挑刺治疗方法

是在人体的腧穴、压痛点、阿是穴等,用三棱针挑破皮肤,挑断部分皮内纤维,通过刺激皮肤经络使脏腑功能得到调理的一种治疗方法。具有调理气血、疏通经络、活血祛瘀之功。适用于颈部多发性疖肿、肛门瘙痒、摄领疮等。

17.艾灸治疗方法

是利用艾叶捣绒制作艾条等,烧灼、熏熨人体穴位,以治疗疾病的方法。具有温阳散寒、温通经络、活血逐痹、回阳固脱、消瘀散结、调理气血、扶正祛邪之功。适用于蛇串疮及其后遗神经痛、刺瘊、摄领疮、白疕、皮痹、油风、白驳风、湿疮、疖等。

18.火罐治疗方法

是一种以杯罐作为工具,借热力排去其中的空气产生负压,使其吸着于皮肤,造成瘀血现象的一种疗法。临床上可根据不同的病情及皮损,选用不同的拔罐法,常用闪罐法、坐罐法、走罐法、刺络拔罐法。具有祛风散寒、消肿止痛、行气活血、疏通经络、软坚散结之功。适用于粉刺、疖、酒渣鼻、瘾疹、痒风、摄领疮、湿疮、白疕、蛇串疮及其后遗神经痛、黧黑斑、白驳风、皮痹、油风等。

19.穴位注射疗法

是在腧穴或压痛点、皮下阳性反应点注射药物,以治疗疾病的方法。具有清热解毒、消肿止痛、祛风止痒、养血润肤之功。适用于蛇串疮及其后遗神经痛、湿疮、瘾疹、痒风、白驳风、刺瘊、马疥等。

20.穴位埋线疗法

指将羊肠线或其他可吸收线体埋植于穴位内,持续刺激经络穴位,以治疗疾病的外治方法。具有补益气血、镇静安神、健脾和胃、补益脾肾、通经活络、扶正祛邪、调和阴阳之功。适用于瘾疹、痒风、湿疮、摄领疮、油风、红蝴蝶疮、白疕、蛇串疮及其后遗神经痛等。

21.常用物理疗法

包含电灼疗法、冷冻疗法、光疗、激光治疗、光动力疗法、放射疗法等。电灼疗法用于皮肤浅表肿物的切除,包含疣、雀斑、寿斑、血瘤等。冷冻疗法适用于疣、马疥、表浅良性肿物等。光疗主要包括宽波、窄波、308准分子激光、UVA加补骨脂素治疗等,多用于治疗白疕、蕈样恶疮、白驳风、湿疮等。激光治疗多用于血管性、色素性皮肤病,以及脱毛、除皱嫩肤等,如血瘤、酒渣鼻、黧黑斑、雀斑、太田痣等。光动力疗法多用于囊肿型痤疮、臊疣、光线性角化病、癌疮和乳房外湿疹样癌等。放射疗法适用于各种增殖型皮肤病和皮肤肿物等。

22.常用手术疗法

皮肤科常用的手术疗法有切除疗法和脓肿切开引流法。切除疗法主要针对皮肤良性肿瘤、恶性肿瘤、囊肿以及皮肤组织活检。脓肿切开引流法是切开脓肿,运用药线、导管或扩创法使脓液排出的治

疗方法，适用于一切外疡，不论阳证、阴证，确已成脓者，均可使用。

【学习寄语】

盖医者人命所关，固至难极重之事，原不可令下愚之人为之也。

——清·徐灵胎《医贯砭》

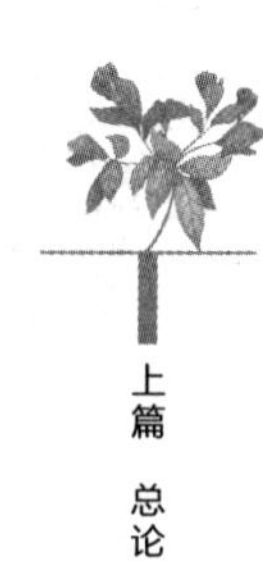

第八章 中医皮肤性病学防护

第一节 中医皮肤性病学预防

中医治疗皮肤性病,遵守预防为主的思想,可有效地降低其发病率,达到基本控制或治愈的目的。

1.讲究卫生

大力开展卫生活动,养成勤洗澡、勤换衣、勤理发、勤剪甲等讲卫生的好习惯。

2.控制传染

对于感染性皮肤病,应控制传染源,切断传播途径,保护易感者。如疥疮患者是疥疮的传染源;头癣患者是头癣的传染源;性病的传播途径主要是不正当的性接触;儿童和免疫缺陷者是易感者。在预防上应积极治疗患者,予以隔离,对于流行区,密切接触者应予以治疗。

3.寻找病因

对于某些过敏性皮肤病,如药物性皮炎、接触性皮炎,应尽量找出过敏源,并避免与病人的接触。对于一些原因不明的皮肤病,如皮肤瘙痒症、银屑病,应避免诱发因素,如药物、饮食、感染、精神因素等。

4.职业防护

改善工作环境、生产设备和操作过程,加强保护性措施,提高自动化程序等。

5.早期诊断

如某些皮肤肿瘤、先天性皮肤病以及结缔组织病,应做到早发现,早治疗。

6.加强锻炼

体育锻炼,可以调节神经功能,促进改善皮肤新陈代谢,增强抗病能力。

【学习寄语】

凡看病施治,贵乎精一。

——明·张介宾《景岳全书》

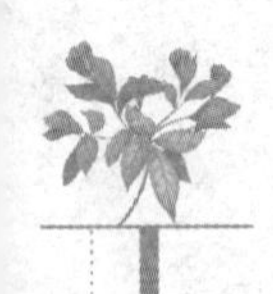

第二节　中医皮肤性病学护理

中医皮肤性病护理工作是疾病防治中的一个重要环节，要从住院治疗、树立信心、劳逸结合、饮食禁忌、消毒隔离、预防过敏、清洁创面、正确涂药、重视湿敷九个方面进行正确耐心细致的护理，才有利于皮肤性病患者早日康复。

1.住院治疗

对于带状疱疹、银屑病、白癜风、重症猫眼疮、重症药疹、重症天疱疮、皮肤癌等患者，应及早住院正规合理治疗，以免耽误病情。

2.树立信心

对于白癜风、皮肤癌、系统性红斑狼疮、重症银屑病等慢性病患者，应多关心，了解其思想情况，鼓励患者正确对待疾病，树立战胜疾病的信心，积极同疾病作斗争，早日痊愈。

3.劳逸结合

注意避免劳累过度，加强体育锻炼。注意保暖，进行耐寒耐热锻炼。每日保证睡眠时间，凡事要有度。劳动期间，适当卧床休息，多饮开水。

4.饮食禁忌

因饮食、药物引起的过敏性皮肤病，发病期间应避免再食用过敏物质，有的应长期停止食用。对一般与饮食有关的如瘙痒性皮肤病，应忌酒烟、辛辣等物，多食蔬菜、瓜果。对一些慢性消耗性疾病宜多食营养丰富的食物，以增强抗病能力，促进疾病的痊愈。平时注意自我保养，平衡膳食。患者进行高营养的流质或半流质饮食，忌食辛辣发物，防止食物过敏。尤其对银屑病、荨麻疹、过敏性皮炎、湿疹忌口显得特别重要。

5.消毒隔离

住室要干净，定期消毒，保持合适室温以免着凉，要勤翻身、勤更换床上用物。对有大面积糜烂者，换药时医护人员要穿隔离衣，戴手套、口罩、帽子，床上用品要消毒。

对传染性疾病如疥疮、脓疱疮、淋病等，应注意个人卫生、衣物消毒和隔离治疗，以及对密切接触人群的防治等，以免继续传播。

6.预防过敏

对过敏性疾病患者，应协助其查找致敏因素，避免食用致敏药物和食物，避免再接触致敏物质，不要饮酒及进食酸辣等刺激性食物。

7.清洁创面

皮损表面药物如为粉剂、洗剂或中草药，已干涸硬结者可用温开水浸泡，软化后清除。如系糊剂、软膏者，可用植物油或石蜡油将药物软化，轻轻抹除。如橡皮膏，可揭去后先用松节油或汽油清洁，后

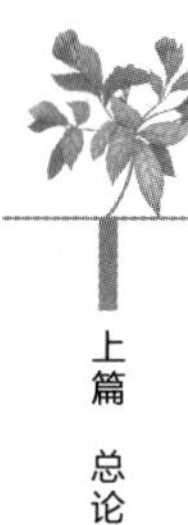

用酒精洗干净。对化脓感染、溃烂面，可用1:5000高锰酸钾溶液、雷佛奴尔溶液或中药黄连、黄柏、银花之煎液浸泡清洗。较大脓疱及大疱应先用消毒注射器抽吸疱液。对外阴、肛周、眼、口、鼻孔分泌物，可用生理盐水或硼酸溶液清洁，外耳道之分泌物可用过氧化氢溶液清洁。

8.正确涂药

使用粉剂时，用棉球沾粉或纱布包粉撒布，每日数次，注意粉剂不能用于糜烂及渗液处，不宜用于腔口附近及多毛部位；使用洗剂时，用排笔或棉签沾药外涂，每日数次，用药前先摇匀，冷天时不宜大面积应用以免着凉，多毛部位也不宜使用；使用糊剂、软膏时，将双层纱布铺于平板上，用压舌板将药物均匀涂在纱布上，贴敷于患处，以绷带包扎，每日1～2次，多毛部位不宜使用；使用乳剂时，洗手后用手指将药物薄涂于皮损部，可稍用力揉擦以利于药物渗入，也可涂药后以塑料薄膜盖上包扎，以增加药物吸收。注意每次上药前应先将原皮损表面药物清除去。

9.重视湿敷

常用开放性冷湿敷，以纱布6～8层或小毛巾二层，放入药液中浸透，提起拧至不滴水为度，摊开后紧贴于皮损上，每天湿敷2～4次，每次持续1～2h，10～20min更换敷料一次。如渗液很多，可持续湿敷，但时间不能超过两天。湿敷面积一般不宜超过体表1/3，以免着凉。面积较大，可分批进行，尤其冬天更应注意。小儿大面积湿敷时不宜过多使用硼酸以免吸收中毒。湿敷之间期可用油剂保护皮损处。敷前应先将油布或塑料薄膜铺于床上，以免沾湿被褥。

【学习寄语】

医以济世，术贵乎精。

——清·吴尚先《理瀹骈文》

下篇各论

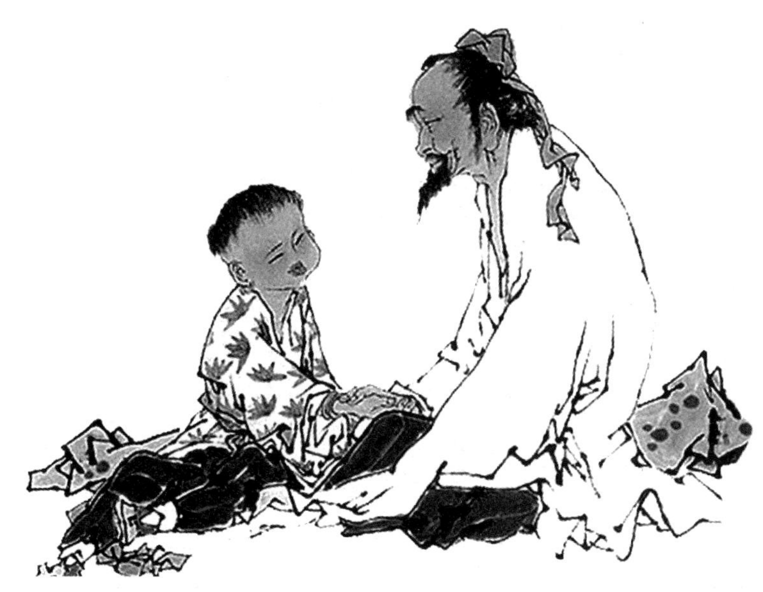

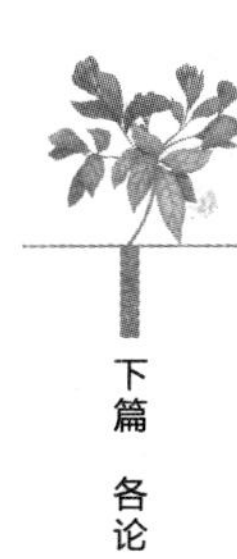

第一章　病毒性皮肤病

第一节　热　疮

一、疾病概述

（1）疾病定义：热疮是一种好发于皮肤黏膜交界处的急性疱疹性皮肤病。

（2）临床特点：皮肤黏膜交界处出现局限性簇集性小水疱，自觉灼热紧绷、痒痛相兼。有自限性，但易复发。男女老幼皆可发病，以成年人多见。

（3）中医别名：火燎疮、热气疮、上火。

（4）西医病名：单纯疱疹。

二、病因病机

1.肺胃热盛

风热毒邪客于肺胃二经，蕴蒸肌肤发为本病，故每于口唇、鼻周等胃经循行部位出现皮损。

2.湿热蕴结

平素饮食不节，嗜食肥甘厚味，脾胃运化功能失司，湿热内生；或情志不畅，肝气郁结，郁而化生火毒，湿热火毒之邪下注，发为热疮。

3.阴虚内热

因热邪最易耗气伤津，气阴两伤，则导致虚热内生，病情反复发作。

三、临床表现

本病好发于皮肤黏膜交界处，如口角、唇缘、鼻孔周围等部位。局部出现皮损前3～7日，常出现淋巴结触痛、乏力、厌食和局部疼痛、触痛及烧灼感。之后渐出现红斑，且在红斑的基础上发出针尖至粟粒大小的簇集成群的水疱，疱壁薄，疱液清亮，后期可变为脓疱或溃疡。2～6日后皮损结痂，症状缓

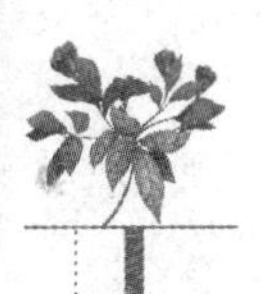

解，可遗留轻微的暂时性色素沉着。一般病程为1～2周，皮疹可自愈，但易于复发。

四、看图识病

见附录：图1、图2。

五、辅助检查

（1）免疫抗体测定：为早期诊断本病最常用的实验室方法。

（2）组织病理检查：表皮内有网状变性和气球变性形成，早期为多房性，以后为单房性的水疱，水疱内为纤维蛋白、炎症细胞及气球变性细胞。

（3）组织标本镜检：可见多核细胞及核内嗜酸性包涵体，但不能与其他疱疹病毒科病毒感染鉴别。

六、诊断要点

1.好发年龄

多见于儿童或成年人，常发生于高热过程中或发热后。

2.好发部位

好发于皮肤黏膜交界处，特别以口唇、鼻孔周围多见。

3.皮损特点

皮损初起为红斑，在红斑基础上迅速出现簇集性小水疱，破后糜烂、渗液、结痂，愈后遗留色素沉着。

4.自觉症状

自觉灼热刺痛和瘙痒，可伴局部臀核肿痛。

5.疾病预后

预后良好，可以治愈。

七、鉴别诊断

（1）黄水疮：多见于夏秋季节，好发于儿童颜面及四肢等暴露部位，皮损以脓疱、脓痂为主，散在分布，自觉瘙痒，具有传染性。

（2）蛇串疮：皮损沿身体一侧呈带状分布，不超过正中线，为绿豆大小的水疱，簇集成群，疱壁较紧张，严重者皮疹可表现为出血性或坏疽性。自觉疼痛明显，部分患者皮损消退后仍感疼痛。

（3）脓疱疮：皮肤为红斑、水疱，以脓疱为主，结黄色脓痂，皮损广泛者常有全身症状，且有一定传染性。

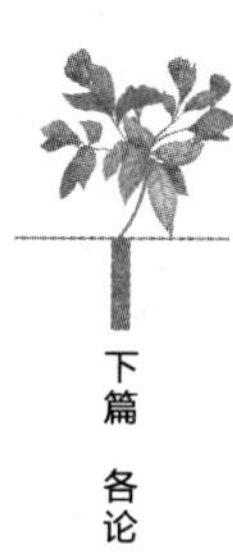

八、辨证治疗

（一）中医治疗

1.肺胃热盛证

主症：口角、唇缘、鼻周或颜面的其他部位出现群集性小水疱，基底潮红，灼热刺痒；伴轻度周身不适，心烦郁闷，大便干，小便黄；舌质红，苔薄黄，脉浮数。

治法：疏风清热解毒。

方剂：辛夷清肺饮加减。

处方：辛夷10g，黄芩10g，山栀10g，麦门冬10g，银花10g，石膏60g，知母10g，生甘草10g，枇杷叶30g，升麻10g，地丁20g。脓疱滋水淋漓伴尿黄心烦者，加淡竹叶、金银花清热解毒、清心除烦。

2.湿热蕴结证

主症：外阴部出现成簇小水疱，易破溃糜烂，少量渗出，痒痛兼具；伴发热，大便干结，小便黄赤；舌质红，苔黄腻，脉滑数。

治法：清热利湿解毒。

方剂：龙胆泻肝汤加减。

处方：龙胆草30g，黄芩10g，栀子10g，泽泻10g，木通10g，车前子10g，当归10g，生地黄10g，柴胡10g，紫草10g，生甘草10g。水疱周围皮肤色深红者，加大青叶、紫草、板蓝根清热解毒。

3.阴虚内热证

主症：皮疹反复发作，迁延难愈；伴口燥咽干，午后潮热，大便干，小便短少；舌质红，苔薄黄，脉细数。

治法：养阴清热解毒。

方剂：六味地黄汤合增液汤加减。

处方：熟地10g，山萸10g，山药10g，丹皮10g，泽泻10g，茯苓10g，玄参10g，麦门冬10g，生地10g，五味子10g，白鲜皮10g，紫草10g。咽干、午后微热者，加石斛滋阴清热。

（二）西医治疗

1.抗病毒药

（1）初发性：口服阿昔洛韦片，0.2g/次，5次/日；或伐昔洛韦片，1g/次，2次/日；或泛昔洛韦片，250mg/次，3次/日。疗程均为7～10d。

（2）复发性：采用间歇疗法，在出现前驱症状或皮损出现24h内开始口服阿昔洛韦片，0.2g/次，5次/日；或伐昔洛韦片，0.5g/次，2次/日；或泛昔洛韦片，125mg/次，2次/日。疗程均为5d。

（3）1年复发6次以上者：口服阿昔洛韦片，0.4g/次，4次/日；或伐昔洛韦片，0.5g/次，1次/日；或泛昔洛韦片，250mg/次，3次/日。一般需连续口服6个月。

（4）原发感染症状严重或皮损广泛者：阿昔洛韦5～15mg/(kg·d)，分3次静滴，疗程一般为7d。

（5）口服利巴韦林片，0.3g/次，3次/日；或病毒灵片，0.3g/次，3次/日。

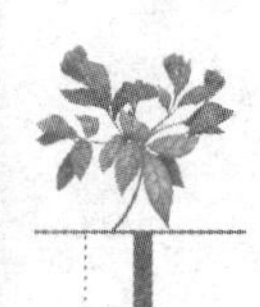

2.抗细菌药

有感染者服用抗生素,如阿莫西林胶囊,0.5g/次,3次/日;或红霉素片,0.5g/次,3次/日;或罗红霉素片,150mg/次,2次/日。

3.维生素类药

口服维生素C片,0.2g/次,3次/日;或维生素B_2片,20mg/次,3次/日;或复合维生素B片,2片/次,3次/日。减轻症状,促进愈合。

4.免疫增强药

口服左旋咪唑片,50mg/次,3次/日;服药3d,停药4d,连用3周。肌注干扰素注射液,300万U/次,1次,隔日,7d为一疗程;或斯奇康注射液,1ml/次,1次,隔日,18次为一疗程;或口服胸腺肽胶囊,5粒/次,3次/日;或转移因子胶囊,6mg/次,3次/日。

(三)成药治疗

(1)知柏地黄丸:滋阴清热。适用于热疮反复发作,伴口干唇燥、潮热盗汗患者。

(2)板蓝根冲剂:清热解毒,凉血利咽。适用于口唇鼻周热疮患者。

(3)黄连上清丸:散风清热,泻火止痛。适用于风热上攻、肺胃热盛证患者。

(4)牛黄解毒丸:清热解毒。适用于火热内盛证患者。

(四)外用治疗

(1)中药涂擦疗法:皮损初期,水疱未破时,可用三黄洗剂外擦;皮损干燥结痂时,可用黄连膏、青黛膏外涂。

(2)中药溻渍疗法:水疱破溃、皮损糜烂、渗出较重时,用马齿苋洗剂外洗或湿敷患处。

(3)西药涂擦疗法:未溃破者可用酞丁胺搽剂、阿昔洛韦眼药水、喷昔洛韦乳膏等抗病毒药外涂患处。有糜烂渗液或有继发感染者,可用莫匹罗星、红霉素等抗生素软膏。

(五)其他治疗

(1)物理治疗:紫外线、红外线、频谱治疗仪等局部照射,可缓解疼痛,促进水疱结痂,提高疗效。

(2)针刺治疗:取穴、曲池、合谷、外关、肺腧、三阴交、足三里等。实证用泻法,虚证用平补平泻法,每日或隔日1次,10次为1个疗程。

九、名医病案

张某,女,35岁。1996年12月11日初诊。

病史:1周前感冒发烧,3d后鼻唇沟及鼻孔旁出现小水疱,伴疼痛。

诊查:近日水疱逐渐增多,呈簇集成群分布于鼻唇沟及鼻孔旁,色红,部分疱液混浊,伴有结痂,心烦,郁闷,便秘,尿赤。自觉局部痒痛灼热感。无全身不适等症状。舌质红,苔薄黄或黄腻,脉数。

中医病名:热疮。

西医病名:单纯疱疹。

中医证型:肺胃热盛证。

治疗法则:疏风清热,解毒利湿。

临证处方:银翘散加减。金银花30g,连翘15g,大青叶15g,黄芩15g,紫花地丁15g,菊花10g,桑叶10g,白花蛇舌草30g,薏苡仁30g,黄连10g,车前草15g。服4剂,皮疹全消,症状消失,临床治愈。(摘自

《张志礼皮肤病医案选萃》)

十、预防调摄

(1)反复发作者,增强自身抵抗力,去除诱发因素。

(2)饮食宜清淡,忌食肥甘厚味、辛辣等炙煿之品。

(3)保持局部皮肤清洁,干燥结痂,防止继发感染。

【学习寄语】

善言天者,必验于人;善言人者,必本于天。

——唐·孙思邈《千金要方大医习业》

第二节 蛇串疮

一、疾病概述

(1)疾病定义:蛇串疮是一种皮肤上出现成簇水疱,沿身体一侧呈带状分布的急性疱疹性皮肤病。

(2)临床特点:簇集性水疱,沿一侧周围神经呈带状分布,伴神经痛。可发于任何年龄,但以中老年人为多。一年四季皆可发病,以春秋季较多见。常突然发生,自觉症状明显,愈后极少复发。

(3)中医别名:缠腰火丹、火带疮、蜘蛛疮、蛇丹。

(4)西医病名:带状疱疹。

二、病因病机

1.肝郁气滞

忧思恼怒,肝气郁结,郁久化火,肝火外炎,熏蒸肌肤而发。

2.脾虚湿蕴

嗜食肥甘厚味,脾失健运,水湿内停,日久化热,湿热内蕴,外犯肌肤,复感邪毒而发。

3.气滞血瘀

经络瘀阻不通,气血运行不畅,以致疼痛剧烈,病程迁延。

三、临床表现

本病典型表现为轻度发热、倦怠、食欲不振和患部皮肤灼热感或神经痛等前驱症状,也可无前驱症状即发疹。好发部位为胸背、腰腹和颈部、颜面,以及四肢、阴部。患处初为不规则红斑,继而出现多数成簇的粟粒至黄豆大小丘疹,迅速变为水疱,聚集一处或数处,排列成带状,不超过正中线,疱群

之间皮肤正常，疱壁紧张发亮，外周绕以红晕，经7～8日后，疱液变为混浊，或部分破溃、糜烂、渗液，最后干燥结痂，续经数日，痂皮脱落，遗留色素沉着。病程一般为2～3周，老年人可为3～4周，愈后很少复发。疼痛为本病的特征之一，可为钝痛、抽搐痛或跳痛，常伴烧灼感，多为阵发性也可为持续性。老年、体弱患者疼痛较为剧烈。部分老年体弱患者在皮损完全消失后，患部仍遗留有疼痛或瘙痒，常持续数个月或数年之久。另有特殊类型如眼型表现为角膜水疱、溃疡，疼痛较为剧烈，常伴同侧头痛，愈后可因瘢痕而影响视力。耳型表现为外耳道或鼓膜疱疹，可伴有患侧面瘫及轻重不等的耳鸣、耳聋、耳痛等症状，称为面瘫、耳痛及外耳道疱疹三联症。上述两种类型，严重时可出现脑炎、脑膜炎等症状，甚至死亡。顿挫型仅出现红斑、丘疹而不发生水疱。无疱疹型仅有皮区疼痛而无皮疹。播散型为恶性肿瘤或年老体弱者，疱疹可双侧同时出现或泛发全身，并可出现血疱、大疱甚至坏死，常伴有高热、肺炎、脑炎等，病情笃重。其他型尚有大疱性、出血性和坏疽性蛇串疮。

四、看图识病

见附录：图3、图4。

五、辅助检查

（1）组织标本镜检：可见多核细胞及核内嗜酸性包涵体，但不能与其他疱疹病毒科病毒感染鉴别。

（2）组织病理检查：可见表皮内有网状变性和气球变性形成。活检镜检可见多核细胞及核内嗜酸性包涵体。

（3）血液常规检查：一般无特异性，合并感染者可有外周血白细胞总数及中性粒细胞升高。

六、诊断要点

1.好发年龄

常见于儿童或中老年人，可因过劳、情绪波动、恶性肿瘤、免疫抑制剂治疗和器官移植等诱发。

2.好发部位

神经支配的局域，带状分布。

3.皮损特点

典型的皮损多为绿豆大小的水疱，簇集成群，疱壁较紧张，常单侧分布，排列成带状。严重者皮损可表现为出血性，或坏疽性。皮损发于头面部者，病情往往较重。

4.自觉症状

皮疹出现前常先有皮肤疼痛、麻木、瘙痒和感觉异常，可伴有低热、少食、倦怠等症状。自觉疼痛明显，可见有难以忍受的疼痛，或皮损消退后仍遗有疼痛。

5.疾病预后

可以治愈，预后良好。

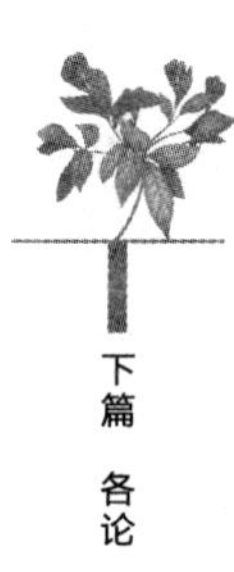

七、鉴别诊断

(1)变异性热疮:临床症状与蛇串疮类似,但变异性热疮皮损会在同一部位反复发作,疼痛不明显,必要时可做病原学检查。

(2)热疮:皮肤黏膜交界处出现局限性簇集性小水疱,自觉灼热紧绷、痒痛相兼。有自限性,但易复发。

八、辨证治疗

(一)中医治疗

1.肝郁气滞证

主症:皮肤潮红,疱壁紧张,灼热刺痛;伴口苦咽干,急躁易怒,大便干,小便黄;舌质红,苔薄黄或黄腻,脉弦滑数。

治法:清肝泻火解毒。

方剂:龙胆泻肝汤加减。

处方:龙胆草30g,栀子10g,黄芩10g,木通10g,泽泻10g,车前子10g,柴胡10g,甘草10g,当归10g,生地10g。发于头面者,加金银花、野菊花疏散风热;有血疱者,加丹皮、白茅根、赤芍凉血活血;疼痛剧烈者,加川楝子、元胡、三七粉活血化瘀定痛;便秘者,加生大黄、枳壳行气通便。

2.脾虚湿盛证

主症:皮损颜色较淡,疱壁较松弛,破后糜烂、渗出,疼痛轻;伴口不渴,纳差或食后腹胀,大便时溏;舌质淡,苔白或白腻,脉沉、缓或滑。

治法:健脾化湿解毒。

方剂:除湿胃苓汤加减。

处方:防风10g,苍术20g,白术10g,茯苓10g,陈皮10g,厚朴10g,猪苓10g,山栀10g,木通10g,泽泻10g,滑石60g,甘草10g,薏苡仁30g,萆薢10g。渗出较多者,加薏苡仁、车前子利湿清热;发于下肢者,加川牛膝引药下行。

3.气滞血瘀证

主症:患部皮损大部分消退,但疼痛不止;伴心烦,夜寐不宁;舌质暗紫,苔白,脉细涩。

治法:活血行气止痛。

方剂:桃红四物汤加减。

处方:当归10g,熟地10g,川芎10g,白芍10g,桃仁10g,红花10g。疼痛剧烈者,加三棱、莪术、蜈蚣、地龙破血逐瘀;心烦失眠者,加珍珠母、生牡蛎、合欢花、酸枣仁镇心安神助眠;口干、便秘者,加麦冬、火麻仁滋阴润燥。

(二)西医治疗

(1)抗病毒药:口服阿昔洛韦片,0.4g/次,4次/日;或泛昔洛韦片,0.3g/次,4次/日;或利巴韦林片,0.3g/次,3次/日;或病毒灵片,0.3g/次,3次/日。

(2)激素类药:早期口服强的松片,20mg/次,3次/日,减轻疼痛,应用于发病7d以内;或口服泼尼松片,10mg/次,3次/日,疗程1周左右。

(3)维生素类药:口服维生素 B_1 片,10 mg/次,3次/日;或维生素 B_{12} 片,25μg/次,3次/日,营养神经。

(4)免疫增强药:肌注干扰素注射液,300万U/次,1次/日,7d为一疗程。口服胸腺肽胶囊,5片/次,3次/日;或转移因子胶囊,6mg/次,3次/日。

(5)止痛药:口服芬必得胶囊,1粒/次,3次/日;或英太青胶囊,50mg/次,3次/日;或消炎痛胶囊,25mg/次,3次/日。

(三)成药治疗

(1)龙胆泻肝丸:清肝利湿。适用于肝胆湿热证患者。

(2)参苓白术丸:健脾益气。适用于脾虚湿蕴证患者。

(3)元胡止痛片:理气活血。适用于气滞血瘀证患者。

(4)复方丹参片:活血化瘀。适用于血瘀气滞证患者。

(四)外用治疗

(1)中药溻渍疗法:水疱、渗出较多皮损予解毒祛湿中药湿敷,如以黄柏、马齿苋等清热解毒中药煎水后湿敷患处。

(2)疱液抽取疗法:水疱大且未破溃时,宜在消毒情况下刺破疱壁、排出疱液,促进愈合;脓疱给予清创处理。

(3)中药贴敷疗法:红斑、水疱、糜烂皮损者,予青黛、大黄等清热解毒敛湿中药散剂外涂或中药油调敷;遗留神经痛者,选用黑色拔膏棍贴之,并加以包扎。

(4)中药涂擦疗法:干燥结痂时,选用祛湿解毒而无刺激的中药油或软膏外涂。

(五)其他治疗

(1)针刺治疗:取内关、足三里、曲池、合谷、三阴交。局部周围卧针平刺,留针30min。每日1次,5次为1疗程。

(2)拔罐治疗:局部由外缘向中心,无菌梅花针叩刺后留罐5~10min。隔日1次,5次为1疗程。

(3)火针治疗:皮损局部阿是穴,以疱疹簇为单位呈“品”字形点刺。隔日1次,5次为1疗程。

(4)物理治疗:可酌情选用红外线照射、半导体激光、氦氖激光、红光、紫外线照射、微波和中频电疗等物理疗法。

九、名医病案

李某,男,86岁,1998年10月12日初诊。

病史:今年春节后患感冒,高热住院治疗。出院后自觉心前区疼痛,疑“心绞痛”,在急诊留观,未见心血管病阳性体质,5d后,左侧胸部至腋下、左侧后背,出现大片簇集成群的丘疱疹,即以“带状疱疹”收院治疗。1个月后皮疹消退出院,但疼痛至今未缓解,彻夜难眠,痛苦呻吟,口苦、便干,即来院要求中医治疗。

诊查:左侧胸部,腋下至背部有带状疱疹色素沉着及瘢痕,局部疼痛拒碰,痛苦面容,气短疲惫貌。

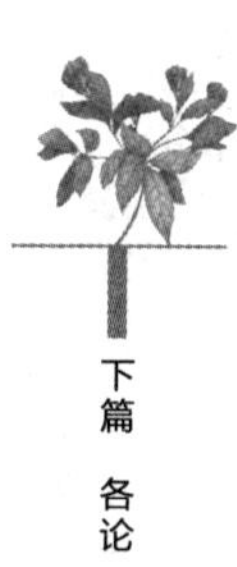

舌质紫暗，舌苔白腻，脉沉弦。

中医病名：蛇串疮。

西医病名：带状疱疹后遗神经痛。

中医证型：气血两虚，血脉瘀滞，余毒未尽。

治疗法则：益气养血，通络止痛，清解余毒。

临证处方：黄芪15g，太子参15g，当归10g，川芎10g，丹参10g，红花10g，延胡索10g，川楝子10g，全虫10g，地龙10g，紫草根15g，板蓝根30g。

二诊：服上方7剂，疼痛有缓解，仍有大便干，左侧胸部自觉发胀，前方去当归加全瓜蒌15g，枳壳10g，熟大黄10g。

三诊：服上方14剂，疼痛明显减轻，仍觉胸部闷胀，心电图检查未见异常，考虑仍有气滞，大便干，故更方，上方去川芎、地龙，加乳香、没药各10g，木香10g，陈皮10g，杜仲10g，生地黄30g。

四诊：服上方14剂，疼痛基本消退，夜眠安，胸部胀闷减轻，继续服用前方14剂，临床治愈。（摘自《张志礼皮肤病医案选萃》）

十、预防调摄

（1）保持局部清洁、干燥，防止继发感染。

（2）忌食肥甘厚味、辛辣炙煿，饮食清淡。

（3）加强营养，增强体质，多食蔬菜水果。

（4）注意休息，加强锻炼，保持心情舒畅。

【学习寄语】

自古无不效之方，而世医不识之病。

——明·孙一奎《赤水玄珠》

第三节 水 痘

一、疾病概述

（1）疾病定义：水痘是因感染水痘-带状疱疹病毒而引起的一种病毒性皮肤病，病毒通过患者飞沫或直接接触传染，具有较强传染性，可引起流行。

（2）临床特点：本病以皮肤、黏膜分批出现斑疹、丘疹、水疱、结痂，分布呈向心性，伴有发热等全身症状为临床特征。任何年龄都可发病，高发于6～9岁，多流行于冬春季节。

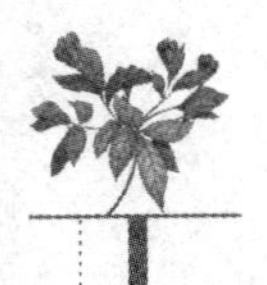

(3)中医别名:水疮、水花、水疱。

(4)西医病名:水痘。

二、病因病机

1.风热夹湿

时邪风毒由口鼻而入,蕴郁于肺卫,病邪深入,与内湿相搏,郁蒸于肌肤而发。

2.湿热毒盛

时邪热毒由表入里,郁积于肺经和脾经,致使湿热毒盛乃生,甚者毒热化火,内陷心肝,神志昏迷。

三、临床表现

本病多发生于6~9岁的儿童,好发于冬春季,发病前2~3周有与水痘或蛇串疮患者接触史,平均潜伏期14日。起病较急,可有发热、全身倦怠等前驱症状,儿童前驱症状轻微或无。皮疹一般先见于头面部,然后迅速发展到躯干和四肢近端,呈向心性分布,口腔及黏膜也可累及。皮疹开始为红色斑疹,逐步发展成丘疹、丘疱疹、水疱,粟粒或绿豆大小,周围绕以红晕,水疱上常有脐凹。若细菌感染则变成脓疱,常伴有不同程度的瘙痒,病程约2周。成人水痘较儿童水痘症状为重、前驱期长,高热、全身症状显著、皮疹较多,并发症相对常见。重症患者可见大疱型、坏疽型和出血型等,水痘并发症不多见,主要是皮肤黏膜的继发感染,偶可发生肺炎、脑炎、暴发性紫癜等严重并发症。

四、看图识病

见附录:图5、图6。

五、辅助检查

(1)血液常规检查:可见白细胞总数或中性粒细胞下降,淋巴细胞可升高。

(2)组织取材检查:疱液、疱底组织刮取物、脑脊液等PCR扩增检测VZV-DNA,具有快速、方便的特点。

六、诊断要点

1.发病历史

发病前多有与水痘或蛇串疮患者接触史。

2.好发季节

好发于冬春季。

3.好发年龄

儿童多见,偶尔见于成人。

4.好发部位

头面部,然后迅速发展到躯干和四肢近端,口腔及黏膜也可累及。

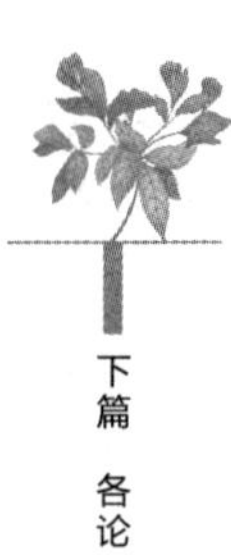

5. 皮损特点

典型皮疹表现似纺锤状丘疱疹，遗留痘疮样瘢痕，中央水疱结痂，愈后呈向心性分布。

6. 自觉症状

伴有不同程度的发热、倦怠等全身症状。

7. 疾病预后

可以治愈，预后良好。

七、鉴别诊断

（1）黄水疮：多发生于小儿面部、四肢等暴露部位，皮疹以脓疱和蜜黄色结痂为主，半月形积脓为典型皮损，可自身接种或接触传染。

（2）虫咬伤：亦可出现水疱，多发生在水肿性红色丘疹之上，最常分布于腰腹部和四肢，黏膜、头皮不受累，瘙痒剧烈，一般无全身症状。

（3）蛇串疮：多见于成年人，皮疹沿周围神经呈带状分布，很少过正中线，表现为水肿性红斑、簇集性水疱，自觉疼痛明显。

八、辨证治疗

（一）中医治疗

1. 风热夹湿证

主症：发病初期，可见红色斑丘疹和水疱，呈散在向心性分布，疱液清亮；伴有发热、头痛、咽痛、咳嗽，自觉瘙痒；舌质红，苔薄黄，脉浮数，小儿指纹浮紫。

治法：疏风清热，解毒利湿。

方剂：银翘散加减。

处方：薄荷10g，淡豆豉10g，荆芥穗10g，金银花20g，连翘10g，竹叶10g，桔梗10g，牛蒡子10g，防风10g。咽痛者，加射干、板蓝根解毒利咽；咳嗽者，加杏仁、贝母宣肺止咳；瘙痒者，加蝉蜕、地肤子疏风止痒；素体气虚、疹稀色淡、液少皮皱者，加黄芪、薏苡仁补气利水；发热者可酌情合用小柴胡汤和解少阳。

2. 湿热毒盛证

主症：水疱多而大，基底鲜红，疱液混浊或形成脓疱、脓痂；伴发热，面赤唇红，心烦不宁，尿黄，大便干结；舌质红或红绛，苔黄糙而干或苔黄腻，脉滑数，小儿指纹紫滞。

治法：清气凉营，解毒化湿。

方剂：清瘟败毒饮加减。

处方：银花20g，生地10g，川连10g，栀子10g，桔梗10g，黄芩10g，知母10g，赤芍10g，玄参10g，连翘10g，竹叶10g，甘草10g，丹皮10g。发热不退者，加柴胡、葛根解肌退热，或酌情合用小柴胡汤；面赤者加凌霄花、金银花清疏风热；口唇干燥、津液耗伤者，加天花粉、麦冬、芦根清热生津；大便干结者，后下大黄通腑泄热。

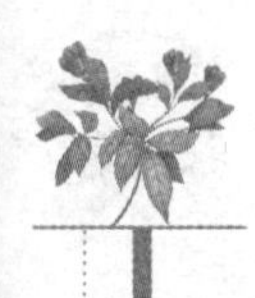

（二）西医治疗

（1）抗病毒药：口服阿昔洛韦片，0.4g/次，4次/日；或泛昔洛韦片，0.3g/次，4次/日；或利巴韦林片，0.3g/次，3次/日；或病毒灵片，0.3g/次，3次/日。7d为1个疗程，儿童酌情减量。

（2）抗组胺药：瘙痒重者口服扑尔敏片，4mg/次，3次/日；或赛庚啶片，4mg/次，3次/日；也可口服非镇静抗组胺药氯雷他定片，10mg/次，1次/日；或西替利嗪片，10mg/次，1次/日。

（3）免疫增强药：肌注干扰素注射液，300万U/次，1次，隔日，7d为1疗程；或斯奇康注射液，1ml/次，1次，隔日，18次为1疗程；或口服胸腺肽胶囊，5片/次，3次/日；或转移因子胶囊，6mg/次，3次/日。

（4）维生素类药：对于疹多而密集者可肌注维生素B_{12}注射液，100μg/次，1次/日，共3～5次。

（三）成药治疗

（1）双黄连口服液：疏风解表，清热解毒。适用于水痘邪伤肺卫证患者。

（2）羚珠散：退热镇静，定惊止痛。适用于伴有发热的邪炽气营证患者。

（3）板蓝根冲剂：清热解毒，凉血利咽。适用于湿热毒盛证患者。

（4）黄连上清丸：散风清热，泻火止痛。适用于风热上攻、肺胃热盛证患者。

（5）牛黄解毒丸：清热解毒。适用于火热内盛证患者。

（四）外用治疗

（1）中药涂擦疗法：炉甘石洗剂收涩止痒。适用于水疱未破者，适量外搽，每日3～4次。青黛散清热敛湿。适用于糜烂化脓者，用麻油调和后外涂，每日2次。冰硼散或西瓜霜清热解毒，消肿止痛。适用于口腔黏膜损害者，适量吹敷患处，一日数次。

（2）中药溻渍疗法：由大黄、黄柏、黄芩、苦参组成的三黄洗剂或马齿苋、黄柏、枯矾煎水。清热燥湿，收涩止痒。适用于水疱已破，糜烂、渗出较重者。适量湿敷，每日2～3次。

（五）其他治疗

饮食治疗：板蓝根、银花、甘草各30g，加入适量的水煎煮，去渣之后再加入冰糖，每天服用数次，也可以选择绿豆薏仁汤。

九、名医病案

王某，男，7岁。

病史：数日前发热流涕，早起后身出红色斑丘疹，继发为水疱。舌质淡红，苔白，脉滑略数。

中医病名：水痘。

西医病名：水痘。

中医证型：湿毒内蕴，外感风热。

治疗法则：清热透表，解毒除湿。

临证处方：杏仁6g，连翘5g，薄荷4g，桑叶10g，菊花3g，苦梗6g，甘草10g，苇根6g。7剂。（摘自《简明中医皮肤病学》）

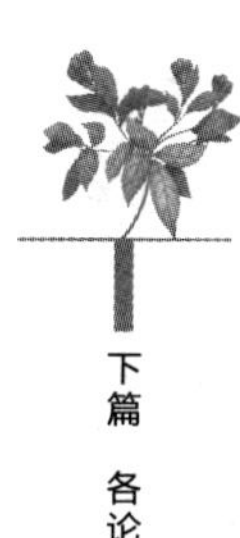

十、预防调摄

(1)传染性强,要求患者立即隔离治疗。

(2)保持室内通风,避风寒,防止复感。

(3)饮食宜清淡,忌食辛辣、鱼腥发物。

(4)保持局部清洁干燥,尽量避免搔抓。

【学习寄语】

善摄生者,无犯日月之忌,无失岁时之和。

——唐·孙思邈《备急千金要方养性》

第四节 疣 目

一、疾病概述

(1)疾病定义:疣目是人类乳头瘤病毒感染皮肤或黏膜上皮所引起的病毒性皮肤病。

(2)临床特点:本病以独立的坚实丘疹、表面呈乳头瘤状增生、无明显自觉症状为临床特征,多见于儿童及青年人。

(3)中医别名:千日疮、枯筋箭、疣疮。

(4)西医病名:寻常疣。

二、病因病机

1.风热毒蕴

素体肝肾精血亏虚,加之外感风热毒邪,风热血燥,搏于肌肤而发。

2.肝气郁结

情志不舒,郁而化火,肝火妄动,肝经血燥,筋气不荣,气血凝滞,蕴结肌表而致。

3.气滞血瘀

病久气血经络阻滞,赘疣乃生。

三、临床表现

临床常见有:疣目皮损好发于手背、手指或甲周等处,也可见于头面部。初起为针尖至绿豆大小的丘疹,呈灰褐色、污黄色或正常肤色,表面蓬松枯槁,状如花蕊,坚硬而粗糙,可发展至黄豆大小,甚

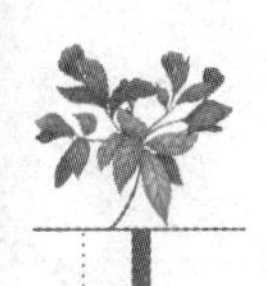

至融合成更大的斑块。皮损初发多为单个,此后可因自身接种而增多,有时可呈群集状,常因摩擦、碰撞、搔抓而出血。其中,疣体细长突起伴顶端角化者称为丝状疣,好发于眼睑、颈部、颏部。皮损呈参差不齐的指状突起者称为指状疣,常发生于头皮,也可见于趾间、面部。本病一般无自觉症状,偶有压痛。若发生于眼睑,可伴发结膜炎或角膜炎。皮损若向甲下蔓延,可破坏甲的生长,继发感染等。疣目病程缓慢,有自限性。跖疣可发生于足底的任何部位,但以足跟、跖骨头或趾间受压处多见。皮损初起为细小发亮的角化性丘疹,此后逐渐增大,表面粗糙,境界清楚,呈灰褐或灰黄色,中央微凹,边缘绕以稍高增厚的角质环。去除角质环后,其下方有疏松的角质软芯,并可见真皮乳头毛细血管破裂所形成的小黑点。其中,疣体包含多个角质软芯的称镶嵌疣,可有不同程度的疼痛。本病病程慢性,可自然消退,愈后可复发。

四、看图识病

见附录:图7、图8。

五、辅助检查

组织病理检查:不同类型疣的组织病理学表现有差异,但均具有颗粒层、棘层上部细胞空泡样变性和电镜下核内病毒颗粒等特征,伴有角化过度、角化不全、棘层肥厚和乳头瘤样增生等。

六、诊断要点

1.好发季节

任何季节。

2.好发年龄

多见于儿童及青少年。

3.好发部位

发生于皮肤的任何部位,以手足背、足缘或甲周缘等处多见。

4.诱发因素

外伤、摩擦、多汗常为发病的诱因。

5.皮损特点

典型皮损为粟米至绿豆大小的角化性丘疹,逐渐增大如豌豆大或更大,灰褐色或皮色,表面粗糙,质地坚硬。

6.自觉症状

自觉不同程度的疼痛,也可无自觉症状,可自愈,愈后不留瘢痕。

7.疾病预后

可以治愈,预后良好。

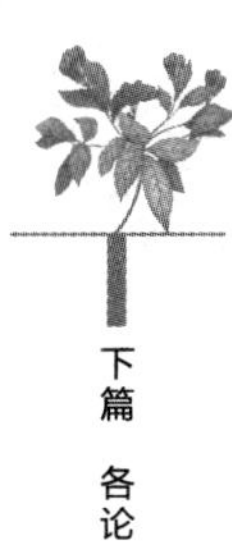

七、鉴别诊断

(1)疣状鸭啖疮:皮损为不规则的疣状斑块,容易与融合成斑块的疣目相混淆。但疣状鸭啖疮四周有红晕,边缘隆起,表面可有裂隙,压之有脓液外溢,结核菌素试验常为阳性,可与疣目鉴别。

(2)鼠乳:典型皮损为半球形丘疹,灰色或珍珠色,容易与早期表现为丘疹的疣目相混淆。但鼠乳表面不像疣目粗糙,其有蜡样光泽,中央有脐凹,用针挑破可挤出乳白色干酪样物质。

(3)鸡眼:需与跖疣相鉴别,鸡眼多发于足底及趾间受压部位,皮损为淡黄色或深黄色的圆锥形角质栓,境界清楚,表面光滑,与皮面平齐或稍隆起,压痛更明显。而跖疣边缘稍突起,中心凹陷,且常常在过度角化的皮损表面见到散在的由毛细血管血栓形成而出现的黑点。

八、辨证治疗

(一)中医治疗

1.风热毒蕴证

主症:皮损初起,结节如豆,粗糙坚硬,色黄或红;舌质红,苔薄黄,脉数。

治法:疏风清热,解毒散结。

方剂:银翘散加减。

处方:金银花10g,连翘10g,薄荷10g,淡豆豉10g,荆芥穗10g,竹叶10g,桔梗10g,牛蒡子10g,白鲜皮10g,威灵仙10g,紫草10g。若皮疹色鲜红者,加板蓝根、夏枯草、紫草清热散结。

2.肝气郁结证

主症:结节疏松,大小不一,色灰或褐;舌质暗红,苔薄,脉弦。

治法:疏肝解郁,理气散结。

方剂:柴胡疏肝散加减。

处方:柴胡10g,陈皮10g,川芎10g,香附10g,枳壳10g,芍药10g,炙甘草10g,紫草10g,败酱草30g,大青叶30g,白鲜皮10g,威灵仙10g。疹色暗褐者,加桃仁、红花活血化瘀。

3.气滞血瘀证

主症:病程较长,疣体质硬坚固,色暗红或灰黄;舌质暗红有瘀点或瘀斑,苔薄白,脉沉细。

治法:活血化瘀,软坚散结。

方剂:桃红四物汤加减。

处方:当归10g,熟地10g,川芎10g,白芍10g,桃仁10g,红花10g,白鲜皮10g,威灵仙10g。疣体坚实质硬者,加三棱、莪术逐瘀软坚。

(二)西医治疗

(1)抗病毒药:口服阿昔洛韦片,0.2g/次,5次/日;或泛昔洛韦片,0.2g/次,4次/日。

(2)免疫增强药:口服左旋咪唑片,50mg/次,3次/日,连服3d,间隔4d,连用1个月。肌注干扰素注射液,300万U/次,1次,隔日,7d为1疗程;或斯奇康注射液,1ml/次,1次,隔日,18次为1疗程;或口服胸腺肽胶囊,5片/次,3次/日;或转移因子胶囊,6mg/次,3次/日。

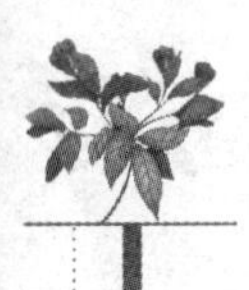

（三）成药治疗

（1）板蓝根冲剂：清热解毒。适用于风热毒蕴证患者。

（2）复方丹参片：活血化瘀。适用于气滞血瘀证患者。

（四）外用治疗

（1）中药熏洗疗法：选用板蓝根、百部、艾叶、地肤子、金毛狗脊、木贼草各30g，将前几味中药清水浸泡后再用文火煎煮取药汁和药渣，趁热熏洗患处，再行浸泡和搓揉。每日1剂，每次20～30min。

（2）中药贴敷疗法：先用热水浸洗患处，并用刀刮去表面的角质层，然后分别选用鸦胆子仁、千金散或斑蝥膏等敷贴在疣体表面，医用胶布固定，同时注意保护周围健康皮肤。每2日换药1次。

（3）推疣治疗方法：在疣体的根部，用棉棒或刮匙与皮肤平行或呈30°角，向前均匀用力推之。若疣体被推除，立即对创面压迫止血，并用纱布加压包扎；若仍有疣体残留，间隔1个月后再推1次。

（4）结扎治疗方法：适用于头大蒂小、明显高出皮面的疣目。采用细丝线或头发丝结扎疣体的根部，逐渐收紧，数日后疣体可自行脱落。

（五）其他治疗

（1）针刺治疗：局部皮肤常规消毒后，将针尖从疣体顶部刺入基底部，再施以强刺激针刺四周，并于针刺后挤出少量血液，每周1次，直至疣体逐渐萎缩脱落。

（2）艾灸治疗：取艾条或艾炷于疣体上灸之，每日1次，治疗20～30min，至脱落为止。

（3）火针治疗：暴露皮损部位，局部常规消毒，将针尖在酒精灯上烧红，迅速刺入疣体，随即迅速出针，连续3～5次，用消毒干棉球擦拭针孔。进针深度以刺到疣体基底部为限。1周治疗1次，疣体未脱落者再行治疗。

（4）物理治疗：冷冻、激光、电灼法适用于数目较少且分散的疣目、跖疣，在局麻下用液氮、激光或高频电离子直接破坏疣体，致结痂脱落以达治疗目的。

（5）手术治疗：疣体较大时可酌情运用外科手术予以切除。

九、名医病案

陈某，男，25岁。1977年6月2日初诊。

病史：自1974年起双手背侧出现皮肤赘生物，2年来逐步蔓延至面、唇、颈部等处，数量日渐增多。曾用各种中西药治疗，未能见效，而新的赘生物不断出现，尤以口唇及手背越来越多。

诊查：皮疹为针头样至指甲样大小不等的赘生物，表面粗糙不平，呈花蕊状或乳头状突起，多为污褐色。共计全身赘生物数为289个。疣色紫褐，舌苔黄腻，舌边有瘀斑。

中医病名：疣目。

西医病名：多发性寻常疣。

中医证型：湿毒瘀滞证。

治疗法则：凉血化瘀，利湿解毒。

临证处方：当归12g，生地黄30g，赤芍12g，牡丹皮12g，丹参15g，桃仁12g，三棱9g，莪术9g，苦参9g，地肤子12g，僵蚕9g，白鲜皮12g，干蟾皮9g，炙百部9g，生甘草9g，蒲公英30g。每日1剂，水煎2次，

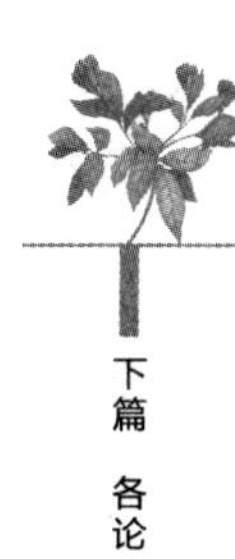

分2次服。第三煎加明矾15g，取药液外洗。连用42剂，面、口唇、颈、四肢伸侧、足趾、手指处疣全部消退，且皮损部色斑变淡，逐渐与正常肤色一致。舌缘仍有瘀斑，宗前方续服。

二诊：寻常疣全部消失，仅色素沉着，为巩固疗效续服原方7剂而痊愈。（摘自《名医风采中医药网》）

十、预防调摄

（1）培养良好习惯，宜避免直接接触传染。

（2）提高自身抵抗力，防止毒邪侵袭皮肤。

（3）避免皮损出血、继发感染及自身接种。

【学习寄语】

夫人禀五常，因风气而生长，风气虽能生万物，亦能害万物，如水能浮舟，亦能覆舟。

——汉·张机《金匮要略》

第五节 扁 瘊

一、疾病概述

（1）疾病定义：扁瘊是由人类乳头瘤病毒感染皮肤所引起的表皮赘生物。

（2）临床特点：以小米粒至黄豆大小的褐色或肤色扁平丘疹为临床特征，好发于颜面、手背及前臂。可见于任何年龄，多为儿童和青少年。一般无明显自觉症状，可自愈，愈后可复发。

（3）中医别名：瘊子。

（4）西医病名：扁平疣。

二、病因病机

1.风热蕴结

素体腠理不密，加之风热毒邪侵袭体表，蕴结肌肤而发。

2.肝经郁热

肝火妄动，灼伤肝血，肝经血燥，则肌肤失于濡润，赘疣乃生。

3.脾虚湿蕴

脾失健运，水湿不化，凝聚成痰，阻于肌表而发。

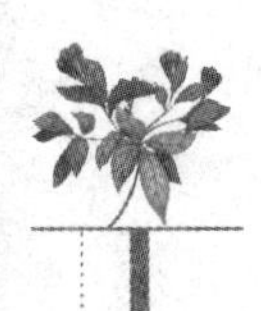

4. 气滞血瘀

久病气血运行不畅，聚结于局部皮肤。

三、临床表现

本病皮损好发于颜面、手背及前臂等处。初起为针尖、米粒到高粱粒大小的扁平丘疹，圆形、椭圆形或多角性，表面光滑，质硬，淡黄褐色或正常肤色。多骤然发生，数目较多，部分可融合成片。皮疹于搔抓后可沿抓痕排列成串珠状，即同形反应。一般无自觉症状，偶有瘙痒感。慢性病程，皮损可自然消退，但也有持续多年不愈者，愈后可复发。

四、看图识病

见附录：图9、图10。

五、辅助检查

(1)组织病理检查：表现为明显的角化过度和棘层肥厚。表皮上部可见较多空泡细胞，颗粒层均匀增厚。

(2)皮肤图像检查：皮肤CT图像显示表皮上部细胞体积较大，大小一致，有胞质折光性低的空泡形成，细胞排列成玫瑰花瓣样改变。

六、诊断要点

1. 好发年龄

常见于儿童及青年男女。尤其好发于青年女性。

2. 好发部位

好发于颜面、手背及前臂。

3. 皮损特点

皮疹多骤然出现。典型皮损为小米粒到黄豆粒大小的扁平丘疹，圆形、椭圆形或多角形，表面光滑，数目较多，密集分布，淡褐色或正常皮肤颜色。皮疹可沿抓痕呈串珠状排列，出现同形反应。

4. 自觉症状

一般无自觉症状，偶有微痒，突然增多时皮疹可发红，瘙痒加剧。

5. 发病病程

病程缓慢，可自行消退，也可持续多年不愈。

6. 疾病预后

可以治愈，预后良好。

七、鉴别诊断

(1)汗管瘤：皮损大小为针尖到小米粒大小的正常肤色丘疹，但汗管瘤的皮损密集、互相不融合，

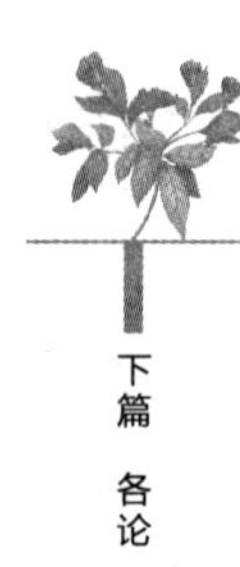

且好发于眼睑部，以及颈部、前胸和腹部、外阴等处，常对称分布。

(2)紫癜风：其虽为扁平丘疹，但皮损颜色多为红色或紫红色，且皮损表面有蜡样光泽及相互交织的白色网状细纹。常对称发生在四肢远端，手背、足跟和指或趾甲等处，黏膜可同时受累，以口腔和外阴为主，伴瘙痒。

(3)寿斑：又称脂溢性角化病、老年疣、基底细胞乳头瘤，皮损为淡黄或茶褐色的扁平丘疹，极易与扁瘊混淆，但无同形反应，大多见于老年人，且病程缓慢，无自愈倾向。临床上不典型皮损需要用皮肤镜或皮肤CT相鉴别。

八、辨证治疗

(一)中医治疗

1.风热蕴结证

主症：病程短，多骤然发病，皮疹淡红，数目较多，散在或密集分布，微痒或不痒；伴身热，口干欲饮，大便不畅，尿黄；舌质红，苔薄黄，脉浮数。

治法：疏风清热，解毒散结。

方剂：桑菊饮加减。

处方：连翘10g，薄荷10g，桑叶10g，菊花10g，桔梗10g，甘草10g，威灵仙10g，紫草10g，丹参10g，白花蛇舌草30g。皮疹较多者，加板蓝根、夏枯草软坚退疣。

2.肝经郁热证

主症：皮疹呈灰褐色，质硬，密集分布，微痒；伴口干心烦，大便干结，小便短少；舌质红，苔黄，脉弦数。

治法：疏肝解郁，清热散结。

方剂：丹栀逍遥散加减。

处方：柴胡10g，当归10g，白芍10g，白术10g，茯苓10g，生姜10g，薄荷10g，炙甘草10g，丹皮10g，山栀10g，紫草10g，土茯苓30g，白花蛇舌草30g。心烦易怒者，加郁金、香附疏肝解郁；皮疹色红者，加大青叶、紫草解毒凉血消斑。

3.脾虚湿蕴证

主症：皮疹色灰黄，散在分布，部分融合成片；伴食少体倦，腹胀便溏，小便清长或微黄；舌质淡胖，边有齿痕，苔薄白或腻，脉濡缓。

治法：健脾益气，利湿散结。

方剂：除湿胃苓汤加减。

处方：防风10g，苍术30g，白术10g，茯苓10g，陈皮10g，厚朴10g，猪苓10g，山栀10g，木通10g，泽泻10g，甘草10g，桂枝10g，紫草10g，当归10g，土茯苓30g，威灵仙10g，白花蛇舌草30g。皮疹进展自觉瘙痒者，加板蓝根、大青叶、马齿苋清热解毒。

4.气滞血瘀证

主症：病程较长，皮疹色暗红或黄褐，苍老而坚硬，大小不一，稀疏分布；伴胸胁胀痛，女性月经不

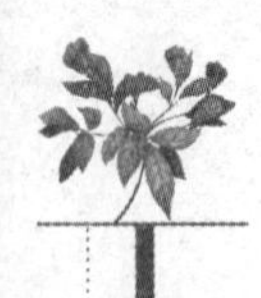

调、痛经等；舌质紫暗，舌边有瘀点、瘀斑，舌苔黄，脉弦细或涩。

治法：理气活血，化瘀散结。

方剂：桃红四物汤加减。

处方：当归10g，熟地10g，川芎10g，白芍10g，桃仁10g，红花10g，桂枝10g，紫草10g，土茯苓30g，白花蛇舌草30g，威灵仙10g。病久不愈者，加三棱、莪术活血逐瘀。

（二）西医治疗

（1）抗病毒药：口服阿昔洛韦片，0.2g/次，5次/日；或泛昔洛韦片，0.2g/次，4次/日；或肌注聚肌胞注射液，2ml/次，1次/日，7d为1疗程。

（2）抗组胺药：口服扑尔敏片，4mg/次，3次/日；或赛庚啶片，4mg/次，3次/日；或氯雷他定片，10mg/次，1次/日；或西替利嗪片，10mg/次，1次/日。

（3）免疫增强药：肌注干扰素注射液，300万U/次，1次，隔日，7d为1疗程；或斯奇康注射液，1ml/次，1次，隔日，18次为1疗程；或口服胸腺肽胶囊，5片/次，3次/日；或转移因子胶囊，6mg/次，3次/日。

（三）成药治疗

（1）板蓝根冲剂：清热解毒。适用于湿热毒盛证患者。

（2）复方丹参片：活血化瘀。适用于气滞血瘀证患者。

（3）祛疣片：清热利湿。适用于脾虚湿蕴证患者。

（四）外用治疗

（1）中药药浴疗法：马齿苋、木贼草、大青叶、板蓝根、苦参、露蜂房各30g，煎汤先熏蒸再外洗患处。每日1～2次，每次15～20min。

（2）中药涂擦疗法：用鸦胆子油或鸦胆子肉包裹于纱布内，涂擦患处，每日1次；也可选用鲜鸡内金或干鸡内金用水浸泡变软后外涂。面部皮肤敏感者慎用，若出现红肿等刺激症状则停用，按刺激性接触性皮炎处理。

（五）其他治疗

（1）火针治疗：皮损常规消毒后，将针尖端在酒精灯上烧红发白，迅速点刺疣体顶部。疣体小者点刺一针即可；疣体大者，需要在其周围再行围刺，以不超过疣体基底部为宜。皮损结痂后可自行脱落。

（2）物理治疗：可选用液氮冷冻、二氧化碳激光烧灼等治疗。

九、名医病案

葛某，女，25岁，工人，1975年9月20日初诊。

病史：1年前面部发米粒大小之小点，有时瘙痒，近几个月来逐渐增多。1974年初曾服中药，注射板蓝根注射液，因去外地工作，没有坚持治疗。

诊查：面颊两侧散在扁平褐色丘疹，稍隆起，部分在抓痕上丘疹连接在一起，成线状，夹有血痂、脱屑。苔薄舌尖红，脉弦细。

中医病名：扁瘊。

西医病名：扁平疣。

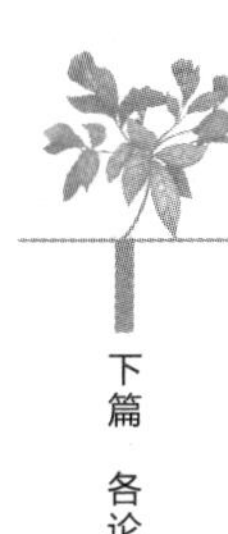

中医证型：外感热毒，内动肝火。

治疗法则：清热平肝。

临证处方：土茯苓一两，黄芩四钱，制大黄三钱，牡蛎一两（先煎），磁石一两（先煎），鲜生地黄一两，7剂。

二诊：9月27日，药后扁平疣增多，潮红瘙痒。前方，七剂。

三诊：10月11日，自诉服到第10剂后，扁平疣脱落，有的消退，有的遗留瘀点，前法加和营之品。方药：当归四钱，赤芍三钱，红花三钱，鸡血藤一两，大青叶一两，紫草三钱，黄芩三钱，生薏苡仁五钱，牡蛎一两（先煎）。此方又服14剂而痊愈。（摘自《外科经验选》）

十、预防调摄

（1）避免搔抓，防自身接种致皮疹扩散。

（2）防止皮肤外伤，以免直接接触传染。

（3）注意作息规律，积极保持心情愉悦。

【学习寄语】

人是小乾坤，得阳则生，失阳则死。

——明·张介宾《类经附翼大宝论》

第六节　鼠　乳

一、疾病概述

（1）疾病定义：鼠乳是一种由传染性软疣病毒感染引起的传染性皮肤病。

（2）临床特点：皮肤出现蜡样光泽、顶端脐状凹陷的丘疹或结节，能挤出乳酪样软疣小体。儿童和青年人常见，可发生于任何部位，好发部位受感染途径和穿衣方式影响。

（3）中医别名：水瘊子。

（4）西医病名：传染性软疣。

二、病因病机

1.风热搏肤

气血失和，腠理不密，复感风热邪毒，搏结于肌肤而生。

2.脾虚湿蕴

脾虚中焦失运,水湿内停,后天生化之源匮乏,导致肌肤失养,腠理不密,复感外邪,湿毒聚结肌肤而生。

三、临床表现

本病多累及儿童,也见于性活跃人群和免疫功能低下者,潜伏期多为14~50日,最长可达6个月。皮损可见于任何部位,好发于躯干、四肢、手背及面颈部,小儿亦可发于外阴;部分性传播途径感染者的皮损常见于生殖器、肛周及大腿内侧。初起皮损为米粒大小丘疹,以后逐渐增大至绿豆或豌豆大小,中心微凹如脐凹状,表面有蜡样光泽,可挤出白色乳酪样物质,即软疣小体,自觉微痒或无症状。皮损数目多少不等,数个至数十个或上百个,呈散在或簇集状分布,可因搔抓或自身传染而扩散增多。少数单个皮损直径可达10~15mm,或由许多小的皮疹聚合形成斑块样损害。极少数患者的皮损可角化形成皮角,称角化性传染性软疣。本病一般经过6~9个月可自行消退,但亦有持续4~5年者,愈后一般不留瘢痕。

四、看图识病

见附录:图11、图12。

五、辅助检查

组织病理检查:表现为表皮高度增生而伸入真皮,使真皮结缔组织受压而形成假包膜,并被分成数个裂状小叶,增生的表皮内可见到红染嗜酸性的软疣小体,至颗粒层软疣小体由嗜酸性变为嗜碱性,病变中心破裂释放的软疣小体形成火山口样外观。

六、诊断要点

1.好发年龄

常见于儿童和青年人。成人多见于性活跃人群及免疫功能低下者。

2.好发部位

皮损可发生于任何部位。常好发于躯干、四肢、手背及面颈部,亦可发于生殖器、肛周及大腿内侧。

3.皮损特点

蜡样光泽顶端脐状凹陷的丘疹或结节,能挤出乳酪样软疣小体,不留疤痕。但可接触传染或自身接种而扩散。

4.皮损分布

分布呈簇状或散在状,数目多少不一。

5.自觉症状

一般无自觉症状,但有微微瘙痒。

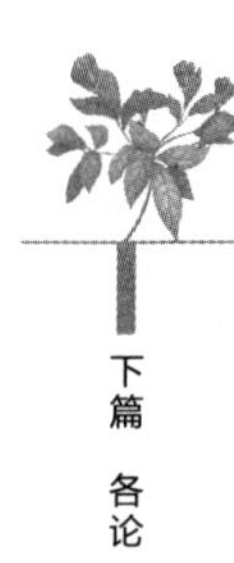

6.病理检查

表现为表皮内见特征性的嗜酸性包涵体即软疣小体。

7.疾病预后

可以治愈,预后良好。

七、鉴别诊断

(1)汗管瘤:好发于眼睑周围,为肤色或淡黄色的半球形丘疹,表面无蜡样光泽,中心不呈脐凹状,不能挤出软疣小体。

(2)癌疮:多见于老年人,好发于面部、头部等暴露部位,多为珍珠状隆起边缘的斑块或结节,表面出现角化、糜烂、溃疡、结痂,伴有毛细血管扩张。发展缓慢,无软疣小体。

(3)角化棘皮瘤:皮损为毛囊性圆顶状坚实的丘疹或结节,中央凹陷,其内充满角质栓,除去角质栓则呈火山口状,但皮损多较软疣大,表面无蜡样光泽,不能挤出软疣小体。

八、辨证治疗

(一)中医治疗

1.风热搏肤证

主症:皮疹初起,疣体数目较多;伴有潮红微痒,口干,大便偏干;舌红苔黄,脉浮数。

治法:疏风清热,解毒消疣。

方剂:桑菊饮加减。

处方:桑叶10g,菊花10g,杏仁10g,连翘10g,薄荷10g,桔梗10g,甘草10g,白鲜皮10g,威灵仙10g,当归10g,三棱10g,丹参10g。夹湿者,加薏苡仁、土茯苓祛湿解毒;夹瘀者,加红花、赤芍活血化瘀;疣体数目多者,加牡蛎、浙贝母软坚退疣。

2.脾虚湿蕴证

主症:皮疹反复发作,疣体散在分布,颜色清淡或灰白;伴体虚纳呆,大便多溏;舌淡红,苔薄白,脉濡弱。

治法:健脾化湿,散结消疣。

方剂:除湿胃苓汤加减。

处方:防风10g,苍术15g,白术10g,茯苓10g,陈皮10g,厚朴10g,猪苓10g,山栀10g,木通10g,泽泻10g,滑石10g,甘草10g,桂枝10g,当归10g,三棱10g。疣体难退者,加薏苡仁、马齿苋、牡蛎、贝母等祛湿解毒、软坚退疣;体虚纳呆明显者,加黄芪、鸡内金益气消食。

(二)西医治疗

(1)抗病毒药:口服阿昔洛韦片,0.2g/次,5次/日;或泛昔洛韦片,0.2g/次,4次/日;或肌注聚肌胞注射液,2ml/次,1次/日,7次为一疗程。

(2)抗组胺药:口服扑尔敏片,4mg/次,每日3次;或赛庚啶片,4mg/次,每日3次;或氯雷他定片,10mg/次,1次/日;或西替利嗪片,10mg/次,1次/日。

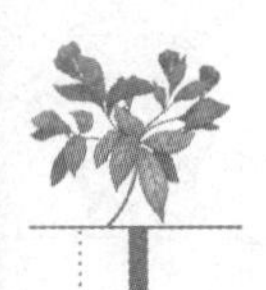

(3)免疫增强药:肌注干扰素注射液,300万U/次,1次,隔日,7d为1疗程;或斯奇康注射液,1ml/次,1次,隔日,18次为1疗程;或口服胸腺肽胶囊,5片/次,3次/日;或转移因子胶囊,6mg/次,3次/日。

(三)成药治疗

(1)板蓝根冲剂:清热解毒。适用于湿热毒盛证患者。

(2)复方丹参片:活血化瘀。适用于气滞血瘀证患者。

(四)外用治疗

(1)中药涂擦疗法:鸦胆子、骨碎补、马齿苋、大风子、乌梅、生薏米、香附、生大黄、桃仁、紫草等入75%乙醇浸泡。使用无菌针灸针划破疣体表面后,用上述除疣酊点涂疣体表面,要求疣体半球均涂满药液。每日1次,连续用药4周左右。

(2)西药涂擦疗法:外涂阿昔洛韦乳膏或酞丁胺软膏。

(五)其他治疗

(1)挑刺治疗:用消毒三棱针挑破患处,挤出白色的软疣小体,创面渗血可用棉签压迫止血,然后在创面外用络合碘消毒,疣多者可分批治疗。

(2)火针治疗:皮损常规消毒后,将火针在酒精灯上烧红,迅速点刺疣体顶部,多采用直刺法。疣体小者只需中心点刺一针即可;疣体大者,需要多针围刺,根据皮损的深浅把握针刺的深度,以不超过疣体基底部为宜。针后24h内患处禁止接触水,皮损结痂后可自行脱落。

(3)物理治疗:可采用激光或液氮冷冻等物理方法治疗。

九、名医病案

赵某,女,21岁,学生。2002年4月13日初诊。

病史:胸背及面部布满粟粒、黄豆粒大之疙瘩,头尖平扁呈现脐凹状,可挤出白色硬物,痒,已3个月余,经治无效。大便秘结,现已2d未解,小便黄,舌尖红,苔薄白,脉滑数。

中医病名:鼠乳。

西医病名:传染性软疣。

中医证型:血热证。

治疗法则:凉血祛风,软坚散结。

临证处方:紫草30g,牡丹皮15g,赤芍15g,浙贝母12g,紫贝齿30g,生地黄10g,昆布15g,鳖甲15g,生牡蛎30g,夏枯草15g,海藻15g,僵蚕12g,大黄6g,地肤子10g,蛇床子10g,蝉蜕6g。予4剂。

二诊:4月17日,症减已不痒,但药后恶心未吐。大便正常,舌淡红,苔薄白,脉滑数。上方去大黄,3剂。

三诊:4月20日,症愈,舌尖红,苔白,脉滑。上方再进4剂,以巩固疗效。半年后告知病愈后未再犯。(摘自《李士懋临床经验集》)

十、预防调摄

(1)宜避免与患者接触,防止传染。

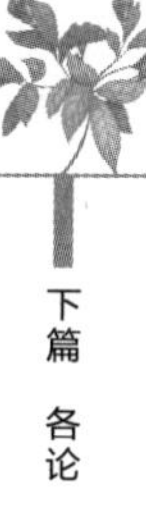

(2)尽量避免搔抓,防止自身接种。

(3)勤换洗衣物,必要时高温消毒。

【学习寄语】

天地之理,有开必有合;用药之机,有补必有泻。

——清·程国彭《医学心悟论补法》

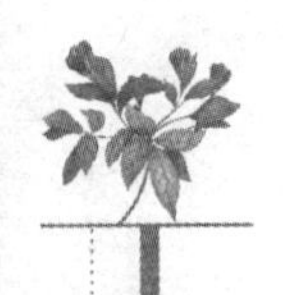

第二章　细菌性皮肤病

第一节　黄水疮

一、疾病概述

（1）疾病定义：黄水疮是一种常见的化脓性、传染性皮肤病。

（2）临床特点：以脓疱、脓痂、自觉瘙痒为临床特征。多发于夏秋季节，以儿童多见，有接触传染及自体接种特征，易造成小区域流行。

（3）中医别名：滴脓疮。

（4）西医病名：脓疱疮。

二、病因病机

1.暑湿热蕴

夏秋季节，气候炎热，湿热交蒸，暑湿热邪袭于肌表，以致气机不畅、汗液疏泄障碍，湿热毒邪壅遏，熏蒸肌肤而成。

2.脾虚湿蕴

小儿机体虚弱，肌肤娇嫩，腠理不固，汗多湿重。若调护不当，暑湿毒邪侵袭，更易发病。反复发作者，湿热邪毒久羁，可致脾虚失运。

三、临床表现

本病好发于头面、四肢等暴露部位，也可蔓延全身。初起为散在性红斑或丘疹，很快变为水疱，形如米粒至黄豆大小，迅速化脓混浊变为脓疱，周围绕以轻度红晕，脓疱开始丰满紧张，数小时或1～2日后脓液沉积，形成半月状积脓现象。此时，疱壁薄而松弛，易破裂，破后露出湿润而潮红的糜烂疮面，流出黄水，干燥后形成黄色脓痂，然后痂皮逐渐脱落而愈，愈后不留瘢痕。若脓液流溢他处，可引

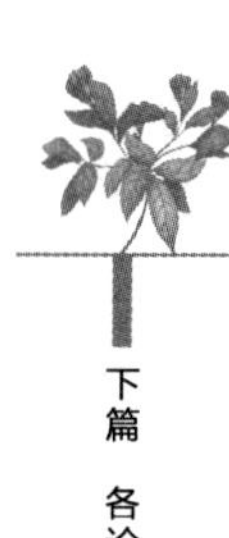

起新的脓疱。自觉有不同程度的瘙痒,一般无全身症状,但皮损广泛而严重者,可伴有发热、畏寒等全身不适症状。病程长短不定,少数可延至数个月。常可引起附近淋巴结肿痛,易并发肾炎、败血症,甚至危及生命。

四、看图识病

见附录:图13、图14。

五、辅助检查

(1)血液常规检查:白细胞总数和中性粒细胞升高。

(2)脓液培养检查:可有细菌生长,多为金黄色葡萄球菌或溶血性链球菌。

六、诊断要点

1.好发季节

多见于夏秋季节。

2.好发年龄

好发于儿童。

3.好发部位

皮疹好发于颜面、口周、鼻孔周围及四肢暴露部位,易接触传染,有自身接种性的特点。

4.皮损特点

典型皮疹为米粒至黄豆大小的脓疱,周围绕以轻度红晕,有半月状积脓现象,易破溃,破后糜烂,结蜜黄色脓痂。

5.自觉症状

自觉不同程度的瘙痒,可伴有附近淋巴结肿大。

6.疾病预后

预后良好。

七、鉴别诊断

(1)水痘:基本皮损为向心性分布的纺锤状斑丘疹,其中央逐渐出现绿豆大小的水疱,疱体透明,化脓与结痂现象较轻。

(2)脓窝疮:常因湿疮、疥疮、虫咬皮炎等继发感染而得,脓疱壁厚,破后凹陷成窝,结成厚痂。

八、辨证治疗

(一)中医治疗

1.暑湿热蕴证

主症:脓疱密集,色黄,周围绕以红晕,糜烂面鲜红;伴有口干,便干,小便黄;舌红,苔黄腻,脉濡数

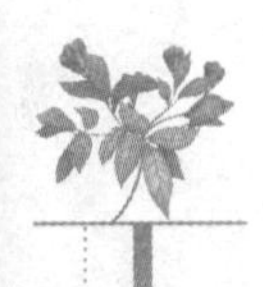

或滑数。

治法:清暑利湿解毒。

方剂:清暑汤加减。

处方:连翘10g,天花粉20g,苍术10g,金银花20g,甘草10g,香薷10g,车前子10g,泽泻10g,佩兰10g,大青叶30g。热重烦躁者,加黄连、栀子等清热除烦;大便秘结者,加生大黄泻热导滞。

2.脾虚湿蕴证

主症:脓疱稀疏,色淡白或淡黄,糜烂面淡红;伴有食少,面白无华,大便溏薄;舌淡,苔薄微腻,脉濡细。

治法:健脾渗湿。

方剂:参苓白术散加减。

处方:扁豆10g,白术10g,茯苓10g,甘草10g,桔梗10g,莲子10g,党参10g,砂仁6g,山药10g,薏苡仁30g。食滞不化者,加槟榔、焦麦芽化气行滞。

(二)西医治疗

(1)抗细菌药:可酌情选用青霉素、头孢类、大环内酯类或喹诺酮类抗生素。如口服阿莫西林胶囊,0.5g/次,3次/日;或头孢氨苄胶囊,0.5g/次,3次/日;或红霉素片,0.5g/次,3次/日;或环丙沙星片,0.4g/次,3次/日。也可根据药敏试验选择抗生素。

(2)免疫增强药:口服转移因子胶囊,6mg/次,3次/日;或胸腺肽胶囊,5片/次,3次/日。

(三)成药治疗

(1)龙胆泻肝丸:清肝胆,利湿热。适用于脓疱疮兼有头晕目赤、耳鸣耳聋、胁痛口苦、尿赤患者。

(2)参苓白术丸:健脾益气。适用于脓疱疮兼有体倦乏力、食少便溏患者。

(3)牛黄解毒片:清热解毒,散风止痛。适用于肺胃蕴热证患者。

(4)清开灵:清热解毒,化瘀通络,醒神开窍。适用于热病神昏患者。

(四)外用治疗

(1)中药溻渍疗法:选用马齿苋、蒲公英、野菊花、千里光等煎水湿敷或外洗,以清热解毒,用于脓液多者。

(2)中药涂擦疗法:三黄洗剂加入5%九一丹混合摇匀,局部外搽,每日3~4次,用于脓液少者。或青黛散油局部外涂,每日2次,用于局部糜烂者。或5%硫黄软膏局部外涂,每日2次,用于脓痂厚者。

(3)西药湿敷疗法:脓疱破溃者可用1:5000高锰酸钾液或新霉素溶液清洗湿敷,再外用莫匹罗星软膏或红霉素软膏等。

(五)其他治疗

(1)暴露治疗:对重症新生儿脓疱疮,必要时可采用。

(2)辅助治疗:必要时输注血浆、全血或丙种球蛋白。

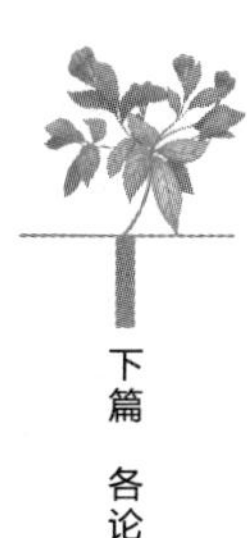

九、名医病案

王某，男，6岁。

病史：5d前在头面部发生水疱，继而在四肢、躯干相继出现，小如豌豆，大如樱桃，逐渐灌脓，而以两下肢为甚。

诊查：脓疱破碎，脓水淋漓，疼痛不已，两侧腹股沟淋巴结亦肿痛，发热夜重（T39.5℃），纳食减退，口干，小便黄，苔黄质红，脉来数疾。

中医病名：黄水疮。

西医病名：脓疱疮。

中医证型：暑湿蕴热证。

治疗法则：清热解暑，祛湿除热。

临证处方：金银花15g，连翘、赤茯苓、车前子（包煎）、栀子、绿豆衣各9g，川黄连6g，黄芩4.5g，六一散12g（包煎），丹皮6g，竹叶10片。外用黄灵丹、麻油调成糊状，涂于疱疹处，每日2次。青敷药，敷于两侧腹股沟淋巴结。

二诊：内外并治两天，局部与全身症状相继减退。原法续治4d，病即痊愈。（摘自《许履和外科医案医话集》）

十、预防调摄

（1）注意卫生，勤洗澡，勤换衣。

（2）若有皮肤病者，应避免搔抓。

（3）发现本病患儿立即隔离治疗。

（4）对居住环境消毒，及时治疗。

【学习寄语】

医也者，顺天之时，测气之偏，适人之情，体物之理。

——清·吴瑭《温病条辨解儿难》

第二节 疖

一、疾病概述

（1）疾病定义：疖是发生在皮肤浅表的形小而根浅的急性化脓性疾病。

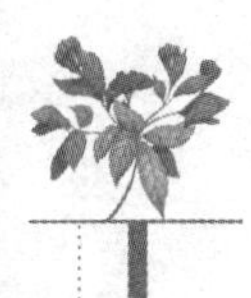

(2)临床特点:以色红,灼热,疼痛,突起根浅,肿势局限,范围在3cm左右,出脓即愈为临床特征。男女老少皆可患病。

(3)中医别名:疖子、羊须疮、眉恋疮。

(4)西医病名:疖、皮肤脓肿。

二、病因病机

1.热毒蕴结

夏秋季节,气候炎热,或因日光暴晒,感受暑毒。

2.暑湿浸淫

天气闷热,汗出不畅,使热不能外散,暑湿热毒蕴蒸肌肤,引起痱子,复因搔抓,染毒而发。

3.体虚毒恋

患消渴、肾病致阴虚内热,染毒而发。

三、临床表现

本病好发于头面、颈及臀部,偶可发生于四肢。皮疹初起时为毛囊性炎性丘疹,渐增大后形成红色硬性结节,表面皮肤紧张,触之质硬,有压痛。数日后结节中央坏死变软,触之有波动感,顶部出现黄白色脓栓,去除脓栓,排出血性脓液和坏死组织后炎症逐渐消退,结痂而愈。一般为单发,少数为多发。自觉灼痛和压痛。严重者有发热、头痛不适等全身症状,附近淋巴结肿大。病程一般在1~2周,也有患者此愈彼起,经年不愈。面部疖肿,尤其位于鼻翼两旁和上唇者应避免挤压,以免走黄,走黄是疔疮火毒炽盛,早期失治或挤压碰伤,毒势未能及时控制走散入营、内攻脏腑的一种全身性危急重症。此处血管及淋巴管丰富,并直接与海绵窦相通,若过度挤压,可使细菌沿血运进入海绵窦,形成含菌血栓,引起颅内感染,危及生命。

四、看图识病

见附录:图15、图16。

五、辅助检查

(1)血液常规检查:可见白细胞总数、中性粒细胞正常或稍有增高。

(2)脓液培养检查:脓培养一般可检测出金黄色葡萄球菌、表皮葡萄球菌生长。

(3)空腹血糖检查:反复发作、经久不愈者应检测空腹及餐后血糖,以确诊是否患有消渴病。

六、诊断要点

1.好发季节

一年四季均可发病。

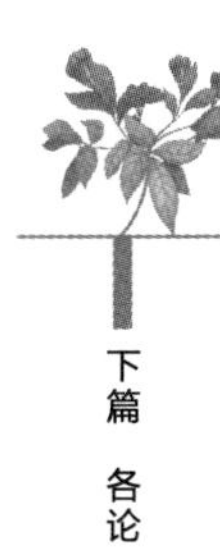

2.好发年龄

男女老少皆可患病。

3.好发部位

好发于头面、颈及臀部,偶可发生于四肢。一般为单发,少数多发。

4.皮损特点

皮疹初起时为毛囊性炎性丘疹,渐成红色硬性小结节,有压痛。数日后顶部出现黄白色脓栓。

5.自觉症状

严重者有发热、头痛不适等全身症状。

6.疾病预后

预后良好。

七、鉴别诊断

(1)痈:单发,肿势范围较大,局部顶高色赤,表皮紧张光亮,常伴有明显的发热恶寒等全身症状。

(2)颜面疔疮:初起有粟粒样脓头,但根脚较深,肿势散漫,出脓较晚而有脓栓,全身症状明显。

(3)有头疽:红肿范围多在9~10cm,有多个粟粒状脓头,溃后状如蜂窝,全身症状明显,病程较长。

(4)肺风粉刺:初起为坚实丘疹,可挤出白色粉渣样物质,反复挤压形成大小不等的结节。

八、辨证治疗

(一)中医治疗

1.热毒蕴结证

主症:常见于气实火盛的患者。轻者疖肿1~2个,多者可散发全身,或簇集一处,或此愈彼起;可伴发热,口渴,溲赤,便秘;舌红苔黄,脉数。

治法:清热解毒。

方剂:仙方活命饮加减。

处方:白芷10g,贝母10g,防风10g,赤芍药10g,当归10g,甘草10g,皂角刺10g,天花粉20g,乳香10g,没药10g,金银花15g,陈皮15g。疖肿较甚者,加夏枯草散结消肿;脓已形成者,加生黄芪托里排脓。

2.暑湿浸淫证

主症:发于夏秋季节,以儿童及产妇多见;可伴发热,口渴,便秘,溲赤等;苔薄腻,脉滑数。

治法:清暑解毒利湿。

方剂:清暑汤加减。

处方:连翘10g,天花粉20g,赤芍10g,金银花20g,甘草10g,香薷10g,车前子10g,泽泻10g,藿香10g。口干喜饮者,加芦根、麦冬生津止渴。酌加青蒿清热解暑、佩兰芳香化湿、黄连解毒燥湿。

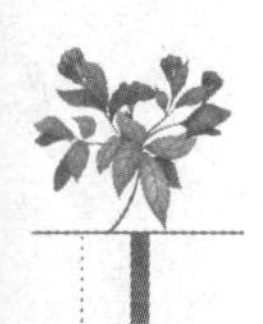

3.体虚毒恋证

主症：常见于体质虚弱或有某些慢性病患者，由阴虚内热染毒所致。疖肿常此愈彼起，不断发生，或散发全身各处，疖肿较大，易变成有头疽；常伴口渴唇燥；舌红，苔薄，脉细数。

治法：益气养阴，扶正解毒。

方剂：益胃汤加减。

处方：沙参10g，麦冬10g，黄芪10g，生地10g，玉竹10g，连翘10g，天花粉20g，赤芍10g，丹皮10g，玄参10g，甘草15g。气虚乏力较甚者，加黄芪扶正祛邪；疖肿偏红者，加金银花、连翘清热解毒等。

（二）西医治疗

（1）抗细菌药：可酌情选用青霉素、头孢类、大环内酯类或喹诺酮类抗生素。如口服阿莫西林胶囊，0.5g/次，3次/日；或头孢氨苄胶囊，0.5g/次，3次/日；或红霉素片，0.5g/次，3次/日；或环丙沙星片，0.4g/次，3次/日；或左氧氟沙星片，0.2g/次，3次/日。也可根据药敏试验选择抗生素。

（2）免疫增强药：疖病患者应积极寻找基础疾病或诱因，可同时口服转移因子胶囊，6mg/次，3次/日；或胸腺肽胶囊，5片/次，3次/日。

（三）成药治疗

（1）三黄片：清热解毒，泻火通便。适用于疖初起患者。

（2）牛黄解毒丸：清热解毒。适用于成脓阶段患者。

（四）外用治疗

（1）中药涂擦疗法：初起小者用千捶膏盖贴或三黄洗剂外搽；大者用金黄散或玉露散，以金银花露或菊花露调成糊状外敷；遍体发疮、破流脓水成片者用青黛散麻油调敷；成脓者宜切开排脓，掺九一丹、太乙膏盖贴，深者可用药线引流。溃后期改用生肌散收口，可配合垫棉法。

（2）西药涂擦疗法：早期疖未化脓者可热敷或外用鱼石脂软膏、碘酊，亦可外用莫匹罗星软膏或新霉素软膏。

（五）其他治疗

（1）针刺治疗：取灵台穴，针刺放血少许；疖生面部加刺合谷，疖生背部加刺委中。隔日1次，5次为1疗程。

（2）物理治疗：疾病早期可用超短波、远红外线和紫外线理疗。

（3）手术治疗：已成脓，应及时切开引流，切忌挤捏和早期切开，尤其是发生在鼻孔及上唇“危险三角区”者。

（4）火罐治疗：对已破溃者，可局部消毒后，根据患处硬结大小选取略大于硬结的火罐，采取闪火法拔于患处，待脓水流尽、开始流出新鲜血液时将罐取下，然后清洁患处，肿块处外敷金黄散，包扎。若1日脓血未净者，可隔日再拔，直至脓尽，流出新鲜血液，并注意患处恢复情况。

九、名医病案

张某，男，50岁，医务工作者。1997年5月24日初诊。

病史：多发性疖肿始于两鼻孔，继面部颈项等处，病已1个月余，曾用多种药物治疗不愈，要求中

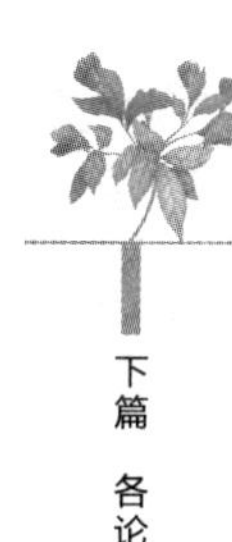

医药治疗。目前颈项后疖肿化脓溃烂,疮口细小,脓流不畅。脉滑,苔淡薄。

诊查:鼻前庭红肿隆起,人中穴偏右有疖肿。颈后正中局部肿。耳、咽(-)。

中医病名:疖病。

西医病名:多发性疖肿、鼻疖。

中医证型:热毒内蕴证。

治疗法则:清热解毒。

临证处方:赤芍9g,粉丹皮9g,蒲公英12g,生甘草6g,金银花9g,天花粉9g,土贝母9g,绿豆壳12g。患处以药线引流,疮面掺提脓丹,并用棉垫胶布固定。

二诊:5月31日,鼻口疖肿已退,颈后溃疡处脓泄未清,四周根软。脉滑,苔薄净,再予上方加芙蓉花9g,继服5剂。外用药同前。

三诊:6月7日,颈后溃疡处脓液已少,伤口亦浅,鼻腔有时尚有痛感。乃营分蕴热未清之故。再予清营泄热解毒。处方:赤芍9g,粉丹皮9g,地骨皮9g,蒲公英12g,金银花12g,甘草3g,芙蓉花9g,黄芩9g,天花粉9g,7剂。

四诊:6月14日,颈后溃处疮口已愈合,鼻口部尚有热痛,但无肿胀。为防患未然,再予清化以资巩固。处方:赤芍9g,粉丹皮9g,金银花9g,黄芩9g,蒲公英9g,天花粉9g,甘草3g,绿豆壳12g,7剂。青灵软膏敷于患处。上药服7剂后,多发性疖肿消退,鼻口热痛亦除。后门诊随访:服中药后情况良好,旧病未见复发。(摘自《张赞臣临床经验精编》)

十、预防调摄

(1)注意个人卫生,应保持皮肤清洁。

(2)预防痱子,患痱子后应积极治疗。

(3)避免搔抓。勤洗澡、换衣、剪甲。

(4)高温作业者,应做防暑降温工作。

(5)忌食辛辣鱼腥发物肥甘厚腻之品。

(6)增强机体抵抗力,应防治消渴病。

【学习寄语】

精是吾神,气是无道,藏精养气,保守坚真。

——清·董浩等《全唐文卷九四五》

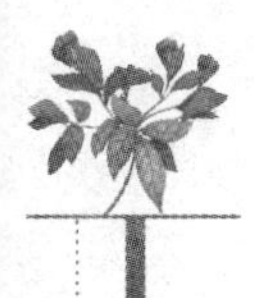

第三节　痈

一、疾病概述

(1)疾病定义:痈是指气血被邪毒壅聚而发生于体表皮肉之间的急性化脓性疾病。

(2)临床特点:其临床特点是光软无头,红肿热痛,发病迅速,结块范围多在6～9 cm,易肿、易脓、易溃、易敛。

(3)中医别名:有头疽。

(4)西医病名:皮肤浅表脓肿、急性淋巴结炎。

二、病因病机

1. 火毒凝结

内因脏气失调,郁热内生。外因外感六淫,或过食膏粱厚味,或皮肤外伤染毒,实热火毒,聚于肌腠肉理,气血凝滞。

2. 热胜肉腐

实热火毒,阻滞肌腠,经络不畅,营卫失和,化腐成脓。

3. 气血两虚

素体正虚或疾病后期,气血亏虚,痈疡溃后,余毒不清,疮口难敛。

三、临床表现

本病因发病部位不同,名称繁多,如生于颈部者谓之颈痈,生于腋下者谓之腋痈,生于脐周者谓之脐痈,生于胯腹部者谓之胯腹痈,生于委中穴者谓之委中毒。虽各有特点,但又具有一般痈的共性特征。根据一般痈的发展过程,可分为初期、成脓、溃后三个阶段。初期者在患处皮肉之间突然肿胀,光软无头,迅速结块,皮面焮红,少数病例初起皮色不变,到酿脓时才转为红色,灼热疼痛。重者可伴恶寒发热、头痛、泛恶、口渴等全身症状,舌苔黄腻、脉弦滑或洪数等。成脓者发病后7日许,肿势渐突,痛势加剧,宛若鸡啄。按之中软应指,有波动感,为脓已成,多伴有发热不退等全身症状。溃后期脓出多稠厚、色黄白;若为外伤血肿化脓,则可夹杂赤紫色血块;若疮口过小或袋脓,可致脓流不畅,影响愈合;若气血虚者,则脓水稀薄,疮面新肉难生,不易收口。

四、看图识病

见附录:图17、图18。

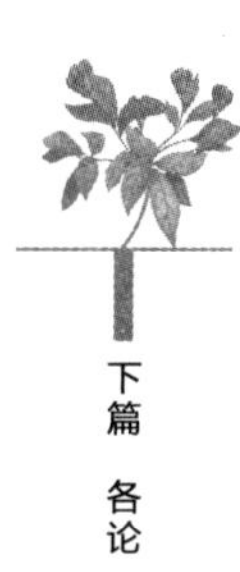

五、辅助检查

(1)血液常规检查:可见白细胞总数及中性粒细胞比例增高。

(2)脓液培养检查:一般为链球菌或金黄色葡萄球菌或表皮葡萄球菌等。

(3)其他指标检查:感染较重者可出现血沉加快和C-反应蛋白、降钙素原增高。

六、诊断要点

1.好发年龄

多见于成人,可发生于身体不同部位。多见于糖尿病或皮质激素长期应用抵抗力低下者。

2.好发部位

好发于颈项、背部、腰部、臀部及大腿等处。

3.皮损特点

初为弥漫性硬块,紧张发亮,边界不清,灼痛。皮损迅速向四周及深部发展,化脓坏死,表面出现多个脓点,呈蜂窝状。

4.并发症状

浅表部位的突发红肿,光软无头,迅速结块,范围在6~9cm,具有“易肿、易脓、易溃、易敛”的特征,常无“损筋蚀骨”“内陷”等严重并发症。

5.自觉症状

自觉灼热疼痛,可伴有发热恶寒、头痛、泛恶、口干等全身症状。

6.伴随症状

常伴局部淋巴结炎,可有全身症状如高热、寒战等,也可并发毒血症和败血症。

7.疾病预后

预后良好。

七、鉴别诊断

(1)脂瘤染毒:即表皮样囊肿或皮脂腺囊肿合并感染,患处既往即有囊肿,顶端可见粗大黑色毛孔,挤之有粉渣样物溢出,且有臭味。染毒后红肿较局限,面积通常较痈小,10日左右化脓,脓出夹有粉渣样物,愈合较慢。

(2)有头疽:相当于西医学的痈,多发于项背部肌肉丰厚处。初起有一粟米样疮头,然后肿势逐渐扩大,形成多个脓头,红肿范围往往在9~12cm,溃后如蜂窝状,全身症状明显,病程较长。

(3)发证:相当于西医学的蜂窝组织炎。在皮肤疏松部位突然红肿,蔓延成片,灼热疼痛,红肿中心明显,四周较淡,边界不清,范围较痈大,3~5日后皮肤湿烂,随即腐溃、色黑,或中软而不溃,并伴有明显的全身症状。

(4)丹毒:即急性网状淋巴管炎。特点为:常继发于皮肤破损或其他感染周围,突发红斑,色如涂丹,边界清楚,焮红肿痛,扩展较快,面积较痈大,通常不破溃、不化脓。

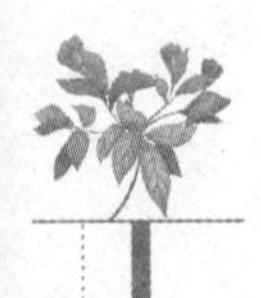

八、辨证治疗

（一）中医治疗

1.红肿期

主症：突出性紫红色肿块，表面多个脓点，伴灼热，胀痛。恶寒发热，头痛恶心，舌苔白或黄，脉滑数。

治法：泻火解毒，凉血和营。

方剂：消痈汤加减。

处方：金银花30g，连翘15g，栀子15g，蒲公英30g，黄芩10g，白芍15g，赤芍15g，生地黄20g，重楼30g，白芷10g，川贝母10g，生甘草10g，皂角刺10g，大黄6g，薏苡仁30g。

2.溃脓期

主症：疮面渐腐，形似蜂窝，伴高热、口渴、面红、目赤、便秘，舌苔黄腻，脉滑数。

治法：清热解毒，活血托毒。

方剂：五味消毒饮合透脓散加减。

处方：金银花30g，蒲公英20g，连翘20g，紫花地丁30g，知母10g，生石膏30g，黄芩10g，当归尾10g，川芎10g，紫草10g，皂角刺10g，生黄芪10g，甘草10g。

3.溃后期

主症：腐肉脓汁已净，疮面清洁，新肉始生，仅有低热或热已退。

治法：调补气血，清解余毒。

方剂：八珍汤加减

处方：生黄芪30g，生白术10g，生地黄20g，白芍10g，赤芍10g，当归10g，天花粉10g，生薏苡仁30g，金银花30g，连翘10g，陈皮10g，生甘草10g。

4.火毒凝结证

主症：局部突然肿胀，光软无头，迅速结块，皮肤焮红，灼热疼痛，逐渐扩大，高肿发硬；重者可伴有恶寒发热、头痛、泛恶、口渴；舌苔黄腻，脉弦滑或洪数。

治法：以消为主，清热解毒，活血化瘀。

方剂：仙方活命饮加减。

处方：白芷10g，贝母10g，防风10g，赤芍10g，当归10g，甘草10g，皂角刺10g，天花粉20g，乳香10g，没药10g，金银花20g，陈皮10g。皮损肿痛剧烈者，加黄连、野菊花、紫花地丁以加强清热解毒作用。

5.热胜肉腐证

主症：红热明显，肿势高突，疼痛剧烈，痛如鸡啄，溃后脓出则肿痛渐退；可伴壮热、口渴、便秘、溲赤等；舌红，苔黄，脉数。

治法：以托为主，和营清热，透脓托毒。

方剂：仙方活命饮合五味消毒饮加减。

处方：白芷10g，贝母10g，防风10g，赤芍10g，当归10g，甘草10g，皂角刺10g，穿山甲10g（现已禁

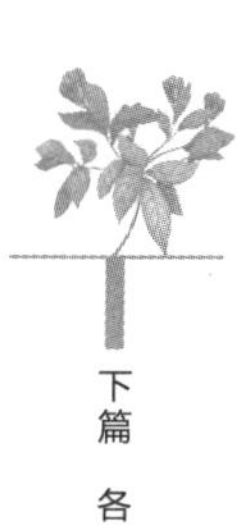

用），天花粉20g，乳香10g，没药10g，金银花20g，陈皮10g，菊花10g，蒲公英30g，地丁10g，天葵子10g。脓出不畅者，加生黄芪、川芎托里透脓。

6.气血两虚证

主症：溃后脓水稀薄，疮面新肉不生，色淡红而不鲜或暗红，愈合缓慢；伴面色无华，神疲乏力，纳少；舌质淡，苔少，脉沉细无力。

治法：以补为主，益气养血，托毒生肌。

方剂：托里消毒散或八珍汤加减。

处方：党参10g，川芎10g，白芍10g，黄芪10g，当归10g，白术10g，茯苓10g，金银花20g，白芷10g，甘草10g，皂角刺10g，桔梗10g。创面色红伴渗出较多者，加苍术、黄柏燥湿清热解毒。

（二）西医治疗

（1）抗细菌药：可酌情选用青霉素、头孢类、大环内酯类或喹诺酮类抗生素。如口服阿莫西林胶囊，0.5g/次，3次/日；或头孢氨苄胶囊，0.5g/次，3次/日；或红霉素片，0.5g/次，3次/日；或左氧氟沙星片，0.4g/次，3次/日。也可根据药敏试验选择抗生素。

（2）免疫增强药：患者应积极寻找基础疾病或诱因，可同时口服转移因子胶囊，6mg/次，3次/日；或胸腺肽胶囊，5粒/次，3次/日。

（三）成药治疗

（1）西黄丸：清热解毒，和营消肿。适用于痈疽疔毒患者。

（2）牛黄解毒丸：清热解毒。适用于痈疽疔毒患者。

（四）外用治疗

（1）中药涂擦疗法：将金黄散以葱汁、酒、醋、麻油、蜂蜜、菊花露、金银花露、丝瓜叶榨汁调糊后涂擦皮损区，或用金黄膏直接涂擦。清热解毒，消肿散结。用于痈病初期，皮肤结块，焮红肿胀。

（2）药线引流疗法：先用药线蘸取八二丹插入疮口，3～5日后改用九一丹，以引脓液外流，外层可予金黄膏或玉露膏固定。提脓祛腐，用于溃后疮面。

（3）西药涂擦疗法：可外用莫匹罗星软膏或红霉素软膏等。

（五）其他治疗

（1）垫棉治疗：有袋脓者，可先用垫棉法加压包扎，如无效可扩创引流。

（2）手术治疗：成脓期宜切开排脓，以引流通畅为度。

九、名医病案

尹某，男，32岁，初诊日期，1968年2月13日。

病史：臀部初起一小红疙瘩，轻微痒痛，逐渐加重，伴有发冷发热，注射青霉素数日不效，来院就诊时仍发热，口干，不思饮食，大便干，小便黄赤，因局部肿痛影响走路。

诊查：体温38.8℃，左侧臀部红肿范围约8cm×5cm，灼热明显，压痛拒按，触之稍软，但波动不明显，左侧下肢活动受限。左腹股沟淋巴结肿大，有压痛。化验检查白细胞计数$30.1×10^9$/L。舌苔黄厚、舌质红，脉弦数。

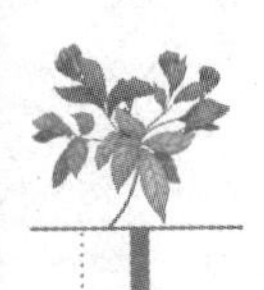

中医病名:痈。

西医病名:左臀部蜂窝织炎。

中医证型:火毒凝结证。

治疗法则:清热解毒,活血内托。

临证处方:金银花15g,蒲公英15g,连翘12g,赤芍9g,白芷9g,青皮12g,陈皮12g,炒穿山甲9g(现已禁用),炒皂角刺9g。铁箍散软膏围贴。

二诊:2月15日,体温38.6℃,服药后,臀部红肿减退、疼痛仍剧烈,尤以夜间为甚,局部波动明显,局麻下切开一小口,流出脓汁约100ml,用红粉纱条填塞,继以解毒内托之剂。处方:金银花15g,蒲公英30g,连翘15g,天花粉12g,紫花地丁15g,当归9g,败酱草15g,黄芩12g,青皮、陈皮各12g。局部每日换红粉纱条1次。

三诊:2月17日,局部周围红肿已消,疼痛已止,有时局部有痒感如虫行,疮面肉芽组织红润,有少许脓液向外润溢。体温恢复正常,白细胞计数13.6×10^9/L,脓液细菌培养结果为大肠杆菌,处方:当归12g,青皮、陈皮各15g,全瓜蒌15g,红花9g,金银花15g,蒲公英15g,连翘12g,生甘草9g。局部换药同前。按上方加减3剂后,创口日益变浅,疮面清洁,6d后疮口愈合,痊愈出院。(摘自《赵炳南临床经验》)

十、预防调摄

(1)保持局部皮肤清洁,避免外伤。

(2)平素少食辛辣炙煿,饮食清淡。

(3)保持大便通畅。患病时忌烟酒。

(4)有全身症状者宜及时静卧休息。

【学习寄语】

人生如天地,和煦则春,惨郁则秋。

——清·程杏轩《医述医学溯源》

第四节 发际疮

一、疾病概述

(1)疾病定义:发际疮是发于项后发际处的化脓性皮肤病,因其好发部位而得名。

(2)临床特点:以项后发际处起丘疹,色红坚实,并迅速化脓为临床特征,多见于成年人。

(3)中医别名:燕巢疮。

(4)西医病名:项后部毛囊炎。

二、病因病机

1.热毒夹风

内郁湿热,外受风、毒之邪,风热上壅或风湿热相互搏结而成。

2.正虚邪恋

若正虚邪实,正不胜邪,则迁延日久,瘀滞不散,此愈彼起,反复发作。

三、临床表现

本病皮损好发于项后发际处。初起可为丘疹,形如黍粟或豆粒,色红坚实,其顶有脓点,约经数日后白色脓头干涸结成黄色脓痂,或搔破流水、脓液,结痂后痂脱而愈。初起时为一个或多个皮损,逐渐增多,时破时敛,或此愈彼起,反复发作,日久难愈。自觉疼痒、灼热,部分可有发热不适等全身症状。

四、看图识病

见附录:图19、图20。

五、辅助检查

(1)血液常规检查:一般无明显改变,严重者可有白细胞总数和中性粒细胞升高。

(2)空腹血糖检查:反复发作、缠绵不愈者应检测血糖,以排除消渴等疾病。

六、诊断要点

1.好发年龄

多见于成年人。

2.好发部位

好发于项后发际处。

3.皮损特点

皮损以毛囊为中心,初起为炎性丘疹,迅速形成脓疱,疱破结痂愈合,可成批出现,此愈彼起,缠绵难愈。

4.自觉症状

自觉先痒后痛或痛痒相兼,一般无全身症状。

5.疾病预后

脓疱破溃,中心无脓栓,5~7d可被吸收,不留瘢痕,反复数月,慢性经过,预后良好。

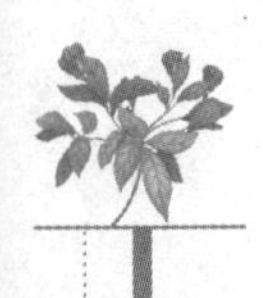

七、鉴别诊断

(1)有头疽:多发于项背部肌肉丰厚处。初起有一粟米样疮头,然后肿势逐渐扩大,形成多个脓头,红肿范围往往超过9cm,溃后如蜂窝状,全身症状明显,病程较长。

(2)痈:数目单个,肿势范围较大,局部顶高色赤,表皮紧张发亮,常伴有明显的全身症状。

八、辨证治疗

(一)中医治疗

1.热毒夹风证

主症:起病骤然,颈项发际处见散在或密集焮红的粟疮,顶见黄色脓点,中央可有毛发穿过,疼痛颇剧,亦有浸淫散开、色焮红、渗流滋水;舌质红,苔黄,脉滑数。

治法:清热解毒,佐以祛风。

方剂:普济消毒饮加减。

处方:黄芩10g,黄连6g,陈皮10g,甘草10g,玄参10g,柴胡10g,桔梗10g,连翘10g,板蓝根30g,牛蒡子10g,薄荷10g,僵蚕10g,升麻10g。疖肿痛明显者,加野菊花、蒲公英疏风清热解毒。

2.正虚邪恋证

主症:疮面色淡不红,间有脓头,微感疼痛,常反复发作,经年不愈;伴面色白,心悸,夜难入寐;舌质淡红,脉细弱。

治法:益气托毒和营。

方剂:托里消毒饮加减。

处方:人参10g,川芎10g,白芍10g,黄芩10g,当归10g,白术10g,茯苓10g,金银花20g,白芷10g,甘草10g,皂角刺10g,桔梗10g。疮肿色红者,加紫花地丁、蚤休清热解毒。

3.湿毒瘀阻证

主症:黄豆大小结节,紫红,质硬坚,并渐成瘢痕性硬块,病程迁延。

治法:解毒除湿,活血软坚。

方剂:银翘散加减

处方:金银花30g,连翘10g,紫花地丁30g,白术10g,茯苓10g,白花蛇舌草30g,丹参20g,三棱10g,皂角刺10g,鸡血藤15g。

(二)西医治疗

(1)抗细菌药:可酌情选用青霉素、头孢类、大环内酯类或喹诺酮类抗生素。如口服阿莫西林胶囊,0.5g/次,3次/日;或头孢氨苄胶囊,0.5g/次,3次/日;或红霉素片,0.5g/次,3次/日;或左氧氟沙星片,0.4g/次,3次/日。也可根据药敏试验选择抗生素。

(2)免疫增强药:患者应积极寻找基础疾病或诱因,可同时口服转移因子胶囊6mg/次,3次/日;或胸腺肽胶囊,5粒/次,3次/日。

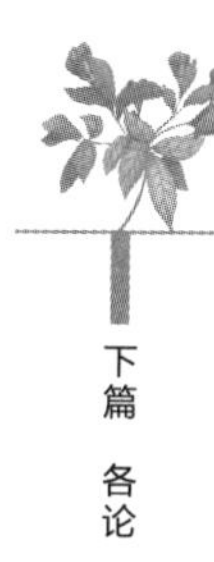

（三）成药治疗

（1）三黄片：清热解毒，泻火通便。适用于痈疡疔疮伴大便秘结患者。

（2）六神丸：清凉解毒，消炎止痛。适用于痈疡疔疮、无名肿毒患者。

（四）外用治疗

（1）中药涂擦疗法：将如意金黄散开水调后加入适量蜂蜜，涂擦皮损区。有脓点时，可用提脓丹点盖黄连膏，或用手法去除脓点，盖黄连膏掺拔毒生肌散。清热解毒，消肿止痛。适用于疮疡初起，色红坚实者。

（2）西药涂擦疗法：早期未化脓者可热敷或外用20%鱼石脂软膏、3%碘酊，亦可外用莫匹罗星软膏或5%新霉素软膏。

（五）其他治疗

（1）物理治疗：疾病早期可用超短波、远红外线和紫外线理疗。

（2）手术治疗：成脓期宜切开排脓，以引流通畅为度。

九、名医病案

张某某，男，31岁。1965年10月7日初诊 。

病史：5年来开始于头皮部起几个小红疙瘩，渐成脓疱疼痛，继之此起彼伏，成批出现，从后项部波及整个头部及额部。曾在某某医院连续照射紫外线几十次，内服长效磺胺等，效果不显，睡眠尚佳，二便正常。

诊查：前顶及后项部可见大片孤立之毛囊性丘疹及小脓疱，周围见红晕。脉弦细，苔薄白。

中医病名：发际疮。

西医病名：慢性毛囊炎。

中医证型：脾胃积热，外感风邪。

治疗法则：祛风和营，清热解毒。

临证处方：荆芥9g，防风6g，川连3g，黄芩9g，炒山栀6g，知母9g，生石膏15g，天花粉9g，当归尾9g，赤芍9g，连翘9g，生甘草6g。水煎服，4剂。另苍耳子30g，雄黄15g，明矾9g，水煎洗头，每日洗3～4次，每次洗15min。外洗用四黄散香油调搽。

二诊：10月11日，头顶毛囊炎肿痛俱减，后项部有新发小疖。宗前方去花粉、知母、生石膏，加马齿苋30g，大青叶9g，银花15g，嘱服5剂，外洗同前。

三诊：10月16日，用药后未见新起之毛囊炎。嘱服前方5～10剂，外洗方同前。

四诊：时隔多日，头部又起毛囊炎3～4个，但反复不愈又近2个月。曾在某诊所用自家疫苗注射，见效不大。继服前方并外洗上药。曾因出差在外，停治2月，于12月又继续治疗，除服前方外，加重外洗药量，改加苍耳子60g，白矾60g，雄黄15g。

五诊：6个月后前症又复发，头部又起毛囊炎10余个，除继服前方外，配合内服醒消丸，每日6g。外洗药中加王不留行15g，毛囊炎由少到完全不发，经治2月而愈，后未再复发。（摘自《中医外科学教学病案精选》）

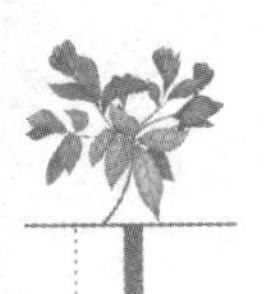

十、预防调摄

(1)避免摄食辛辣厚味、过食肥甘之品。

(2)患消渴等病应及时治疗,控制血糖。

(3)体虚者应积极锻炼身体,增强体质。

(4)衣着应柔软透气吸汗,勤洗澡理发。

(5)患病时除油垢,并配合适当的治疗。

【学习寄语】

身是芭蕉喻,行须筇竹扶。医王有妙药,能乞一丸无。

——唐·刘禹锡《病中一二禅客见问,因以谢之》

第五节　蝼蛄疖

一、疾病概述

(1)疾病定义:蝼蛄疖是一种头部患疖后处理不当,疮口过小引起脓毒潴留,或搔抓染毒,致脓毒旁窜,在头顶皮肉较薄处蔓延、窜空而成的一种化脓性疾病。

(2)临床特点:疖生头上,未破时如蛐蟮拱头,溃后似蝼蛄窜穴,起伏不定。病原菌多为金黄色葡萄球菌或者表皮白色葡萄球菌,有时也可为链球菌及双球菌。

(3)中医别名:蟮拱头、蝼蛄串。

(4)西医病名:头皮穿凿性毛囊炎。

二、病因病机

1.暑毒蕴结

夏秋季节感受暑毒,头生暑疖,而失治误治,导致疮口过小,脓液引流不畅,引起脓毒潴留,蕴结日甚所致。

2.风热上扰

外感风热,风热上扰,蕴结头部腠理不解,致毒化成脓,脓毒旁窜,流走头皮之下,如蝼蛄窜穴。

3.体虚毒恋

体质虚弱者,尤其阴虚内热,脾胃虚弱,因皮毛不固,外邪容易侵袭肌肤;若伴消渴、习惯性便秘等慢性疾病、阴虚内热或脾虚便溏者,更易染毒发病,并可反复发作,缠绵难愈。

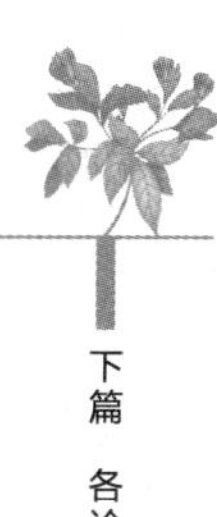

三、临床表现

本病典型的皮损好发于头项部。皮损初发时为疖，炎症向深部发展并扩大而形成半球形结节，皮损处毛发脱落，形成淡红色表面平滑紧张的不规则隆起。结节软化破溃后形成多个瘘孔，有脓汁排出，瘘孔与瘘孔之间互相沟通，因此压迫囊肿可在其他瘘孔中排出脓汁，愈后留有瘢痕。临床常见两种类型：坚硬型疮形肿势虽小，但根脚坚硬，溃破出脓而坚硬不退，疮口愈合后还会复发，常为一处未愈，他处又生。多发型疮大如梅李，相连三五枚，溃破脓出而不易愈合，日久头皮窜空，如蝼蛄窜穴之状。不论何型，局部皮厚且硬者较重，皮薄成空壳者较轻。若无适当治疗，则迁延日久，可损及颅骨，如以探针或药线探之，可触及粗糙的骨质，必待死骨脱出，方可收口。

四、看图识病

见附录：图21、图22。

五、辅助检查

(1)血液常规检查：一般无明显改变，严重者可有白细胞总数和中性粒细胞升高。

(2)空腹血糖检查：反复发作、缠绵不愈者应检测血糖，以排除消渴等疾病。

(3)免疫功能检查：必要时行免疫功能检查。

六、诊断要点

1.好发季节

发病无季节性。

2.好发年龄

好发于青少年。也可见于成人体质虚弱者，伴消渴、习惯性便秘等证属阴虚内热或脾虚便溏者。

3.好发部位

好发于头部、项部。

4.皮损特点

皮损初为疖，可发展形成结节，结节破溃出脓，愈后易复发。日久头皮窜空，如蝼蛄窜穴之状，伴局部秃发，愈后可留瘢痕。

5.疾病预后

预后良好。

七、鉴别诊断

(1)囊肿型痤疮：好发于面颊部和背部，初为坚实丘疹，逐渐增大形成囊肿，挤之有白色粉样物质，反复挤压形成大小不等的结节，病程较长，30岁以后发病减少。

(2)痈：数目单个，肿势范围较大，局部顶高色赤，表皮紧张发亮，常伴有明显的全身症状。

八、辨证治疗

(一)中医治疗

1.暑毒蕴结,风热上扰证

主症:常见于气实火盛患者,好发于项后发际。轻者疖肿只有一两个,疖肿如梅李,溃脓不畅,疮口难收,或此愈彼起,脓窦窜通;伴食少纳呆、口渴、溲赤、便秘;舌红苔黄,脉数。

治法:清热解毒,祛暑燥湿。

方剂:五味消毒饮或黄连解毒汤加减。

处方:金银花20g,野菊花15g,蒲公英15g,紫花地丁15g,天葵子15g,大青叶30g,白豆蔻10g,佩兰10g,藿香10g。口干、舌燥、咽喉肿痛,多为兼有风热者,加连翘、薄荷、羌活、白芷等解毒排脓。

2.体虚毒恋,阴虚内热证

主症:疖肿常此愈彼起,不断发生;或散发全身各处,或固定一处,疖肿较大,易转变成有头疽;常伴口干唇燥;舌质红,苔薄,脉细数。

治法:养阴清热解毒。

方剂:仙方活命饮合增液汤加减。

处方:白芷10g,贝母10g,防风10g,赤芍10g,当归10g,甘草10g,皂角刺10g,天花粉20g,乳香10g,没药10g,金银花20g,陈皮10g,玄参10g,生地黄10g,天冬10g。久溃难愈者,加生黄芪、白术益气健脾托毒。

3.体虚毒恋,脾胃虚弱证

主症:疖肿泛发全身各处,成脓、收口时间均较长,脓水稀薄;常伴面色萎黄,神疲乏力,纳少便溏;舌质淡或边有齿痕,苔薄,脉濡。

治法:健脾和胃,清化湿热。

方剂:五神汤合参苓白术散加减。

处方:茯苓10g,车前子10g,金银花20g,牛膝10g,紫花地丁15g,白扁豆10g,白术10g,甘草10g,桔梗10g,党参10g,砂仁10g,山药10g,薏苡仁30g。疮面色红伴湿蕴化热者,加苍术、黄柏燥湿清热。

(二)西医治疗

(1)抗细菌药:可酌情选用青霉素、头孢类、大环内酯类或喹诺酮类抗生素。如口服阿莫西林胶囊,0.5g/次,3次/日;或头孢氨苄胶囊,0.5g/次,3次/日;或红霉素片,0.5g/次,3次/日;或左氧氟沙星片,0.4g/次,3次/日。也可根据药敏试验选择抗生素。

(2)免疫增强药:患者应积极寻找基础疾病或诱因,可同时口服转移因子胶囊6mg/次,3次/日;或成人口服胸腺肽胶囊,5粒/次,3次/日。

(三)成药治疗

(1)八宝五胆药墨:消炎解毒,活血止痛,凉血止血,消肿软坚,防腐收敛。适用于蝼蛄疖患者。

(2)六神丸:清凉解毒,消炎止痛。适用于蝼蛄疖患者。

（四）外用治疗

（1）中药涂擦疗法：初起小者用千捶膏盖贴或三黄洗剂外搽；大者用金黄散或玉露散，以金银花露或菊花露调成糊状敷于患处，或紫金锭水调外敷；也可用鲜野菊花叶、蒲公英、芙蓉叶、龙葵、败酱草、丝瓜叶取其一种，洗净捣烂敷于患处，每日1～2次，或煎后每日外洗2次。

（2）西药涂擦疗法：早期未化脓者可热敷或外用鱼石脂软膏、碘酊，亦可外用莫匹罗星软膏或新霉素软膏。

（五）其他治疗

（1）物理治疗：疾病早期可用超短波、远红外线和紫外线理疗。

（2）手术治疗：成脓期宜切开排脓，以引流通畅为度。

九、名医病案

刘某，男，46岁，门诊病历，2011年9月2日初诊。

病史：头皮脓肿6～7年反复发作，半月一茬。曾在当地切开放脓，但依然此起彼发，四肢凉，小腹、胃皆冷，便不成形，日1～3次。舌淡红，齿痕，苔薄腻。

中医病名：蝼蛄疖。

西医病名：头皮穿凿性毛囊炎。

中医证型：体虚毒恋，脾胃虚弱。

治疗法则：补益气血，托毒消肿。

临证处方：生黄芪40g，焦白术15g，茯苓20g，当归12g，赤芍15g，川芎10g，金银花30g，白芷10g，皂角刺10g，桔梗10g，蜈蚣2条，乳香10g，没药10g，穿山甲10g（先，现已禁用），败酱草30g，蒲公英30g，生甘草10g。14剂，每日1剂，水煎2次，取汁兑匀，每次饭后口服150～200ml，每日2次。外用紫金锭，研碎蜜调外敷患处。

二诊：9月16日，服上方10剂后，牙龈肿痛，在当地注射消炎针后缓解，继续服药至今，吃水果后便稀如水，每日2～3次，脉沉滑。口服方去乳香，没药，加半枝莲15g，连翘15g，野菊花20g，薏苡仁40g，10剂，每日1剂，水煎2次，取汁兑匀，每次饭后口服150～200ml，每日2次。外用紫金锭，研碎蜜调外敷患处。

三诊：9月26日，症状继续好转，头皮疹见消，便不成形，日1次，胃、小腹仍凉，但比以前好转。上方加吴茱萸10g，苍术15g，小茴香6g，15剂，每日1剂，水煎2次，取汁兑匀，每次饭后口服150～200ml，每日2次。外用紫金锭，研碎蜜调外敷患处。

四诊：10月12日，头皮疹干瘪，便不成形，日1次，手足凉，舌紫薄白苔，上方加桂枝10 g，牛膝15g，赤石脂30（先）g，10剂，每日1剂，水煎2次，取汁兑匀，每次饭后口服150～200ml，每日2次。外用紫金锭，研碎蜜调外敷患处。

五诊：10月25日，症状基本消失，只遗留萎缩瘢痕和不规则的脱发斑，以原方7剂，巩固疗效。嘱忌食辛辣腥膻之物。（摘自《王玉玺教授治疗蝼蛄疖临床经验》）

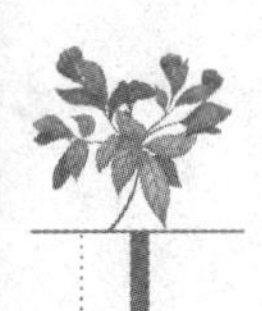

十、预防调摄

(1)注意头部卫生,勤洗头,勤理发。如头皮生疖肿,勿挤压。

(2)少食辛辣炙煿助火之物和肥甘厚腻之品,应保持大便通畅。

(3)患消渴等病应及时治疗。体虚者积极锻炼身体,增强体质。

【学习寄语】

为天地立心,为生民立命,为往圣继绝学,为万世开太平。

——北宋·张载《横渠语录》

第六节　丹　毒

一、疾病概述

(1)疾病定义:丹毒是患部皮肤突然发红成片、色如涂丹的急性感染性疾病。

(2)临床特点:以起病突然,恶寒发热,局部皮肤突然变红,色如涂丹,焮红肿胀,并迅速扩大为临床特征。一般不化脓,伴灼热疼痛,可复发。全年均可发病,但常见于春秋两季。

(3)中医别名:发于头面者,称"抱头火丹""大头瘟";发于躯干者,称"内发火丹";发于下肢者,称"流火";发于小儿者,称"赤游风"。

(4)西医病名:丹毒、淋巴管炎。

二、病因病机

1.血热火毒

毒邪多经皮肤黏膜破损乘虚侵入而成。发于头面部者,多夹风热;发于胸腹腰胯部者,多夹肝火;发于下肢者,多夹湿热;发于新生儿者,多为胎热火毒所致。

2.热毒搏结

血分有热,血热内蕴,外受火毒,热毒搏结,郁于肌肤而发。

3.湿邪郁蒸

湿邪郁蒸血分而反复发作,缠绵难愈。

三、临床表现

本病潜伏期2~5日。起病急剧,发病初起先有周身不适、恶寒发热、头痛、恶心等前驱症状。皮

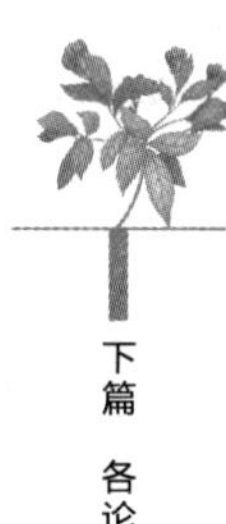

损为境界清楚的鲜红色水肿性斑片，表面紧张发亮，压之褪色，放手后立即恢复，局部皮温升高，压痛明显，自觉灼热疼痛；红斑迅速向四周蔓延，成为大片鲜红或紫红色斑片，称为红斑性丹毒。严重者，皮损中心可有大疱或血疱，称为大疱性丹毒。出现脓疱者，称为脓疱型丹毒。极度严重者，患部皮肤迅速变紫黑而发生坏疽，称为坏疽性丹毒。发于新生儿，多见于臀部，患部红肿灼热。在原发部位反复发生的，称为复发性丹毒。有时皮损一边消退，一边发展，在红斑向四周扩散的同时，中央处可由鲜红转暗红或棕黄色。本病可发于任何部位，以颜面和小腿多见。发于颜面者，若为鼻部和耳部破损引起，可先由一侧鼻部或耳部附近开始向面颊部蔓延，并可迅速波及另一侧，若扩展至头部及下颌，则整个面部及头皮呈高度红肿，严重者可并发海绵窦炎和栓塞。长期反复发作，可引起淋巴管闭塞而形成慢性淋巴水肿，发生于小腿的称象皮腿。病情轻者，预后良好，数日后发生脱屑，逐渐痊愈；重者或婴儿及老年体弱者可继发皮下脓肿、肾炎或脓毒血症。本病多呈急性经过，病情一般4～5日可到高峰，病程一般1～2周。

四、看图识病

见附录：图23、图24。

五、辅助检查

血液常规检查：可见白细胞总数升高，以中性粒细胞为主，可出现核左移和中毒颗粒。C-反应蛋白升高。

六、诊断要点

1. 好发季节

全年均可发病，但常见于春秋两季。

2. 好发年龄

成人或新生儿。

3. 好发部位

好发于颜面或小腿，有皮肤、黏膜破损或足癣等病史。

4. 皮损特点

典型皮损为略高出皮面、境界清楚的水肿性红斑，表面紧张发亮，压之褪色，放手后立即恢复，有时可见水疱、大疱、血疱甚至皮肤坏死。

5. 自觉症状

自觉灼热疼痛，触痛明显，附近淋巴结肿痛。

6. 前驱症状

起病急剧，发病初期先有周身不适、恶寒发热、头痛、恶心等症状。

7. 疾病预后

预后良好。

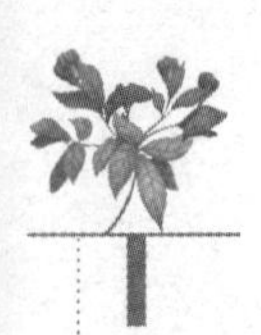

七、鉴别诊断

(1)膏药风:有原发性刺激物或致敏物接触史,皮疹密集且多局限在接触部位,痒而不痛,多无发热恶寒等全身症状。

(2)痈:炎症浸润较深,皮色紫红,中央隆起红肿显著而边缘炎症较轻,分界不清,可软化破溃,愈后有瘢痕。

(3)接触性皮炎:有油漆接触史;皮损分界不明显,以红肿、水疱、丘疹为主,伴焮热、瘙痒,但无疼痛;一般无明显的全身症状。

(4)药物性皮炎:有服药史;发于头面部者也可见颜面红肿,两目合肿,但界限不清;一般无明显的全身症状。

(5)类丹毒:多发于手部,与职业有关,来势慢,范围小,症状轻,无明显全身症状。

(6)结节性红斑:好发于青年女性,侵及下肢,常绕胫而发,分布于小腿伸侧,皮肤色红肿胀,疼痛或压痛,常反复发作,但皮下可触及结节。

(7)面部血管性水肿:病发突然,焮热红肿,两目合肿。界限不明显,发病前一般无恶寒发热病史,常有服药或进食史。

八、辨证治疗

(一)中医治疗

1.风热毒蕴证

主症:发于头面部,皮肤焮红灼热、肿胀疼痛,甚至发生水疱,眼睑受累则睁眼受限;伴恶寒、发热、头痛;舌质红,苔薄黄,脉浮数。

治法:疏风清热解毒。

方剂:普济消毒饮加减。

处方:黄芩10g,黄连6g,陈皮10g,甘草10g,玄参10g,柴胡10g,桔梗10g,连翘10g,板蓝根30g,牛蒡子10g,薄荷10g,僵蚕10g,升麻10g,大青叶30g。大便干结者,加生大黄、芒硝泻下通便、导热下行。

2.肝脾湿火证

主症:发于胸腹腰胯部,皮肤红肿蔓延,触之灼手,肿胀疼痛;伴口干口苦;舌红,苔黄腻,脉弦滑数。

治法:清肝泻火利湿。

方剂:柴胡清肝汤、龙胆泻肝汤或化斑解毒汤加减。

处方:龙胆草30g,黄芩10g,栀子10g,泽泻10g,木通10g,车前子10g,当归10g,生地黄10g,生甘草10g,柴胡10g。皮疹暗红者,加桃仁、红花活血化瘀。

3.湿热毒蕴证

主症:发于下肢,局部红赤肿胀、灼热疼痛,或见水疱、紫斑,甚至化脓或皮肤坏死;伴恶寒发热,胃纳不香;舌红苔黄腻,脉滑数。反复发作者,可形成大脚风。

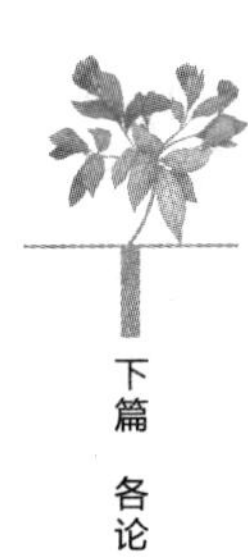

治法:清热利湿解毒。

方剂:五神汤合萆薢渗湿汤加减。

处方:茯苓10g,车前子10g,金银花20g,牛膝10g,紫花地丁15克,萆薢10g,薏苡仁30g,当归10g,黄柏10g,丹皮10g,泽泻10g,通草10g,生甘草10g。肿胀甚或形成大脚风者,加防己、赤小豆、丝瓜络、鸡血藤等祛湿通络。

4.邪毒内攻证

主症:红斑迅速发展蔓延,如燎原之势扩散;伴壮热神昏,烦躁谵语,呼吸急促,头痛剧烈,恶心呕吐,便结溲赤;舌红绛,苔黄,脉洪数。

治法:凉血解毒,清营开窍。

方剂:清瘟败毒饮或清营汤加减。

处方:生地10g,黄连6g,栀子10g,桔梗10g,黄芩10g,知母10g,玄参10g,连翘10g,竹叶10g,甘草10g,丹皮10g,威灵仙10g,白鲜皮10g。灼热肿痛明显者,加板蓝根、大青叶、紫草清热解毒凉血;神昏窍闭者,加安宫牛黄丸或紫雪丹清热开窍。

(二)西医治疗

(1)抗细菌药:早期使用足量、高效的抗生素,减缓全身症状、控制炎症并防复发。首选青霉素,皮试后静滴,1200万U/次,1次/日,体温恢复正常后,再持续用药2周左右以防止复发。选用口服青霉素、头孢类、大环内酯类或喹诺酮类抗生素。如口服阿莫西林胶囊,0.5g/次,3次/日;或头孢氨苄胶囊,0.5g/次,3次/日;或红霉素片,0.5g/次,3次/日;或左氧氟沙星片,0.4g/次,3次/日。也可根据药敏试验选择抗生素。

(2)免疫增强药:患者应积极寻找基础疾病或诱因,可口服转移因子胶囊,6mg/次,3次/日;或成人口服胸腺肽胶囊,5粒/次,3次/日。

(三)成药治疗

(1)板蓝根冲剂:清热解毒,凉血消斑。适用于抱头火丹初起、轻症患者。

(2)龙胆泻肝丸:清肝胆湿火。适用于内发丹毒患者。

(3)二妙丸:清热利湿解毒。适用于下肢丹毒急性期后,或反复发作、全身症状不明显患者。

(4)小金丸:散结消肿,化瘀止痛。适用于反复发作的下肢丹毒及伴发象皮腿患者。

(5)安宫牛黄丸:凉血解毒,清营开窍。用于邪毒内攻,证见神昏谵语患者。

(四)外用治疗

(1)中药涂擦疗法:初期红肿甚者,用玉露散,以金银花露或鲜丝瓜汁调敷;或用鲜荷叶、鲜蒲公英、鲜紫花地丁全草、鲜马齿苋、鲜冬青树叶等捣烂外敷,干后调换,或以冷开水时时湿润。若流火结毒成脓者,可在坏死部位做小切口引流,掺九一丹,外敷红油膏。红肿减退,或起水疱,或肿胀日久不退者,可用金黄散或冲和散调敷,或金黄膏、冲和膏外敷。

(2)西药涂擦疗法:可用硫酸镁或呋喃西林液湿敷,并外用抗生素软膏,如莫匹罗星软膏、诺氟沙星软膏等。

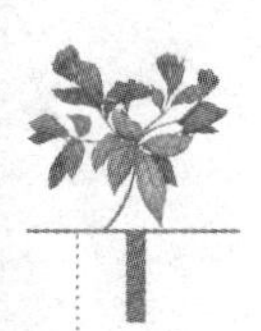

（五）其他治疗

（1）砭镰治疗：患处消毒后，用三棱针挑刺或七星针叩刺患部皮肤，放血泄毒；也可配合火罐疗法。本法只适用于下肢复发性丹毒，禁用于头面部、新生儿丹毒患者。

（2）物理治疗：紫外线照射、半导体激光、音频电疗、超短波、红外线等可辅助治疗。

九、名医病案

王某，男，64岁，1964年3月11日初诊。

病史：10d前开始发冷发热，前额、两侧眼睑及鼻梁部红肿，伴胸闷、心烦、咽痛、恶心，不欲进食，大便两天未解，小便短赤。曾在某医院诊为“颜面丹毒”，经服药打针，体温稍降，但面部红肿疼痛未消。

诊查：体温38℃，颜面、额、眼睑及鼻梁部皮肤红肿，边界清楚，颜色鲜红，有灼热感。鼻梁中央部有多数小水疱，有些水疱破裂、糜烂、结痂。脉洪数有力，舌质红绛，舌苔黄腻。化验血白细胞计数增高。

中医病名：抱头火丹。

西医病名：颜面丹毒。

中医证型：毒热炽盛，阴虚血热。

治疗法则：清热解毒，凉血护阴。

临证处方：金银花30g，蒲公英30g，紫花地丁15g，大青叶30g，板蓝根30g，赤芍10g，鲜茅根30g，栀子10g，桔梗5g，大黄10g，黄芩10g，竹茹10g，滑石块10g。外用去毒药粉60g，加冰片3g研匀，温水调敷。

二诊：服药1剂，大便已通，胸闷已解，体温38.8℃。去大黄、滑石块，加玄参20g，黄连6g。

三诊：服上方1剂，体温37.7℃，心烦、恶心已止，不思饮食。面部红肿见消，水疱干燥结痂。又服3剂，颜面红肿消退，惟两耳前后作痛，口渴思饮，舌苔白黄，舌质红，脉弦滑。再以清热解毒佐以养阴为法。方药：金银花10g，连翘10g，菊花10g，蒲公英10g，栀子10g，龙胆草6g，紫草10g，生地黄30g，牡丹皮10g，紫花地丁10g，黄芩6g，赤芍10g。

四诊：服3剂后症状皆除，血白细胞计数恢复正常，临床治愈。（摘自《张志礼皮肤病医案选萃》）

十、预防调摄

（1）若有皮肤黏膜破损者，应及时诊断治疗，以免感染。

（2）宜卧床休息多饮水，若发于下肢者，适当抬高患肢。

（3）发于面部者，寻找鼻腔处有无病灶，给予相应处理。

（4）患有脚湿气者，应彻底治愈，以防形成复发性丹毒。

（5）多食蔬菜、水果，忌食辛辣、油腻、助火生热之品。

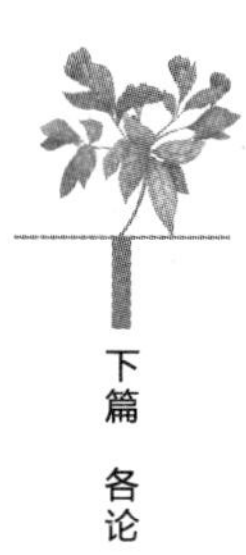

【学习寄语】

舜发于畎亩之中，傅说举于版筑之间，胶鬲举于鱼盐之中，管夷吾举于士，孙叔敖举于海，百里奚举于市。故天将降大任于斯人也，必先苦其心志，劳其筋骨，饿其体肤，空伐其身，行拂乱其所为，所以动心忍性，曾益其所不能。

——先秦·孟子《生于忧患，死于安乐》

第七节 代 指

一、疾病概述

(1)疾病定义：代指是甲沟及周围组织的化脓性感染。

(2)临床特点：以甲旁皮肤红肿，疼痛明显，积脓肿胀，形如蛇眼，可沿甲沟蔓延至甲根部或甲床下，甚至累及对侧甲沟，可致指或趾甲脱落为临床特点。多见于偏胖人群。

(3)中医别名：蛇眼疔、脱甲疳。

(4)西医病名：甲沟炎。

二、病因病机

1. 热毒炽盛

爪甲为筋之余，湿热毒邪阻于皮肉之间，循经流注，气机阻滞不通，而化火酿脓。

2. 外邪留滞

竹、木等刺伤，或体胖负重、修甲不当，感受外来毒邪，留滞于皮肉经脉，从而致病。

三、临床表现

皮损初期，甲旁一侧轻微红肿疼痛，继之皮肉焮肿，疼痛剧烈，疼痛呈热痛、胀痛、跳痛，触痛明显。成脓期，2～3日后甲旁积脓肿胀，形如蛇眼，疼痛剧烈，久之可沿甲沟蔓延至甲根部或甲床下，甚至累及对侧甲沟，甲沟、甲下可见黄色或灰白色的脓液积聚阴影。溃后，脓液排出，肿痛渐减，趋于痊愈。极少数患者溃后脓水臭秽，余肿不消，或胬肉突出，缠绵难愈，致指、趾甲脱落，甚或损筋伤骨。部分患者可伴有发热、口渴、大便干结等全身症状。

四、看图识病

见附录：图25、图26。

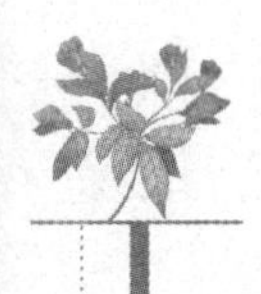

五、辅助检查

(1)血液常规检查:血常规检查可见白细胞计数、中性粒细胞百分比、中性粒细胞绝对值升高。

(2)空腹血糖检查:反复发作、缠绵不愈者应检测血糖,以排除消渴等疾病。

六、诊断要点

1.诱发因素

发病前常有不恰当修剪指或趾甲,竹、木刺伤;或体胖人群,鞋靴狭窄挤压,久站久行等。

2.好发年龄

成人多见。

3.好发部位

好发于指甲或趾甲。

4.皮损特点

典型皮损为甲旁皮肤红肿,疼痛明显,积脓肿胀,形如蛇眼,可沿甲沟蔓延至甲根部或甲床下,甚至累及对侧甲沟,可致指或趾甲脱落。

5.自觉症状

自觉疼痛,触痛明显。

6.合并症状

部分患者可合并灰指甲。

7.疾病预后

预后良好。

七、鉴别诊断

(1)甲疽:为趾甲的边缘嵌入甲皱襞,甲皱襞处红肿疼痛,甚至化脓。久之可致局部肉芽肿形成,以踇趾最常见。

(2)鸡眼:多发于足趾或足缘受压迫部位,皮损为圆锥形的角质增生,表面为黄褐色鸡眼样硬结嵌入皮肉,压痛剧烈。

八、辨证治疗

(一)中医治疗

1.火热蕴结证

主症:初起甲旁焮红赤肿,灼热疼痛;伴发热、大便干、小便黄;舌质红,舌苔薄黄,脉滑数。

治法:清热解毒。

方剂:五味消毒饮加减。

处方:金银花30g,板蓝根30g,紫花地丁15g,大青叶30g,紫草30g,赤芍10g,白茅根30g,栀子10g,

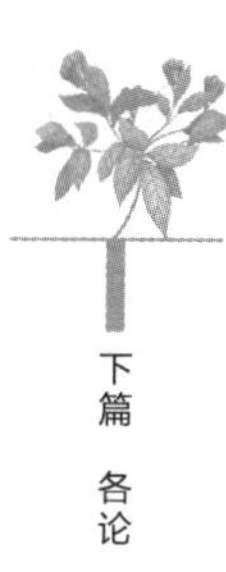

桔梗10g,鸡血藤30g。疼痛明显者,加川楝子、三七粉活血定痛。

2.热毒炽盛证

主症:甲下或甲旁积脓,疼痛剧烈,呈胀痛、跳痛,痛不可触;伴发热,口渴,汗出,大便秘结,小便短赤;舌质红,舌苔黄,脉洪数。

治法:清热解毒,透脓托毒。

方剂:五味消毒饮合透脓散加减。

处方:金银花30g,板蓝根30g,紫花地丁15g,大青叶30g,紫草30g,白芷10g,白茅根30g,栀子10g,桔梗10g,鸡血藤15g,王不留行10g。脓出较多者,加夏枯草、败酱草解毒排脓。

3.湿热下注证

主症:甲旁红肿热痛,脓水淋漓;伴发热,纳呆,胸闷呕恶;舌质红,舌苔黄腻,脉滑数。

治法:清热解毒利湿。

方剂:五神汤合萆薢渗湿汤加减。

处方:萆薢10g,土茯苓30g,板蓝根30g,紫花地丁15g,大青叶30g,紫草30g,白芷10g,白茅根30g,栀子10g,桔梗10g,鸡血藤15g,王不留行10g。

(二)西医治疗

(1)抗细菌药:选用口服青霉素、头孢类、大环内酯类或喹诺酮类抗生素。如口服阿莫西林胶囊,0.5g/次,3次/日;或头孢氨苄胶囊,0.5g/次,3次/日;或红霉素片,0.5g/次,3次/日;或左氧氟沙星片,0.4g/次,3次/日。也可根据药敏试验选择抗生素。

(2)免疫增强药:患者应积极寻找病因,成人可服转移因子胶囊,6mg/次,3次/日;或胸腺肽胶囊,5粒/次,3次/日。

(三)成药治疗

(1)小金丸:散结消肿,化瘀止痛。适用于反复发作患者。

(2)安宫牛黄丸:凉血解毒,清营开窍。适用于邪毒内攻、热毒炽盛证患者。

(四)外用治疗

(1)中药涂擦疗法:初期红肿初起者,可予金黄散清茶或醋调敷,每日2次;或玉露膏外用,每日2次。中期脓肿已成,不能自破者,可选火针烫烙病变部位;或咬头膏取绿豆大1粒,放于患处,用膏药掩之,溃即揭下,以排脓外出。后期脓肿已溃,创面不收者,可予生肌玉红膏等外用。

(2)西药涂擦疗法:可用外用抗生素软膏,如莫匹罗星软膏、诺氟沙星软膏等。

(五)其他治疗

(1)针刺治疗:手部取灵台配合谷,足部取行间配太冲、三阴交。施泻法,不留针,每日1次。脓成未溃者可予点刺放脓。

(2)艾灸治疗:取阿是穴,先消毒、清洁创面,艾条灸病灶处20min,每日1次。多用于溃疡后期。

(3)放血治疗:取阿是穴,常规消毒后,用小号三棱针局部点刺,挤出数滴血液,然后艾条灸10~15min。

(4)手术治疗:甲旁脓肿可沿甲旁0.2cm处挑开引流,甲下脓肿可将脓腔上的指或趾甲剪除,排脓

外出。

(5)拔甲治疗:甲下积脓时,常规消毒后局部麻醉,在两侧甲沟各做纵向切口,将指或趾甲拔去,拔甲后敷以红油膏纱布包扎。

九、名医病案

李某,男,42岁,1998年7月12日初诊。

病史:数日前剪指甲过深,导致出血损伤,右侧红肿疼痛,随后迅速化脓不见好转。因疼痛难忍,遂来就诊。查体见甲沟处有脓液流出,舌质红,苔黄,脉滑数。

中医病名:代指。

西医病名:甲沟炎。

中医证型:火热蕴结证。

治疗法则:清热解毒。

临证处方:紫花地丁15g,野菊花15g,半枝莲15g,银花15g,连翘12g,赤芍10g,丹皮10g,生地黄15g,黄芩10g,草河车15g,生甘草6g。外用金黄膏。(摘自《张志礼皮肤病医案选萃》)

十、预防调摄

(1)养成良好的卫生习惯。有倒刺用剪刀剪去,切忌硬性拔除。

(2)修剪指甲时不可过短,避免甲床受到损伤,从而引发感染。

(3)避免穿不合脚的鞋子,应防止鞋子过紧而引发或加重病情。

(4)患病期间如并发真菌感染者需加用抗真菌药物内服或外用。

(5)忌食辛辣、肥甘油腻食物。忌辛辣、油腻、助火生热之品。

【学习寄语】

古人医在心,心正药自真。今人医在手,手滥药不神。我愿天地炉,多衔扁鹊身。遍行君臣药,先从冻馁均。自然六合内,少闻贫病人。

——唐·苏拯《医人》

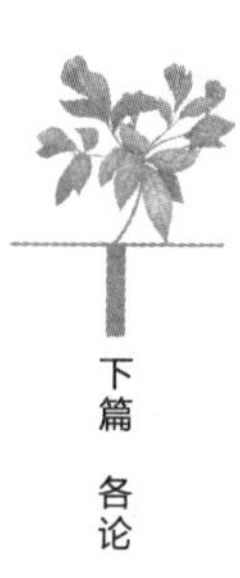

第三章 真菌性皮肤病

第一节 白秃疮与肥疮

一、疾病概述

(1)疾病定义:白秃疮与肥疮是指发生于头皮及头发的浅部真菌病,一般可分为白癣、黄癣。

(2)临床特点:白秃疮与肥疮多见于儿童,病程慢性,传染性强,常通过理发用具、帽子、枕巾、接触已感染动物等传染。

(3)中医别名:白鬎、瘌头疮、堆沙鬎疬。

(4)西医病名:头癣、白癣、黄癣。

二、病因病机

1.风热毒聚

皮肤腠理失于固密,剃发、污手搔抓或接触不洁之物染毒虫,虫毒挟风热之邪侵入,淫于头皮,发失所养而发病。

2.湿热毒聚

湿热内蕴,上蒸头部,湿热夹染毒虫上攻头皮而生疮,侵蚀发根,发脱落。

3.血虚风燥

湿热伤阴化燥、气血亏损,营卫不调,腠理开疏,风邪入侵,致血虚风燥,受风生虫毒或虫毒入侵所致。

三、临床表现

临床常见有:白秃疮多见于学龄儿童,男性多于女性。以脱白屑,久则毛发折断为临床特征。皮损多在头顶,呈圆形,白色鳞屑斑如硬币或豆大,境界清楚。病灶中毛发无光泽,多在离头皮2~5mm

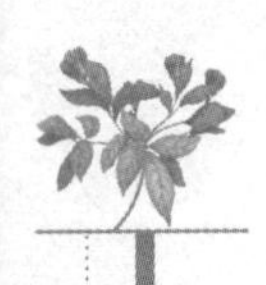

处折断，自觉瘙痒。青春期可自愈，秃发区毛发可再生，不留瘢痕。肥疮现在较罕见，好发于儿童。以头皮结黄痂，毛发脱落，伴鼠尿臭味为临床特征。具体表现为头皮见碟形污黄厚痂，中心黏着且有毛发穿过，发枯黄弯曲，易拔出但无折断。初为钱币大小，久可泛及广大头皮，最后形成萎缩性瘢痕，致永久性脱发，严重者仅沿发际边缘有1cm左右的一圈毛发残留。自觉瘙痒，常继发感染，可形成脓肿。本病多由儿童期染病，延至成年始趋向愈，也有终身不愈者。

四、看图识病

见附录：图27、图28。

五、辅助检查

(1)真菌直接镜检：白秃疮镜检可见发外围绕毛发紧密排列的小孢子；肥疮镜检可见发内沿毛发长轴排列的竹节状菌丝、孢子，痂内可见鹿角状菌丝和气泡。

(2)真菌培养检查：白秃疮可见小孢子菌属、毛发癣菌属等致病菌；肥疮真菌培养可见致病菌为许兰黄癣菌。

(3)紫外线灯检查：白秃疮者发可见亮绿色荧光；肥疮者发呈暗绿色荧光。

六、诊断要点

1.发病诱因

常在集体单位流行，有明确接触史。

2.好发年龄

好发于学龄儿童，男多于女。

3.好发部位

好发于头皮及头发。

4.皮损特点

白秃疮初为白色鳞屑斑，周围可伴发小的卫星样损害，高位断发可见菌鞘。肥疮初为丘疹或小脓疱，继之结黄痂，形成萎缩性瘢痕，头发干枯、细黄、弯曲、参差不齐，伴鼠尿臭味。

5.辅助检查

真菌直接镜检可见菌丝或孢子；紫外线灯检查可分别呈亮绿色或暗绿色荧光。皮损真菌镜检或培养阳性。

6.疾病预后

白秃疮一般青春期可自愈；肥疮病程长，甚至终身不愈。

七、鉴别诊断

(1)白屑风：头皮鳞屑干燥，伴头发散在性脱落，无断发和菌鞘，瘙痒明显，多见于成人。真菌镜检阴性。

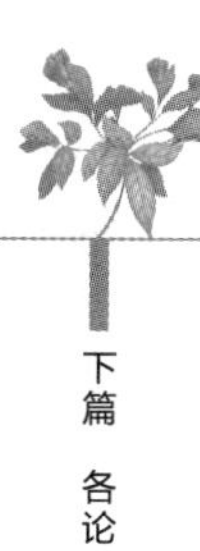

(2)白疕:皮损为红斑上覆以较厚的银白色鳞屑,头发呈束状发,刮去鳞屑可见薄膜现象及点状出血,即奥氏症阳性,无断发现象。

(3)头部湿疮:有丘疱疹、糜烂、流滋、结痂等多形性损害,伴瘙痒,一般不脱发。

八、辨证治疗

(一)中医治疗

1.风湿毒蕴证

主症:多见于肥疮,皮疹泛发,大部分头皮、头发受累,头发枯焦,发落不长,脓包、糜烂,蔓延浸淫,黄痂堆积,散发鼠尿臭气;舌红,苔薄白,脉濡。

治法:祛风除湿,杀虫止痒。

方剂:消风散加减。

处方:当归10g,生地10g,防风10g,蝉蜕10g,知母10g,苦参30g,荆芥10g,苍术10g,牛蒡子10g,威灵仙10g,甘草10g,刺蒺藜10g。创面脓水较多者,加萆薢、黄柏清热除湿。

2.湿热毒聚证

主症:皮损呈红斑肿胀、丘疹、脓疱、黄痂;多有发热身痛,可有臖核肿大;舌红,苔黄腻,脉滑数。

治法:清热解毒,除湿止痒。

方剂:龙胆泻肝汤合五味消毒饮加减。

处方:黄芩10g,炒栀子10g,龙胆草30g,土茯苓30g,生地黄15g,赤芍15g,紫花地丁10g,萆薢10g,鸡血藤15g,白鲜皮10g。

3.血虚风燥证

主症:多见于白秃疮,皮损呈灰白色鳞屑性斑片,头发干枯、易断;伴瘙痒,易反复发作;舌淡,苔薄腻,脉濡细。

治法:疏风止痒,养血润肤。

方剂:四物消风饮或当归饮子加减。

处方:当归10g,白芍10g,何首乌10g,黄芪20g,川芎10g,甘草10g,生地黄10g,白蒺藜10g,荆芥10g,赤芍10g,连翘10g,金银花15g,僵蚕10g。脱屑较多伴痒者,加白鲜皮、白芷祛风止痒。

(二)西医治疗

(1)抗真菌药:口服灰黄霉素为治疗头癣首选药,成人剂量0.5g/次,3次/日,共30d。伊曲康唑:0.2g/次,2次/日,共6周。特比萘芬:150mg/次,1次/日,共6周。氟康唑:50mg/次,1次/日,共30d。

(2)激素类药:急性炎症期可短期联用小剂量糖皮质激素,如口服地塞米松片,10mg/次,2次/日。

(3)抗细菌药:继发细菌感染时可加用抗生素。如阿莫西林胶囊,0.5g/次,3次/日;或红霉素片,0.5g/次,3次/日。

(三)成药治疗

(1)连翘败毒丸:清热解毒,散风消肿。适用于湿热毒聚证患者。

(2)当归引子丸:疏风止痒,养血润肤。适用于血虚风燥证患者。

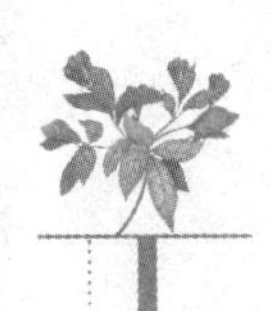

（四）外用治疗

（1）拔发简易疗法：尽量剃除白秃疮的病发，每日以0.5%明矾水或热肥皂水洗头，然后在病灶处厚抹5%硫黄软膏或雄黄膏，用薄膜封包或浴帽固定，每日换药1次。敷药1周，病发比较松动时，用镊子将病发连根拔除。拔发后薄涂原用药膏，每日2次，连续2～3周。

（2）中药药浴疗法：剪发后，用20%紫草或10%明矾、15%白鲜皮水煎剂，选一种洗头，然后以5%硫黄软膏外用。每日1次，疗程视病情而定。

（3）中药涂擦疗法：选用10%硫黄软膏、50%苦楝子糊膏、30%大蒜油等涂抹患处。每日2次，疗程视病情而定。

（4）西药涂擦疗法：用硫黄皂或2%酮康唑洗剂洗头，每天1次，连用8周。可用2%碘酊、1%联苯苄唑溶液或霜剂、5%～10%硫黄膏、1%特比萘芬霜等外用于头癣部位，每天2次，连续8周。治疗过程中定期检查肝功能，如肝酶异常应及时停药。脓癣切忌切开。

（五）其他治疗

（1）针刺治疗：取穴曲池、合谷、然谷。施泻法，留针30min，每天1次，7d为1个疗程。

（2）艾灸治疗：先清洗患处，点燃艾条，对准患处施雀啄术，持续5～10min，2d，1次，共10次。

九、名医病案

张某，女，4岁。1989年4月10日初诊。

病史：母代诉，发现小孩头上长癣伴脱发、瘙痒2周。孩子喜逗猫玩。因猫患有癣相染而得。

诊查：头顶部及左颞侧部可见1～5分硬币大小6处皮损，有断发及白色鳞屑，断发根部有菌鞘围绕，滤过紫外线检查可见典型的亮绿色荧光。

中医病名：白秃疮。

西医病名：头癣。

中医证型：风湿毒聚证。

治疗法则：祛风除湿，杀虫止痒。

临证处方：复方土槿皮洗剂，土槿皮、苦参、野菊花、生百部、蛇床子各30g，白矾、苍术各20g，雄黄10g。每剂加水2kg，浸泡5min，后煮沸5～10min，取液待温外洗，每日2次，每次30min，每剂药可洗2～3次。洗后涂搽克霉唑癣药水，每日3次。同时剪去皮损周围头发，枕巾、手帕、帽子等用具定期煮沸灭菌。10d为一个疗程。

二诊：连续用药10d明显好转，继续治疗2个疗程后皮损消失，毛发生长良好，滤过紫外线检查无亮绿色荧光。（摘自《陕西中医》）

十、预防调摄

（1）早发现、早诊断，及时治疗。

（2）追溯传染源，以防再次感染。

（3）加强个人卫生，勤换洗衣物。

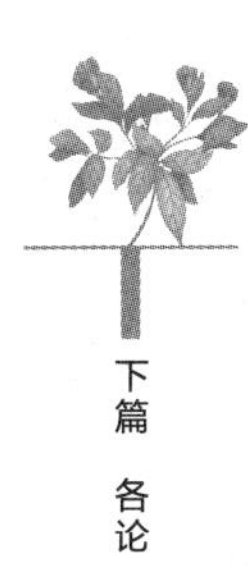

(4)对宠物定期检查,防止传染。

(5)加强卫生宣传,应做好检查。

【学习寄语】

生民何辜,不死于病而死于医,是有医不若无医也。学医不精,不若不学医也。

——清·吴瑭《温病条辨》

第二节 鹅掌风

一、疾病概述

(1)疾病定义:鹅掌风是指发生于手部皮肤的浅部真菌病。

(2)临床特点:手掌皮肤水疱、脱屑或皲裂,自觉瘙痒,反复发作为临床特征。多见于成年人,男女老幼均可染病,春夏好发,尤以夏季患者最多。

(3)中医别名:掌心风。

(4)西医病名:手癣。

二、病因病机

1. 风湿蕴肤

外感湿热,毒蕴皮肤,或相互接触,或毒虫沾染而生。

2. 血虚风燥

湿热毒虫,郁阻皮肤,久则脉络瘀阻,血不荣肤而致。

三、临床表现

本病临床主要分三型:水疱型以皮下小水疱为主,散在或簇集成斑片,疱壁破裂,叠起白皮脱落,中心自愈,四周继续起新的水疱。多在指端的腹侧或手掌,不断蔓延。指端损害可侵及甲板,形成甲癣,手掌损害可延及手背和腕部。糜烂型多为潮红的斑片,境界清楚,糜烂湿润,时流滋水,四周白皮翘起。多数发生在指间,引起指部肿胀,容易因搔抓而感染化脓。伴有淋巴管炎和淋巴结炎。脱屑型仅有鳞屑和皮肤肥厚、粗糙。有的发生皲裂、疼痛,冬季则裂口更深、疼痛更重。继发感染化脓者,红肿热痛明显。本病大多数先在一侧手部发病,以后再传染到对侧,亦有长时间仅一手发病者。自觉瘙痒,病程反复,治疗不彻底使病程延长,经年不愈。

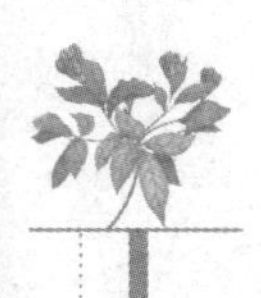

四、看图识病

见附录:图29、图30。

五、辅助检查

(1)真菌培养检测:取患处皮屑或渗液置培养基可培养出真菌菌落。

(2)真菌直接镜检:刮取皮损上鳞屑,加10%氢氧化钾液少许,在显微镜下可找到真菌菌丝。

六、诊断要点

1.发病季节

好发于春夏,尤以夏季患者最多。

2.发病病史

可有脚癣病史。

3.好发年龄

以成年人多见。

4.好发部位

好发于手掌、指腹侧缘。单手患病,久则累及双手。

5.皮损特点

手掌皮肤水疱、脱屑或皲裂。

6.自觉症状

自觉剧痒。

7.辅助检查

皮损真菌镜检或培养阳性。

8.发病过程

易反复发作,病情一般夏重冬轻。

9.疾病预后

病程长,甚至难愈。

七、鉴别诊断

(1)汗疱疹:对称性深在性水疱,多见于夏季。精神紧张、抑郁可诱发加重本病,常伴有手足多汗等。真菌镜检阴性。

(2)手部湿疹:常对称发生,皮损多形性,边界不清,瘙痒剧烈,可反复发作。真菌检查阴性。

(3)掌跖角化症:多有家族遗传史,自幼发病,手掌及足底对称性淡黄色表皮增厚,干燥偏硬,皮肤皲裂,疼痛,无水疱等炎症反应,冬季加重。真菌镜检阴性。

(4)掌跖脓疱病:皮损为成批发生的水疱或脓疱,多对称发生于掌跖,尤其是手掌鱼际和足弓部

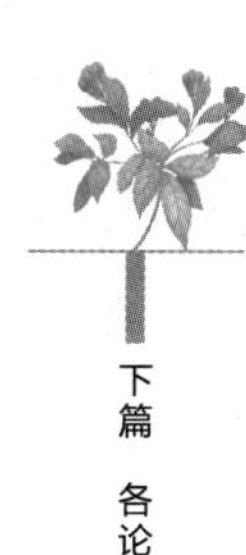

位，一般不发生于趾间。脓液细菌培养阴性。

(5)连续性肢端性皮炎：常在一个指端有水疱、脓疱、糜烂，蔓延扩大，经久不愈。

八、辨证治疗

(一)中医治疗

1.风湿蕴肤证

主症：手掌或指间水疱如晶，干涸脱屑，境界明显，渐次扩大，或指间潮红，湿烂；舌红，苔白或腻，脉滑。

治法：祛风除湿，清热杀虫。

方剂：消风散加减。

处方：当归10g，生地10g，防风10g，蝉蜕10g，知母10g，苦参30g，鸡血藤15g，荆芥10g，苍术20g，牛蒡子10g，枳壳10g，甘草10g，木通10g。湿重者，加革薢燥湿清热；痒甚者，加白鲜皮祛风止痒。

2.血虚风燥证

主症：手掌皮肤肥厚粗糙、干燥、龟裂，或水疱不显，干涸落屑；舌淡红，苔薄，脉细。

治法：养血祛风，润燥杀虫。

方剂：当归饮子加减。

处方：当归10g，生地黄10g，白蒺藜10g，荆芥10g，赤芍10g，连翘10g，金银花20g，僵蚕10g，刺蒺藜10g，苍术30g，枳壳20g，威灵仙10g，鸡血藤15g，白鲜皮10g。痒甚者，加地肤子、蛇床子、百部杀虫止痒。

(二)西医治疗

(1)抗组胺药：瘙痒者口服扑尔敏片，4mg/次，3次/日；或赛庚啶片，4mg/次，3次/日；或氯雷他定片，10mg/次，1次/日；或西替利嗪片，10mg/次，1次/日。

(2)抗真菌药：对皮损广泛单纯外用药物疗效不佳者，口服伊曲康唑胶囊，0.2g/次，1次/日，餐后即服，疗程2周；或特比萘芬片，250mg/次，1次/日，疗程1～2周；或氟康唑片，150mg/周，共4周。

(3)抗细菌药：继发细菌感染时，口服抗生素，如阿莫西林胶囊，0.5g/次，3次/日；或红霉素片，0.5g/次，3次/日。

(三)成药治疗

(1)百癣夏塔热胶囊：清除异常黏液质、胆液质及败血，消肿止痒。适用于治疗鹅掌风、脚湿气、紫白癜风等患者。

(2)润燥止痒胶囊：养血润燥，祛风止痒。适用于血虚风燥所致的瘙痒性疾病患者，证见皮肤干燥、脱屑、瘙痒，伴有抓痕、血痂、色素沉着等。

(四)外用治疗

(1)中药药浴疗法：醒皮汤方药，防风15g，荆芥15g，金银花10g，皂角刺20g，蛇床子20g，贯众20g，芫花15g，白鲜皮20g，鹤虱15g，苦参20g。水煎成150ml，每日1剂，分两次温洗患处，每次20min。祛风解毒，杀虫止痒，适用于皮损以干燥、鳞屑、皲裂为主者。

(2)中药涂擦疗法:用雄黄膏外涂,2次/日。或复方土槿皮酊皮损处外搽,3次/日。

(3)西药涂擦疗法:可外用各种抗真菌霜剂,如达克宁、皮康王、克霉唑、酮康唑、联苯苄唑、环利软膏等。如渗出明显者可用硼酸溶液或1:5000高锰酸钾湿敷。

(五)其他治疗

(1)针刺治疗:合谷、后溪、外关、中都、八邪、曲池、足三里、三阴交。常规消毒,进针后行平补平泻法,每日或隔日1次,10次为1疗程。或取阿是穴及邻近穴位。用75%酒精由内向外消毒患部,持七星针叩刺患处,使皮肤变软微出血,并尽可能使周围的小疱刺破,后用络合碘自内向外消毒,3~4d,1次。

(2)艾灸治疗:主穴取手部皮损区,配合谷、曲池。操作时,将火柴划着,待其燃烧后,立即将其火拂灭,迅速压于皮损灸点上,待火柴冷却后移开,每个灸点灸1次。由外向内,灸完所选穴位,灸点间隔5mm并与配穴交替使用,每日1次,2次后改为隔日1次,一般10次可愈。

九、名医病案

患者,女,49岁。2015年12月18日初诊。

病史:半年前不明原因出现双手干裂脱皮、瘙痒,多家医院治疗效果不明显,故来门诊就诊。

诊查:双手皮疹脱屑,瘙痒,睡眠不实,小便黄,大便偏干,舌质淡红,苔薄黄,脉滑。

中医病名:鹅掌风。

西医病名:手癣。

中医证型:血虚风燥证。

治疗法则:祛风止痒,养血润燥。

临证处方:

①内服处方:乌梅15g,莪术10g,紫草15g,防风15g,土茯苓20g,牡丹皮15g,徐长卿15g,苏叶15g,柴胡15g,生地黄15g,白鲜皮15g,珍珠母30g,苦参10g,地肤子15g,生甘草10g,红景天6g,马鞭草15g。7剂,水煎服,每日1剂。

②外用外方:生地榆30g,大黄30g,地肤子30g,蛇床子30g,荆芥20g,大风子10g,松花粉3g,生甘草20g,苦参30g。7剂,水煎外洗患处。

二诊:2016年4月11日,上方服用7剂,手部干裂好转,睡眠不实,多梦,舌质淡红,苔薄白,脉滑。继续以前法治疗,内服药中加大风子3g,玄参10g。7剂,水煎服,外用方不变。

三诊:2016年4月19日,服药7剂后,双手皮疹明显好转,干裂减轻,舌质淡红,苔薄黄,脉滑。将二诊内服药中去柴胡,加黄精15g,沙参10g,甘松10g,薄荷6g,玉竹15g。7剂,水煎服。外用方不变。

经上方加减治疗3个月,双手脱皮瘙痒好转,双手完好如初。(摘自《中国民间疗法》)

十、预防调摄

(1)注意个人与公共卫生,及时治疗。

(2)积极治疗足癣,避免接触性传染。

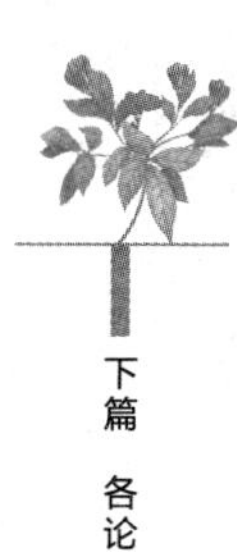

(3)坚持外治,树立信心,预防复发。

【学习寄语】

今之医者,凡遇一证,便若观海望洋,茫无定见,则势有不得不为杂乱,而用广络原野之术。

——明·张介宾《景岳全书》

第三节　脚湿气

一、疾病概述

(1)疾病定义:脚湿气是指发生于足部皮肤的浅部真菌病。

(2)临床特点:以趾间皮肤水疱、脱皮、糜烂、皲裂而有特殊臭味为临床特征。成人多见,男女老幼均可患病。夏季加重,冬日减轻。

(3)中医别名:脚气疮。

(4)西医病名:足癣。

二、病因病机

1.湿热下注

久居湿地,水湿浸渍,外染湿毒,或使用公共足浴盆、拖鞋等,蕴积生虫,循经下注于足,郁结肌肤而发。

2.血虚风燥

湿热毒虫,郁阻皮肤,久则脉络瘀阻,血不荣肤而致。

三、临床表现

本病临床主要分三型:水疱型多发生在足弓及趾的两侧。皮疹为成群或分散的深在性皮下水疱。疱壁厚,内容清澈,不易破裂。数天后干燥脱屑或融合成多房性水疱,撕去疱壁可显示蜂窝状基底及鲜红色糜烂面。自觉瘙痒。糜烂型发生于趾缝间,尤以3、4趾缝间多见。表现为趾间潮湿,皮肤浸渍发白。如将白皮除去后,基底呈鲜红色。剧烈瘙痒,往往搓至皮烂疼痛,渗流血水方止。此型易并发感染。脱屑型多发生于趾间、足跟两侧及足底。表现为角化过度干燥、粗糙、脱屑、皲裂。常由水疱型发展而来,且老年患者居多。水疱型和糜烂型常因抓破而继发感染,致小腿丹毒、红丝疔或足趾化脓,局部红肿,趾间糜烂,渗流腥臭滋水,胯下臖核肿痛,并可出现形寒发热、头痛骨楚等全身症状。

四、看图识病

见附录:图31、图32。

五、辅助检查

(1)真菌培养检测:取患处皮屑或渗液置培养基可培养出真菌菌落。

(2)真菌直接镜检:刮取皮损上鳞屑,加10%氢氧化钾液少许,在显微镜下可找到真菌菌丝。

六、诊断要点

1.发病季节

多发于湿热交蒸季节,夏日加重,冬日转轻,日久则皲裂,南方常见。

2.发病病史

有居住环境湿热,长期水湿浸渍,使用公共拖鞋、毛巾等病史。

3.好发年龄

多发于成年人,儿童少见。

4.好发部位

好发于趾缝,也可见于足底。

5.皮损特点

表现为皮下水疱,趾间浸渍糜烂,渗流滋水,角化过度,脱屑。

6.自觉症状

自觉瘙痒。

7.辅助检查

皮损鳞屑刮片镜检可见菌丝和孢子,真菌培养阳性。

8.发病过程

易反复发作,病情一般夏重冬轻。

9.疾病预后

预后良好,可以治愈。

七、鉴别诊断

(1)湿疮:一般双侧同时起病,发展较快,时好时坏,可有多处皮损且互不相连,边缘也常不明显,发作与季节关系不大,真菌镜检阴性。

(2)掌跖脓疱病:发生于掌跖部位,炎症基底上无菌性脓疱,对称分布,反复发作。

(3)汗疱疹:对称性深在性水疱,多见于夏季,精神紧张、抑郁可诱发加重本病,常伴有手足多汗等症状,真菌镜检阴性。

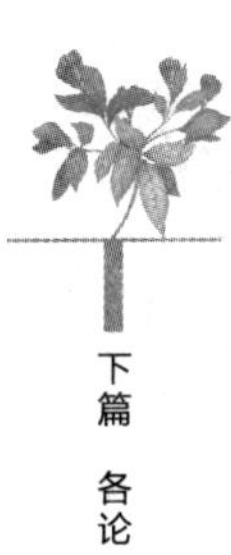

八、辨证治疗

(一)中医治疗

1.湿热下注证

主症:密集水疱,糜烂流水,浸淫成片,瘙痒疼痛或有发热;舌苔薄黄,脉滑数。

治法:清热利湿,解毒消肿。

方剂:五神汤加减。

处方:茯苓15g,鸡血藤15g,金银花15g,牛膝10g,紫花地丁15g。湿重者,加苍术燥湿清热;热重者,加苦参、地榆清热;痒甚者,加白鲜皮祛风止痒。

2.血虚风燥证

主症:皮肤增厚,粗糙干裂,瘙痒不流水;舌红,苔薄,脉细。

治法:养血润燥,祛风杀虫。

方剂:养血驱风汤加减。

处方:生地15g,当归10g,川芎10g,白芍10g,荆芥10g,防风10g,苍术20g,黄柏10g,甘草10g。痒甚者,加地肤子、蛇床子、百部杀虫止痒。

(二)西医治疗

(1)抗组胺药:有瘙痒口服扑尔敏片,4mg/次,3次/日;或赛庚啶片,4mg/次,3次/日;或氯雷他定片,10mg/次,1次/日;或西替利嗪片,10mg/次,1次/日。

(2)抗真菌药:对皮损广泛单纯外用药物疗效不佳者,口服伊曲康唑胶囊,0.2g/次,1次/日,餐后即服,疗程2周;或特比萘芬片,250mg/次,1次/日,疗程1~2周;或氟康唑片,150mg/周,共4周。

(3)抗细菌药:继发细菌感染时,口服抗生素,如阿莫西林胶囊,0.5g/次,3次/日;或红霉素片,0.5g/次,3次/日。

(三)成药治疗

(1)百癣夏塔热胶囊:清除异常黏液质、胆液质及败血,消肿止痒。适用于治疗鹅掌风、脚湿气、紫白癜风患者。

(2)润燥止痒胶囊:养血润燥,祛风止痒。适用于血虚风燥所致的瘙痒性疾病患者,证见皮肤干燥、脱屑、瘙痒,伴有抓痕、血痂、色素沉着等。

(四)外用治疗

(1)中药药浴疗法:醒皮汤方药,防风15g,荆芥15g,金银花10g,皂角刺20g,蛇床子20g,贯众20g,芫花15g,白鲜皮20g,鹤虱15g,苦参20g。水煎成150ml,每日1剂,分两次温洗患处,每次20min。祛风解毒,杀虫止痒,适用于皮损以干燥、鳞屑、皲裂为主者。

(2)中药涂擦疗法:脱屑型和水疱型用复方土槿皮酊外擦,2次/日;有皲裂者用雄黄膏外擦,2次/日;有脓疱者用青黛膏外涂,2次/日。糜烂型先用半枝莲60g,苦参30g煎汤待温,泡患足15min,次以雄黄膏外涂,2次/日。干燥脱屑型兼有破裂者用雄黄膏外涂,2次/日;无皲裂者可用水杨酸粉和鞣酸粉各2g放入半脸盆热水中,浸泡患足20min,隔日1次,3~6次为1个疗程。并发小腿丹毒、急性淋巴

管炎者，外用金黄膏或金黄散冷开水调敷。

(3)西药涂擦疗法：可外用各种抗真菌霜剂，如达克宁、皮康王、克霉唑、酮康唑、联苯苄唑、环利软膏、足光粉等。如渗出明显者可用硼酸溶液或1∶5000高锰酸钾湿敷。

(五)其他治疗

(1)针刺治疗：循经取穴，取内关、合谷、劳宫、三阴交、足三里、昆仑等。施泻法，留针30min，隔日1次，10次为1个疗程。

(2)注射治疗：常用当归注射液，足三里、三阴交、内关等穴位注射，每次每穴位注射1ml，隔日1次，10次为1个疗程。

九、名医病案

李某，男，37岁。

病史：间断性左足糜烂、瘙痒4年余。4年来，每至春夏季节左足掌起小水疱，小趾缝糜烂、浸渍、发白、时有渗液，瘙痒剧烈，真菌直接镜检阳性。每至冬季，水疱渗液自行好转，瘙痒感减轻，苔薄白，脉濡。

中医病名：脚湿气。

西医病名：足癣。

中医证型：湿热蕴肤证。

治疗法则：清热除湿，杀虫止痒。

临证处方：当归、生地、防风、蝉蜕、知母、苦参、胡麻、荆芥、苍术、牛蒡子、石膏各6g，甘草、木通各3g，地肤子10g，白鲜皮10g，威灵仙10g。7剂。(摘自《简明中医皮肤病学》)

十、预防调摄

(1)保持足部的清洁干燥，治疗期间应避免刺激。

(2)夏季宜穿透气性好的凉鞋或布鞋，不穿胶鞋。

(3)洗足后及时擦干，并扑适当痱子粉或枯矾粉。

(4)家族或集体人员应分开使用浴盆等生活用具。

(5)患者用过的用具，宜沸水烫过或暴晒后再用。

(6)积极防治并发症，树立信心，达到临床治愈。

【学习寄语】

人知君相不易为，不知医士不易为。盖君相之生杀人也，其道显而共闻；医士之生杀人也，其道微而难辨。

——明·李中梓《诊家正眼》

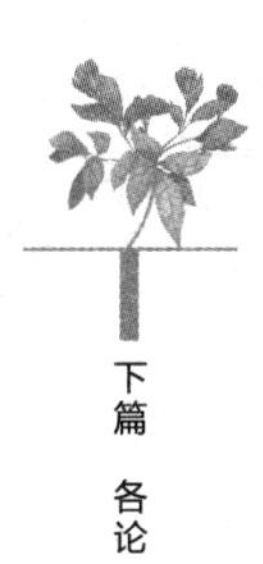

第四节 灰指甲

一、疾病概述

(1)疾病定义:灰指甲是发生于指或趾甲的真菌感染疾病。

(2)临床特点:以甲板混浊、肥厚、变脆、表面凹凸不平为临床特征。一般多见于成人,常为一侧1～2个指或趾甲起病,日后蔓延至多个指或趾甲,多不对称,一般无自觉症状。

(3)中医别名:鹅爪风。

(4)西医病名:甲真菌病。

二、病因病机

1.血燥失养

爪甲秉肝之余气所生,赖肝之阴血濡养,肝血亏虚可致爪甲失去濡养而发。

2.湿热蕴结

虫毒侵袭,湿热内蕴,以致血不营爪而发。

三、临床表现

本病患者甲板常呈混浊、肥厚、变脆易碎,或甲板萎缩、翘起、分离、表面凹凸不平、钩甲等。一般无明显自觉症状。继发甲沟炎时可有红肿热痛,甚至有溢液、化脓,而影响生活质量;非皮肤癣菌感染时,压迫甲板或移动甲板可有疼痛。本病病程慢性,如不治疗可终身不愈。根据临床症状表现,其分型如下:远端侧位甲下型,本型最为常见,常由皮肤癣菌引起。开始表现为甲游离缘上抬,甲板与甲床分离,随之出现甲前缘和侧缘甲下混浊肥厚,表面凹凸不平。白色浅表型,常见于趾甲。表现为白色不透明、边缘清楚的斑,质地松软易碎,逐步扩大或融合,日久可变成淡黄色。近端甲下型,本型较少见,常由念珠菌属引起。病菌从甲沟部入侵,然后延及甲下,开始表现为甲根半月部白斑、松脆,可随甲根生长逐渐外移,同时亦可自行扩大,常伴甲沟炎。全甲损毁型,以上各型皆可发展成本型,可见整个甲板破坏,甲板脱落,甲床表面残留粗糙角化物。念珠菌性甲真菌病,念珠菌性甲沟炎主要侵犯甲沟的近端侧位,有水肿、潮红,也可化脓,多见于家庭妇女及双手足常处于潮湿状态的职业者;念珠菌性甲病伴剥离;慢性黏膜皮肤念珠菌病,主要见于免疫缺陷和艾滋病患者,一般可为全甲受累,常累及20个甲,甲板增厚,且呈念珠菌性肉芽肿样改变,并伴有鹅口疮和皮肤损害。

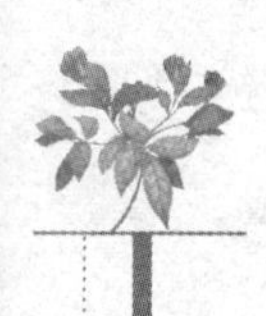

四、看图识病

见附录：图33、图34。

五、辅助检查

（1）真菌直接镜检：将取得的病变部鳞屑用氢氧化钾涂片镜检，确定菌丝和孢子有无，阳性表示真菌存在，一次阴性不能完全否定。

（2）真菌培养检查：将取得的病变部甲屑或分泌物做鉴定菌种的培养，培养阳性后可转种到特殊培养基进行菌种鉴定。

六、诊断要点

1.发病季节

夏季发作或加重，冬季缓解或减轻。

2.发病诱因

自身患鹅掌风、脚湿气等传染而来，或体虚、甲营养不良、外感虫毒而诱发。

3.好发年龄

好发于成人。

4.好发部位

好发于指或趾甲。

5.皮损特点

临床表现指或趾甲变形变色，肥厚混浊，破坏。

6.自觉症状

一般无明显自觉症状。

7.辅助检查

皮损真菌镜检或培养阳性。

8.疾病预后

预后良好，可以治愈。

七、鉴别诊断

（1）白疕：可有点状凹陷即顶针甲、甲下角质增生、甲增厚、甲分离、甲沟纹等，头皮、躯干等部位可见白疕典型皮损。真菌镜检及培养阴性。

（2）紫癜风：10%的患者有甲损害、甲纵嵴、点状凹陷、脆甲、甲胬肉、无甲症等，单纯甲部紫癜风部分需要依据病理结果鉴别。真菌镜检及培养阴性。

（3）湿疮：有甲横纹、甲肥厚、甲板污黄等，但多双侧对称同患。真菌镜检及培养阴性。

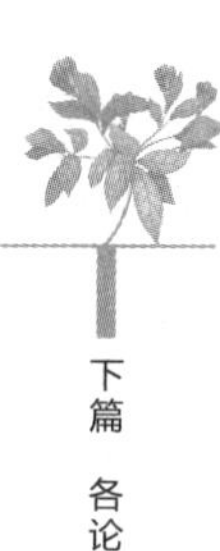

八、辨证治疗

（一）中医治疗

1. 血燥失养证

主症：甲板色泽不荣，增厚或翘起，或蛀蚀呈蜂窝状；舌淡，少苔，脉细。

治法：补血润燥，养肝杀虫。

方剂：补肝汤加减。

处方：当归15g，白芍10g，熟地黄10g，炙甘草10g，川芎10g，木瓜10g，酸枣仁10g，麦冬10g，山萸肉10g，黄芩10g，川楝子10g，威灵仙10g，枳壳10g，龟板10g。

2. 湿热蕴结证

主症：甲板色红，甲沟红肿，或有脓疱，瘙痒刺痛；舌红，苔薄腻，脉滑数。

治法：清热利湿，解毒杀虫。

方剂：龙胆泻肝汤加减。

处方：龙胆草30g，黄芩10g，栀子10g，柴胡10g，当归10g，生地10g，泽泻10g，木通10g，合欢皮10g，远志10g，蒲公英30g，土茯苓30g，威灵仙10g，枳壳10g。

（二）西医治疗

（1）抗组胺药：有瘙痒口服扑尔敏片，4mg/次，3次/日；或赛庚啶片，4mg/次，3次/日。

（2）抗真菌药：口服伊曲康唑胶囊，0.2g/次，2次/日，每月服用1周，共4个月；或特比萘芬片，150mg/次，1次/日，疗程12周；或氟康唑片，300mg/周，共6～12个月。

（三）成药治疗

（1）龙胆泻肝丸：清热利湿，解毒杀虫。适用于湿热蕴结证患者。

（2）当归引子丸：养血活血，补血润燥。适用于血虚生燥证患者。

（四）外用治疗

（1）中药涂擦疗法：对比较表浅或较轻型的甲真菌病，用小刀尽量刮去病变甲屑，再涂药，每日2～3次，直至正常甲长出。外用中药可选灰指甲药水1号、2号，或黑色拔膏棍。

（2）中药药浴疗法：醋泡方、灰指甲浸泡剂、鹅掌风浸泡剂，任选一种，每次浸泡30min，待甲壳软化，用刮刀刮去污物，每日1次。

（3）西药外敷疗法：常用于表浅和未累及甲根的损害。先用小刀或指甲锉尽量去除病甲，再涂30%冰醋酸溶液或3%～5%碘酊，每天2次，疗程3～6个月，直至新甲生成为止；亦可采用40%尿素软膏封包使病甲软化剥离，再外用抗真菌制剂；8%环吡酮、5%阿莫罗芬甲涂剂可在甲表面形成药膜，利于药物穿透甲板。

（五）其他治疗

（1）物理治疗：国外研究表明，Nd：YAG激光治疗甲真菌病有一定的疗效；国内有机构开展激光配合外用抗真菌药物治疗有效。可用紫外光照射、冷光源电子波照射等。

（2）拔甲治疗：拔除病甲，适用于远端甲板受累、黄斑条纹甲、嵌甲、甲板厚度>2mm等。

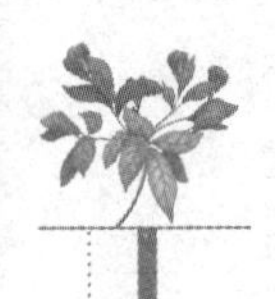

九、名医病案

张某,男,45岁,工人。1984年12月26日初诊。

病史:双足趾甲变形增厚,皲裂变脆1年余。1年来开始表现为甲游离缘上抬,甲板与甲床分离,随之出现甲前缘和侧缘甲下混浊肥厚,甲板色泽不荣,增厚或翘起。无明显自觉症状。

诊查:双足趾甲变形增厚,甲板色泽不荣,增厚或翘起。舌淡,少苔,脉细。

中医病名:灰趾甲。

西医病名:甲癣。

中医证型:血燥失养证。

治疗法则:补血养肝,润燥杀虫。

临证处方:补肝汤加减。当归15g,白芍10g,熟地黄10g,炙甘草10g,川芎10g,木瓜10g,酸枣仁10g,麦冬10g,山萸肉10g,黄芩10g,川楝子10g,威灵仙10g,白鲜皮10g,地肤子10g。水煎服,每日1剂,2次分服。

二诊:服前方6剂后,混浊肥厚皮损基本变薄。在以前方加当归9g,枳壳10g,龟板10g,以活血行气,服药10剂后,病情显著好转。

三诊:此后断续治疗约4个月,在前方中加鸡血藤15g,以养血润燥,局部外搽灰指甲药水而治愈。(摘自《朱仁康临床经验集》)

十、预防调摄

(1)预防常见癣病,宜保持足部通风干燥。

(2)除去易感因素,治愈癣病,防止传染。

(3)预防性外用抗真菌药物以免再次感染。

【学习寄语】

医者,书不熟则理不明,理不明则识不精。临证游移,漫无定见,药证不合,难以奏效。

——清·吴谦《医宗金鉴》

第五节　圆　癣

一、疾病概述

(1)疾病定义:圆癣是指发生于除头皮、毛发、掌跖、甲、臀部、外阴及腹股沟以外的皮肤癣菌感染。

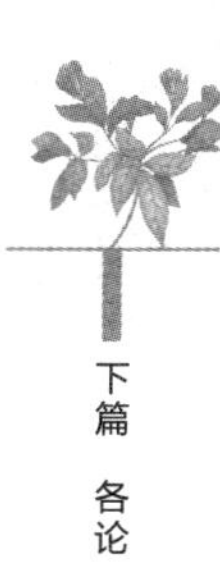

(2)临床特点:以颜面、躯干、四肢皮肤片状红斑,中心向愈,边缘隆起为临床特征。多在夏季起病或加重,冬季好转或自愈。

(3)中医别名:铜钱癣。

(4)西医病名:体癣。

二、病因病机

1. 风湿蕴肤

风湿之邪蕴于腠理,久而生虫,或接触不洁之物染毒虫,郁于皮肤所致。

2. 湿热毒聚

湿热毒虫蕴阻,缠绵不去而病情反复发作,迁延不愈,或由脚湿气传播而发。

三、临床表现

本病好发于面、颈、躯干等部位。皮损为有鳞屑的红色斑片,境界清楚,边缘不断向外扩展,中央趋于消退,形成境界清楚的环状或多环状皮损,且边缘常有丘疹、丘疱疹和水疱,中央可有色素沉着,伴有瘙痒。由于致病真菌不同及个体差异,皮损亦不尽相同。由红色毛癣菌引起者皮损常呈大片形,数目较少;而亲动物性皮肤癣菌引起的皮损炎症反应明显,皮损数目多,损害较小,多有小水疱及脓疱发生。自觉瘙痒,可因长期搔抓刺激引起局部湿疹样改变或浸润肥厚呈苔藓样变。本病夏秋季节多发。肥胖多汗、糖尿病、慢性消耗性疾病、长期应用糖皮质激素或免疫抑制剂者为易感人群。可发生于任何年龄,但以青壮年为多见。

四、看图识病

见附录:图35、图36。

五、辅助检查

(1)真菌直接镜检:将取得的鳞屑或分泌物,用氢氧化钾涂片镜检。但镜检仅能确定菌丝和孢子的有无,阳性表示真菌存在,且一次阴性不能完全否定。

(2)真菌培养检查:将取得的病发、病变部鳞屑或分泌物做鉴定菌种培养。

六、诊断要点

1. 好发年龄

好发于成人。

2. 好发部位

好发于面、颈、躯干等部位。

3. 皮损特点

皮损初起为红色丘疹、丘疱疹或小水疱,继之形成有鳞屑的红色斑片,边界清楚,皮损边缘不断向

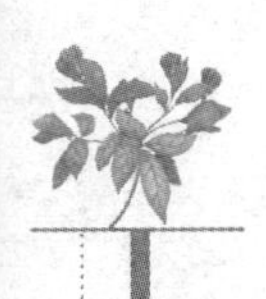

外扩展，中央趋于消退，形成边界清楚的环状或多环状，边缘可分布丘疹、丘疱疹和水疱，炎症明显，中心部炎症轻，伴脱屑及色素沉着。

4.自觉症状

自觉瘙痒，可因长期搔抓刺激引起局部湿疹样改变或浸润肥厚呈苔藓样变。

5.辅助检查

皮损真菌镜检或培养阳性。

6.疾病预后

预后良好，可以治愈。

七、鉴别诊断

(1)玫瑰糠疹：多发于躯干及四肢近端，皮损数目多，椭圆形，边缘无丘疹和水疱，长轴常与皮纹平行，微痒；真菌检查阴性。

(2)神经性皮炎：初起时局部仅有瘙痒而无皮损，日久皮肤呈苔藓样变，边缘为正常皮色或淡褐色，无丘疹水疱，瘙痒较著；真菌检查阴性。

八、辨证治疗

(一)中医治疗

1.风湿蕴肤证

主症：皮疹如钱币，渐次扩展，瘙痒无休，舌质淡红，苔白腻，脉滑。

治法：祛风除湿，杀虫止痒。

方剂：消风散加减。

处方：当归10g，生地10g，防风10g，蝉蜕10g，知母10g，苦参30g，荆芥10g，苍术30g，威灵仙10g，刺蒺藜10g，徐长卿20g，甘草10g，革薢10g，黄柏10g。

2.湿热毒聚证

主症：花环红斑，伴脓疱，轻疼痛，糜烂结痂，或有低热，舌质红，苔薄，脉数。

治法：清热化湿，解毒消肿。

方剂：革薢渗湿汤或五神汤加减。

处方：革薢30g，薏苡仁30g，赤茯苓10g，丹皮10g，泽泻15g，通草10g，威灵仙10g，刺蒺藜10g，徐长卿20g，土茯苓30g，白花蛇舌草30g，黄柏10g。

(二)西医治疗

(1)抗真菌药：口服伊曲康唑胶囊0.2g/次，2次/日，餐后即服，疗程1周；或特比萘芬片250mg/次，1次/日，疗程2周；或氟康唑片，150mg/周，共4周；或灰黄霉素片，0.5g/次，3次/日。

(2)抗组胺药：有瘙痒口服扑尔敏片，4mg/次，3次/日；或赛庚啶片，4mg/次，3次/日；或氯雷他定片，10mg/次，1次/日；或西替利嗪片，10mg/次，1次/日。

(3)抗细菌药：体癣继发细菌感染时，口服抗生素，如罗红霉素胶囊，150mg/次，2次/日；或红霉素

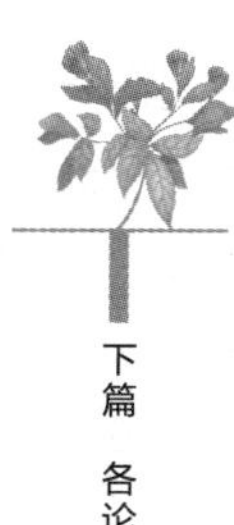

片,0.5g/次,3次/日。

(三)成药治疗

(1)消风散颗粒:祛风除湿,杀虫止痒。适用于风湿蕴肤证患者。

(2)二妙丸:清热燥湿。适用于湿热毒聚证患者。

(四)外用治疗

(1)中药溻渍疗法:皮损糜烂、有渗出者,治宜清热解毒、燥湿收敛,常用苦参、黄柏、百部、地肤子、土槿皮、白矾等煎汤,待凉后湿敷外洗,每日2次。应强调坚持用药2周以上,或皮损消退后继续用药1~2周,以免复发。

(2)中药涂擦疗法:选用1号癣药水、2号癣药水、复方土槿皮酊等外搽,每日2次。

(3)西药涂擦疗法:外用克霉唑霜、酮康唑霜、联苯苄唑霜、特比萘芬霜、复方苯甲酸擦剂、复方雷琐辛擦剂等。

(五)其他治疗

物理治疗:如臭氧喷雾理疗、紫外光照射、冷光源电子波照射等。

九、名医病案

杜某,男,39岁,工人。1967年8月24日初诊。

病史:游泳以后,两腹股沟部出现红疹瘙痒,搽肤轻松软膏后范围变大。在本院皮肤科拟诊为“体癣”,改用十一烯酸药水外涂,症状更重,皮肤破碎,颜色紫褐,境界清晰。又用藿黄浸剂煎汤坐浴,内服消风合剂,病情继续发展,两胯间红疹密布,今又延及阴囊,瘙痒渗水,小便黄,舌尖红。

中医病名:圆癣。

西医病名:体癣。

中医证型:湿热毒聚证。

治疗法则:清热化湿,解毒消肿。

临证处方:龙胆草30g,栀子9g,泽泻9g,柴胡9g,车前子9g,黄芩9g,木通3g,生地黄12g,生甘草3g,黄柏6g,地肤子10g,5剂。外用皮炎洗剂,外洗患处,每日2次。青黛散,菜油调涂患处,每日2次。

二诊:经治后红疹已明显消退,瘙痒大减,渗水亦止,小便已清,舌红转淡,舌根苔尚黄。处理同上,5d后痊愈。(摘自《许履和外科医案话集》)

十、预防调摄

(1)应注意个人卫生,保持皮肤清洁干燥。

(2)注意不与患者共用衣物、生活用具等。

(3)患者用品应煮沸消毒,以免反复感染。

(4)积极治疗手足甲癣,应减少感染机会。

(5)避免接触癣病的患畜,宜消除传染源。

(6)树立信心,坚持规范用药,巩固疗效。

【学习寄语】

学者非读万卷书，未可轻言医。

——清·魏荔彤《金匮要略方论本义》

第六节 阴 癣

一、疾病概述

(1)定义:阴癣是发生于腹股沟、会阴、肛周和臀部的皮肤真菌感染。

(2)临床特点:皮损表现以好发部位单侧或双侧片状红斑、中心向愈、边缘隆起为特征,自觉瘙痒明显。本病好发于青壮年,男性多于女性。夏季发病或加重,冬季多能自愈。

(3)中医别名:臊癣。

(4)西医病名:股癣。

二、病因病机

湿热虫淫

夏日炎热,阴股潮湿,湿热蕴久,毒蕴虫淫所致。或因内裤污染,洗浴不勤,湿毒浸染阴股所致。

三、临床表现

本病夏季发作或加重,冬季缓解或减轻。皮损好发于腹股沟、会阴、肛周和臀部,初起可见红色丘疹、丘疱疹或小水疱,继而形成红斑,上有鳞屑,境界清楚,边缘隆起,不断向外扩展,中央趋于消退,形成境界清楚的环状或多环状皮损,且边缘常有丘疹、丘疱疹和水疱,中央可有色素沉着,自觉瘙痒剧烈,反复搔抓使皮肤呈苔藓样变。因皱褶部位潮湿、摩擦,皮损可表现为红斑、糜烂、渗液。由于奇痒而不断搔抓,可致炎症反应加重。

四、看图识病

见附录:图37、图38。

五、辅助检查

(1)真菌培养检测:取患处皮屑或渗液置培养基可培养出真菌菌落。

(2)真菌直接镜检:活动性皮损处刮除鳞屑直接镜检可找到真菌菌丝、孢子或真菌。

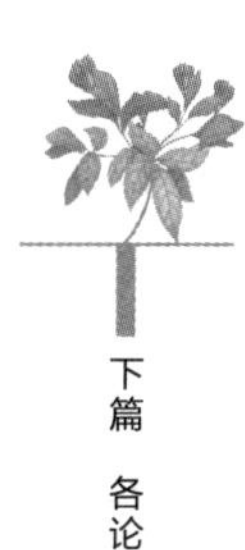

六、诊断要点

1.发病季节

夏季发作或加重，冬季缓解或减轻。

2.发病病史

居住或工作环境湿热、内衣不洁，有鹅掌风或脚湿气等病史。

3.好发年龄

好发于青壮年，男性多于女性，成人多见。

4.好发部位

好发于腹股沟、会阴、肛周和臀部。

5.皮损特点

临床表现为丘疹、丘疱疹，继而形成红斑，上有鳞屑，境界清楚，边缘隆起伴有丘疹，中心向愈，伴色素沉着；皱褶部位皮损可表现为红斑、糜烂、渗液。

6.自觉症状

自觉瘙痒剧烈，反复搔抓使皮肤呈苔藓样变。

7.辅助检查

皮损真菌镜检或培养阳性。

8.疾病预后

预后良好，可以治愈。

七、鉴别诊断

(1)汗疱疹：肥胖汗多者易发，以皮肤潮红肿胀、糜烂湿润、流滋、干燥开裂、局部灼热疼痛、境界清楚为临床特征，除阴股皮肤外，颈、腋窝、乳房等皮肤皱襞处均可发生。

(2)肾囊风：急性期表现为阴囊潮湿、流滋、肿胀、发亮、结黄痂，日久不愈，转为慢性，阴囊干燥肥厚，皮纹增宽、皮沟加深，状似桃核，有薄痂或鳞屑，色素沉着。

八、辨证治疗

(一)中医治疗

湿热虫淫证

主症：阴股潮湿、多汗，局部出现糜烂乃至脂水溢渗，自觉痒痛相兼；伴口苦、口干，小便短黄；舌红，苔黄，脉弦数。

治法：清热燥湿，杀虫止痒。

方剂：龙胆泻肝汤加减。

处方：龙胆草30g，黄芩10g，山栀子10g，泽泻10g，木通10g，车前子10g，当归10g，生地黄10g，柴胡10g，生甘草10g，白鲜皮10g，苍术20g，苦参30g，鸡血藤15g。瘙痒较剧者，加地肤子、苦参、白芷杀虫

止痒。

(二)西医治疗

(1)抗组胺药:有瘙痒口服扑尔敏片,4mg/次,3次/日;或赛庚啶片,4mg/次,3次/日;或氯雷他定片,10mg/次,1次/日;或西替利嗪片,10mg/次,1次/日。

(2)抗真菌药:口服伊曲康唑胶囊0.2g/次,2次/日,餐后即服,疗程1周;或特比萘芬片,250mg/次,1次/日,疗程2周;或氟康唑片,150mg/周,共4周;或灰黄霉素片,0.5g/次,3次/日。

(3)抗细菌药:阴癣继发细菌感染时,口服抗生素,如阿莫西林胶囊,0.5g/次,3次/日;或红霉素片,0.5g/次,3次/日。

(三)成药治疗

(1)龙胆泻肝丸:清热燥湿,杀虫止痒。适用于湿热虫淫证患者。

(2)二妙丸:清热燥湿。适用于湿热蕴结证患者。

(四)外用治疗

(1)中药溻渍疗法:用苍肤洗剂清热燥湿、杀虫止痒。苍耳子、地肤子、蛇床子、土槿皮、百部、苦参各15g,兑入枯矾6g。加3000ml水煮沸20min,滤出药渣,以药液湿敷患处,每日1次,每次20min。

(2)西药湿敷疗法:洁尔阴洗液适于湿热虫淫证阴癣,外洗外阴部位,每日1~2次。

(3)西药涂擦疗法:可酌情外用克霉唑霜、酮康唑霜、联苯苄唑霜、特比萘芬霜、复方苯甲酸擦剂、复方雷琐辛擦剂等。腹股沟部位皮肤薄嫩,感觉敏锐,应选择刺激性小、浓度较低的外用药,并保持局部清洁干燥。

(五)其他治疗

物理治疗:如臭氧喷雾理疗、紫外光照射、冷光源电子波照射等。

九、名医病案

贾某,男,30岁,教师。1970年6月14日初诊。

病史:腹股沟及大腿根部一侧内侧钱币大小圆形红斑、水疱、糜烂,自觉剧痒1年。1年来腹股沟及大腿根部一侧内侧有境界清楚、边缘隆起、类似圆癣的皮疹、自觉瘙痒,屡治无效。脉弦细,苔黄腻。

中医病名:阴癣。

西医病名:股癣。

中医证型:湿热虫淫证。

治疗法则:清热燥湿,杀虫止痒。

临证处方:二妙丸加减。知母10g,黄柏10g,苍术20g,荆芥9g,防风10g,紫草10g,黄连6g,黄芩10g,白鲜皮10g,地肤子10g,威灵仙10g。水煎服,每日1剂,2次分服。

二诊:服前方7剂后,腹股沟及大腿根部一侧内侧大部分皮损显著变小,痒减。继以前方加当归9g,以活血消风,服药7剂后,病情好转。

三诊:此后断续治疗约2个月,在前方中加枳壳10g,鸡血藤15g,苦参15g,以养血润燥,消风止痒,局部外搽酮康唑霜而治愈。(摘自《朱仁康临床经验集》)

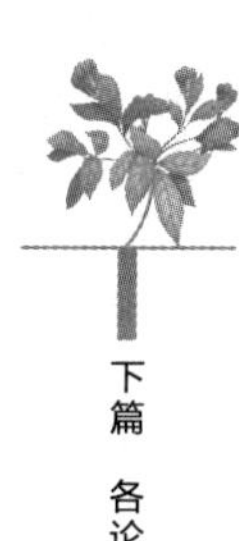

十、预防调摄

(1)积极治疗各种癣疾病,以防传染本病。

(2)注意卫生消毒,保持阴股部清洁干燥。

(3)避免使用刺激性强的洗涤用品洗患处。

【学习寄语】

学医总须多读书,多看各家书籍,自然腹中渊博,胸有准绳。

——清·张畹香《张畹香医案》

第七节 紫白癜风

一、疾病概述

(1)疾病定义:紫白癜风是由马拉色菌侵犯皮肤角质层所致的一种轻度浅部真菌病。

(2)临床特点:好发于皮脂腺丰富的部位,有以毛孔为中心、边界清楚的点状斑疹,表面覆以糠秕状鳞屑,可见皮肤色素加深或减退斑。

(3)中医别名:汗斑。

(4)西医病名:花斑癣。

二、病因病机

1.暑湿蕴肤

因感受暑湿,暑湿之邪郁于肌腠,浸滞毛窍则见皮肤起斑疹。湿性黏滞,缠绵不去而迁延不愈。

2.风湿热袭

由风、湿、热、虫侵入肌肤所致,由于夏季炎热,腠理开泄,肌表多湿,湿热癣虫易侵袭之,真菌容易繁殖生长,引起花斑癣的糠秕孢子菌寄生于表皮角质层内而致病,也可通过互相接触毛巾、衣服、脸盆等物品而传染。久之燥热伤及阴血,肤失濡养则叠起鳞屑。

三、临床表现

本病好发于青壮年男性的颈、前胸、肩背、上臂、腋窝等皮脂腺丰富的部位。皮损初起有以毛孔为中心、边界清楚的点状斑疹,可为褐色、黄褐色或淡红,渐增大至甲盖大小,圆形或类圆形,邻近皮损可相互融合成不规则大片状,表面覆以糠秕状鳞屑,逐渐转为淡白色斑片。一般无自觉症状,偶有轻痒。

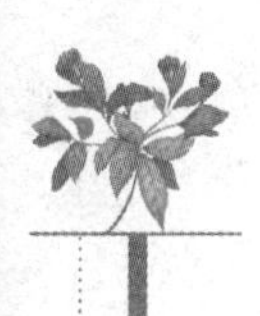

病程慢性，一般冬轻夏重，如不治疗常持续多年，传染性较弱。

四、看图识病

见附录：图39、图40。

五、辅助检查

（1）真菌直接镜检：镜检可见呈葡萄状簇集分布的圆形或卵圆形孢子和短粗、两头钝圆的腊肠形菌丝。

（2）真菌培养检查：标本在含植物油的培养基上37 ℃培养3d，有奶油色酵母菌落生成。

（3）紫外线灯检查：滤过紫外线灯下皮损呈棕黄色荧光。

六、诊断要点

1.好发年龄

好发于青壮年男性。

2.好发部位

本病好发于胸背、颈项、肩胛、腋窝等处，亦可发生于头皮发际、面部、腹部、大腿等。

3.皮损特点

有以毛孔为中心、边界清楚的点状斑疹，可为褐色、黄褐色或淡红，渐增大至甲盖大小，圆形或类圆形，邻近皮损可相互融合成不规则大片状，表面覆以糠秕状鳞屑，逐渐转为淡白色斑片。

4.自觉症状

一般无自觉症状，偶有轻痒。

5.发病病程

病程慢性，一般冬轻夏重，如不治疗常持续多年，传染性较弱。

6.疾病预后

预后良好，可治愈。

七、鉴别诊断

（1）玫瑰糠疹：由病毒感染引起，好发部位在躯干和四肢近端，皮损特点为覆有领圈状糠状鳞屑的玫瑰色斑丘疹，椭圆形排列，边缘锯齿状，一般有母斑。真菌检查阴性。

（2）白色糠疹：发病原因不明，皮损好发于面部，亦可见上臂、颈肩，皮损特点为圆形或椭圆形色素减退性斑片，大小不等，边界略清楚，覆少量糠状鳞屑。真菌检查阴性。

（3）白癜风：本病为成片色素脱失性白斑，境界清楚，边缘色素可加深，一般无脱屑、无痒感。如发于毛发部位，毛发亦可变白。真菌镜检阴性。

（4）脂溢性皮炎：好发于多脂区，如面部、胸背部，皮疹为红斑，境界不清，表面鳞屑油腻，瘙痒较重。真菌镜检阴性。

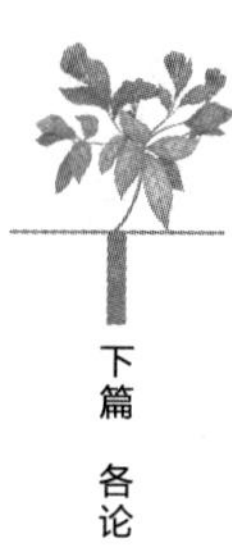

八、辨证治疗

(一)中医治疗

1.风热湿蕴证

主症:皮损好发于胸背、颈项、肩胛、腋窝等处,灰白色、褐色或浅褐色甚至灰黑色斑疹。逐渐增大,数目增多,可互相融合,侵及更大面积皮肤,边缘清楚,表面微微发亮,有细小鳞屑。舌红,苔薄红,脉浮数。

治法:清热除湿,消风止痒。

方剂:消风散加减。

处方:防风10g,当归10g,生地10g,蝉蜕10g,银花10g,苦参30g,荆芥10g,苍术10g,牛蒡子10g,威灵仙10g,甘草10g,刺蒺藜10g,苦参30g。

2.湿热毒聚证

主症:初起皮肤上出现斑片,色淡红或赤紫,或棕黄,或淡褐,继则融合成片,上有细小糠状鳞屑,自觉微痒,舌红,脉滑数。

治法:清热化湿,解毒止痒。

方剂:萆薢渗湿汤加减。

处方:知母10g,萆薢10g,威灵仙10g,土茯苓30g,枳壳10g,赤芍15g,紫草10g,当归10g,鸡血藤15g,白鲜皮10g,苦参30g。

(二)西医治疗

(1)抗真菌药:口服灰黄霉素片,0.5g/次,3次/日,共10d;或伊曲康唑胶囊,0.2g/次,1次/日,共7d;或氟康唑片,50mg/次,1次/日,共7d。

(2)维生素类药:口服复合维生素B片,2片/次,3次/日。

(3)抗组胺药:口服扑尔敏片,4mg/次,3次/日;或赛庚啶片,4mg/次,3次/日;或氯雷他定片,10mg/次,1次/日;或西替利嗪片,10mg/次,1次/日。

(三)成药治疗

(1)消风散颗粒:清热除湿,消风止痒。适用于风热湿蕴证患者。

(2)龙胆泻肝丸:清热燥湿,解毒止痒。适用于湿热毒聚证患者。

(四)外用治疗

(1)中药涂擦疗法:用2号癣药水、复方土槿皮酊外搽,或密陀僧散干扑患处或醋调搽患处,每日2~3次。但需持续治疗1~2个月以上,或皮损消退后继续用药1~2周,以免复发。

(2)西药涂擦疗法:可用硫代硫酸钠溶液与稀盐酸先后外搽。或冰醋酸或克霉唑霜或酮康唑软膏等外搽,每日2次。或用硫黄皂或醋泡方或解毒止痒方洗搽患处或泡浴患处,然后再用雄黄膏或硫黄膏搽之,每日1次。或冰醋酸涂患处,每日2次,7日为1疗程,连用2个疗程。

(五)其他治疗

物理治疗:对于紫白癜风经过治疗后出现的色素减退斑或色素脱失斑,可以进行紫外线照射治疗。

九、名医病案

陆某,男,27岁。1985年8月14日初诊。

病史:颈项出现灰白色斑片一周。继则融合成片,逐渐增大,数目增多,边缘清楚,有细小鳞屑。舌红,苔薄红,脉浮数。

中医病名:紫白癜风。

西医病名:花斑癣。

中医证型:风热蕴肤证。

治疗法则:祛风清热,消风止痒。

临证处方:消风散加减。防风10g,桂枝10g,枳壳10g,苦参30g,苍术30g,鸡血藤15g,紫草10g,刺蒺藜10g,威灵仙10g,当归10g,白鲜皮10g,甘草10g。水煎服,每日口服500ml,每次250ml,每日2次。患处搽酮康唑软膏,每日3次。同时加服灰黄霉素片0.5g/次,3次/日;扑尔敏片,4mg/次,3次/日。连续用药7d痊愈。(摘自《朱仁康临床经验集》)

十、预防调摄

(1)注意个人卫生,经常洗澡,宜勤换内衣。

(2)出汗较多者,及时更衣,保持清洁干燥。

(3)患者用具应消毒,防止反复感染及传染。

【学习寄语】

人命至重,有贵千金,一方济之,德逾于此,故以为名也。

——唐·孙思邈《备急千金要方》

第八节　鹅口疮

一、疾病概述

(1)疾病定义:鹅口疮是由白念珠菌引起的口腔黏膜炎症。

(2)临床特点:其症状主要为口腔、舌上满布白色糜点,形如鹅口。本病是婴幼儿的常见口腔炎,尤其在新生儿期较为常见,也可发生于免疫力低下或长期使用抗生素的患者。

(3)中医别名:雪口疮、口吻疮。

(4)西医病名:口腔念珠菌病。

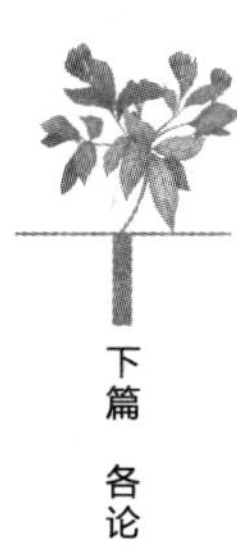

二、病因病机

1.心脾积热

孕妇体内蓄积热毒遗于胎儿或生后护理不当,口腔不洁,柔嫩黏膜易于破损,秽毒之邪乘虚而入,心脾两经,热气郁结,熏蒸于口而发。

2.脾虚湿困

病久脾气不足,湿郁化火,熏蒸肌肤,上灼于口,下灼于阴。

3.胃阴不足

湿毒蕴结日久,虚损脾胃,导致胃阴不足,虚火上炎。

三、临床表现

临床主要有:皮肤念珠菌可呈局限性或泛发性,多见于肥胖或腹泻患者或婴幼儿。主要发生于口周、肛周、外阴部及颈等皮肤皱褶部位。初起为红斑,上有小丘疹、水疱或脓疱,疱破后有点状糜烂面,可互相融合成大片,境界清楚。表面有少量脓性渗液或少量鳞屑,边缘又可有小丘疹、水疱或脓疱,自觉瘙痒。黏膜念珠菌病易发生于体弱的婴幼儿或长期慢性病患者,主要发生于颊黏膜和舌黏膜。为大小及形状不一的灰白或乳白色膜状物,刮去白膜,基底潮红,易出血,自觉疼痛,严重者可蔓延至咽部,发生声音嘶哑,甚至呼吸不通畅。

四、看图识病

见附录:图41、图42。

五、辅助检查

(1)真菌培养检查:包括咽拭子、痰液、病灶组织或伪膜渗液等,真菌培养阳性。

(2)真菌直接镜检:取少许白膜放玻片上加10%氢氧化钾1滴后轻微加热,镜检可见假菌丝及孢子。

六、诊断要点

1.好发年龄

任何年龄都可发。好发于初生儿、久病体弱者或长期使用抗生素、糖皮质激素的患者。

2.好发部位

好发于颊、舌、软腭及口唇部的黏膜。

3.皮损特点

颊、舌、软腭及口唇部黏膜出现乳白色斑膜,且不易擦去。强行剥落后,其下黏膜潮红、粗糙,甚至渗血;白膜迅速又复生。

4.伴随症状

婴幼儿会因疼痛而烦躁不安、胃口不佳、啼哭、哺乳困难,有时伴有轻度发热。

5.并发症状

受损的黏膜治疗不及时可不断扩大,蔓延到咽部、扁桃体、牙龈等,更为严重者病变可蔓延至食道、支气管,引起念珠菌性食道炎或肺念珠菌病,出现呼吸、吞咽困难,少数可并发慢性黏膜皮肤念珠菌病,可影响终身免疫功能,甚至可继发其他细菌感染,造成败血症。

6.辅助检查

取白膜少许行真菌镜检可确诊。新生儿鹅口疮的伪膜样损害具有特征性,但仍需两次及以上直接涂片,找到念珠菌方可确诊。

7.疾病预后

预后良好,可以治愈。

七、鉴别诊断

(1)紫癜风:以成年人发病为主,累及口腔黏膜部位时,表现为双颊黏膜为主的白色网状细纹,也可出现糜烂、溃疡、大疱,伴有烧灼感。真菌镜检阴性。

(2)杨梅疮:三期梅毒树胶样肿常侵犯口腔黏膜及鼻黏膜,可破坏悬雍垂和扁桃体,引起硬腭、鼻中隔穿孔;也可破坏鼻骨使鼻梁塌陷,形成鞍鼻;舌部树胶样肿破溃后,瘢痕挛缩变硬,发音不清。

(3)黏膜白斑:黏膜上有形状不一的乳皮样斑片,可以融合,表面有光泽,呈灰白色,紧贴于黏膜上,有时为隆起的粗糙斑块,强力刮除则引起出血,好发于口腔及外阴部,真菌直接镜检阴性。

(4)黏膜扁平苔藓:黏膜上有针头至粟粒大小乳白色丘疹,呈不规则排列,或相互融合成网状,可见萎缩充血、糜烂及溃疡损害,对热或冷水有刺激感或灼痛感,真菌直接镜检阴性。

八、辨证治疗

(一)中医治疗

1.心脾积热证

主症:口舌满布白屑,周围红赤,面赤舌红,口干喜饮,大便干,小便黄;舌质红,苔黄白厚腻,脉数。

治法:清心健脾。

方剂:清心导赤散加减。

处方:木通10g,生地黄10g,生甘草10g,竹叶10g,乳香10g,没药10g,威灵仙10g,当归10g,白鲜皮10g,紫草10g。口渴喜饮者,加芦根、玄参、麦冬清热生津。

2.胃阴不足证

主症:口舌白斑,表面灰白,周围颜色淡红;舌红少津,少苔或无苔,脉细数。

治法:益气养阴。

方剂:益胃汤加减。

处方:沙参10g,麦冬15g,冰糖3g,生地15g,乳香10g,没药10g,威灵仙10g,当归10g,白鲜皮10g,

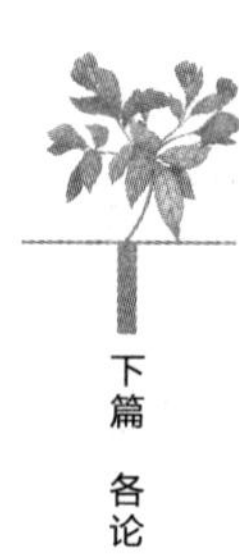

紫草10g,黄芪15g。黏膜潮红兼有热毒者,加金银花、野菊花清热解毒。

(二)西医治疗

(1)抗真菌药:口服灰黄霉素片,成人剂量0.5g/次,3次/日,共10d;或制霉菌素片,成人100万U/次,3次/日。

(2)止痛药:口服芬必得胶囊,1粒/次,2次/日。

(3)维生素类药:口服维生素B_6片,20mg/次,3次/日。

(4)抗病毒药:口服小儿利巴韦林口含片,0.1g/次,3次/日。

(三)成药治疗

(1)导赤丸:清脏腑热,清心养阴。适用于心脾积热证患者。

(2)益胃散颗粒:益气养阴。适用于胃阴不足证患者。

(四)外用治疗

(1)中药涂擦疗法:口腔念珠菌病可先用金银花、野菊花、甘草等煎汤拭口,再外扑冰硼散、珠黄散或锡类散。

(2)西药涂擦疗法:用甲紫溶液或制霉菌素制剂局部涂擦。或用克霉唑液含漱。

(五)其他治疗

穴位按压:在人中、下关、颊车三穴按压,每日1~2次,治疗鹅口疮有效。

九、名医病案

蒋某,女,4岁。1987年6月15日初诊。

病史:母代诉,发现小孩唇颊内侧、舌面、上腭等处有米粒大小的黄白色溃疡点,呈椭圆型,周围黏膜鲜红,溃点为7个,疼痛,尤以进食时为甚;头痛、口渴、小便赤,舌质红,脉滑数。

中医病名:鹅口疮。

西医病名:口腔念珠菌病。

中医证型:心脾积热证。

治疗法则:清心泻脾,解毒护阴。

临证处方:清热泻脾散加减。黄连6g,山栀10g,木通10g,生地黄10g,生甘草10g,竹叶10g,乳香10g,没药10g,威灵仙10g,当归10g,白鲜皮10g,紫草10g。水煎服,每日口服300ml,每次100ml,每日3次。患处喷洒冰硼散,每日3次。10d为1疗程。同时加服小儿利巴韦林口含片,0.1g/次,3次/日。

二诊:连续用药7d明显好转,继续治疗2个疗程后皮损基本痊愈,同时服小儿利巴韦林口含片,0.1g/次,3次/日;口服维生素B_6片,10mg/次,3次/日;患处喷洒冰硼散,每日3次。(摘自《朱仁康临床经验集》)

十、预防调摄

(1)婴幼儿及肥胖者皱褶部位应保持清洁干燥。

(2)合理应用抗生素、激素药物和免疫抑制剂。

(3)注意饮食卫生习惯,加强营养,增强体质。

【学习寄语】

医之临病,胜于临敌。

——清·怀远《古今医彻》

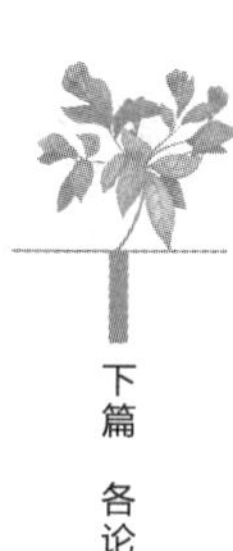

第四章　瘙痒性皮肤病

第一节　摄领疮

一、疾病概述

(1)疾病定义:摄领疮是一种常见的以阵发性剧痒和皮肤苔藓样变为特征的慢性炎症性皮肤神经功能障碍性疾病。

(2)临床特点:皮损多是圆形或多角形的扁平丘疹融合成片,搔抓后皮损肥厚,皮沟加深,皮嵴隆起,形成苔藓样变,呈阵发性瘙痒。以20~40岁青壮年多发,老年人少见,儿童一般不发病。

(3)中医别名:牛皮癣、干癣、顽癣。

(4)西医病名:慢性单纯性苔藓、神经性皮炎。

二、病因病机

1.血热风盛

气郁化火,火热伏于营血,血热风盛。

2.风湿蕴阻

久居湿所或素体蕴湿,外受风邪,风湿蕴阻肌肤。

3.血虚风燥

血热风盛致燥,日久耗伤阴血,血虚生风,血虚风燥,肌肤失养。

三、临床表现

本病临床表现:局限性多见于中青年,好发于颈部、双肘伸侧、腰骶部、眼睑、会阴、阴囊、肛周等易搔抓部位。皮损特征为局限性分布多角形扁平丘疹;皮损淡红、淡褐或正常肤色;表面可覆有糠秕状鳞屑。经搔抓、摩擦后,皮损融合成片,皮肤肥厚似皮革,即“苔藓样变”。皮损境界清楚,呈圆形、类

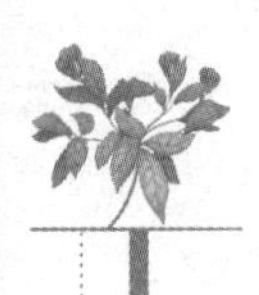

圆形或不规则形，瘙痒明显。播散性好发于中老年人，皮疹分布广泛，既可在正常皮肤上产生，也可在其他疾病基础上产生。皮损多呈苔藓样变，常因搔抓而见抓痕和血痂。自觉阵发性剧烈瘙痒，夜间尤甚；患者常因此失眠而情绪烦躁。也可因外用药不当而产生接触性皮炎或继发感染发展而来。

四、看图识病

见附录：图43、图44。

五、辅助检查

组织病理检查：表皮过度角化，棘层增厚显示一般慢性炎症变化。

六、诊断要点

1. 诱发因素

因过劳、情绪波动、多汗、硬领摩擦后出现，也可在其他疾病基础上产生。

2. 好发年龄

青壮年多发，老年人少见，儿童一般不发病。

3. 好发部位

局限亦可散发，以颈部、双肘伸侧、腰骶部、眼睑、会阴、阴囊、肛周等易搔抓部位多见。

4. 皮损特点

表现为多角形淡红色或淡褐色扁平丘疹，部分可融合成片，因搔抓后继发抓痕、血痂及苔藓样变。

5. 自觉症状

瘙痒明显，夜间尤甚，紧张劳累、烦躁焦虑、睡眠欠佳时加重。

6. 疾病预后

预后良好，可以治愈。

七、鉴别诊断

(1)慢性湿疮：由急性或亚急性湿疮转变而来，皮损可见苔藓化，但多有渗出倾向，发病部位可遍及全身，对称分布。

(2)紫癜风：皮损多为暗红、淡紫或呈多角形扁平丘疹，有蜡样光泽、网状纹，可累及黏膜和指或趾甲。组织病理检查有鉴别诊断价值。

(3)原发性皮肤淀粉样变：常见于小腿伸侧，皮疹呈高粱至绿豆大小圆形丘疹，密集成片而不融合，或呈念珠状排列。组织病理检查见淀粉样蛋白沉积可助鉴别。

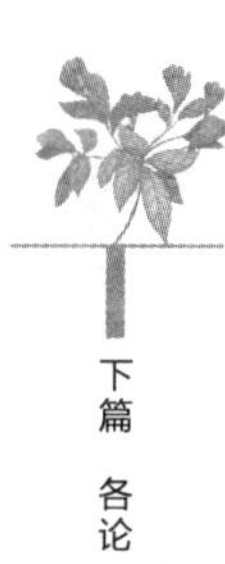

八、辨证治疗

(一)中医治疗

1.血热风盛证

主症:皮疹泛发色红,阵发性瘙痒,伴口苦咽干,心烦易怒,眩晕多梦,大便干黄,舌质红,苔薄黄,脉弦滑。

治法:清热凉血,疏风止痒。

方剂:凉血地黄汤合消风散加减。

处方:生地黄30g,苦参10g,知母10g,黄芩10g,赤芍15g,枳壳10g,天花粉30g,荆芥10g,防风10g,蝉蜕6g,生甘草6g,刺蒺藜10g,紫草10g,白鲜皮10g,忍冬藤20g。睡眠欠佳者,加夜交藤、酸枣仁等养心安神;瘙痒剧烈者,加用刺猬皮、乌梢蛇等搜风止痒。

2.风湿蕴阻证

主症:病程日久,皮疹浸润肥厚,呈淡褐色,多发于肛门和会阴部,可有糜烂、渗液,瘙痒剧烈,夜间更甚,舌质暗,苔腻,脉濡。

治法:搜风除湿,养血润肤。

方剂:乌梢蛇驱风汤合四物汤加减。

处方:乌梢蛇10g,荆芥10g,防风10g,黄芩10g,苦参30g,生薏苡仁30g,当归10g,刺蒺藜20g,赤芍15g,熟地黄10g,川芎10g,白鲜皮30g,生甘草6g。瘙痒剧烈者,可加用僵蚕、乌梢蛇祛风止痒;心烦失眠者,可加用合欢皮、珍珠母、钩藤等镇肝息风、安神助眠。

3.血虚风燥证

主症:病程长,常见体弱或老年患者,皮疹色淡或白色,粗糙肥厚,脱屑明显,瘙痒难忍,反复发作,长期不愈,可伴头晕、心悸、气短、乏力,舌质淡,苔薄白,脉细。

治法:养血润燥,息风止痒。

方剂:当归饮子加减。

处方:当归10g,熟地黄10g,川芎10g,何首乌20g,赤芍10g,白芍10g,黄芪20g,刺蒺藜30g,天花粉30g,乌梢蛇15g,白鲜皮10g,徐长卿10g。夹血瘀者,加桃仁、红花活血化瘀;失眠者,加酸枣仁、丹参等养血安神。

(二)西医治疗

(1)抗组胺药:口服扑尔敏片,4mg/次,3次/日;或赛庚啶片,4mg/次,3次/日;或氯雷他定片,10mg/次,1次/日;或西替利嗪片,10mg/次,1次/日;或咪唑斯汀片,10mg/次,1次/日。依据患者睡眠多少,两个相互交替服用。

(2)镇静药:晚饭后或睡前加服镇静安眠类药物。如地西泮片,10mg/次,3次/日;或多虑平片,25mg/次,3次/日。

(3)维生素类药:可配合服谷维素片,30mg/次,3次/日;或复合维生素B片,2片/次,3次/日。

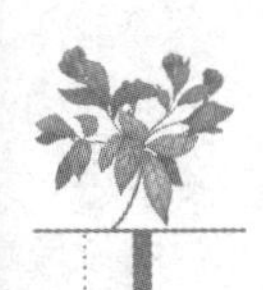

(三)成药治疗

(1)消风止痒颗粒:消风清热,除湿止痒。适用于风湿蕴肤证患者。

(2)润燥止痒胶囊:养血滋阴,祛风止痒,润肠通便。适用于血虚风燥证患者。

(3)乌蛇止痒丸:养血祛风,燥湿止痒。适用于风湿蕴肤证患者。

(四)外用治疗

(1)中药熏洗疗法:适用于泛发性皮损且皮肤干燥者。用当归、丹参、茯苓、白术、白鲜皮等养血润肤、活血化瘀中药煎剂对皮损部位进行熏洗治疗,每日1次,每次20~30min。

(2)中药涂擦疗法:适用于皮疹表面干燥者。选用黄连膏、青黛膏等中药膏局部涂搽,每日1~2次。

(3)中药封包疗法:适用于皮损肥厚者。对局部皮损涂擦中药膏后,采用保鲜薄膜将皮损处封包40min,每日1~2次。

(4)西药涂擦疗法:应根据皮损类型、部位及发病季节不同,合理选用药物种类,如止痒剂、焦油类或糖皮质激素和剂型。

(五)其他治疗

(1)针刺治疗:适用于容易摩擦部位的皮损及瘙痒顽固者,可进行皮损周围毫针围刺治疗。

(2)艾灸治疗:适用于浸润肥厚、范围较小的损害,或经过反复治疗皮损变化不明显者。可选用艾条进行局部皮损处灸疗,每日1次,7日为1疗程。

(3)火针治疗:选皮损肥厚处,趁针尖红白之际刺入,透入皮损达基底部有落空感,以针孔均匀分布整片皮损为宜,每周1~2次。

(4)拔罐治疗:躯干、四肢皮损肥厚处可走罐治疗,以疏通经络、行气活血、解毒止痒。每日1次,7日为1疗程。

(5)物理治疗:皮损泛发者可选用药浴、矿泉浴、紫外线治疗。

九、名医病案

候某,男,67岁。8月14日初诊。

病史:周身散发片状肥厚、粗糙之皮损,奇痒,已10年。于10年前四肢、躯干、颜面、臀部均有粗糙、肥厚之皮损,奇痒。曾经某医院诊断为泛发性神经性皮炎,多次治疗不效,来院诊治。

诊查:患者表情痛苦,精神不振,颜面耳郭有轻度糜烂皮损,渗液不多,痒,躯干及尾骶部皮损肥厚,上覆少量血性痂皮,有明显抓痕,舌苔薄白,脉弦。

中医病名:摄领疮。

西医病名:神经性皮炎。

中医证型:血虚风燥,肌肤失养。

治疗法则:疏风止痒,养血润肤。

临证处方:全蝎9g,威灵仙18g,白鲜皮30g,丹参15g,地肤子30g,干生地黄15g,黄柏9g,刺蒺藜30g,生槐花15g,猪苓9g,金银花18g。外用普连软膏、珍珠散。

二诊:服上方7剂后,皮损糜烂平复,渗出液减少,痒感已减轻,可以入睡。继服前方,局部只残留

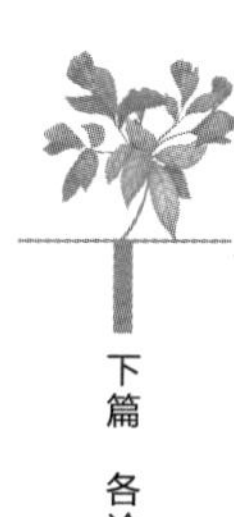

原粗糙之皮损，较正常皮肤稍厚，随之以秦艽丸、除湿丸内服。秦艽丸：秦艽30g，苦参30g，大黄(酒蒸)30g，黄芪60g，防风45g，漏芦45g，黄连45g，乌蛇肉(酒浸焙干)15g。除湿丸：威灵仙30g，猪苓30g，栀子30g，黄芩30g，黄连30g，连翘30g，当归尾30g，泽泻30g，紫草45g，茜草根45g，赤茯苓皮45g，白鲜皮60g，粉丹皮30g，干生地黄60g。外用五倍子粉、止痒药粉。配合熏药疗法。

前后共计治疗2个月左右，痒感消失，粗糙肥厚皮肤皮损变薄，局部皮肤已基本正常。(摘自《古今名医临证金鉴》)

十、预防调摄

(1)注意生活节律，宜保证充足的睡眠与休息。

(2)避免机械性、物理性刺激和硬质衣领摩擦。

(3)饮食宜清淡，忌食辛辣及各种刺激性食物。

(4)避免焦虑急躁，保持心情舒畅，合理治疗。

【学习寄语】

临病若能三思，用药终无一失。

——清·沈李龙《食物本草会纂》

第二节　风瘙痒

一、疾病概述

(1)疾病定义：风瘙痒是一种无明显原发性皮肤损害而以瘙痒为主要症状的皮肤感觉异常的皮肤病。

(2)临床特点：皮肤阵发性瘙痒，搔抓后常出现抓痕、血痂、色素沉着和苔藓样变等继发性损害。临床上有局限性、泛发性两种，局限性者以阴部、肛门周围最为多见，泛发性者可泛发全身。好发于老年及青壮年人，多见于冬季，少数也有夏季发作者。

(3)中医别名：痒风。

(4)西医病名：皮肤瘙痒症。

二、病因病机

1.血热风燥

素有内热，复感风热之邪，热邪灼伤阴血，化燥生风，肌肤失于濡养，风盛则痒。

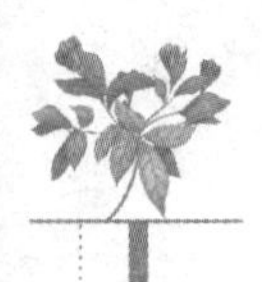

2.湿热内蕴

脾失健运，水湿不运，湿聚生热，湿热内蕴，或湿热之邪侵袭，熏蒸肌肤。

3.血虚肝旺

多见于老年人，气血亏虚，肝失所养致肝阳上亢，兼肝郁化火，更灼伤阴血，阴血不足，肌肤失养，则生风化燥。

三、临床表现

临床常见：全身性瘙痒症。瘙痒呈全身性，但非同时全身遍痒，可先由一处逐渐波及全身；瘙痒常呈阵发性，夜间加重，影响睡眠；瘙痒程度轻重不一，常因搔抓出现抓痕、血痂等，有时有湿疹样改变、苔藓样变或色素沉着。抓伤皮肤易继发感染而生疖或毛囊炎。老年性瘙痒症，老年人因皮肤腺体分泌功能减退、皮肤干燥、退行性等因素，易泛发全身性瘙痒，以躯干部瘙痒最重。冬季瘙痒症，出现于秋末及冬季气温急剧变化时，由寒冷室外骤入室内时或夜间加剧。一般四肢症状较重，部分区域可出现湿疹样改变或皮肤皲裂。妊娠瘙痒症，瘙痒为弥漫性，发生于孕妇妊娠末期，85%患者因雌激素增多致肝内胆汁瘀积所致；二次妊娠发病率47%。部分患者在发生瘙痒后2~3周出现黄疸，产后症状迅速消失。局限性瘙痒症，瘙痒局限于某一部位，多见于肛门、女阴、阴囊等部位。肛门瘙痒症，为最常见的局限性瘙痒症，因反复搔抓，可致肛部黏膜及皮肤肥厚浸润，有辐射状皲裂、浸渍和湿疹样疹等继发性改变。男女均可发病，多见于中年男性。肛周疾病如肛周臊瘊、扁平湿疣、痔疮、肛门息肉、肛裂和瘘管形成，会导致或加重瘙痒。此外，紫癜风、白疕也可累及肛周。女阴瘙痒症，主要发生于大小阴唇、阴阜及阴蒂。因长期搔抓，常见局部皮肤肥厚、灰白色浸渍。多与阴道真菌感染、淋病、阴道毛滴虫病或糖尿病、宫颈癌等相关，也有部分因使用安全套、卫生巾等导致。对绝经期妇女，除局部瘙痒外，常伴多汗、失眠、情绪急躁等更年期症状。阴囊瘙痒症，瘙痒发生在阴囊，也可波及阴茎和肛门。由于经常搔抓，阴囊皮肤可出现糜烂、渗出、结痂等，久之可有皮肤肥厚、色素沉着或苔藓样变等；有时可呈湿疹化或继发性皮炎。此外，由于其他系统性疾病也会导致瘙痒症的发生，如尿毒症、原发性胆汁瘀积、真性红细胞增多症、糖尿病及甲状腺功能异常等。

四、看图识病

见附录：图45、图46。

五、辅助检查

（1）血液常规检查：一般无特异性改变，部分患者嗜酸性粒细胞可升高。

（2）其他系统检查：若由于其他系统性疾病引起，可见相关检查指标异常。

六、诊断要点

1.诱发因素

因糖尿病、肝胆疾病、内脏肿瘤、感染性疾病、神经障碍性疾病、妊娠及环境因素、物理或化学性刺

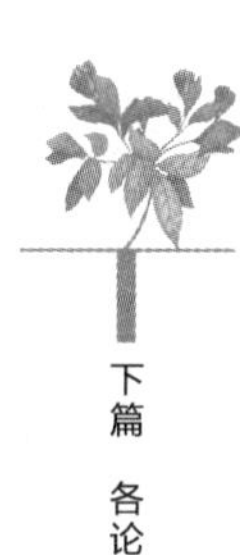

激等诱发。

2.发病季节

多见于冬季,少数也有夏季发作者。

3.好发年龄

好发于老年及青壮年人。

4.好发部位

局限性者以阴部、肛门周围最为多见,泛发性者可泛发全身。

5.临床特征

皮肤阵发性瘙痒,搔抓常出现抓痕、血痂、色素沉着和苔藓样变等继发性损害。

6.皮损特点

无原发性皮肤损害,由于经常搔抓,患处皮肤常见抓痕、血痂,也可有湿疹样变、苔藓样变和色素沉着等继发性损害。

7.自觉症状

自觉瘙痒明显,可伴有刺痛感,夜间尤甚。

8.疾病预后

预后良好,可以治愈。

七、鉴别诊断

(1)虱病:虽有全身皮肤瘙痒,但主要发生在头部、阴部,并可找到成虫或虱卵,有传染性。

(2)疥疮:好发于皮肤皱褶处,瘙痒剧烈,遇热和入夜尤甚。皮疹以针尖大小丘疹为主,隧道一端可挑出疥螨。

八、辨证治疗

(一)中医治疗

1.血热风燥证

主症:全身或局部皮肤瘙痒,遇热更甚,搔抓后可有抓痕,色红,或有血痂,伴有口渴欲饮水,大便干燥,小便色黄,舌质红或红绛,苔黄,脉弦而数。

治法:清热祛风,凉血止痒。

方剂:消风散合犀角地黄汤加减。

处方:荆芥10g,防风10g,苦参30g,紫草10g,炒白术10g,蝉蜕6g,生地黄10g,木通6g,知母10g,当归12g,赤芍10g,牡丹皮15g,白鲜皮10g,徐长卿10g。风甚瘙痒明显者,加全蝎、蜈蚣息风通络止痒;血热手足热甚者,加黄芩、丹皮清热凉血。

2.湿热内蕴证

主症:青壮年多见,夏季发病,局部或全身皮肤瘙痒,经搔抓后皮肤出现抓痕、血痂,甚至继发感染或湿疹样变,伴有口苦口干但饮水不多,纳食不香,大便黏腻不爽,小便色黄,舌质红,苔白腻或黄腻,

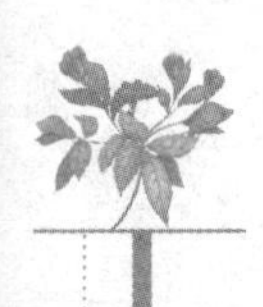

脉弦滑或滑数。

治法：清热利湿止痒。

方剂：龙胆泻肝汤合除湿胃苓汤加减。

处方：龙胆草30g，苦参30g，苍术10g，生地黄10g，猪苓10g，当归10g，黄芩10g，泽泻10g，茯苓10g，薏苡仁30g，白鲜皮10g，紫草10g，生甘草10g，兼血热者，加丹皮、金银花、白茅根清热凉血；大便秘结者，加生大黄泻热通便。

3. 血虚肝旺证

主症：老年人多见，冬春两季易发病，皮肤瘙痒干燥，搔抓后可有少量白色细碎鳞屑脱落，有明显的抓痕、血痂、色素沉着，病程较久，往往于睡前或情绪波动时加重，伴头晕目眩，心烦失眠，大便秘结，舌质红，少苔或薄白苔，脉弦细或弦缓。

治法：养血祛风，平肝止痒。

方剂：当归饮子加减。

处方：当归10g，生地黄10g，何首乌10g，白芍10g，荆芥10g，防风10g，刺蒺藜10g，鸡血藤20g，黄芩10g，天麻10g，钩藤10g，生甘草6g，徐长卿10g，苦参30g。瘙痒甚者，加蜈蚣、白鲜皮祛风止痒；夜寐不安者，加酸枣仁、五味子宁心安神。

（二）西医治疗

（1）抗组胺药：口服扑尔敏片，4mg/次，3次/日；或赛庚啶片，4mg/次，3次/日；或氯雷他定片，10mg/次，1次/日；或西替利嗪片，10mg/次，1次/日；或咪唑斯汀片，10mg/次，1次/日。依据患者睡眠多少，两个相互交替服用。

（2）激素药：对用多种疗法效果不明显的急性泛发性患者可短期服糖皮质激素。如地塞米松片，10mg/次，3次/日。急性症状被控制后应酌情减量或撤除，以防使用激素引起的不良反应。

（3）维生素类药：可给予维生素C片，0.2g/次，3次/日，止痒脱敏。也可选钙剂、硫代硫酸钠静脉注射，或用普鲁卡因做静脉封闭。

（4）性激素：男性老年患者可肌注丙酸睾酮，25mg/d，2次/周；或口服甲基睾酮，5mg/d。女性患者口服己烯雌酚，0.5mg/次，2次/日；或肌注黄体酮，10mg/d，1次/日。生殖系统肿瘤或肝肾功能不全者应忌用或慎用。

（三）成药治疗

（1）皮肤病血毒丸：清血解毒，消肿止痒。适用于风热血热证患者。

（2）金蝉止痒胶囊：清热解毒，燥湿止痒。适用于湿热内蕴证患者。

（3）润燥止痒胶囊：养血滋阴，祛风止痒，润肠通便。适用于血虚风燥证患者。

（4）肤痒颗粒：祛风活血，除湿止痒。适用于湿热内蕴、血虚风燥证患者。

（四）外用治疗

（1）中药熏蒸疗法：用当归、丹参、生地黄、火麻仁、地骨皮、白鲜皮、荆芥、防风等清热解毒、养血润肤、疏风止痒中药煎剂熏蒸皮损，每周3次，10次为1疗程。

（2）中药涂擦疗法：适用于皮肤干燥者。可用黄连膏等外擦，以润肤止痒。

(3)中药封包疗法:适用于皮肤干燥、肥厚、脱屑者。用黄连膏外搽皮肤干燥处,用保鲜膜将皮肤封包40min,加强皮肤对药物的吸收,保持皮肤水分,以润肤止痒。

(4)西药涂搽疗法:外用炉甘石洗剂,或含薄荷、樟脑的乙醇制剂或霜剂等止痒剂;或皮肤干燥者外用润肤剂,如维生素E霜、硅霜等,短期外用糖皮质激素可缓解症状。

(5)局部封闭疗法:用苯海拉明25mg加适量普鲁卡因,皮损处皮下浸润注射,隔日1次;亦可用曲安西龙或地塞米松加适量普鲁卡因在皮损处皮下做封闭治疗,每周1~2次。

(五)其他治疗

(1)针刺治疗:适用于顽固性瘙痒继发苔藓样变者。根据经络辨证选取背腧穴和相应腧穴进行针灸治疗,以达到活血化瘀通络、养血祛风止痒的作用。每日1次,10次为1疗程。

(2)穴位注射:适用于瘙痒顽固者。采用当归注射液或丹参注射液等具有养血活血功效的药物进行穴位注射。每日1次,7日为1疗程。

(3)耳针治疗:取枕部、神门、肺区、肾上腺等,行针刺或压豆。2~3日更换1次,双耳交替。

(4)物理治疗:全身性瘙痒病可行紫外线照射、皮下输氧、淀粉浴、糠浴或矿泉浴等;局限性瘙痒症经多方治疗无效时,可考虑用同位素或浅层X线治疗。

九、名医病案

胡某,男,78岁,四川人。10月28日初诊。

病史:全身瘙痒4年余,入冬更剧。初发现糖尿病,后皮肤发痒,夜间更甚,抓至出血,方能解苦。腿放被外,也可好转。曾在某地医院诊治,用抗过敏的药片和针剂,均未奏效。此次来沪,症状加剧。情绪波动,瘙痒不能忍耐。

诊查:全身遍布抓痕、血痂,胸背、两大腿、前臂有色素沉着,皮肤肥厚,呈苔藓样变,部分脱屑。肛周和会阴间存在色素减退斑。苔薄舌红,脉弦滑。

中医病名:风瘙痒。

西医病名:皮肤瘙痒症。

中医证型:肾阴不足,血虚风燥。

治疗法则:平肝养阴,祛风润燥。

临证处方:生地黄五钱,全当归四钱,炒白芍三钱,龙胆草半钱,炒黄柏三钱,制何首乌三钱,肥玉竹三钱,珍珠母三钱(先煎),苦参片四钱,乌梢蛇片(分吞)一钱。外用白杨膏,每日搽3~4次。忌饮酒类,不吃鱼、虾、蟹等发物。洗澡时,不用碱性强的肥皂。

二诊:11月8日,服药10剂,瘙痒有所减轻,皮肤也较润滑。但口渴咽干欲饮,胃中灼热,大便干结。苔剥舌红,脉滑数。拟益气养血、滋阴生津治其本,祛风止痒治其标。方药:太子参四钱,生黄芩三钱,全当归三钱,肥玉竹三钱,天花粉五钱,麦冬三钱,肥知母三钱,生大黄三钱(后下),苦参四钱,乌梢蛇片(分吞)一钱。4剂,加用降血糖药片。外用同前。

三诊:1月12日,瘙痒大部分减轻,尚有部分肥厚,大便已软。前方去生大黄、生黄芩;加生地黄、白花蛇舌草各一两,小胡麻仁三钱。又服10剂,基本痊愈,阴部尚轻度瘙痒。外用青吹口散油膏、地

塞米松软膏混合外擦。(摘自《外科经验选》)

十、预防调摄

(1)避免用力搔抓、摩擦及热水烫洗。

(2)患病期间,忌用强碱性皂液洗涤。

(3)老年皮肤干燥者,注意保湿润肤。

(4)宜穿棉丝织品;内衣宜柔软宽松。

(5)忌辛辣动风之品,多食水果蔬菜。

(6)树立信心,调畅情志,避免劳累。

【学习寄语】

一人生死,关系一家,倘有失手,悔恨何及?

——清·吴尚先《理瀹骈文》

第三节 粟 疮

一、疾病概述

(1)疾病定义:粟疮是一组急性或慢性炎症性瘙痒性皮肤病的总称。

(2)临床特点:其主要损害为风团样皮损、结节和继发性皮疹,瘙痒剧烈,致病因素复杂,冬夏季均可发生,多见于儿童及中年妇女。

(3)中医别名:顽湿聚结。

(4)西医病名:痒疹。

二、病因病机

1.风湿热阻

脾虚运化不健,湿热内生,复感风邪,风湿热邪阻于肌肤经脉,结聚日久而发。

2.血虚风燥

风湿热之邪阻滞经脉,致阴血耗伤,日久则气血运行不畅而致血瘀,肌肤失养,生风化燥,发为痒疹。

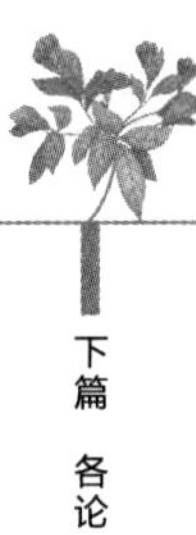

三、临床表现

粟疮常发生于土风疮或瘾疹之后，皮损初发为风团、丘疹、丘疱疹或斑丘疹，时隐时现，反复发作，逐渐增多，散布全身，风团消退后逐渐形成质硬小结节，为圆形粟粒或绿豆大小的淡红、褐黄或似正常肤色的丘疹，质较硬，称为粟疮小结节。搔抓日久可出现抓痕、血痂、色素沉着、苔藓样改变、湿疮样改变。患者常自觉剧烈瘙痒，可伴失眠。临床上分为小儿粟疮和成人粟疮。小儿粟疮好发四肢伸侧，尤以下肢为甚，重者可遍及全身，但很少累及腘窝和掌跖，腹股沟常有臖核。病程缓慢，至青春期可自行缓解或痊愈。患儿多有消瘦、贫血、营养不良、胃肠功能障碍、情绪不稳定等症状。成人粟疮以结节性痒疹多见，多见于成人，女性较多，好发于躯干和四肢伸侧，颜面部也可发生，可伴臖核。病程多为慢性，皮损可自行消退，但常复发。

四、看图识病

见附录：图47、图48。

五、辅助检查

组织病理检查：表皮轻度角化过度和角化不全，棘层增厚，偶有海绵形成及小水疱，真皮上部结缔组织水肿，血管周围淋巴结细胞浸润。

六、诊断要点

1.诱发因素

与昆虫叮咬、胃肠功能紊乱及内分泌障碍等因素有关。

2.好发季节

冬夏季常发病。

3.好发年龄

多见于儿童及中年妇女。

4.好发部位

皮损好发于四肢伸侧，尤以下肢为甚，重者可遍及全身，但很少累及腘窝及掌跖，腹股沟常有臖核。

5.皮损特点

初发为风团或风团样小丘疹，风团消退后逐渐形成坚硬小结节，为圆形粟粒或绿豆大小的淡红、褐黄或似正常肤色的丘疹，质较硬。

6.自觉症状

自觉瘙痒明显，可伴有刺痛感，夜晚可加重。

7.疾病预后

病程较长，预后良好，可以治愈。

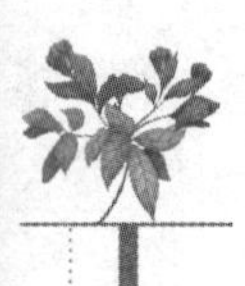

七、鉴别诊断

(1)土风疮:相当于西医的丘疹性荨麻疹。多发生于夏秋季,病程短,皮疹为纺锤形水肿性红色丘疹,中央有小水疱,数目少,无颈部和腹股沟淋巴结肿大现象。

(2)疥疮:无固定发病年龄,有接触传染史。蔓延迅速,瘙痒以夜间及受热后为著,皮疹多在指间、阴部、股及胸腹部,皮损以丘疹、隧道、结节为主。

八、辨证治疗

(一)中医治疗

1. 风湿热阻证

主症:发病初期,身起红色风团样丘疹、斑丘疹、丘疱疹或小水疱,瘙痒无度,搔破糜烂,伴抓痕、血痂,纳食不香,大便不爽,小便黄,舌质红,苔黄,脉弦数或滑数。

治法:祛风清热,除湿止痒。

方剂:消风散加减。

处方:荆芥15g,防风10g,白鲜皮10g,刺蒺藜10g,蝉蜕10g,牛蒡子10g,生地黄20g,土茯苓30g,苦参30g,苍术15g,木通10g,知母10g,黄柏10g,生甘草10g,徐长卿10g。瘙痒剧烈者,加乌梢蛇、白鲜皮等搜风止痒;大便秘结者,加生大黄泻热通便。

2. 血虚风燥证

主症:病程久,皮疹形如粟粒,反复发作,剧烈搔抓,皮肤增厚粗糙,色素沉着,苔藓样变,也可有硬实小结节,伴精神疲惫,大便艰涩,舌质暗红或有瘀点,苔薄黄或少苔,脉细或涩。

治法:养血活血,祛风润燥。

方剂:当归饮子加减。

处方:当归15g,刺蒺藜15g,赤芍10g,生地黄10g,牡丹皮10g,僵蚕10g,白鲜皮10g,知母10g,白芍10g,防风10g,黄芪10g,甘草10g,苦参30g,鸡血藤20g。夜寐欠佳者,加合欢皮、夜交藤、柏子仁养心安神。

(二)西医治疗

(1)抗组胺药:口服扑尔敏片,4mg/次,3次/日;或赛庚啶片,4mg/次,3次/日;或氯雷他定片,10mg/次,1次/日;或西替利嗪片,10mg/次,1次/日;或咪唑斯汀片,10mg/次,1次/日。依据患者睡眠多少,两个相互交替服用。

(2)镇静药:晚饭后或睡前加服镇静安眠类药物。如地西泮片,10mg/次,3次/日;或多虑平片,25mg/次,3次/日。

(3)维生素类药:可配合谷维素片,30mg/次,3次/日;或复合维生素B片,2片/次,3次/日。

(4)激素类药:口服糖皮质激素。如泼尼松片,15mg/次,3次/日。

(5)免疫调节药:皮损广泛者可口服雷公藤多甙片,20mg/次,3次/日;或沙利度胺片,50mg/次,3次/日。

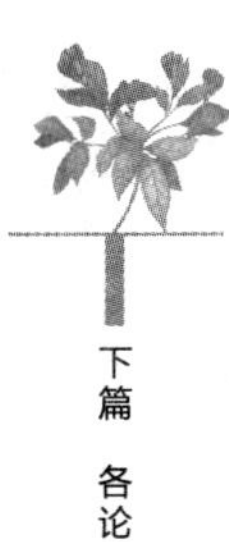

（三）成药治疗

(1)大黄䗪虫丸:破瘀血,消肿块。适用于皮疹坚实不化患者。

(2)复方丹参片:活血化瘀。适用于皮疹结节患者。

（四）外用治疗

(1)中药熏洗疗法:可选用苦参、蛇床子、千里光、白鲜皮、地骨皮、黄芩、黄柏、明矾等中药煎剂对皮损部位进行熏洗,每日1次,每次20~30min。

(2)中药涂擦疗法:皮损处选用百部酊、硫黄洗剂、冰片酊或蛇床子酒涂搽,每日1~2次,皱褶部位慎用。

(3)中药药浴疗法:可行全身药浴,如苦参、蛇床子、千里光、白鲜皮、地骨皮、黄芩、土黄柏、明矾煎水药浴。

（五）其他治疗

(1)针刺治疗:瘙痒剧烈的皮损可进行皮损周围围刺治疗。

(2)火针治疗:用火针在酒精灯上烧至通红发白,快速刺入皮损,深度至皮损基底部为度。5日治疗1次,6次为1疗程。

(3)拔罐治疗:用75%酒精棉球消毒皮损处,先用放血针或三棱针快速点刺局部,在皮肤红润稍有渗血时,将火罐迅速拔在刺血部位,火罐吸着后,留罐约10min。3日1次,5次为1疗程。

(4)物理治疗:对顽固性皮损常用补骨脂素联合使用A波段紫外线,疗法有效。

九、名医病案

刘某,男,45岁,1997年2月6日初诊。

病史:患者数日前感到头痛、恶心,随后四肢自觉瘙痒,散发丘疹,查体中央可见水疱。舌质暗,苔黄腻,脉弦数。

中医病名:粟疮。

西医病名:痒疹。

中医证型:湿热蕴肤证。

治疗法则:清热解毒,除湿止痒。

临证处方:龙胆草6g,黄芩9g,山栀子9g,泽泻12g,木通9g,车前子9g,当归8g,生地黄20g,柴胡10g,生甘草6g。(摘自《古今中医名家皮肤病医案荟萃》)

十、预防调摄

(1)保持良好生活节律,保证充足睡眠。

(2)避免热水烫洗,防叮咬,注意卫生。

(3)饮食宜富有营养,忌辛辣刺激食物。

(4)调畅情志,心情舒畅,应规范治疗。

【学习寄语】

读书而不临证，不可以为医；临证而不读书，亦不可以为医。

——清·陆九芝《世补斋医书》

第四节 马 疥

一、疾病概述

(1)疾病定义:马疥是一种以结节损害伴自觉奇痒为特征的慢性皮肤病。

(2)临床特点:以剧痒和结节性损害为临床特征。好发于四肢伸侧及腰背部,多见于成年人,尤其是女性,病因尚不清楚,有人将其视为局限性神经性皮炎的一种变型。

(3)中医别名:顽湿结节。

(4)西医病名:结节性痒疹。

二、病因病机

1. 风热毒聚

素有内热,复感风邪,兼虫毒作祟,风热毒聚,经络气血运行不畅,阻于肌肤。

2. 湿毒瘀阻

素体蕴湿,复感虫毒,湿毒阻络,气血瘀滞,阻于脉络,发于肌肤。

三、临床表现

初期为针帽至米粒大的丘疹,逐渐增大成为绿豆至黄豆大、半球形、坚实隆起皮肤表面的丘疹与结节,顶端角化明显,呈疣状外观,表面粗糙,呈褐色或灰褐色,散在孤立,触之有坚实感。由于剧烈搔抓,发生表皮剥脱、出血及血痂。结节周围的皮肤有色素沉着或增厚,呈苔藓样变。结节好发于四肢,尤以小腿伸侧为显著,偶尔可发生于背部。数目不等,可少至数个或多至数十个以上,有时呈条状排列。慢性经过,可长期不愈。

四、看图识病

见附录:图49、图50。

五、辅助检查

组织病理检查:表皮明显角化过度,棘层肥厚,表皮突出,不规则地伸入真皮,呈假性上皮瘤样增

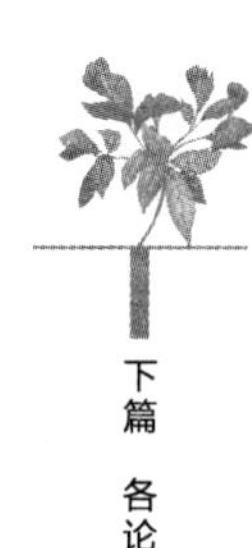

生。真皮示非特异性炎性浸润,并可见神经纤维及Schwann细胞明显增生。

六、诊断要点

1.好发年龄

多见于成年人,尤其是女性。

2.好发部位

主要发于四肢,尤以小腿伸侧为著,偶可累及背部。

3.皮损特点

皮损为半球形结节,表面粗糙,黄豆至蚕豆大小,呈疣状外观,色泽红褐或灰褐,触之有坚实感。

4.自觉症状

自觉剧痒,以夜间及精神紧张时为甚。

5.疾病病程

病程慢性,迁延多年。

6.疾病预后

病程较长,预后良好,可以治愈。

七、鉴别诊断

(1)寻常疣:外观类似结节性痒疹,但不痒。好发手背、手指,组织病理有特异性改变。

(2)原发性皮肤淀粉样变:苔藓样型皮疹,为粟粒至绿豆大,质坚硬、半球形疹,亦好发于小腿伸侧,但密集而不融合,呈串珠样排列,表面粗糙。组织病理结晶紫染色真皮乳头,有淀粉样蛋白沉积。

(3)疣状扁平苔藓:疣状扁平苔藓常呈紫色或紫红色,且周围或别处可见典型损害。

(4)丘疹性荨麻疹:好发于儿童,病程较短,皮损主要为梭形风团,中央有丘疹、丘疱疹或水疱。

八、辨证治疗

(一)中医治疗

1.风热毒聚证

主症:皮疹初起,于下肢先发,为颜色淡红或暗红的半球形结节,表面光滑,脱屑不多,剧烈瘙痒,伴急躁,大便偏干,小便黄,舌红,苔薄白或薄黄,脉弦数。

治法:祛风清热,解毒止痒。

方剂:消风散加减。

处方:荆芥15g,防风15g,白鲜皮10g,刺蒺藜10g,蝉蜕10g,牛蒡子10g,生地黄20g,土茯苓30g,苦参30g,苍术10g,木通10g,知母10g,黄柏10g,生甘草10g,丹参10g。

2.湿毒瘀阻证

主症:病程久,结节呈黑褐色,质地硬实,呈疣状损害,伴阵发性剧痒,疲惫寐差,下肢酸软沉重,大便干或溏,舌质暗红,苔薄黄或黄腻,脉细滑数。

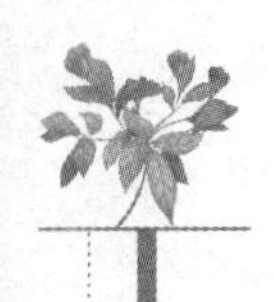

治法：除湿解毒，活血止痒。

方剂：全虫方加减。

处方：全蝎10g，皂角刺10g，炒槐花15g，白鲜皮10g，黄柏15g，丹参20g，刺蒺藜10g，威灵仙10g，徐长卿10g，土茯苓30g，苦参30g。

（二）西医治疗

（1）抗组胺药：口服扑尔敏片，4mg/次，3次/日；或赛庚啶片，4mg/次，3次/日；或氯雷他定片，10mg/次，1次/日；或西替利嗪片，10mg/次，1次/日；或咪唑斯汀片，10mg/次，1次/日。依据患者睡眠多少两个相互交替服用。

（2）镇静药：晚饭后或睡前加服镇静安眠类药物。如地西泮片，10mg/次，3次/日；或多虑平片，25mg/次，3次/日。

（3）维生素类药：可配合谷维素片，30mg/次，3次/日；或复合维生素B片，2片/次，3次/日。

（4）激素类药：结节性瘙痒口服糖皮质激素。如泼尼松片，15mg/次，3次/日。

（5）免疫调节药：皮损结节多者口服雷公藤多甙片，20mg/次，3次/日；或沙利度胺片，50mg/次，3次/日。

（三）成药治疗

（1）大黄䗪虫丸：活血化瘀。适用于长期不愈、湿毒瘀阻证患者。

（2）散结灵胶囊：散结消肿，活血止痛。适用于皮色不变、肿硬作痛患者。

（四）外用治疗

（1）中药熏洗疗法：大枫子30g，牡丹皮30g，白鲜皮30g，荆芥30g，苦参30g，紫草30g，大黄30g，煎水熏洗。

（2）中药涂擦疗法：25%百部酊或复方土槿皮酊外搽，每日3～4次。

（3）西药封闭疗法：用普鲁卡因加醋酸强的松龙结节内注射。

（4）西医局部治疗：肤疾宁或皮炎灵硬膏外贴，或外涂醋酸氟轻松软膏、地塞米松霜剂。焦油类制剂如糠馏油软膏、煤焦油软膏、尿素膏等交替使用。

（五）其他治疗

（1）电针治疗：采用DF2-B型电子腋臭仪治疗本病，局麻后电灼至适当深度，留黑色焦痂，外涂庆大霉素软膏或外敷紫草油纱布。

（2）物理治疗：可用液氮冷冻疗法，亦可用电凝或激光治疗。

（3）放射治疗：对少数孤立散在的结节性痒疹可用浅部X线照射。

九、名医病案

秦某，女，62岁，1987年4月6日初诊。

病史：近3年四肢反复起丘疹结节，剧痒，每年夏秋季较重，寝食不安。曾在某医院诊为“结节性痒疹”，口服并肌注“脱敏药”及外用激素类药膏、局部封闭治疗，均无明显疗效，一直不愈。

诊查：四肢伸侧散在孤立的半球形绿豆至黄豆大小的结节数十个，呈红褐色或灰褐色，大部分结节表皮已被抓破剥脱,表面有血痂,结节周围皮肤有抓痕及苔藓样改变。舌质暗,苔薄白,脉弦缓。

中医病名:马疥。

西医病名:结节性痒疹。

中医证型:素体蕴湿,外感风毒,凝聚而成。

治疗法则:除湿解毒,疏风止痒,活血软坚。

临证处方:全虫6g,皂刺10g,刺蒺藜30g,苦参15g,白鲜皮30g,当归10g,赤芍10g,白芍10g,僵蚕10g,首乌藤30g,夏枯草15g,丹参15g,红花10g,秦艽15g,威灵仙10g,木瓜10g。对结节性皮损外用海螵蛸块摩擦,将其粗糙的角化皮损磨掉后外敷黑色拔膏棍,约1mm厚,然后用皮炎灵硬膏剪成小块贴敷其上。对其余片状的肥厚苔藓化皮损外用雄黄解毒散、百部酒及5%黑豆馏油软膏。

二诊:治疗2周,瘙痒明显减轻,已无新的抓痕可见,睡眠好转。于前方去秦艽、威灵仙,加莪术10g,珍珠母30g。

三诊:又服药1个月,瘙痒缓解,大部分结节消退,未见抓痕及新生的结节。继以活血消炎丸、散结灵、秦艽丸巩固治疗。1个月后,结节基本消退,残留色素沉着,临床治愈。(摘自《张志礼皮肤病医案选粹》)

十、预防调摄

(1)讲究个人卫生,避免虫咬及日晒。

(2)避免热水烫洗,应尽量避免搔抓。

(3)注意劳逸结合,宜保持心情愉快。

【学习寄语】

业医者,活人之心不可无,而自私之心不可有。

——宋·刘昉《幼幼新书》

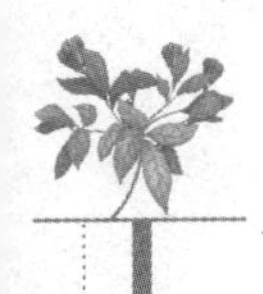

第五章　物理性皮肤病

第一节　日晒疮

一、疾病概述

(1)疾病定义:日晒疮是一种因日光照射而引起的皮肤病。

(2)临床特点:急性期以曝光部位出现红斑、水疱或多形性皮损,自觉灼热、瘙痒,有明显季节性为临床特征,好发于春夏季节,以青年男女、儿童多见。慢性迁延患者,皮损表现为浸润性斑块、苔藓样变、结节,瘙痒剧烈,老年男性多见。

(3)中医别名:晒疮、晒斑。

(4)西医病名:日光性皮炎、多形性日光疹、慢性光化性皮炎。

二、病因病机

1. 热毒侵袭

禀赋不耐,腠理不能耐受阳光照射,毒热之邪侵袭于肌肤而发病。

2. 湿热蕴肤

湿热内蕴,复感阳毒,毒热夹湿,蕴蒸肌肤而致。

3. 血虚夹毒

毒邪日久蕴肤,耗伤阴血,血虚风燥,肌肤失养所致。

三、临床表现

本病常发生于春、夏季。皮损好发于曝光部位,如头面颈,尤其额、双颧、双耳、颈部、颈前三角区、双手背、前臂等部位。若曝光时身体其他部位裸露,亦可发生于相应部位,严重者,躯干等被遮盖部位亦可累及。皮损表现为红斑、肿胀、丘疹、丘疱疹、水疱,甚至大疱,部分皮疹干涸后脱屑,愈后留不同

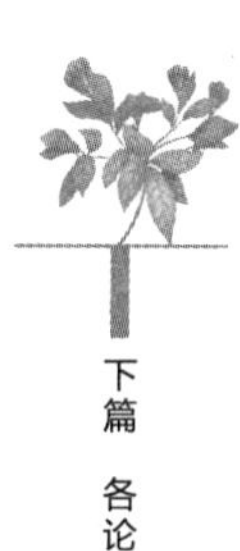

程度的色素沉着。部分慢性迁延患者,皮损表现浸润性斑块、苔藓样变、结节,可有抓痕、血痂,重者可化脓、坏死,愈后留浅表性瘢痕。自觉皮肤灼热、瘙痒、刺痛,部分患者可伴有发热、头痛、恶心呕吐等全身症状。本病急性发作者病程为2~3周,慢性迁延者可达数年。

四、看图识病

见附录:图51、图52。

五、辅助检查

(1)紫外线试验:呈异常反应,主要表现为反应高峰时间晚,正常人12~24h,患者常为48h以后;红斑反应强度高,红斑反应持续时间长,正常人3~5日,患者可持续8日以上;红斑反应消退后无明显色素沉着;红斑反应开始消退时,红斑表面会出现丘疹。

(2)光激发试验:本试验能确定疾病的作用光谱,对诊断多形性日光疹有重要价值。尤其是对于就诊时无皮损的患者,进行光激发试验很有必要。

(3)光斑贴试验:对怀疑有光致敏原的患者可行光斑贴试验证明其致敏物,本试验可能对遮光剂、芳香剂等多种变应原显示阳性。

六、诊断要点

1.诱发因素

常有明显的光暴露病史。

2.好发季节

好发生于春、夏季。

3.好发年龄

好发于青年男女、儿童。

4.好发部位

好发于曝光部位,如头面颈,尤其额、双颧、双耳、颈部、颈前三角区、双手背、前臂等部位。

5.皮损特点

急性发作皮损表现为红斑、肿胀、丘疹、丘疱疹、水疱,甚至大疱;慢性迁延患者,皮损表现浸润性斑块、苔藓样变、结节等。

6.自觉症状

自觉皮肤灼热、瘙痒、刺痛。

7.全身症状

伴有发热、头痛、恶心呕吐。

8.病程预后

急性发作者病程为2~3周,慢性迁延者可达数年。预后良好。

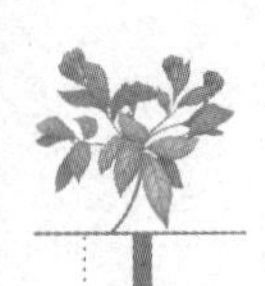

七、鉴别诊断

(1)猫眼疮:皮疹好发于手足及面颊,多发于春秋季节,与日晒无关。皮损为多形性,红斑中央可见虹膜样损害。

(2)药毒:发病前有明确用药史,常于用药后突然发生,与季节、日晒无关。

(3)接触性皮炎:有明确接触史,发病迅速,皮损发生在接触部位,与接触物范围一致,边界清楚,自觉灼热、瘙痒。脱离接触后症状可缓解。

(4)盘状红斑狼疮:病程缓慢,面部有境界清楚紫红色斑块,表面有黏着性鳞屑,扩张毛囊口中有毛囊角栓,还可见毛细血管扩张、萎缩、瘢痕等。遇日光虽可加重,但四季均可发病。

八、辨证治疗

(一)中医治疗

1.热毒侵袭证

主症:受日光暴晒后皮肤出现潮红、肿胀、红斑、丘疹,自觉刺痛、灼热、瘙痒;伴口干欲饮,大便干结,小便短黄;舌红,苔薄黄,脉数。

治法:清热解毒,凉血退斑。

方剂:凉血地黄汤合黄连解毒汤加减。

处方:槐花10g,紫草15g,赤芍10g,白茅根10g,生地10g,丹参10g,鸡血藤15g,黄芩10g,黄柏10g,栀子10g。伴有口干欲饮者,可加生石膏清热止渴;大便干结者,可加大黄、枳实泻下通便;小便短黄者,可加白茅根、竹叶、滑石清热利尿。

2.湿热蕴肤证

主症:受日光暴晒后皮肤出现潮红、红斑、丘疹、水疱、糜烂、渗液、结痂等多形性损害,自觉瘙痒、刺痛;伴身热,神疲乏力,食欲不振;舌红,苔黄腻,脉濡或滑数。

治法:清热除湿,凉血解毒。

方剂:清热除湿汤加减。

处方:夏枯草30g,板蓝根30g,白鲜皮10g,连翘10g,藿香10g,佩兰10g,薏苡仁30g,茯苓10g,白术10g,陈皮10g,甘草10g。皮肤灼痛者,加紫背天葵清热解毒;瘙痒者,加苦参、白鲜皮疏风散热、燥湿止痒。

3.血虚夹毒证

主症:病程迁延日久,曝光部位尤其面部、双手、颈部皮肤出现浸润性斑块、粗糙肥厚、苔藓样变、结节、脱屑等症,瘙痒剧烈、受热更甚;伴有口干不欲饮,爪甲失荣;舌淡,苔白,脉细。

治法:养血润燥,清热解毒。

方剂:温清饮加减。

处方:当归10g,白芍10g,熟地黄10g,川芎10g,鸡血藤15g,黄芩10g,黄柏10g,栀子10g。瘙痒者,加白鲜皮祛风止痒。

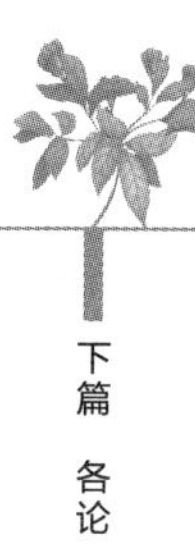

（二）西医治疗

（1）抗组胺药：瘙痒者口服赛庚啶片，4mg/次，3次/日；或扑尔敏片，4mg/次，3次/日；或息斯敏片，10mg/次，1次/日 10mg；或氯雷他定片，10mg/次，1次/日；或西替利嗪片，10mg/次，1次/日。

（2）止痛药：疼痛者口服阿司匹林片，0.5g/次，3次/日；或扑热息痛，0.25g/次，3次/日；或消炎痛胶囊，50mg/次，3次/日。

（3）抗细菌药：感染者口服抗生素。如红霉素片，0.5g/次，3次/日；或阿莫西林胶囊，0.5g/次，3次/日。

（4）激素类药：感染严重者口服激素。如地塞米松片，10mg/次，3次/日；或泼尼松片，10mg/次，3次/日。

（三）成药治疗

（1）六神丸：清凉解毒，凉血止痛。适用于皮损鲜红，局部红肿疼痛患者。

（2）龙胆泻肝丸：清热利湿解毒。适用于红斑、水疱较重，瘙痒疼痛患者。

（3）润燥止痒胶囊：养血润燥止痒。适用于慢性迁延，皮损肥厚、粗糙、苔藓样变等慢性皮损患者。

（4）牛黄解毒片：清热解毒。适用于火热内盛证患者。

（5）龙胆泻肝丸：清肝胆，利湿热。适用于肝胆湿热证患者。

（四）外用治疗

（1）中药溻渍疗法：选黄连、黄芩、马齿苋、地榆等清热燥湿、凉血解毒中药水煎液湿敷，每日1～2次，适用于红斑、水疱、糜烂皮损患者。

（2）中药涂擦疗法：干燥结痂脱屑者则选用甘草油、紫草油外涂，每日2次，润燥止痒；皮损干燥肥厚、苔藓样变、结节斑块等慢性皮疹者选用蛋黄油、除湿止痒软膏等油剂或软膏外涂，每日2次。

（3）中药熏药治疗：可选上述溻渍药物用中药熏药冷喷机喷于患处。

（4）西药湿敷疗法：局部有糜烂、渗出用3%硼酸溶液、生理盐水或2%～5%马齿苋煎液等温和溶液进行湿敷，每天数次；局部无糜烂、渗出可外用炉甘石洗剂。

（5）西药涂擦疗法：患处涂搽喹咛霜、消炎痛溶液。大疱、渗出多时，常用复方硫酸铝湿敷。

（五）其他治疗

（1）针刺治疗：面部发病者选印堂、四白、合谷，上肢发病者取内关、曲池，下肢发病者取三阴交、血海。留针30min，每日1次，7次为1疗程。

（2）耳穴埋针：取肾上腺、神门、肺、大肠、内分泌，用皮内针埋入，每天按压数次，每次压10min。

（3）耳穴治疗：取肾上腺、神门、肺、大肠、内分泌，将中药王不留行籽置于小块胶布中央，然后贴在穴位上，嘱患者每天按压穴位数次，每次压10min。

（4）拔罐治疗：慢性迁延肥厚性皮损，皮损局部由外缘向中心，用无菌梅花针叩刺后留罐5～10min，隔日1次，5次为1疗程。面部慎用。

（5）火针治疗：慢性迁延肥厚性皮损者，皮损处用火针疗法点刺，每周1次，3次为1疗程。

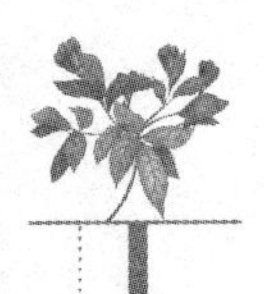

九、名医病案

李某，女，22岁。

病史：1d前中午于室外游泳2h后，暴露部位皮肤出现弥漫性红斑、水肿，自觉局部灼热、瘙痒，轻微灼痛。伴口渴喜冷，低热乏力；舌质红，苔薄黄，脉浮数。

中医病名：日晒疮。

西医病名：日光性皮炎。

中医证型：暑热侵袭证。

治疗法则：清热消暑，解毒止痛。

临证处方：香薷6g，银花9g，鲜扁豆花9g，厚朴6g，连翘6g。7剂。（摘自《简明中医皮肤病学》）

十、预防调摄

（1）避免日光暴晒，外出使用遮阳用品。

（2）如有本病发作史者，多使用防晒霜。

（3）忌食辛辣、鱼腥发物，饮食宜清淡。

（4）患处尽量避免搔抓，防止继发感染。

（5）避免进食莴苣、泥螺等光敏性食物。

（6）避免应用磺胺类、四环素等光敏药物。

【学习寄语】

本草有折衷，儒医功用深。何须九折臂，费尽一生心。药物辨真伪，方书通古今。有时能起虢，一剂直千金。

——宋·戴复古《吾乡陈万卿儒者能医见宜春赵守盛称其医药之》

第二节　冻　疮

一、疾病概述

（1）疾病定义：冻疮是人体遭受寒邪侵袭引起的末梢部位局限性、瘀血性、炎症性皮肤病。

（2）临床特点：临床上以暴露部位的局部性冻疮为最常见，特点是局部肿胀发凉、瘙痒、疼痛、皮肤紫斑，或起水疱、溃烂，气候转暖后自愈，易复发。各年龄组均可发生，但多见于儿童、妇女和末梢血液循环不良者。

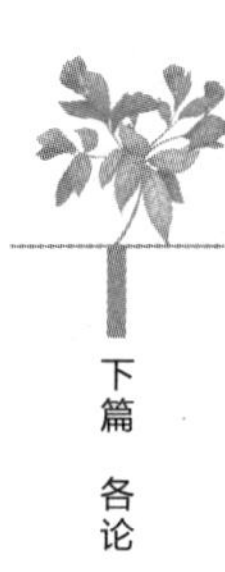

(3)中医别名:水浸足、冻烂疮。

(4)西医病名:冻伤。

二、病因病机

1.寒凝血瘀

严寒侵袭,阴寒凝滞,导致气滞血瘀,血脉运行不畅,不能荣养肌肤,肌肤失于温煦而发为冻疮。

2.气虚血瘀

素体阳气虚弱,气血运行无力,又受寒冷条件影响,寒性收引,引发阻滞正常气血运行,导致气滞血瘀而发冻疮。

3.寒盛阳衰

极度严寒气候,阴寒太甚,内侵脏腑,直中少阴,则可见畏寒蜷卧、四肢厥冷、神志不清、脉微欲绝等阳气衰微的危重证候。

4.瘀滞化热

寒邪入侵,气血瘀滞不通,日久郁而化热,热盛则肉腐而致疮面溃烂。

三、临床表现

本病好发于初冬、早春季节,寒冷潮湿环境。皮损好发于四肢末端、面部和耳郭等暴露部位。皮损特点为局限性水肿性紫红斑疹或斑块,边界清楚,触之局部温度变低,按之褪色,压力去除后红色逐渐恢复。如受冻时间长,可出现水疱、糜烂、溃疡,愈后留有色素沉着、色素脱失和萎缩性瘢痕。自觉痛痒,受热后加重。病程慢性,气候转暖可自愈,容易来年复发。

四、看图识病

见附录:图53、图54。

五、辅助检查

血常规检查:检测白细胞、红细胞、中性粒细胞等计数,判断感染程度。一般无特异性,部分患者需要排除冷球蛋白血症及结缔组织疾病。

六、诊断要点

1.好发季节

好发于初冬、早春季节,寒冷潮湿环境。

2.好发年龄

各年龄组均可发生,但多见于儿童、妇女和末梢血液循环不良者。

3.好发部位

好发于四肢末端及面部、耳郭等暴露部位。

4. 皮损特点

局部肿胀发凉、瘙痒、疼痛、皮肤紫斑，或起水疱、溃烂。

5. 典型皮损

局限性水肿性紫红斑疹或斑块，边界清楚，触之局部温度变低，按之褪色，压力去除后红色逐渐恢复。

6. 自觉症状

自觉痛痒，受热后加重。

7. 病程预后

病程慢性，气候转暖可自愈，容易来年复发。预后良好，可治愈。

七、鉴别诊断

（1）猫眼疮：多发生于春秋两季，以手、足、面、颈部多见，皮损为多形性，有特殊的“虹膜状”皮损可资鉴别。

（2）雷诺现象：多由寒冷、情绪激动等诱发，好发于秋冬季节，多为20～40岁的女性。受寒冷等刺激后，手指皮肤变苍白，继而变紫变红，最后恢复正常肤色，伴局部发冷、感觉异常、疼痛等症状，但持续时间短暂，与冻疮红斑持续存在，短期难以消除，可资鉴别。

八、辨证治疗

（一）中医治疗

1. 寒凝血瘀证

主症：局部麻木冷痛，肤色青紫或暗红，肿胀结块；或有水疱，发痒，手足清冷；舌淡苔白，脉沉或沉细。

治法：温经散寒，养血通络。

方剂：当归四逆汤加减。

处方：黄芪20g，当归15g，干姜10g，桂枝10g，丹参15g，白芍15g，赤芍15g，红花10g，透骨草10g，生姜10g，鸡血藤30g。局部漫肿水疱者，加茯苓、车前子利水消肿。

2. 气虚血瘀证

主症：神疲体倦，气短懒言，面色少华，疮面不敛，疮周暗红漫肿，麻木；舌淡，苔白，脉细弱。

治法：益气养血，祛瘀通脉。

方剂：人参养荣汤加减。

处方：黄芪30g，当归10g，桂心10g，甘草10g，橘皮10g，白术10g，党参10g，白芍10g，熟地黄10g，五味子10g，茯苓10g，鸡血藤15g。疮周漫肿暗红者，加桃仁、红花活血化瘀。

3. 寒盛阳衰证

主症：时时寒战，四肢厥冷，感觉麻木，幻觉幻视，意识模糊，倦卧嗜睡，呼吸微弱，甚则神志不清；舌淡苔白，脉微欲绝。

治法：回阳救脱，散寒通脉。

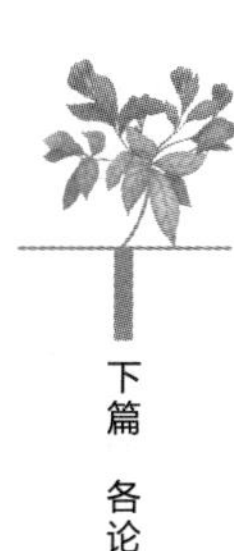

方剂：四逆汤加减。

处方：附子10g，人参10g，干姜10g，炙甘草10g，桂枝10g。气虚者，加黄芪补气。

4.瘀滞化热证

主症：局部坏死，疮面溃烂流脓，四周红肿色暗，疼痛加重；伴发热口干；舌红苔黄，脉数。

治法：清热解毒，活血止痛。

方剂：四妙勇安汤加减。

处方：金银花15g，玄参10g，当归10g，甘草10g，鸡血藤10g，桂枝10g。热盛者，加蒲公英、紫花地丁清热解毒；气虚者，加黄芪、党参补气健运；痛甚者，加延胡索、制乳香、制没药行气化瘀止痛。

（二）西医治疗

（1）扩血管药：口服扩血管药物。如烟酸片，50mg/次，3次/日；或硝苯地平片，100mg/次，3次/日。

（2）抗细菌药：感染者口服抗生素。如红霉素片，0.5g/次，3次/日；或阿莫西林胶囊，0.5g/次，3次/日。

（3）激素类药：感染严重者口服激素。如地塞米松片，10mg/次，3次/日。

（4）抗组胺药：瘙痒者口服赛庚啶片，4mg/次，3次/日；或扑尔敏片，4mg/次，3次/日。

（5）止痛药：疼痛者口服消炎痛胶囊，50mg/次，3次/日。

（三）成药治疗

（1）附子理中丸：温中健脾。适用于寒凝血瘀证患者。

（2）人参养荣丸：温补气血。适用于气虚血瘀证患者。

（四）外用治疗

（1）中药涂擦疗法：皮损未破溃者，用棉签蘸红灵酒揉擦患处，每日2次。皮损未破溃者，用棉签蘸生姜辣椒酊涂擦患处，每日3次。

（2）西药涂擦疗法：已破溃皮损可用莫匹罗星软膏；未破溃皮损可外用维生素E软膏等；或外用冻疮膏涂擦患处。

（五）其他治疗

（1）针刺治疗：病变在手区，取阳池、阳溪、合谷、外关、中渚；病变在足区，取解溪、通谷、侠溪、公孙；病变在耳区，取阿是穴。施平补平泻，留针5～15 min；阿是穴放血少许，间日1次。

（2）放血治疗：患处消毒后，在红肿中心进针1～4枚不等，施补法捻转提插术，不留针，出针后挤出血液少许，再轻轻按摩，隔日1次。

（3）注射治疗：手区取内关、合谷，足区取三阴交、太溪，50%当归注射液或维生素B_{12}500 μg，针刺得气后，分别推注1～1.5ml，2日1次。

（4）物理治疗：可选用红外线、氦氖激光、半导体激光等照射，以改善局部微循环。

（5）疱液抽取：皮损处有水疱者，局部消毒后用无菌注射器抽出疱液，然后外涂生肌白玉膏或红油膏等。

九、名医病案

王某，男，33岁。1974年11月11日初诊。

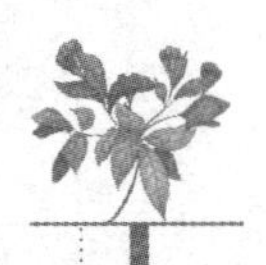

病史:双足冻疮反复发作3年。1972年初冬,下地干活,由于天气严寒,保温不好,以致双足跟冻伤,溃破成疮,经治暂愈。此后每年初冬即犯,始而肿痛,后焮红作痒,不久则化脓自溃,今冬已发病1个月余,双足跟肿痛轻痒,行走不便。

诊查:体温38.9℃,面色苍白。双足跟红肿,约6cm×6cm大小,皮肤光亮,绞痛拒按,按之应指。舌苔黄,舌质红,脉沉弦。

中医病名:冻疮。

西医病名:冻伤继发感染。

中医证型:寒湿凝滞,化热成脓。

治疗法则:清热解毒,托里透脓。

临证处方:金银花18g,蒲公英18g,皂角刺9g,白芷9g,桔梗9g,黄芪18g,当归尾9g,赤芍9g,牛膝9g,甘草3g,炒山甲9g。铁箍散软膏外敷。

二诊:11月14日,按上方服药3剂后,脓肿自溃。乃以上方去金银花、蒲公英,加肉桂9g。局部清除腐肉后干撒甲字提毒粉,外贴阳和解凝膏。

三诊:11月25日,疮口缩小,腐肉已清,新肌已生,改用益气养血之法。方药:生黄芪24g,党参24g,当归尾9g,赤芍9g,茯苓15g,白术12g,肉桂15g,牛膝9g,甘草9g。局部干撒甲字提毒粉和利字粉各半,外贴阳和解凝膏。

四诊:12月5日,疮面1.5cm×2cm。改服阳和丸,每早2丸;人参养荣丸,每晚2丸。局部干撒利字粉与吃疮粉各半。后半月疮面痊愈。(摘自《房芝萱外科经验》)

十、预防调摄

(1)患者重视预防,适时注意防寒保暖。

(2)加强营养,多吃豆类、蛋类等食品。

(3)寒冷环境下应注意局部和全身保暖。

(4)对手足耳郭等暴露部位要加强保护。

(5)可涂防冻霜剂,手套鞋袜不宜过紧。

(6)受冻部位不宜立即火烤和热水烫洗。

(7)未溃发痒时忌用力搔抓,防止感染。

(8)坚持体育锻炼,提高对寒冷耐受性。

【学习寄语】

不但针经熟,言谈语语真。练形如铁佛,信手合铜人。秘摄鱼千里,空飞鹤当轮。功成倘相挟,平地脱风尘。

——宋·戴表元《赠针医范秀才》

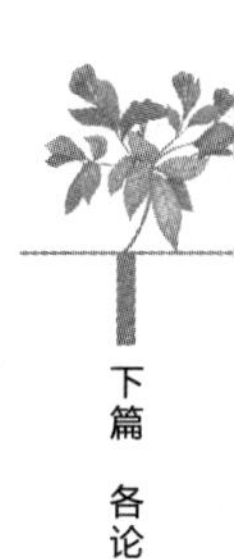

第三节 褥 疮

一、疾病概述

(1)疾病定义:褥疮是指因局部长期受压后影响血液循环,皮肤组织营养障碍而致的组织坏死。

(2)临床特点:以皮肤破溃、疮口经久不愈为临床特征,好发于受压和摩擦部位。

(3)中医别名:席疮。

(4)西医病名:压疮、压力性溃疡。

二、病因病机

1. 气滞血瘀

气血虚弱,运行不畅,不能营养肌肤,复以损擦磨破感染而成。

2. 蕴毒腐溃

床垫板硬,床单潮湿不平,压迫、摩擦损伤,染毒成疮。

3. 气血两虚

久病、大病后,气血亏损,肌肤失养,加之卧床不起,久着席褥,未能经常转侧身躯,气血运行不畅,局部皮肉长期受到压迫,因其摩擦皮肤破损,故而极易染毒成疮。

三、临床表现

本病好发于骨突部位,如骶骨、肩胛、坐骨结节、股骨粗隆、足外踝等处。初起受压部位皮肤见淡红或紫红色斑,境界较清楚。继而起疱、破损,形成溃疡。疮面灰白或黑,腐肉黏滞,四周皮色红或紫红。如有脓汁从其旁溢出,则清稀而臭,痛或不知痛。除去腐肉,基底显现灰白或暗红,脓腐不尽,黏滞如败絮状,或干涸色暗不脱。有的外观疮口不大,但疮底却向四周潜行如穴,轻压四畔败水外溢,继续深溃时,可见骨骼外露,肌肉经久不生,疮口久不收敛。由红斑到腐溃成穴,其发展快慢常因病人正气强弱而异。气血亏耗,营养状况不良者,仅三五日即能溃成大疮。全身症状除原发病症外,多见形神萎靡,饮食不思,偶尔可继发毒邪内陷证,以虚陷证多见。

四、看图识病

见附录:图55、图56。

五、辅助检查

血常规检查:检测白细胞、红细胞、中性粒细胞等计数,判断感染程度。

六、诊断要点

1.诱发因素

体质虚弱,卧床瘫痪。

2.好发季节

一年四季均可发生。

3.好发年龄

好发于老年人及瘫痪病人。

4.好发部位

好发于受压和易受摩擦的部位,如骨突部位,如骶骨、肩胛、坐骨结节、股骨粗隆、足外踝等处。

5.皮损特点

受压皮肤最初苍白、灰白或青红色,边界清楚,中心颜色较深,继则发生水疱、溃疡,处理不当或不及时,可深达肌肉、骨或关节,表面形成坏疽。

6.典型皮损

皮肤破溃、疮口经久不愈。

7.自觉症状

不同程度的疼痛。

8.病程预后

部分溃疡面较大,偶可继发感染而引起败血症。预后良好,可治愈。

七、鉴别诊断

(1)蜂窝织炎:局部红肿热痛,易肿、易脓、易溃、易敛,一般不损伤筋骨,也不造成陷证。

(2)痈:初起弥漫性浸润,表面有多个脓头,自觉剧痛,全身症状明显。

八、辨证治疗

(一)中医治疗

1.气滞血瘀证

主症:局部皮肤出现褐色红斑,继而紫暗红肿,或有破损。苔薄,舌边有瘀紫,脉弦。

治法:理气活血。

方剂:血府逐瘀汤加减。

处方:桃仁10g,红花10g,当归10g,生地10g,赤芍10g,川芎10g,柴胡10g,枳壳10g,牛膝10g,甘草10g。兼疼痛者,加川楝子、元胡活血止痛。

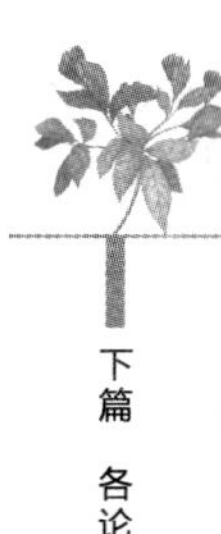

2. 蕴毒腐溃证

主症：褥疮溃烂，腐肉及脓水较多，或有恶臭，重者溃烂可深及筋骨，四周漫肿。伴有发热或低热，口苦且干，形神萎靡，不思饮食。舌红、苔少，脉细数。

治法：益气养阴，利湿托毒。

方剂：生脉散、透脓散合萆薢渗湿汤加减。

处方：黄芪15g，党参15g，麦冬10g，五味子10g，当归15g，川芎10g，鸡血藤15g，皂角刺10g，萆薢10g，薏苡仁30g，茯苓10g，甘草10g。口渴口干，加天花粉、沙参滋阴清热。

3. 气血两虚证

主症：疮面腐肉难脱，或腐肉虽脱，新肌色淡，愈合缓慢，伴有面色白，神疲乏力，纳差食少。舌质淡，苔少，脉沉细无力。

治法：气血双补，托毒生肌。

方剂：托里消毒散加减。

处方：人参10g，黄芪15g，白术10g，茯苓10g，川芎10g，当归15g，白芍10g，皂角刺10g，白芷10g，金银花10g，乳香10g，没药10g，甘草10g。纳差食少，加山楂、神曲健脾消食；睡眠不安，加远志、五味子宁心安神。

（二）西医治疗

（1）止痛药：疼痛者口服芬必得胶囊，2粒/次，2次/日；或消炎痛胶囊，50mg/次，3次/日；或英太青胶囊，50mg/次，2次/日。

（2）抗细菌药：感染者口服抗生素。如红霉素片，0.5g/次，3次/日；或阿莫西林胶囊，0.5g/次，3次/日。

（3）激素类药：感染严重者口服激素。如地塞米松片，10mg/次，3次/日；或泼尼松片，10mg/次，3次/日。

（4）抗组胺药：如有瘙痒者口服赛庚啶片，4mg/次，3次/日；或氯雷他定片，10mg/次，1次/日；或西替利嗪片，10mg/次，1次/日。

（三）成药治疗

（1）八珍丸：补气益血。适用于气血两虚证患者。

（2）人参养荣丸：气血双补。适用于慢性期和疮面收敛期患者。

（四）外用治疗

（1）中药溻渍疗法：未溃阶段选用红花酒或桂花酒，温熨患处；或用金黄散调敷；或用朴硝30g加沸水1000ml化开，待凉后做冷湿敷。每日2～3次。

（2）中药敷药疗法：已溃阶段，用金黄膏或化毒散软膏外敷，坏疽或疮面暗晦者用京红粉软膏外敷。每日换药1次，使创面新鲜，利于新肉再生。收口期用生肌散或生肌玉红膏外敷，也可外撒珍珠粉。

（五）其他治疗

（1）艾灸治疗：取阿是穴，卧位，充分暴露创面，将创面清洁干净后，用艾条点燃一端以雀啄法灸疮

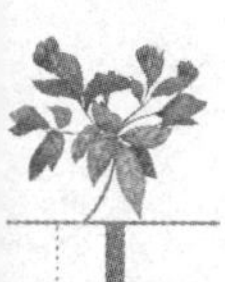

面,回旋法灸疮周肿胀处,两法交替进行。每次20min,每日1次。

(2)熏灸治疗:治疗清洁疮面,将药艾条切成小段,或取其艾绒,置于熏灸器中点燃,利用熏灸器上端的出烟孔使烟力集中,对准疮面熏灸30min,使疮面形成薄黄色油墨,周围皮肤发红、温热,每日1~2次,熏后疮面用消毒敷料包扎。

九、名医病案

葛某,女,44岁。

病史:患者于2月前患暴发性菌痢,住院于当地某医院抢救,10d后右臀部出现褥疮,范围7cm×6cm,深4.5cm,后菌痢渐愈,而褥疮未见好转,遂转南京某医院住院治疗,疮口虽得缩小,但其空腔逐渐增大,乃转入医院。既往有高血压、冠状动脉硬化、心绞痛,并患过破伤风、肺结核等。

诊查:入院时于臀部尾骶偏右有一褥疮,疮面3cm×3cm,肉芽淡红,周围瘢痕形成,皮肤色素沉着,木不知痛。疮口上方有一潜行空腔,沿骶骨向上深入约9cm×9cm,疮底无脓性分泌物。除轻度压痛外,余无不适。

中医病名:褥疮。

西医病名:压疮。

中医证型:血流不畅,毒气侵袭。

治疗法则:活血解毒。

临证处方:10%黄连水、100ml冲洗脓腔,疮面略为缩小至2.7cm×2.7cm,脓腔依然如故,并有淡绿色脓性分泌物,脓培养:铜绿假单胞菌。遂以诃子肉15g,乌梅肉15g,加水200ml,煎成100ml,冲洗脓腔,每日1次,并用棉垫压迫法压紧疮口。

二诊:1周后绿脓消失,疮面缩小至2cm×2cm。

三诊:仍以原法续治3周,溃疡仅剩米粒大一枚,脓培养:白色葡萄球菌。乃停用冲洗法,单以黄连粉结晶掺于疮口。再经3周,溃疡完全愈合。(摘自《许履和外科医案医话集》)

十、预防调摄

(1)患者定时翻身,避免过度受压。

(2)局部温和按摩,加强血液循环。

(3)注重营养摄入,提高抗病能力。

【学习寄语】

松下问童子,言师采药去。只在此山中,云深不知处。

——唐·贾岛《寻隐者不遇》

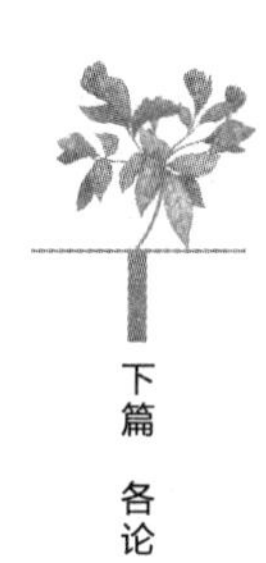

第四节 暑热疮

一、疾病概述

(1)疾病定义:暑热疮是由于夏季炎热而引起的一种季节性炎症性皮肤病。

(2)临床特点:以针尖大小的红斑、丘疹为临床特征,好发于成年人四肢伸侧,自觉瘙痒,气温转凉后可自愈,遗留暂时性色素沉着。

(3)中医别名:暑风。

(4)西医病名:夏季皮炎。

二、病因病机

1.暑热外侵

禀赋不耐,湿热内蕴,复感盛夏暑热毒邪,暑为阳邪,其性炎热,与内热相搏而成。故皮肤焮红作痒,成片细小丘疹,灼热难耐。

2.暑湿互遏

炎热暑令,贪凉饮冷,脾阳受遏,运化减弱,湿热蕴结,外发体肤。与外感暑邪相合,暑多挟湿,蕴于肌肤所致。故迭起粟疹或水疱,淫淫作痒,伴胸闷脘胀、食少纳呆等。

三、临床表现

本病好发生于夏季,成年人多见,以往多有同样发作史。皮损多见于四肢伸侧面,对称分布,严重者可累及胸前、两胁、背部等处。初起患处成片焮红,触之灼手,压之褪色,轻度肿胀;继而生有成片粟粒或细小丘疹,集簇成片,自觉灼热刺痒,搔抓后常有血痂和抓痕,久之皮肤粗糙增厚。偶伴有烦躁、胸闷、食少、睡眠不安、小便短赤等全身症状。病程与气温和湿度相关。气温高,湿度大,持续时间长则病程长。天凉后自行消失,皮损处遗留暂时性色素沉着。

四、看图识病

见附录:图57、图58。

五、辅助检查

组织病理检查:表皮增厚,真皮浅层毛细血管轻度扩张,血管周围有以淋巴细胞为主的炎症细胞浸润。

六、诊断要点

1.诱发因素

以往多有同样发作史。

2.好发季节

好发生于夏季。

3.好发年龄

好发于成年人,儿童次之。

4.好发部位

皮损多见于四肢伸侧面,对称分布,严重者可累及胸前、两胁、背部等处。

5.皮损特点

初期仅有皮肤发红,继而出现成片针尖大小的细丘疹,可因搔破有少许渗液或结血痂,或见毛囊性丘疹、结节,或糜烂成片。

6.典型皮损

针尖大小的红斑、丘疹。

7.自觉症状

自觉灼热刺痒。

8.全身症状

伴有烦躁、胸闷、食少、睡眠不安、小便短赤等症状。

9.病程预后

秋凉后痒感和皮疹渐退乃至消失。预后良好。

七、鉴别诊断

(1)急性湿疹:皮损呈多形性,除有潮红、丘疹外,大多伴有水疱、糜烂及渗液。至秋凉后不会自愈,且可转为慢性。

(2)痱子:夏季或在高温湿热的环境下易发病。皮损为小丘疹或小丘疱疹,自觉症状不重。

(3)皮肤瘙痒症:发病与季节无明显关系,无原发皮损,仅有瘙痒。

八、辨证治疗

(一)中医治疗

1.暑热外侵证

主症:皮肤焮红作痒,成片细小丘疹,灼热难耐,伴胸满心烦,唇焦口干,渴喜冷饮,面赤多汗,小便短赤;舌红少津,脉洪大。

治法:祛暑解毒,凉血清热。

方剂:清暑汤加减。

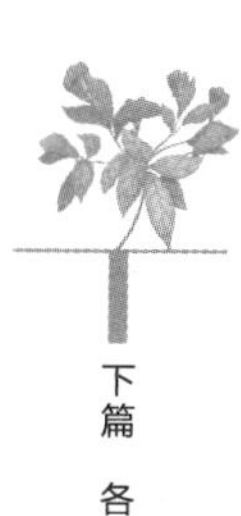

处方：青蒿10g，佩兰10g，野菊花15g，金银花15g，连翘10g，丹皮10g，赤芍10g，天花粉15g。口干口渴，加生石膏、知母清热生津；小便短赤，加车前子、泽泻清热利湿。

2.暑湿互遏证

主症：皮肤发红，迭起粟疹或水疱，淫淫作痒，伴胸闷脘胀，食少纳呆，大便不调，小便黄赤，舌红苔腻，脉滑数。

治法：清暑泄热，化浊利湿。

方剂：藿香正气散加减。

处方：藿香10g，佩兰10g，鸡血藤15g，厚朴10g，陈皮10g，金银花10g，荷叶10g，白术10g，茯苓10g，大腹皮10g，甘草10g。瘙痒甚，加蝉衣、浮萍疏风止痒；灼热烦躁、睡眠不安者加珍珠母、夜交藤宁心安神。

（二）西医治疗

（1）抗组胺药：瘙痒者口服赛庚啶片，4mg/次，3次/日；或扑尔敏片，4mg/次，3次/日；或息斯敏片，10mg/次，1次/日；或氯雷他定片，10mg/次，1次/日；或西替利嗪片，10mg/次，1次/日。

（2）止痛药：疼痛者口服阿司匹林片，0.5g/次，3次/日；或扑热息痛片，0.25g/次，3次/日；或消炎痛胶囊，50mg/次，3次/日。

（3）抗细菌药：感染者口服抗生素。如红霉素片，0.5g/次，3次/日；或阿莫西林胶囊，0.5g/次，3次/日。

（4）激素类药：感染严重者口服激素。如地塞米松片，10mg/次，3次/日；或泼尼松片，10mg/次，3次/日。

（三）成药治疗

（1）龙胆泻肝丸：清热利湿解毒。适用于皮损鲜红、灼热难耐患者。

（2）藿香正气丸：解暑祛湿。适用于暑湿互遏证患者。

（3）牛黄解毒片：清热解毒。适用于火热内盛证患者。

（四）外用治疗

（1）中药涂擦疗法：百部酊或薄荷三黄洗剂外擦。适宜于皮损以丘疹为主者。炉甘石洗剂、止痒洗剂外涂，然后扑止痒扑粉，每日2～3次。复方苦参粉，调水外擦。或外用炉甘石洗剂，每日多次。可外用含薄荷或樟脑的扑粉，每日2～3次。

（2）中药淋洗疗法：徐长卿、黄柏各30g，煎浓汁待凉外洗。或马齿苋60g，紫花地丁30g，地肤子30g，水煎外洗，每日1剂，分2次洗。

（3）西药湿敷疗法：局部有糜烂、渗出用3%硼酸溶液、生理盐水或2%～5%马齿苋煎液等温和溶液进行湿敷，每天数次；局部无糜烂、渗出可外用炉甘石洗剂。

（4）西药涂擦疗法：患处涂搽唑嘧霜、消炎痛溶液。大疱、渗出多时，常用复方硫酸铝湿敷。

（五）其他治疗

（1）针刺治疗：取穴合谷、曲池、足三里、血海等，施泻法，留针30min，每日1次。

（2）耳穴治疗：取穴肺、神门、皮质下、心等，针刺后留针30min，每日1次。

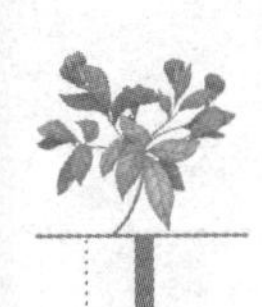

九、名医病案

陈某,女,28岁。1981年7月15日初诊。

病史:患者两年来每逢夏季四肢外侧遍发红疹子,瘙痒,有时抓至出血也不解痒。当年夏季皮疹又发,较前严重,疹子除四肢外侧遍发外,左侧臀部成片状疹子剧痒难忍,并有红肿疼痛,闷热时痛痒加重,夜间难以安眠,伴有头涨、身体困倦、胸满腹胀、胃纳差、小便短黄。先后经两间医院治疗均未取效,转皮肤科治疗。

诊查:体温37.9℃,舌尖红,苔薄黄腻,脉滑数。四肢伸侧密集红色小血疹,多数融合成片,左侧臀部因搔抓而感染,局部红肿,并在左腹股沟处触及桃核大淋巴结,压痛明显。

中医病名:暑热疮。

西医病名:夏季皮炎。

中医证型:暑热夹湿,蕴蒸肌肤。

治疗法则:清热化湿,解毒消炎。

临证处方:紫花地丁30g,银花18g,地肤子15g,白鲜皮15g,冬瓜仁15g,扁豆花15g,土茯苓30g,白头翁30g,蝉蜕12g,水煎服,两剂。外用201消炎水洗患处,每日2~3次。

二诊:7月17日,药后皮肤瘙痒未减,影响睡眠,脉症如前,仍守原方加减。(摘自《奇难杂症》)

十、预防调摄

(1)保持室内通风设施良好、清洁干燥。

(5)勤用温水洗浴,忌肥皂等刺激用品。

(3)衣着宽大透气,保持皮肤清洁干燥。

(4)患者尽量避免搔抓,以防继发感染。

【学习寄语】

凡读古人书,应先胸有识见,引伸触类,融会贯通,当悟乎书之外,勿泥乎书之中,方为善读书人。

——清·顾仪卿《医中一得》

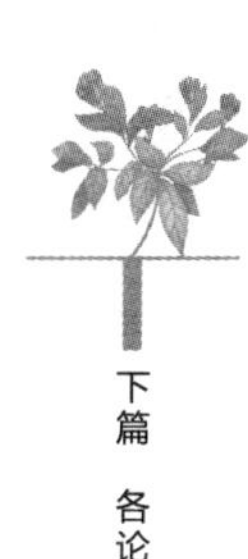

第六章　附属器皮肤病

第一节　粉　刺

一、疾病概述

(1)疾病定义:粉刺是一种以颜面、胸背等处见丘疹顶端如刺,可挤出白色碎米样粉汁为主的毛囊皮脂腺炎症。

(2)临床特点:临床上以丘疹、脓疱、结节、囊肿等皮疹多发于颜面、前胸、后背等处,常伴有皮脂溢出为特征。多见于青春期男女。

(3)中医别名:肺风粉刺、面疮、酒刺、青春痘。

(4)西医病名:寻常痤疮。

二、病因病机

1.肺经风热

素体阳热偏盛,肺经蕴热,复受风邪,熏蒸面部而发。

2.肠胃湿热

过食辛辣肥甘厚味之品,肠胃湿热互结,上蒸颜面而致。

3.痰湿瘀滞

脾失运化,湿浊内停,郁久化热,热灼津液,炼液成痰,湿热瘀痰凝滞肌肤而发。

4.冲任不调

肾阴不足,肝失疏泄,以致冲任不调。冲为血海,任主胞胎,冲任不调,经血不能畅达,则面生痤痱。

三、临床表现

本病轻度者只有散在黑头粉刺或炎性丘疹;中度者皮损增多,散在浅在性脓疱;重度者可见深在

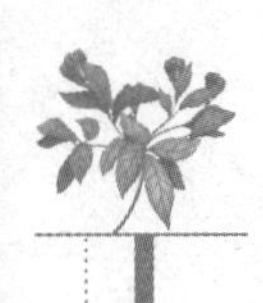

性脓疱;重度-集簇型者可见结节、囊肿、瘢痕。无明显瘙痒,炎症明显时伴疼痛。病程长短不一,青春期后可逐渐痊愈。部分患者发病时间可延长,持续到成人。皮疹反复发生,常因饮食不节、月经前后而加重。临床最常见的为寻常痤疮,但还可见一些特殊类型的痤疮,如聚合性痤疮、爆发性痤疮、坏死性痤疮、婴儿痤疮、月经前痤疮、药物性痤疮和职业性痤疮等。

四、看图识病

见附录:图59、图60。

五、辅助检查

(1)细菌培养检查:毛囊内有痤疮丙酸杆菌、糠秕孢子菌、表皮葡萄球菌等寄生。

(2)激素测定检查:部分女性患者性激素水平异常,伴发多囊卵巢综合征。

六、诊断要点

1.诱发因素

皮疹反复发生,常因饮食不节及月经前后加重。

2.好发年龄

多见于青春期及青年人。

3.好发部位

皮疹好发于颜面、上胸背部油脂分泌旺盛部位。

4.皮损特点

典型皮疹有黑头粉刺、丘疹、结节、囊肿等,重者皮损消退形成瘢痕。

5.自觉症状

部分患者有轻微瘙痒灼热。

6.疾病预后

预后良好,可以治愈。

七、鉴别诊断

(1)酒渣鼻:多见于中年人,皮疹分布以鼻准、鼻翼为主,两颊、前额也可发生,可累及眶周;无黑头和白头粉刺,患部潮红、充血,常伴有毛细血管扩张。

(2)颜面雀啄:多见于成年人,损害为粟粒大小淡红色、紫红色结节,对称分布于颊部、下眼睑、鼻唇沟等处;用玻片压之可呈苹果酱色。

(3)职业性痤疮:常见于经常与焦油、机油、石油、石蜡等接触的工人,表现为痤疮样疹,损害较密集,可伴有毛囊角化。除面部外,尚可见于手背、前臂等接触矿物油的部位。

(4)颜面播散性粟粒狼疮:损害为棕黄色或暗红色半球状或略扁平的丘疹,对称分布于眼睑、鼻唇沟及颊部,往往于下眼睑融合成堤状。

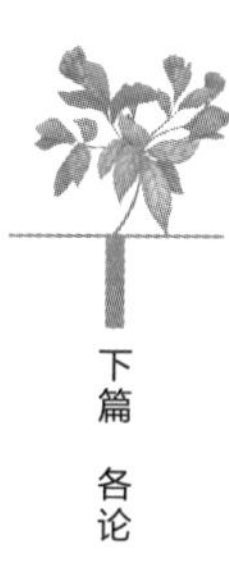

八、辨证治疗

（一）中医治疗

1.肺经风热证

主症：丘疹色红，或有痒痛，或有脓疱；伴口渴喜饮，大便秘结，小便短赤；舌质红，苔薄黄，脉弦滑。

治法：疏风清肺。

方剂：枇杷清肺饮加减。

处方：枇杷叶30g，桑白皮10g，黄芩10g，夏枯草30g，连翘10g，银花20g，山楂30g，忍冬藤30g，白鲜皮10g，白蒺藜10g，威灵仙10g，薏苡仁30g，当归10g，皂刺10g，甘草10g。口渴喜饮者，加生石膏、天花粉清热生津止渴；大便秘结者，加生大黄通腑泄热；脓疱多者，加地丁、白花蛇舌草清热解毒；经前加重者，加香附、益母草、当归理血调经。

2.肠胃湿热证

主症：颜面、胸背部皮肤油腻，皮疹红肿疼痛，或有脓疱；伴口臭、便秘、溲黄；舌质红，苔黄腻，脉滑数。

治法：清热除湿解毒。

方剂：茵陈蒿汤加减。

处方：茵陈30g，栀子10g，桂枝10g，夏枯草30g，连翘10g，银花20g，山楂30g，忍冬藤30g，白鲜皮10g，白蒺藜10g，威灵仙10g，薏苡仁30g，当归10g，皂刺10g。腹胀、舌苔厚腻者，加生神曲、鸡内金、枳实消食去脂；脓疱较多者，加白花蛇舌草、野菊花、金银花清热解毒。

3.痰湿瘀滞证

主症：皮疹颜色暗红，以结节、脓肿、囊肿、瘢痕为主，或见窦道，经久难愈；伴纳呆腹胀；舌质暗红，苔黄腻，脉弦滑。

治法：除湿化痰，活血散结。

方剂：二陈汤合桃红四物汤加减。

处方：半夏10g，橘红10g，当归10g，熟地10g，川芎10g，白芍10g，桃仁10g，红花10g，白茯苓10g，甘草10g，白鲜皮10g，白蒺藜10g，威灵仙10g，薏苡仁30g。妇女痛经者，加益母草、泽兰通经止痛；囊肿成脓者，加贝母、皂角刺、夏枯草透脓散结；结节、囊肿难消者，加三棱、莪术破血逐瘀。

4.冲任失调证

主症：皮损好发于额、眉间或两颊，在月经前增多加重，月经后减少、减轻；伴月经不调，经前心烦易怒，乳房胀痛，平素性情急躁；舌质淡红，苔薄，脉沉弦或涩。相当于有高雄激素水平表现的女性痤疮。

治法：调和冲任，理气活血。

方剂：逍遥散或二仙汤合知柏地黄丸加减。

处方：柴胡10g，当归10g，白芍10g，白术10g，茯苓10g，炙甘草6g，白鲜皮10g，白蒺藜10g，威灵仙10g，薏苡仁30g，知母10g，黄柏10g，郁金10g，丹参10g。肝郁化火伤阴以阴虚内热为主要表现者，前

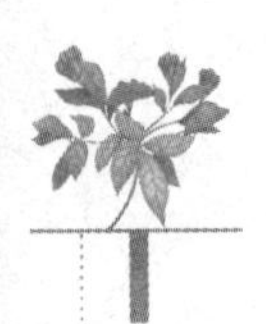

方去柴胡、焦栀子，加女贞子、旱莲草等滋补肝肾。

（二）西医治疗

(1)抗细菌药：口服四环素片，0.5g/次，3次/日；或红霉素片，0.5g/次，3次/日；或罗红霉素片，150mg/次，2次/日。疗程最少2月，禁用于孕妇或过敏患者。

(2)维生素类药：口服鱼肝油丸，2粒/次，3次/日；或复合维生素B片，2片/次，3次/日。

(3)抗雄激素药物：口服螺内酯片，40mg/次，3次/日，连服1个月；或西咪替丁片，0.4g/次，3次/日，连服1个月。

(4)激素类药：口服泼尼松10mg/次，3次/日，以后逐渐减量，疗程不宜超过1个月。主要用于严重的结节性痤疮、囊肿性痤疮、聚合性痤疮的炎症期和暴发性痤疮患者，与抗生素联合使用效果较佳。

(5)锌制剂：常用葡萄糖酸锌0.4～0.6g/d；或甘草锌0.75g/d，连服3个月，锌制剂可能有抑制毛囊角化或抗炎作用，主要不良反应为恶心、呕吐、腹泻等消化道表现。

(6)辅助药：口服氨苯砜，50mg/次，2次/日，连服1个月。有抗炎作用，对严重的结节性、囊肿性和暴发性痤疮有一定疗效。

（三）成药治疗

(1)防风通圣丸：解表通里，宣肺清热。适用于肺经风热夹有腑实证患者。

(2)一清胶囊：清胃解毒。适用于肠胃湿热证患者。

(3)金花消痤丸：清肺胃实热，通利二便。适用于肺胃热盛证患者。

(4)复方珍珠暗疮片：清热解毒，凉血消斑。适用于痰湿瘀滞证而暗疮不退患者。

(5)西黄胶囊：清热解毒，散结消肿。适用于毒瘀互结，结节脓肿较重患者。

（四）外用治疗

(1)中药涂擦疗法：皮疹较多者，可用颠倒散茶水调涂患处，每日2次，或每晚涂1次，次日早晨洗去；或脓肿、囊肿、结节较甚者，可外敷金黄膏，每日2次。

(2)西药涂擦疗法：全反式维A酸凝胶剂或阿达帕林凝胶、过氧苯甲酰凝胶剂；或红霉素软膏、壬二酸霜。

(3)其他外用疗法：2.5%硫化硒洗剂、5%硫黄洗剂和1%～2%水杨酸酊等具有抑制真菌、寄生虫和细菌以及降低皮肤游离脂肪酸含量的作用。

（五）其他治疗

(1)针刺治疗：取大椎、合谷、四白、太阳、下关、颊车。肺经风热证加曲池、肺腧，肠胃湿热证加大肠腧、足三里、丰隆，月经不调加膈腧、三阴交。中等刺激，留针30min，每日1次，10次为1疗程。

(2)耳针治疗：取肺、内分泌、交感、面颊、额区。皮脂溢出加脾，便秘加大肠，月经不调加子宫、肝。耳穴单侧压豆，每次取穴4～5个，2～3日交替1次，5次为1疗程。

(3)火针治疗：对白头粉刺、黑头粉刺施以浅刺，脂栓未净者再用粉刺针垂直轻压挤出；对丘疹、脓疱按压后有明确积脓点，可垂直刺破透脓，用棉签挤压周边，使脓血排尽即可；对结节、囊肿可行围刺法或多处点刺法，轻压以排除脓毒和瘀血。施术后24h内保持局部干燥。每周1次，4次为1疗程。

(4)拔罐治疗：取大椎、肺腧等穴，用三棱针点刺放血后加拔罐3min，每周1～2次。

(5)放血治疗:色红肿胀明显的丘疹、结节、囊肿,可在皮损处点刺或围刺放血,再施以小火罐,1min左右起罐,2~3日1次。

(6)光照治疗:应用415nm的蓝光联合660 nm的红光照射,可通过光动力学抑制痤疮丙酸杆菌及减轻炎症反应而对痤疮有效。该方法是基于光线照射痤疮丙酸杆菌可激活细菌内源性卟啉,产生单态氧,并聚集在皮脂腺和上皮细胞,破坏细胞膜和菌体。主要不良反应有疼痛、结痂、红斑和色素沉着。

(7)激光治疗:理疗性激光和强光治疗仪可减轻局部炎症,可用于囊肿性痤疮,方法为在软化灶打洞后挤出内容物,然后经洞口注入药物封闭囊腔。

(8)物理治疗:可用特制粉刺挤压器将开放性粉刺挤出,对闭合性粉刺用注射针头挑开后再挤压,挤压避免用力过猛,否则可将毛囊挤破,导致皮脂溢入皮肤而加重炎症反应。

九、名医病案

邓某,女,27岁。9月6日初诊。

病史:面部发生痤疮1月余,外涂药膏,内服维生素等药,痤疮有增无减,因在某大公司任“公关”之职,外观不雅甚为痛苦。除小便色黄外,余无明显异常。问其饮食,言素日喜食辛辣鱼虾之品。

诊查:颜面、胸背部皮肤油腻,面部两颊、额部皮疹红肿疼痛,或有脓疱。舌红,苔薄黄,脉弦细略数。

中医病名:粉刺。

西医病名:痤疮。

中医证型:肺胃蕴热证。

治疗法则:清肺泄热。

临证处方:连翘10g,栀子10g,桑白皮10g,枇杷叶16g,黄芩10g,玄参15g,牡丹皮10g,板蓝根15g。嘱禁食荤腥,清淡为宜。

二诊:连服上方7剂,1周内痤疮未见发出,但原有的痤疮无明显改变。诉其手足心经常灼热,上方再加紫花地丁10g,地骨皮10g,以增强清热解毒凉血之力。共服10余剂,面部逐渐光亮,结痂消除。现症偶有睡眠多梦,左胁不舒,另以丹栀逍遥散清泄肝经郁热,巩固疗效。(摘自《刘渡舟临证验案精选》)

十、预防调摄

(1)注意正常合理清洁面部。

(2)宜忌食辛辣刺激性食物。

(3)多食水果保持大便通畅。

(4)禁止用手挤压损伤粉刺。

(5)忌滥用化妆品及护肤品。

【学习寄语】

医书不熟则医理不明,医理不明则医识不精,医识不精则临证游移。

——清·赵雄驹《伤寒论旁训》

第二节　酒渣鼻

一、疾病概述

(1)疾病定义:酒渣鼻是发生于鼻及面部中央以红斑和毛细血管扩张为特点的慢性皮肤病。

(2)临床特点:临床特点是鼻及颜面中央部持续性红斑和毛细血管扩张,伴丘疹、脓疱、鼻赘。多发生于中年人,男女均可发病,以女性为多见。因鼻色紫红如酒渣,故名酒渣鼻。

(3)中医别名:酒糟鼻、赤鼻。

(4)西医病名:玫瑰痤疮。

二、病因病机

1.肺胃热盛

由肺胃积热上蒸,复遇风寒外袭,血瘀凝结而成。

2.热毒蕴肤

多发于嗜酒之人,酒气熏蒸,热毒凝结于鼻,复遇风寒之邪,交阻肌肤所致。

3.气滞血瘀

热毒日久瘀阻鼻面,气滞血瘀,毒邪聚而不散所致。

三、临床表现

本病皮损以红斑、毛细血管扩张和丘疹脓疱为主,好发于鼻、两颊、前额和下颏等部位,少数鼻部正常而只发于两颊和额部。根据临床症状可分为:红斑毛细血管扩张期为颜面中部特别是鼻尖部出现红斑,开始为暂时性,时起时消,寒冷、饮酒、进食辛辣刺激性食物及精神兴奋时红斑更为明显,以后红斑持久不退,毛细血管扩张呈细丝状,分布如树枝状。丘疹脓疱期在红斑、毛细血管扩张基础上出现痤疮样丘疹或小脓疱,无黑头粉刺。毛细血管扩张更为明显,如红丝缠绕,纵横交错,皮色由鲜红变为暗红或紫红,自觉轻度瘙痒。鼻赘期为病程迁延数年不愈,极少数最终发展成鼻赘型。可见鼻部结缔组织增生,皮脂腺异常增大,致鼻尖部肥大,形成大小不等的结节状隆起称为鼻赘。且皮肤增厚,表面凹凸不平,毛细血管扩张更加明显。另有眼部表现在以上3型中伴发,很少单独发病,多见于绝经期后的女性和鼻赘期的男性。表现为眼睑炎、结膜炎、角膜炎、复发性睑板腺囊肿等,患者可出现眼睛

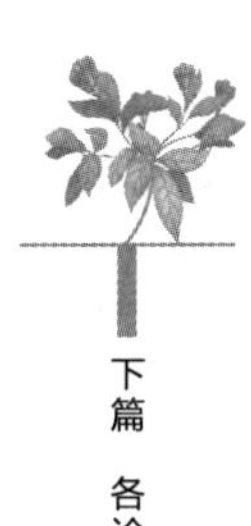

干燥、异物感、流泪、畏光等症状，甚至发生视物模糊、视力丧失。病程慢性，至后期则很难治愈，往往迁延反复。

四、看图识病

见附录：图61、图62。

五、辅助检查

皮肤虫螨镜检：患者皮脂中可查到毛囊蠕形螨。

六、诊断要点

1.诱发因素

饮酒、抽烟、寒冷刺激、情绪刺激。

2.好发年龄

好发于中年人，男女均可发病，以女性为多见。

3.好发部位

皮疹好发于鼻部、颜面中部。

4.皮损特点

典型皮疹红斑毛细血管期以皮肤红斑、毛细血管扩张为主要表现，丘疹脓疱期以丘疹、脓疱为主要表现，鼻赘期以鼻赘为主要表现。

5.自觉症状

部分患者面部潮红，伴有紧绷、瘙痒及灼热感。

6.疾病预后

预后良好。

七、鉴别诊断

(1)粉刺：多发于青春期男女，常见于颜面、前胸、背部，皮损为粉刺、丘疹，可伴有黑头。

(2)面游风：分布部位较为广泛，不只局限于面部；有油腻性鳞屑，皮疹可散在分布；常有不同程度的瘙痒。

八、辨证治疗

(一)中医治疗

1.肺胃热盛证

主症：多见于红斑毛细血管期。红斑多发于鼻尖或两翼，压之褪色；伴口干，便秘；舌质红，苔薄黄，脉弦滑。

治法：清泄肺胃积热。

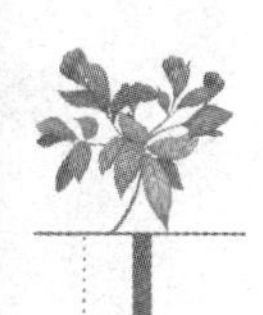

方剂：枇杷清肺饮加减。

处方：枇杷叶30g，桑白皮15g，黄芩15g，夏枯草30g，连翘10g，银花15g，白鲜皮10g，白蒺藜10g，威灵仙10g，薏苡仁30g，当归10g，皂刺10g，甘草10g。口干口渴者，加天花粉生津止渴、清热泄火；大便秘结者，加大黄通腑泄热，或加石决明清肺去热通便。

2.热毒蕴肤证

主症：多见于丘疹脓疱期。在红斑上出现炎性丘疹、脓疱，毛细血管扩张明显，局部灼热，饮酒后加重；伴口干、便秘；舌质红，苔黄，脉数。

治法：清热解毒凉血。

方剂：黄连解毒汤合凉血四物汤加减。

处方：黄连9g，黄芩10g，黄柏10g，栀子10g，当归10g，香附10g，槐花10g，川芎10g，白芍10g，生地10g，灯芯草30g，丹皮10g，白鲜皮10g，白蒺藜10g，威灵仙10g，紫草10g。口干口渴明显者，加天花粉生津止渴、消肿排脓。

3.气滞血瘀证

主症：多见于鼻赘期。鼻部组织增生，呈结节状，毛孔扩大；舌质略红，脉沉缓。

治法：活血化瘀散结。

方剂：通窍活血汤加减。

处方：赤芍10g，川芎10g，桃仁10g，红花10g，当归10g，紫草10g，三棱10g，莪术10g，山楂10g，忍冬藤30g，土茯苓30g，白鲜皮10g，白蒺藜10g，威灵仙10g，皂刺10g，鸡血藤15g。鼻部组织增生呈结节状者，加海藻、生山楂、王不留行、莪术去脂破瘀、软坚散结。

（二）西医治疗

（1）抗细菌药：口服甲硝唑片，0.2g/次，3次/d；或替硝唑片，250mg/次，2次/d，用于蠕形螨较多患者。口服四环素片，0.5g/次，3次/日；或红霉素片，0.5g/次，3次/日；或罗红霉素片，150mg/次，2次/日。用于炎症明显或丘疹、脓疱较多者，疗程最少2月。禁用于孕妇或过敏患者。

（2）维生素类药：口服维生素B_2片，2片/次，3次/日；或维生素B_6片，2片/次，3次/日；或复合维生素B片，2片/次，3次/日。植物神经功能紊乱、月经前或月经期加重的女性患者可口服谷维素片，3片/次，3次/日等。

（三）成药治疗

（1）黄连上清丸：清热通便，散风止痛。适用于肺胃热盛证患者。

（2）大黄䗪虫丸：活血破瘀，通经消痞。适用于气滞血瘀证患者。

（3）麻仁润肠丸：润肠通便。适用于胃肠道功能紊乱患者，便秘者可给予润肠通便药。

（4）安神补心丸：补肾益智，养心安神。适用于情绪急躁、睡眠不安患者。

（四）外用治疗

（1）中药涂擦疗法：鼻部有红斑、丘疹者，可选用颠倒散茶水调制外搽，每日3次；鼻部有脓疱者，可选用四黄膏外搽，每日2～3次；鼻赘形成者，可先用三棱针刺破放血，再用颠倒散外敷。

（2）西药涂擦疗法：外用甲硝唑霜、复方硫黄洗剂、硫化硒洗剂、红霉素酊、林可霉素酊等。

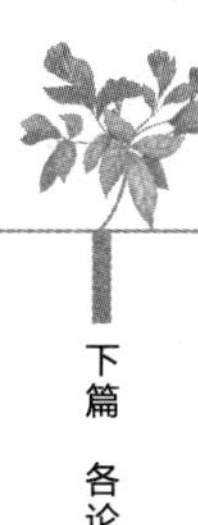

（五）其他治疗

（1）针刺治疗：取印堂、迎香、地仓、承浆、颧髎、大迎、合谷、曲池，行针轻度捻转，留针20～30min，每日1次。

（2）放血治疗：色红肿胀明显的丘疹、结节、囊肿，可在皮损处点刺或围刺放血，再施以小火罐留罐1min，间隔2～3日1次。

（3）物理治疗：可使用冷冻疗法、多功能电离子治疗仪、脉冲染料激光去除毛细血管扩张。

（4）手术治疗：鼻赘期严重患者可手术治疗。

九、名医病案

李某，女，33岁，5月8日初诊。

病史：诉1月前发现鼻尖处皮肤微红，时隐时现，进辛辣刺激食物后更为明显，未予药物治疗。近10d来情况加重。

诊查：鼻尖和皮肤弥漫性潮红，表面油腻光滑，可见毛细血管扩张，舌质暗红，苔黄，脉弦滑。

中医病名：酒渣鼻。

西医病名：玫瑰痤疮。

中医证型：肺胃积热，血热壅滞。

治疗法则：清泻肺胃，凉血活血。

临证处方：黄芩、黄连、生地黄、赤芍、川芎、当归、红花、虎杖、山楂各10g。

二诊：上方服药5剂，鼻尖处皮肤红赤减轻，表面油性分泌物减少，继服上方10剂。

三诊：鼻尖处皮肤稍红，表面无油性分泌物，再服上方10剂，鼻部皮肤色泽接近正常。（摘自《安徽中医临床》）

十、预防调摄

（1）忌食辛辣、肥甘厚腻等食物。

（2）饮食宜清淡，保持大便通畅。

（3）避免过冷过热、不洁等刺激。

（4）平时注意洗脸水温度要适宜。

（5）保持心情舒畅，忌暴躁发怒。

【学习寄语】

古方不可不言，不可信之太过，亦不能全信。须对症细参，斟酌尽善。

——清·吴瑭《医医病书》

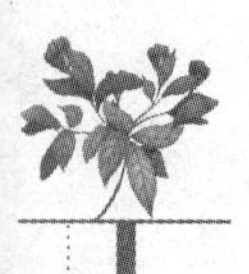

第三节　油　风

一、疾病概述

(1)疾病定义:油风是一种头发突然发生斑片状脱落的皮肤病,因头发脱落之处头皮光亮而得名。

(2)临床特点:临床特点是突然发生斑片状脱发,可单发或多发,多无自觉症状。可发生于任何年龄,多见于青年,男女均可发病。

(3)中医别名:鬼舐头、鬼剃头。

(4)西医病名:斑秃。

二、病因病机

1.血热风燥

过食辛辣厚味食物,或情志不遂,抑郁化火,损阴耗血,血热生风,风热上窜巅顶,毛发失于阴血濡养而突然脱落。

2.气滞血瘀

情志内伤,气机不畅,气滞血瘀致毛发失荣;或跌仆损伤,瘀血阻络,清窍失养致发脱不生。

3.气血两虚

久病及产后致气血两虚,精血亏虚,毛发失养而脱。

4.肝肾不足

肝肾亏损,精不化血,血不养发,肌腠失润,发无生长之源,毛根空虚而发落成片,甚至全身毛发脱落。

三、临床表现

本病一般无自觉症状,多在无意中发现,常在过度劳累、睡眠不足、精神紧张或受刺激后发生。进展期,首先在头部出现圆形或椭圆形的脱发斑,由于无任何自觉不适,因此常在无意中或为他人发现片状脱发区。脱发斑渐增大,边缘处头发松动,易拔除,表明病变处于进展期。将拔下的头发在放大镜下观察,可见毛发下段逐渐变细,如惊叹号样。脱发区的头皮正常,无炎性、无鳞屑、无瘢痕。脱发斑境界清楚。静止期,此期脱发斑边缘的头发不再松动,大多数患者在脱发静止3~4个月后,进入恢复期。恢复期,有新毛发长出,最初出现细软色浅的绒毛,继之长出黑色的终毛,并逐渐恢复正常,疾病自然痊愈。脱发区呈圆形、椭圆形或不规则形。数目不等,大小不一,可相互连接成片,或头发全部脱光而称“全秃”。严重者眉毛、胡须、腋毛、阴毛甚至毳毛等全身毛发脱落,称“普秃”。斑秃患者

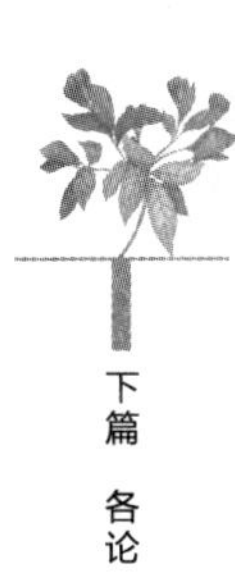

绝大多数可以自愈。仅少数患者病程可持续,尤其是全秃及普秃患者。发生全秃及普秃患者的年龄越小,恢复的可能性越小。

四、看图识病

见附录:图63、图64。

五、辅助检查

免疫功能检查:部分较严重脱发患者可检出甲状腺功能和免疫功能异常。

六、诊断要点

1.诱发因素

常在过度劳累、睡眠不足、精神紧张或受刺激后发生。

2.好发年龄

可发生于任何年龄,多见于青年,男女均可发病。

3.好发部位

生长毛发的部位。

4.皮损特点

头发突然发生成片脱落,大小不等,头皮皮肤光滑,毛囊未见明显萎缩消失,头皮无明显萎缩及炎症浸润。

5.初期症状

可见脱发区毛囊尚存,进展期拉发试验阳性。

6.自觉症状

多无自觉症状。

7.疾病预后

斑秃患者绝大多数可以自愈。仅少数患者病程可持续,尤其是全秃及普秃患者。发生全秃及普秃患者的年龄越小,恢复的可能性越小。

七、鉴别诊断

(1)发蛀脱发:头发呈稀疏、散在性脱落,脱发多从额角开始,延及前头及顶部;头皮覆有糠秕状或油腻性鳞屑;常有不同程度的瘙痒。

(2)假性斑秃:患部头皮萎缩,看不见毛囊口,脱发区边缘头发不松动,一般是不能恢复的。

(3)白秃疮:好发于儿童,为不完全脱发,毛发多数折断,残留毛根,附有白色鳞屑和结痂;断发中易查到真菌。

(4)肥疮:多见于儿童,头部有典型的碟形癣痂,其间有毛发穿过,头皮有萎缩性的瘢痕,可闻及鼠尿臭味;真菌检查阳性。

八、辨证治疗

（一）中医治疗

1.血热风燥证

主症：突然脱发成片，偶有头皮瘙痒；或伴头部烘热，心烦易怒，急躁不安；舌质红，苔薄，脉弦。

治法：凉血息风，养阴护发。

方剂：四物汤合六味地黄汤加减。

处方：熟地黄10g，当归10g，白芍10g，川芎10g，山茱萸10g，山药10g，丹皮10g，泽泻10g，茯苓10g，白鲜皮10g，威灵仙10g，何首乌30g，夜交藤15g，菖蒲10g，远志10g。瘙痒明显者，加苦参祛风止痒；头部烘热者，加地骨皮滋阴清热；烦躁易怒者，加栀子清肝泻火。

2.气滞血瘀证

主症：病程较长，头发脱落前先有头痛或胸胁疼痛等症；伴夜多噩梦，烦热难眠；舌质暗红，有瘀点、瘀斑，苔薄，脉沉细。

治法：通窍活血，祛瘀生发。

方剂：通窍活血汤加减。

处方：赤芍10g，川芎10g，桃仁10g，红花10g，丹参10g，鸡血藤30g，忍冬藤30g，黄芪10g，白鲜皮10g，威灵仙10g，何首乌30g，夜交藤15g，菖蒲10g，五味子10g。头痛者，加白芷、藁本、天麻通窍止痛；胸胁疼痛者，加郁金、柴胡、延胡索疏肝理气；烦热难眠多梦者，加栀子除烦安神。

3.气血两虚证

主症：多在病后或产后头发呈片状脱落，并呈渐进性加重，范围由小而大，毛发稀疏枯槁，触摸易脱；伴唇白，心悸，气短懒言，倦怠乏力；舌质淡，舌苔薄白，脉细弱。

治法：益气补血，养血生发。

方剂：八珍汤加减。

处方：党参20g，白术10g，白茯苓10g，当归10g，川芎10g，白芍药10g，熟地黄15g，炙甘草10g，白鲜皮10g，威灵仙10g，何首乌30g，夜交藤15g，酸枣仁10g。乏力气短明显者，加黄芪补气。

4.肝肾不足证

主症：病程日久，平素头发焦黄或花白，发病时呈大片均匀脱落，甚或全身毛发脱落；伴头昏、耳鸣、目眩、腰膝酸软；舌质淡，苔薄，脉细。

治法：滋补肝肾，养阴生发。

方剂：七宝美髯丹加减。

处方：何首乌30g，赤茯苓10g，白茯苓10g，牛膝10g，当归10g，枸杞10g，菟丝子10g，补骨脂10g，白鲜皮10g，威灵仙10g。头晕耳鸣者，加天麻平肝息风；腰膝酸软者，加杜仲、桑寄生补肝肾、强筋骨。

（二）西医治疗

（1）镇静类药：口服地西泮片，10mg/次，3次/日。用于精神紧张、焦虑、失眠患者。

（2）激素类药：进展期脱发可口服泼尼松片，20mg/次，3次/日。数周后逐渐减量并维持数月，一般

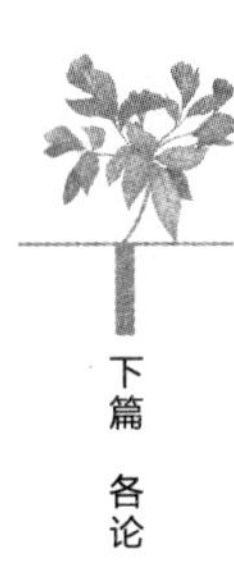

2个月内毛发开始生长，但停药后可能复发。

(3)维生素类药：口服胱氨酸片，100mg/次，3次/日；或泛酸钙片，4片/次，3次/日；或维生素B_6片，20mg/次，3次/日，有助于生发。

(三)成药治疗

(1)养血生发胶囊：养血补肾，祛风养发。适用于血虚证患者。

(2)七宝美髯丹：补益肝肾，乌发壮骨。适用于肝肾不足证患者。

(四)外用治疗

(1)中药涂擦疗法：鲜生姜或独头蒜切片，烤热后涂搽脱发区，每日数次；或选用斑蝥酊或补骨脂酊或辣椒酊外搽，每日数次。

(2)西药涂擦疗法：局部外涂米诺地尔酊剂、盐酸氮芥溶液、敏乐啶溶液、肤轻松搽剂等，2个月可见毛发新生；顽固性皮损可用泼尼松龙混悬液与1%普鲁卡因混合后做皮内注射。

(五)其他治疗

(1)针刺治疗：取百会、头维、风池与风府连线中点的生发穴，配翳明、上星、太阳、风池、鱼腰、丝竹空。实证用泻法，虚证用补法。根据辨证每次取3～5穴，每日或隔日1次。如病期延长，可在脱发区沿头皮足太阳膀胱经循行部位用梅花针移动叩刺，每日1次。

(2)梅花针疗：局部头皮按摩加梅花针挑刺，隔日1次。

九、名医病案

赵某，女，25岁，10月15日初诊。

病史：2个多月来，圆形脱发已3块，头皮瘙痒，皮屑甚多，洗发时头发成绺而落。食纳时好时差，睡眠不实，二便一般，月经正常。

诊查：圆形脱发3块，每块约3cm×4cm大小，皮屑较多，舌尖红，苔白，脉沉数而弱。

中医病名：油风。

西医病名：斑秃。

中医证型：血虚风燥证。

治疗法则：养血祛风。

临证处方：熟地黄180g，菟丝子180g，当归90g，川芎90g，白芍90g，羌活72g。上药共为细末，炼蜜为丸，每服10g(1丸)，早晚各服1丸。白水送服。又方：防风6g，菊花6g，薄荷6g，藁本10g，藿香6g，甘松6g，荆芥10g，蔓荆子10g。上药共为细末，装入纱布袋内水煎，早晚各洗头发脱落处1次。每剂药可用4d。

2个月后，患者已将丸药服完，落发处新发已生，初黄而细，渐黑渐粗渐壮，终与原发无异。(摘自《张子琳医疗经验选》)

十、预防调摄

(1)劳逸结合，作息规律，保持心情舒畅。

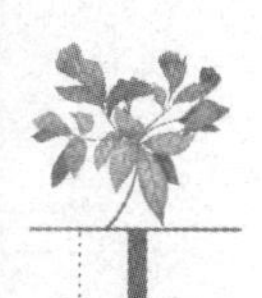

(2)注意营养,忌偏食,食含维生素食品。

(3)忌食辛辣刺激食物,宜合理调剂膳食。

(4)注意头发日常护理,勤洗头,讲卫生。

(5)忌脱脂性洗发剂,发病时不烫发染发。

(6)查清有关病因,应及时去除致病因素。

【学习寄语】

看方犹看律,意在精详;用药如用兵,机毋轻发。

——元·李东垣《珍珠囊补遗药性赋》

第四节　面游风

一、疾病概述

(1)疾病定义:面游风是发生于皮脂溢出部位的慢性炎症性皮肤病。

(2)临床特点:以皮肤鲜红色或黄红色斑片,表面覆有油腻性鳞屑或痂皮,常有不同程度的瘙痒为临床特征。好发于成年人及婴幼儿,常好发于皮脂腺较多的部位。

(3)中医别名:白屑风。

(4)西医病名:脂溢性皮炎。

二、病因病机

1.风热血燥

风热之邪外袭,郁久血燥,血虚生风,风燥热邪蕴阻肌肤,肌肤失去濡养,以致皮肤粗糙、干燥,发为干性型皮炎。

2.肠胃湿热

过食肥肉油腻、辛辣酒燥之品,以致肠胃运化失常,生湿生热,湿热蕴结肌肤而成湿盛型皮炎。

三、临床表现

本病往往局限或开始于头皮,症状加重时可向面部、耳后、腋窝、上胸部、肩胛部、脐窝、耻骨部及腹股沟等部位发展,以多皮脂、多毛、多汗部位容易发病。初发皮损常表现为毛囊周围红色小丘疹。随病情发展,丘疹互相融合成大小不等的黄红色斑片,境界清楚,其上覆有油腻性鳞屑或痂皮。损害除上述的共同特点外,由于部位和损害轻重不同,临床表现亦有差别。头部轻型损害为片状灰白色糠秕状鳞屑，基底稍红，轻度瘙痒。重型表现为油腻性鳞屑性地图状斑片，可伴有渗出和厚痂，严重者全头部被覆有油腻性厚痂，并可有臭味。

前额、耳后、眉及鼻部损害常由头部蔓延而来，呈黄红色的斑片。前额可有灰白色鳞屑或黄痂；耳后可有糜烂、黄色痂或皲裂；眉部常累及，表现为灰白色鳞屑或痂，基底部潮红；鼻唇沟和鼻翼损害多呈暗红色油腻性斑片。躯干部损害为圆形、椭圆形或不整形的黄红色或淡红色油腻斑片，境界清楚，可少数散在，也可多数融合，或倾向中心痊愈而形成环状或多环状损害，类似于玫瑰糠疹的发疹。腋窝、耻骨部、腹股沟的损害一般呈黄红色鳞屑性斑片，但腋窝、腹股沟等皱襞处常可糜烂似湿疹。婴儿脂溢性皮炎常发生在出生后第一个月，头皮局部或全部布满厚薄不等的油腻灰黄色或黄褐色的痂皮或鳞屑，常可累及眉区、鼻唇沟、耳后等处，表现为较细碎和颜色较白的鳞屑，无全身症状，微痒，一般患儿常在3～4周内痊愈，若持续不愈，常与婴儿异位性皮炎并发，也可继发细菌或白色念珠菌感染。皮损扩展可侵犯全身，常自头部开始逐渐向下蔓延，甚至发展为红皮病。本病慢性经过，伴有不同程度的瘙痒。头皮损害常可引起脱发，面部皮损常与痤疮、酒渣鼻并发。

四、看图识病

见附录：图65、图66。

五、辅助检查

（1）病菌分类检查：实验室病原体检查，分清细菌还是真菌。

（2）免疫功能检查：本病与自身免疫功能有关，常规检查皮肤免疫功能。

（3）血液常规检查：用药对内脏、肝脏、肝功能以及血脂有所影响，检查病人血常规。

六、诊断要点

1. 发病病史

头皮损害常可引起脱发，面部皮损常与痤疮、酒渣鼻并发。

2. 好发年龄

好发于成年人及婴幼儿。

3. 好发部位

好发于皮脂腺较多的部位。自头部开始，逐渐向下蔓延，常好发于头部、前额、耳后、眉部、鼻唇沟、唇翼部，严重者扩展全身。

4. 皮损特点

损害为鲜红色或黄红色斑片，表面有油腻性鳞屑或结痂，境界清楚，有融合倾向，严重者，可呈大片弥漫性损害，炎症明显，可有渗液、糜烂、结痂等湿疮样改变。

5. 自觉症状

伴有程度不同的瘙痒。

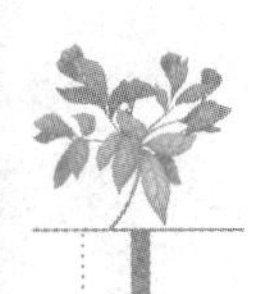

6.发病过程

病程慢性,时轻时重,易反复发生。

7.疾病预后

预后良好,可以治愈。

七、鉴别诊断

(1)头部银屑病:损害颜色较鲜红,表面附有多层银白色的鳞屑。损害处头发呈束状。大多数病人有冬重夏轻现象,身体其他部位常有同样损害。

(2)玫瑰糠疹:主要发生在颈部、躯干及四肢近端,一般不侵犯头部。常有1个较大的前驱疹即母斑。皮损呈椭圆形,皮疹的长轴与肋骨或皮纹走向一致,鳞屑细薄,不带油腻;与皮脂溢出体质无关,往往能自愈。

(3)湿疹:好发部位不同。无油腻性鳞屑及油性痂皮。皮疹为多形性,常有水疱、渗出、境界往往不清楚,瘙痒剧烈。婴儿脂溢性皮炎需与婴儿异位皮炎相鉴别,后者好发部位是以两颊部为主,头皮较少发生。

(4)体癣:损害数目少,不对称,呈中心痊愈周围扩展的炎性环,鳞屑不呈油腻状,真菌检查阳性。

八、辨证治疗

(一)中医治疗

1.风热血燥证

主症:多发于头面部,为淡红色斑片,脱屑、干燥、瘙痒,受风加重,或头屑多,头皮瘙痒,毛发干枯脱落,伴口干渴,舌质偏红,苔薄白,脉细数。

治法:祛风清热,养血润燥。

方剂:消风散加减。

处方:防风10g,苦参30g,蝉蜕10g,牛蒡子10g,紫草10g,黄芩10g,侧柏叶10g,生地黄20g,当归10g,生甘草10g。

2.肠胃湿热证

主症:潮红斑片,上有油腻性痂屑,甚至糜烂、渗液,结痂黄厚臭秽,瘙痒较重,伴口黏口苦,脘腹痞满,小便短赤,大便臭秽,舌质红,苔黄腻,脉滑数。

治法:清热除湿,理气消导。

方剂:黄连解毒汤合平胃散加减。

处方:黄连10g,黄芩15g,黄柏10g,栀子10g,苍术10g,厚朴10g,陈皮10g,生薏苡仁30g,茵陈15g,苦参20g,生甘草10g。

(二)西医治疗

(1)抗细菌药:炎症较重合并感染,可口服红霉素片,0.5g/次,3次/日;或四环素片,0.5g/次,3次/日。

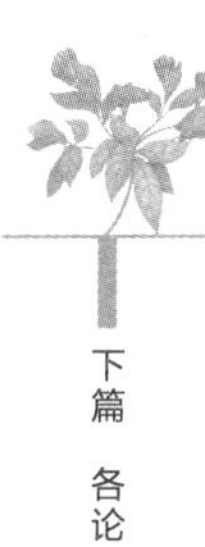

(2)抗真菌药:若局部有卵圆糠秕孢子菌大量繁殖,口服氟康唑片,150mg/周,共4周。

(3)激素类药:口服强的松,30mg/次,1次/日,适用于皮损面积大且炎症重的病例,疗程7d。

(4)维生素类药:口服维生素B_6片,20mg/次,3次/日;或复方维生素B片,2片/次,3次/日,长期内服,对本病有一定好处。

(5)锌制剂:口服硫酸锌片,20mg/次,3次/日;或葡萄糖酸锌片,70mg/次,3次/日。

(三)成药治疗

(1)双黄连口服液:疏风解表,清热解毒。适用于风热血燥证患者。

(2)防风通圣丸:表里双解,疏风散寒,清热解毒。适用于肠胃湿热证患者。

(3)丹参酮胶囊:抗菌消炎。适用于风热湿热证患者。

(四)外用治疗

(1)中药熏洗疗法:用朱仁康脂溢洗方,苍耳子、王不留行各30g,苦参15g,明矾9g。水煎外洗,3日洗1次。

(2)中药涂擦疗法:三黄洗剂外搽,每日3~4次,适用于皮损潮红者。润肌膏外搽,每日2~3次,适用于干燥脱屑者。

(3)西药涂擦疗法:可外涂2%红霉素软膏;或含氯霉素和地塞米松霜剂。硫化硒具有杀真菌、杀寄生虫和抑制细菌生长的作用,还可减少皮脂分泌及皮脂中脂肪酸含量。

(4)西药洗头疗法:用巯氧吡啶锌洗头剂,浓度为1%~2%,把该药涂于患处,停1~2min后用清水洗去,每日外涂1~2次,当症状控制后,改为每日1次,需坚持较长时间,以免复发。硫黄或水杨酸洗头剂具有抑制细菌及除屑作用,但刺激性大。二性霉素B或制霉菌素洗剂用于有念珠菌感染的间擦部。

(五)其他治疗

(1)耳针治疗:取穴肺、内分泌、脾、肾上腺、肝、肾。每次取3~4穴,留针30min,隔日1次,7次为1疗程。

(2)针灸治疗:选主要穴位曲池、合谷、委中、大椎以及太阳、头维、血海、内庭,包括十宣、十二井等穴位进行针灸治疗,能够起到非常好的疗效。

九、名医病案

陈某,女,22岁,2016年5月22日初诊。

病史:面部发红3年有余。由于患者为年轻女性,该症影响其外在形象及生活质量,深受其扰,曾求诊于西医,诊断为脂溢性皮炎,经西医治疗无明显效果。患者不愿长期使用激素进行后续治疗,故求诊于中医。

诊查:面部通红,早晨为甚,伴见丘疹,被覆油腻鳞屑,伴有便秘,4~7日一行,质硬难解,平素急躁,嗳气太息,口苦咽干,寐时多梦,小便尚可,知饥纳可,舌质淡红,边有齿痕,舌苔白腻,右脉弦数,左脉细数。

中医病名:面游风。

西医病名:脂溢性皮炎。

中医证型:肝郁气滞,脾胃湿热。

治疗法则:和解少阳,内泻热结。

临证处方:柴胡15g,黄芩12g,白芍15g,半夏9g,枳实15g,大黄6g,白术30g,大枣4枚,生姜3片。7剂,水煎服,日2次。并嘱其清淡饮食,适当运动,保持心情舒畅。

二诊:2016年5月29日,患者面红减退,转为淡红,丘疹、脱屑减轻,大便2~3日一行,质稍软,口苦咽干、睡眠等较之前缓解,时有心烦。守原方不变,虑其泻下必伤正气,故加党参30g以顾护脾胃,7剂,水煎服,日2次,继续嘱其生活调理。

三诊:2016年6月5日,患者面红已基本消退,皮疹、脱屑已不明显,大便质软,1~2日一行,口苦咽干、睡眠、心烦等较前明显改善,为巩固治疗,效不更方,续守上方7剂。

1月后电话随访,患者自述面红已不明显,皮疹、脱屑全无,排便通畅,口苦咽干已无,睡眠大为改善,较之既往,已甚为欣然。(摘自《江西中医药大学学报》)

十、预防调摄

(1)调节饮食,少食脂肪和糖含量高的食物。

(2)忌辛辣刺激食物,保持消化道功能正常。

(3)避免各种刺激,忌刺激性强的肥皂洗涤。

(4)洗头次数不宜太频,忌搔抓和用力梳头。

(5)规则生活,睡眠充足,早发现,早治疗。

【学习寄语】

欺则良知日以蔽塞,而医道终失。不欺则良知日益发扬,而医道日昌。

——明·李梴《医学入门》

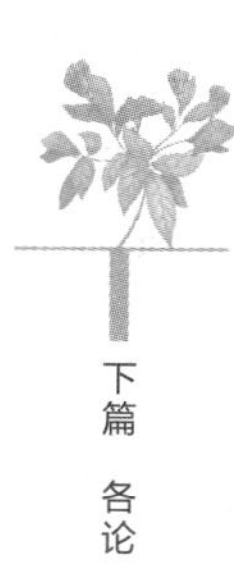

第七章　血管炎皮肤病

第一节　葡萄疫

一、疾病概述

(1)疾病定义:葡萄疫是侵犯皮肤及其他器官的毛细血管及细小动脉的一种过敏性血管炎。因皮损呈大小青紫斑点,色状若葡萄,故名。

(2)临床特点:以非血小板减少性皮肤紫癜和可伴关节痛、腹痛或肾脏病变为临床特征。多发生于儿童和青少年,男性多于女性,冬春季节发病率较高。

(3)中医别名:温毒发斑、斑毒病、肌衄。

(4)西医病名:过敏性紫癜。

二、病因病机

1.外邪侵袭

素蕴内热,兼外感时邪,蕴热化毒,郁于血分,迫于脉络,溢于肌肤。

2.湿热蕴阻

素体蕴湿,湿郁化热,与气血相搏,灼伤脉络,外则血溢肌肤。

3.脾气虚弱

脾虚不统血,气虚不能摄血,统摄无权,血溢脉外。

4.阴虚火旺

素体阴虚火旺,热毒伤阴,虚火内动,灼伤血络。

三、临床表现

本病好发于儿童和青少年,90%患者为10岁以内儿童。皮损部位多见于小腿和足踝部的伸侧,重者波及全身,亦可累及黏膜。临床以出现针尖至黄豆大小的瘀点或瘀斑,关节酸痛,腹部症状及肾

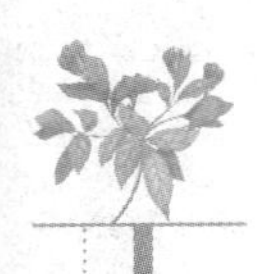

脏损害等综合征为主要表现。根据受累部位表现和病情程度可分为:单纯型紫癜,是临床上最轻的一种。表现为起病突然,皮损为针尖至黄豆大的出血性瘀点、瘀斑,可相互融合,皮疹在5～7日颜色变淡、逐渐消退,但可以反复发生。个别患者,主要是儿童,亦可以出现风团、水疱、溃疡或坏死等多形性损害。好发于四肢伸侧和臀部皮肤,也有发于颈部和躯干的。多对称性分布,分批出现,2～3周后消退,易反复发作。全身症状无或轻,预后较好。关节型紫癜多发于儿童及青年,男性多见。病前常有发热、咽痛、乏力、纳差等症,皮疹除紫癜外,还有红斑、风团、水疱及血疱,可有黏膜出血,部分患者可累及踝、膝、腕、肘等关节,往往有小腿下部肿胀。皮损多在数周内消失,容易复发,可持续2～3年。腹型紫癜皮疹与单纯型紫癜类似,同时伴有程度不等的腹痛、恶心、呕吐等症,重者可有便血、肠套叠、肠穿孔等消化道症状,甚至休克、死亡。本型以老年人和儿童居多。有些病例可无皮疹表现,常误诊为急腹症。肾型紫癜除皮肤紫癜外,有血尿、蛋白尿、管型尿,甚至肾功能不全等肾损害,两者可以同时发生,或在紫癜8周内发生。病程长短不一,可以复发,或转为慢性肾病。

四、看图识病

见附录:图67、图68。

五、辅助检查

(1)血管脆性检查:毛细血管脆性试验阳性。

(2)血尿常规检查:白细胞计数正常或轻度增加;出、凝血时间、血小板计数、骨髓检查均正常;血沉加快,肾型者可有血尿、蛋白尿及管型尿等。

(3)免疫组化检查:IgA特异性升高,IgM升高,补体下降。

六、诊断要点

1.前驱症状

发病前常有上呼吸道感染、低热、咽痛和全身不适等症状。

2.发病季节

冬春季节发病率较高。

3.好发年龄

好发于儿童和青少年,男性多于女性。

4.好发部位

多见于小腿和足踝部的伸侧,重者波及全身,亦可累及黏膜。

5.皮损特点

多发于双小腿的鲜红色瘀点、瘀斑,压之不褪色。

6.伴随症状

伴有关节或肌肉肿痛,腹痛、便血,尿血、蛋白尿等其他类型紫癜症状。

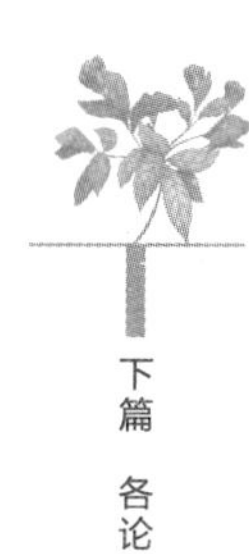

7.全身症状

常有发热、头痛、疲乏等全身不适。

8.病程预后

病程长短不一,可数个月或1～2年,易复发。可以治愈。

七、鉴别诊断

(1)血小板减少性紫癜:紫癜皮损为大片皮下瘀斑,有出血倾向。血小板计数明显减少,出血时间延长。可检测到抗血小板自身抗体。

(2)变应性皮肤血管炎:好发于青、中年,紫癜、丘疹、水疱、血疱、坏死、溃疡和表浅小结节等多形性皮损是其特征,很少伴发腹痛。

(3)维生素C缺乏症:齿龈肿胀、糜烂,口腔黏膜时见出血,皮肤稍轻碰伤,即出现瘀斑,维生素C治疗有效。

(4)血友病:有家族遗传史,可因轻微外伤而有严重出血,凝血时间延长。

八、辨证治疗

(一)中医治疗

1.血热伤阴证

主症:起病急,皮损色鲜红或紫红,泛发,伴发热头痛,咽痛,关节痛,大便燥结,小便短赤,舌质红绛,苔黄,脉数。

治法:清热凉血,化瘀消斑。

方剂:犀角地黄汤加减。

处方:犀角30g,生地黄20g,赤芍15g,牡丹皮15g,金银花20g,紫草15g,竹叶10g,生甘草5g,白鲜皮10g,仙鹤草20g,刺蒺藜10g。皮疹色鲜红者,加板蓝根、紫草清热消斑;口干渴喜饮者,加生石膏、知母清热泻火、生津止渴;咽喉疼痛者,加北豆根、玄参清热利咽。

2.湿热蕴阻证

主症:紫斑多见于下肢,伴足踝肿胀,关节疼痛,或便血,腹痛明显,腹胀微痛,纳呆,恶心呕吐,舌质红,苔黄腻,脉濡数。

治法:清热化湿,活血止痛。

方剂:三妙散合四妙勇安汤加减。

处方:金银花20g,黄柏10g,生薏苡仁30g,苍术10g,枳壳10g,玄参15g,赤芍12g,白芍15g,甘草10g,白鲜皮10g。关节肿痛者,加秦艽、忍冬藤、红藤通经活络;便血者,加生地榆、生槐花、三七粉收敛止血;血尿者,加小蓟、白茅根凉血止血。

3.脾不统血证

主症:起病较缓,反复发作,紫斑色暗淡,分布稀疏,面色萎黄,气短乏力,食少便溏,舌质暗淡,苔薄白,脉弱。

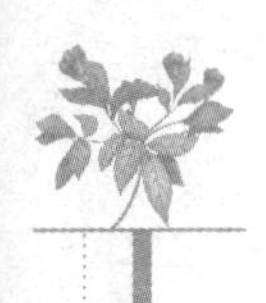

治法：益气健脾，摄血化斑。

方剂：归脾汤加减。

处方：黄芪20g，人参10g，白术10g，茯苓20g，甘草10g，当归10g，鸡血藤15g，龙眼肉10g，木香10g，紫草10g，仙鹤草20g。气虚甚者，加炙甘草、升麻、柴胡补气升陷。

4.阴虚火旺证

主症：反复发作，紫斑色不鲜，分布稀疏，伴五心烦热、盗汗，舌红，少苔，脉细数。

治法：滋阴清热，凉血消斑。

方剂：知柏地黄丸加减。

处方：黄柏10g，知母10g，牡丹皮15g，赤芍15g，熟地黄12g，龟甲30g，山药20g，茯苓12g，山茱萸10g，仙鹤草20g，白鲜皮10g。五心烦热者，加龟板、鳖甲滋阴潜阳。

5.脾肾阳虚证

主症：病程日久，斑色淡紫，触之不温，遇寒加重；并见面色苍白或紫暗，头晕、耳鸣、身寒形冷，腰膝酸软，纳少便溏，腹痛喜按；舌质淡或带紫色，脉细弱或沉迟。

治法：补肾健脾，温阳摄血。

方剂：黄土汤加减。

处方：灶中土30g，白术10g，干地黄15g，阿胶10g，附子10g，黄芩10g，甘草10g，白鲜皮10g。

6.气滞血瘀证

主症：多见于腹部紫癜，皮疹色紫暗，脐周及下腹部绞痛；伴有恶心呕吐，便血或肠套叠；舌紫或有瘀斑，脉涩。

治法：活血化瘀，通络消斑。

方剂：桃红四物汤加减。

处方：熟地15g，川芎10g，白芍10g，当归10g，桃仁10g，红花10g，甘草10g。

（二）西医治疗

（1）抗组胺药：口服氯雷他定片，10mg/次，1次/日；或西替利嗪片，10mg/次，1次/日。

（2）抗细菌药：关节型紫癜可用非甾体类抗炎药及氨苯砜片，100mg/次，1次/日。

（3）激素类药：严重时均可酌情口服地塞米松片，10mg/次，3次/日。

（4）维生素类药：口服维生素C片，0.2g/次，3次/日，降低毛细血管通透性。

（5）免疫抑制药：腹型、肾型紫癜除上述治疗外可给予环磷酰胺，100mg/次，3次/日。一般维持7～10d，并对症处理。

（6）止血药：口服止血敏片，0.5g/次，3次/日；或安络血片，5mg/次，3次/日。

（三）成药治疗

（1）归脾丸：益气补血，健脾摄血。适用于脾气亏虚、脾失统血证患者。

（2）复方青黛胶囊：清热解毒，消斑化瘀。适用于血热夹风证患者。

（3）二妙丸：清热燥湿。适用于湿热熏蒸证患者。

（4）复方丹参片：活血化瘀，理气止痛。适用于气滞血瘀证患者。

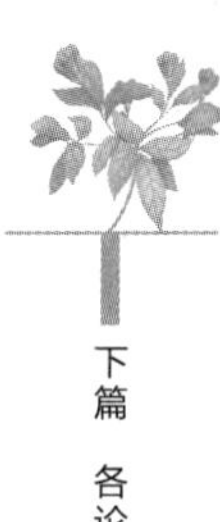

（四）外用治疗

(1)中药溻渍疗法：紫草30g，地榆30g，连翘20g，仙鹤草30g，水煎外洗湿敷患处。适用于热毒伤络证患者。

(2)中药涂擦疗法：三黄洗剂外搽，每日2次。适用于湿热阻络证患者。

（五）其他治疗

(1)针刺治疗：血热夹风证取穴血海、三阴交、太冲、委中；湿热熏蒸证取穴中脘、天枢、血海、三阴交；脾不统血证取穴血海、三阴交、脾腧、足三里。

(2)耳针治疗：取肾上腺、脾、内分泌及肺等穴，可用强刺激手法，每日1～2次。

(3)穴位注射：取足三里、三阴交，每穴注射盐酸异丙嗪12.5mg、维生素C1ml，隔日1次。

九、名医病案

贾某，女，42岁，6月24日初诊。

病史：3周前去外地旅游返回后突然发现双下肢有大小不等的紫红点，稍痒，渐增多，遂来诊。自觉午后微热，口干咽痛，全身无力，二便如常。

诊查：双下肢伸侧面皮肤有散在针尖至米粒大小的紫红色斑，压之不褪色，皮损稍高出皮面，表面光滑。化验血小板和出凝血时间均正常，尿常规检查有微量镜下血尿。舌质红，苔微黄，脉微数。

中医病名：葡萄疫。

西医病名：过敏性紫癜。

中医证型：血热灼络，迫血妄行。

治疗法则：清热凉血，止血消斑。

临证处方：紫草15g，板蓝根30g，茜草根15g，白茅根30g，天花粉15g，生地炭10g，双花炭20g，丹皮15g，生槐花30g，地榆炭10g，蒲黄炭10g，木瓜10g。外用雄黄洗剂。

二诊：服上方7剂，紫斑明显消退，遗有色素沉着斑。于前方去双花炭、生槐花、地榆炭，加白术10g，茯苓10g，薏米30g，丹参15g，赤芍15g。

三诊：服上方7剂，未见新的出血点。复查镜下血尿消失。嘱继服14剂巩固疗效。1年后随访未见复发。（摘自《张志礼皮肤病医案选萃》）

十、预防调摄

(1)寻找除去可能的致病因素。

(2)忌食鱼虾发物等腥发之品。

(3)注意冷暖得当，起居有节。

(4)对病情重者，须卧床休息。

(5)患病期间宜避免过度劳累。

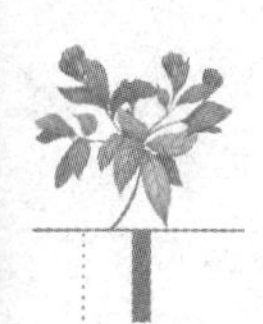

【学习寄语】

学不贯今古，识不通天人，才不近仙，心不近佛者，宁耕田织布取衣食耳，断不可作医以误世！医，故神圣之业。

——明·裴一中《言医》

第二节　瓜藤缠

一、疾病概述

(1)疾病定义：瓜藤缠是由真皮脉管炎和脂膜炎所引起的炎症性结节性皮肤病。因数枚结节，如藤系瓜果绕腿胫而生，故名。

(2)临床特点：本病急性起病，基本皮损为红色结节和斑块，多累及小腿伸侧，偶可发于大腿和前臂，有一定的自限性。春秋季好发，多见于中青年女性。

(3)中医别名：湿毒流注、梅核火丹、室火丹。

(4)西医病名：结节性红斑。

二、病因病机

1.血热壅滞

外感风邪郁而化毒，入于血分，壅滞肌肤，气血运行不畅。

2.湿热阻络

素有蕴热，郁而化热，湿热下注，凝滞血脉，经络阻隔而生。

3.脾虚湿盛

素体脾虚失运，阳气不足，腠理不固，风寒湿邪侵入，或嗜食肥甘厚味，脾失健运，湿邪内生，寒湿之邪流注经络。

三、临床表现

本病多见于青年或中年女性，好发于春秋季节。起病前可有上呼吸道感染，伴有发热、乏力、肌痛、关节痛等全身症状。皮疹多发生于胫前，也可发生于双小腿外侧、大腿，甚至双上肢、面颈部。皮损为鲜红色、对称性、疼痛性皮下结节，表面轻度隆起，皮温高。可相互融合成斑块，表面变为青紫色。数目多少不等，直径1～10cm。结节缓慢自然消退，不发生破溃、萎缩和瘢痕。部分患者结节持续1～2年不消退。

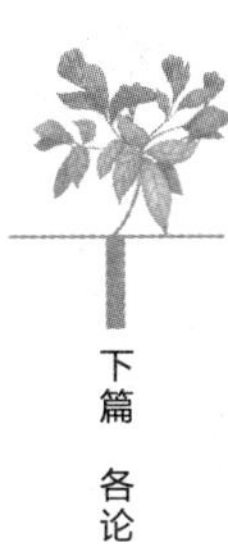

四、看图识病

见附录:图69、图70。

五、辅助检查

(1)血液常规检查:可有白细胞升高、血沉加快、抗“O”升高。

(2)组织病理检查:脂肪小叶间隔性脂膜炎,真皮深层血管周围呈慢性炎症浸润,脂肪小叶间隔中的中小血管内膜增生,管壁有淋巴细胞及中性粒细胞浸润,红细胞外渗。

六、诊断要点

1.前驱症状

发病前可有上呼吸道感染史,部分伴发热、肌痛、关节痛等不适。

2.发病季节

多发于春秋季。

3.好发年龄

好发于中青年女性。

4.好发部位

多累及小腿伸侧,偶可发于大腿和前臂。

5.皮损特点

好发于胫前,呈鲜红色疼痛性结节、斑块,不破溃,局部自觉疼痛、压痛。

6.疾病病程

有一定的自限性。预后良好。部分患者结节持续1~2年不消退。

7.疾病预后

预后良好,可以治愈。

七、鉴别诊断

(1)葡萄疫:皮损形态多样,以可触及紫癜为临床特征,有坏死、溃疡,无结节形成。毛细血管脆性试验阳性。

(2)结节性血管炎:好发于中年女性,皮损为暗红色结节和浸润性斑块,好发于小腿后外侧。结节可破溃,形成溃疡,有时遗留萎缩性瘢痕。组织病理变化为脂肪间隔小、中等大小血管的白细胞碎裂性血管炎,后期脂肪小叶可坏死、纤维化。

八、辨证治疗

(一)中医治疗

1.血热瘀滞证

主症:起病急,结节表面鲜红,灼热疼痛;伴头痛,咽痛,心烦,关节疼痛,口干欲冷饮,大便干结,小

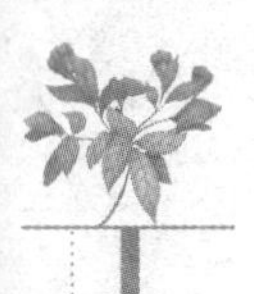

便短赤;舌质红或红绛,苔黄,脉数。

治法:凉血解毒,散结止痛。

方剂:凉血五根汤加减。

处方:白茅根30g,瓜蒌根15g,茜草根10g,紫草根10g,板蓝根30g,当归12g,鸡血藤30g,白鲜皮10g,威灵仙10g。大便干结者,加大黄泻热攻积;咽痛者,加牛蒡子、金银花、玄参清热利咽。

2.湿热阻络证

主症:起病较急,结节表面较红,自觉胀痛;伴口渴不欲饮,身重体倦,足踝肿胀,小便黄少;舌质红,苔黄腻,脉滑数。

治法:清热利湿,活血通络。

方剂:三妙丸加减。

处方:苍术30g,黄柏10g,牛膝10g,紫草10g,当归12g,鸡血藤30g,威灵仙10g,白鲜皮10g,刺蒺藜10g。下肢浮肿、关节疼痛者,加防己、黄芪、忍冬藤补气行水、消肿止痛。

3.脾虚湿盛证

主症:结节反复发作,消退缓慢,脘腹胀满,纳呆;伴关节疼痛,遇寒加重,小便清长,大便稀溏;舌淡胖,苔薄白或腻,脉沉迟或缓。

治法:健脾化湿,散结化瘀。

方剂:除湿胃苓汤加减。

处方:炒白术20g,茯苓20g,桂枝10g,川牛膝10g,赤芍15g,当归12g,鸡血藤30g,陈皮10g,甘草10g。气虚明显者,加黄芪、党参补气;结节坚实者,加三棱、莪术、昆布、山慈菇活血散结,川牛膝引药下行。

(二)西医治疗

(1)激素类药:疼痛明显者可用非糖皮质激素类清热镇痛药,重症患者可选用糖皮质激素,口服泼尼松片,10mg/次,3次/日。症状缓解后逐渐减量至停药。

(2)抗细菌药:有链球菌等感染者应选用敏感抗生素。如口服红霉素片,0.5g/次,3次/日。

(3)免疫调节剂:可选用羟氯喹片,0.2g/次,2次/日;或沙利度胺片,50mg/次,3次/日。

(4)抗凝药:口服芦丁片,40mg/次,3次/日;或阿司匹林肠溶片,50mg/次,3次/日。

(三)成药治疗

(1)四妙丸:清热利湿,通络化瘀。适用于湿热阻络证患者。

(2)参苓白术丸:健脾化湿。适用于脾虚湿盛证患者。

(3)复方丹参片:活血化瘀,理气止痛。适用于气滞血瘀证患者。

(四)外用治疗

(1)中药涂擦疗法:血热壅滞证者可选用外敷化毒散膏、芙蓉膏、玉露膏;湿热阻络证者可外敷芩柏膏;脾虚湿盛证者可外敷紫色消肿膏。

(2)西药涂擦疗法:外涂糖皮质激素软膏或鱼石脂软膏。

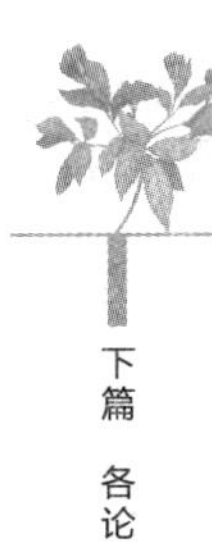

（五）其他治疗

（1）针灸治疗：取穴足三里、三阴交、承山、血海等穴，急性期可用泻法，中强刺激，慢性期宜用补法，每日或隔日一次。

（2）耳针治疗：取肾上腺、皮质下及交感等穴，或找敏感点，中强刺激。

（3）神灯治疗：用神灯照坏死性溃疡创面，每日1次，每次20min。

九、名医病案

赵某，女，14岁，4月9日初诊。

病史：10d前起全身发热恶寒，以后右小腿胫前部大片红肿、疼痛。在某医院诊断为"丹毒"注射"青霉素"，收效不明显。近1周来右小腿前部有一硬结出现，色红疼痛，胃纳欠佳，二便如常。

诊查：右小腿胫前部皮色潮红、肿胀，有孤立散在硬结6～7枚，直径2～3cm，色红，压痛明显。舌苔薄白，舌质微红，脉弦缓。

中医病名：瓜藤缠。

西医病名：结节性红斑。

中医证型：湿热下注，经络阻隔，气血凝滞。

治疗法则：清热疏风，活血通络，佐以利湿。

临证处方：金银花五钱，秦艽三钱，鲜生地黄五钱，当归尾三钱，赤芍药三钱，草红花三钱，丝瓜络三钱，桃仁三钱，黄柏二钱，菊花三钱，川牛膝三钱，桑枝三钱。外用去毒药粉一两（马齿苋一两，薄荷一钱，草红花一钱，大黄一钱，紫花地丁一两，雄黄一钱，败酱草一两，赤芍八钱，生石膏八钱，绿豆粉一两五钱，白芨二钱，血竭二钱，冰片一钱），温水调上，每日1次。

二诊：4月13日，服上方3剂后，右腿胫部红肿逐渐消退，自觉疼痛基本消失，仍有压痛，结节缩小。继服上方3剂。

三诊：4月16日，右小腿胫前部皮肤红肿已消，硬结缩小如黄豆大，有轻度压痛，内服，外用药同前。

四诊：4月20日，右小腿胫部红肿已消，疼痛已止，硬结基本消失，微有压痛，苔薄白，脉弦。拟以养血通络为法，方药：全当归三钱，鸡血藤三钱，赤芍药三钱，忍冬藤三钱，生薏苡仁三钱，丝瓜络三钱，桑枝三钱，牛膝二钱。

五诊：4月28日，前方服药1周后，症状消失。近期临床治愈。（摘自《赵炳南临床经验集》）

十、预防调摄

（1）宜积极寻找除去可能的致病因素。

（2）避免使用致敏药物，治疗感染灶。

（3）忌食鱼虾蟹葱姜蒜类等腥发之品。

（4）急性发作时卧床休息，抬高患肢。

（5）调摄饮食规律，勿过食生冷食物。

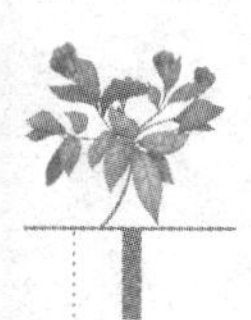

(6)避风寒,防潮湿,冬季注意保暖。

【学习寄语】

疾有误凉而得冷,证有是非而实非。差之毫厘,损其寿命。

——南齐·褚澄《褚氏遗书》

第三节 臁 疮

一、疾病概述

(1)疾病定义:臁疮是发生在小腿下1/3胫骨脊两旁(臁部)肌肤之间的慢性溃疡。

(2)临床特点:是由于小腿静脉功能不全而继发的慢性溃疡,好发于胫前和内外踝部,多见于有下肢静脉曲张和年老体弱之人。

(3)中医别名:裤口毒、裙边疮、老烂脚。

(4)西医病名:小腿慢性溃疡。

二、病因病机

1.湿热毒盛

过食辛辣、肥甘之品,蕴结中焦,脾失健运,湿浊内生,化生热毒,流注于下肢经络,气血凝滞而发。

2.寒湿凝滞

阳气不足,脾虚湿盛,腠理不固,寒湿之邪乘虚而入,流注经络,气血流行不畅。

3.气血亏虚

年老体弱之人,气虚血少,肌肤失养,搔抓破损而致疡生。

三、临床表现

本病初起小腿肿胀、色素沉着、沉重感,局部青筋怒张,朝轻暮重,逐年加重,或出现浅静脉炎、瘀积性皮炎、湿疹等一系列静脉功能不全表现,继而在小腿下1/3处(足靴区)内侧或外侧持续漫肿、苔藓样变的皮肤出现裂缝,自行破溃或抓破后糜烂,滋水淋漓,溃疡形成,当溃疡扩大到一定程度时,边缘趋稳定,周围红肿,或日久不愈,或经常复发。后期疮口下陷、边缘高起,形如缸口,疮面肉色灰白或秽暗,滋水秽浊,疮面周围皮色暗红或紫黑,或四周起湿疹而痒,日久不愈。继发感染则溃疡化脓,或并发出血。严重时溃疡可扩大,上至膝下到足背,深达骨膜。少数病人可因缠绵多年不愈,蕴毒深沉而导致癌变。

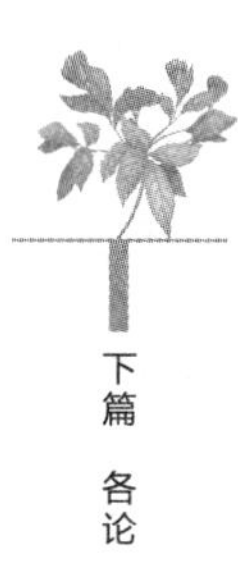

四、看图识病

见附录:图71、图72。

五、辅助检查

(1)血液常规检查:一般正常,少数可有白细胞计数增高。

(2)静脉功能检查:了解小腿溃疡的发病原因,可进行深静脉通畅实验、浅静脉和交通支瓣膜功能实验等。

(3)造影超声检查:下肢静脉血管造影、超声多普勒血流检测等可检查下肢静脉情况。

六、诊断要点

1.前驱症状

小腿肿胀、色素沉着、沉重感,局部青筋怒张,朝轻暮重。

2.好发年龄

多见于40岁以上男性,或有下肢静脉曲张和年老体弱之人。

3.好发部位

好发于胫前和内外踝部。

4.皮损特点

损害为少数孤立、圆形或不规则形钱币大小溃疡。

5.自觉症状

自觉微痛和瘙痒。

6.疾病病程

病程长,迁延数月或经年不愈。

7.疾病预后

预后较好。

七、鉴别诊断

(1)结核性臁疮:常有其他部位结核病史;皮损初起为红褐色丘疹,中央有坏死,溃疡较深,呈潜行性,边缘呈锯齿状,有败絮样脓水,疮周色紫,溃疡顽固,长期难愈;病程较长者可见新旧重叠的瘢痕,愈合后可留凹陷性色素瘢痕。

(2)臁疮恶变:可为原发性皮肤癌,也可由臁疮经久不愈,恶变而来;溃疡状如火山,边缘卷起,不规则,触之觉硬,呈浅灰白色,基底表面易出血。

(3)放射性臁疮:往往有明显的放射线灼伤史;病变局限于放射部位;常由多个小溃疡融合成一片,周围皮肤有色素沉着,或夹杂有小白点,损伤的皮肤或肌层明显僵硬,感觉减弱。

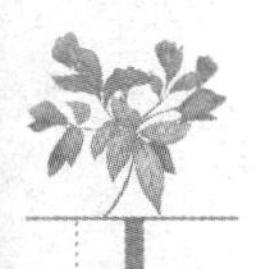

八、辨证治疗

（一）中医治疗

1. 湿热下注证

主症：患肢浮肿呈可凹性，溃疡面肉芽紫暗，疮面覆盖黄色分泌物，触之稍痛，周围皮肤色紫，伴口渴，大便不爽，小便黄赤，舌质红，苔黄腻，脉滑数。

治法：清热利湿，解毒通络。

方剂：三妙丸加减。

处方：黄柏20g，苍术10g，牛膝15g，防己15g，知母15g，茯苓15g，金银花20g，连翘10g，赤芍10g，当归10g，生甘草10g。

2. 寒湿凝滞证

主症：患肢浮肿，疮面不鲜，呈污灰色，肢体发凉，分泌物清稀，淋漓不尽，伴纳呆便溏，舌质淡，苔白腻，脉缓。

治法：温化寒湿，活血通络。

方剂：参苓白术散合当归四逆汤加减。

处方：党参20g，白术15g，苍术10g，陈皮6g，茯苓20g，当归10g，桂枝10g，赤芍10g，威灵仙15g，防己10g，炙甘草10g，白芥子10g，干姜10g。

3. 气血亏虚证

主症：病程久，疮面肉芽灰白，分泌物少而稀，周围皮肤暗黑，伴面色失华，神疲体倦，舌质淡，苔白腻，脉沉细。

治法：补益气血，活血生肌。

方剂：十全大补汤加减。

处方：黄芪30g，党参15g，白术10g，茯苓15g，熟地黄20g，生地黄20g，当归15g，白芍10g，鸡血藤30g，丹参15g，川芎10g，炙甘草10g。

（二）西医治疗

（1）维生素类药：服用维生素C片，0.2g/次，3次/日；或维生素E胶丸，50mg/次，3次/日。有助于伤口愈合。

（2）抗细菌药：感染者应选用敏感抗生素。如口服红霉素片，0.5g/次，3次/日；或阿莫西林胶囊，0.5g/次，3次/日。

（3）抗凝药：口服双嘧达莫片，50mg/次，3次/日；或阿司匹林肠溶片，50mg/次，3次/日；或芦丁片，40mg/次，3次/日。

（三）成药治疗

（1）内消连翘丸：化核软坚。适用于湿热内蕴、气血凝滞证患者。

（2）复方秦艽丸：清热燥湿，祛风止痒。适用于阴阳不调、气血失和证患者。

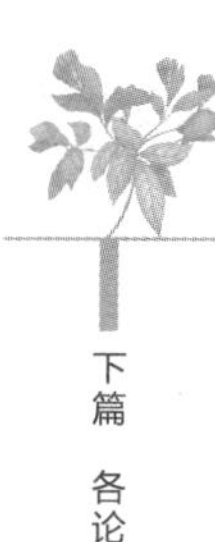

（四）外用治疗

(1)中药涂擦疗法：溃破者，外用化毒散膏，每日换药一次。长期不愈者，外用甘乳膏、蛋黄油、黑降丹等，每日一次。

(2)分期外治疗法：初期局部红肿，渗液量少者，宜用金黄膏薄敷，每日1次。后期用八二丹麻油调后，摊贴疮面，用绷带缠缚，每周换药2次。腐肉已脱、露新肉者用生肌散外盖生肌玉红膏，隔日一换或每周2次。周围有湿疹者，用青黛散调麻油盖贴。

(3)西药涂擦疗法：患处涂搽莫匹罗星软膏或红霉素软膏。

（五）其他治疗

(1)手术治疗：大隐静脉高位结扎剥脱和曲张静脉切除术及交通支结扎术等。

(2)体针治疗：取足三里、阴陵泉、三阴交、血海、复溜、太冲等，急性期可用泻法，中强刺激，慢性期宜用补法。

(3)耳针治疗：取肾上腺、皮脂下、交感等，或找敏感点，用中强刺激。

九、名医病案

高某，男，46岁，1998年11月3日初诊。

病史：患者常年在家务农，自今年初，双下肢时有瘙痒、肿胀，经搔抓后右小腿内侧破溃，经当地民间方法（方法不详）治疗，日渐增大，有渗出明显、疼痛、乏力之感。

诊查：右小腿外侧中下1/3交界处，可见4cm×3cm的溃疡面，中心肉芽组织色暗淡，周围皮肤黑紫，皮肤边缘光滑内陷，有灰白色分泌物，味腥臭，双下肢均可见明显的静脉曲张，有可凹陷性水肿，舌质暗，苔白腻，脉弦滑。

中医病名：臁疮。

西医病名：小腿静脉曲张性溃疡。

中医证型：湿热下注，兼感毒邪。

治疗法则：清热除湿解毒，利水消肿。

临证处方：金银花15g，连翘15g，蒲公英30g，地丁15g，车前子15g，泽泻15g，冬瓜皮15g，薏米30g，防己15g，赤芍15g，木瓜10g，牛膝10g。局部无菌消毒处理后，刮去表层黏性分泌物，清除“锁口皮”，溃疡用三棱针放血，后创面覆盖利凡诺尔纱条，每日换药1次。

二诊：服上方7剂，局部分泌物渐少，中心肉芽组织色红润，皮肤边缘色粉白，下肢肿胀渐消，继服前方7剂，局部改红纱条换药。隔日1次。

三诊：服上方14剂，局部溃疡明显变浅，但周围皮肤色泽仍未改善，中心肉芽组织色白，考虑气血瘀滞，经络阻隔。方药：白术10g，茯苓15g，薏苡仁30g，车前子15g，泽泻15g，当归尾10g，丹参15g，防己10g，川芎10g，川贝10g，牛膝10g，木瓜10g。局部再次三棱针引血疗法，外周皮肤涂抹芙蓉膏，溃疡处仍用红纱条。隔日换药1次。

四诊：服上方1月余，皮损面积明显缩小，约2cm×1.5cm，溃疡表浅，表皮色泽淡粉，生长良好，分泌物渐少。患者又以此法治疗1月余，溃疡全部愈合。（摘自《张志礼皮肤病临床经验辑要》）

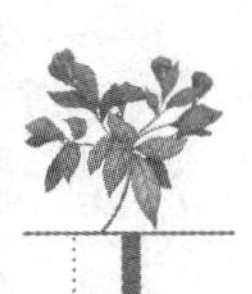

十、预防调摄

(1)防止糖尿病,静脉曲张发生。
(2)患足宜抬高,不宜久立久行。
(3)忌食鱼、虾、蟹、葱等腥发之品。
(4)宜经常用弹性绷带保护下肢。
(5)愈合后,避免损伤,防复发。

【学习寄语】

医之道最微,微则不能不深究;医之方最广,广则不能不小心。

——清·梁拓轩《疡科全书》

第四节　血风疮

一、疾病概述

(1)疾病定义:血风疮是一组以紫癜、色素沉着为特点的谱系皮肤病。
(2)临床特点:以多发性针尖大小、压之不褪色的紫红色斑点为临床特征,呈慢性过程。
(3)中医别名:血疳。
(4)西医病名:色素性紫癜性皮肤病。

二、病因病机

1.血热夹风

素体血分蕴热,外感风热,热邪伤于营血,损伤络脉,血溢脉外。

2.瘀血伤阴

病久热伤阴血,瘀血凝滞,脉络受阻,肌肤失养所致。

三、临床表现

本病临床可分为3型。进行性色素性紫癜样皮病,对称发生于胫前区、足踝及足背。皮损初起为群集性针尖大的红色瘀点,缓慢融合成斑片并向外扩展,新皮损在原部位不断新发,呈辣椒粉样斑点,陈旧皮疹为褐黄色至淡棕色色素沉着。常无自觉症状,有时伴轻度瘙痒。病程慢性,持续数年后可自行缓解。色素性紫癜性苔藓样皮炎,中年发病,男性多于女性,对称性发于小腿。除有紫癜及色素沉着外，皮损表现为细小的铁锈色苔藓样丘疹，融合成境界不清的斑片或斑块，表面有鳞屑，可伴有毛细血管扩张和不同程度的瘙痒。病程缓慢，持续数个月至数年。毛细血管扩张性环状紫癜，常对称发于女性小腿，渐上扩展至大腿、臀部、躯干及上肢，有毛细血管扩张、色素沉着和皮肤萎缩三个发展阶段。皮损初起为紫红色环状斑疹，直径1～3cm，边缘毛细血管扩张明显，出现点状、针尖大红色瘀点，继之皮损中部逐渐消退呈轻度萎缩，周边扩大呈环状、半环状，颜色转为棕褐或黄褐色，愈后留有轻度色素沉着，无自觉症状。可反复迁延数年。

四、看图识病

见附录：图73、图74。

五、辅助检查

组织病理检查：早期真皮上部和真皮乳头内毛细血管内皮细胞肿胀，毛细血管周围有大量淋巴细胞、组织细胞。

六、诊断要点

1.好发年龄

中年发病，男性多于女性。

2.好发部位

发生于小腿、胫前区、足踝及足背。

3.皮损特点

多发性针尖大小、压之不褪色的紫红色斑点。

4.自觉症状

一般无自觉症状。

5.疾病病程

病程慢性，持续数个月至数年，部分可自行缓解。

6.病理检查

真皮乳头内有红细胞外溢，浅层血管周围有淋巴细胞浸润，可见含铁血黄素沉积。

7.疾病预后

预后较好。

七、鉴别诊断

(1)慢性湿疮：全身任何部位均可发病，皮损呈多形性、对称分布，边界不清，患部皮肤变厚浸润、粗糙、色素沉着，部分呈苔藓化，可有急性、亚急性病史。无紫癜。

(2)葡萄疫：多发生于儿童，病前多有感染史、服药史或特殊饮食史，除皮肤紫癜外可伴黏膜出血、腹痛、血尿或关节症状。

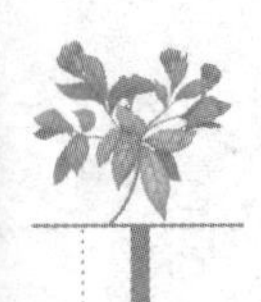

(3)静脉曲张性郁积性皮炎：患肢肿胀，局部皮肤呈湿疹样变，有红斑、丘疹、渗液、糜烂、鳞屑或苔藓样变、皮肤营养溃疡及色素沉着等多形损害，伴有明显下肢静脉曲张。

(4)高球蛋白血症性紫癜：血浆中多克隆球蛋白异常增多，具直立性紫癜伴色素沉着，中青年女性多见，反复发作，有触痛或灼热感。部分患者伴有结节病、癌肿。

(5)匐行血管瘤：女性多见，发病较早，大多在20岁以前发生。皮损为鲜红色或紫红色血管瘤状小斑点，可融合成匐形状，周围不出现新皮疹，中央无瘀点，退后也无色素沉着。

(6)毛细血管扩张性环状紫癜：毛细血管扩张性出血性斑疹，环状排列，轻度萎缩，无苔藓样丘疹改变，患部有脱毛现象，并常伴有风湿样疼痛。

八、辨证治疗

(一)中医治疗

1.血热夹风证

主症：皮疹初起为紫红瘀点，或融合成斑片；伴瘙痒；舌质红或见瘀斑，脉浮数。

治法：清热凉血，活血散风。

方剂：凉血五根汤加减。

处方：白茅根30g，瓜蒌根15g，茜草根10g，紫草根10g，板蓝根30g，地肤子10g，钩藤10g，白鲜皮10g，白蒺藜10g。皮肤瘀点较红者，加丹皮、赤芍凉血消斑。

2.瘀血伤阴证

主症：皮损日久，色紫暗褐，肥厚，粗糙，脱屑，微痒；伴心烦口渴、大便干结；舌质红有瘀斑，少苔，脉细。

治法：凉血养血，散瘀活络。

方剂：桃红四物汤加减。

处方：当归10g，熟地10g，川芎10g，白芍10g，桃仁10g，红花15g，牛膝10g，三棱10g，莪术10g，鸡血藤20g。瘙痒明显者，加白鲜皮、防风疏风止痒。

(二)西医治疗

(1)抗组胺药：口服氯雷他定片，10mg/次，1次/日；或西替利嗪片，10mg/次，1次/日。

(2)抗细菌药：关节型紫癜可用氨苯砜片，100mg/次，1次/日。

(3)激素类药：严重时可酌情口服地塞米松片，10mg/次，3次/日。

(4)维生素类药：口服维生素C片，0.2g/次，3次/日。降低毛细血管通透性。

(三)成药治疗

(1)复方丹参片：凉血活血散瘀。适用于血热夹风证患者。

(2)大黄䗪虫丸：活血祛瘀消斑。适用于瘀血伤阴证患者。

(3)西黄丸：清热解毒。适用于热盛伤络证患者。

(4)润肤丸：止痒润肤。适用于血虚失养证患者。

（四）外用治疗

（1）中药溻渍疗法：地榆30g，苍耳秧、楮桃叶各100g，水煎湿敷患处。每日1次，10次为1疗程。

（2）中药涂擦疗法：皮疹粗糙、苔藓样变者，可用云茯苓60g，寒水石粉10g，冰片粉3g混匀，用去皮鲜芦荟蘸药粉外搽，每日1～2次。

（3）中药熏洗疗法：初期可选用透骨草、仙鹤草、蒲公英、大黄各30g，黄柏、泽兰各15g，石菖蒲、杜鹃花各10g，煎水外洗，每日2～3次。皮疹瘙痒明显者，可用苍耳秧、楮桃叶各150g，煎水外洗，每日2～3次。

（五）其他治疗

（1）洗浴治疗：苍耳秧、楮桃叶各150g，煎水外洗。

（2）耳针治疗：取肾上腺、皮质下、内分泌等穴，可用强刺激手法，两耳交替，每日1～2次。

九、名医病案

张某，男，47岁，1999年7月22日初诊。

病史：患者5年前无明显诱因双小腿出现暗红色针头大丘疹，自觉瘙痒，按压后不褪色。皮疹逐渐增多。曾于外院诊为“色素性紫癜性苔藓样皮炎”，经中西医治疗疗效不明显。皮疹时起时退，逐渐加重，部分皮疹融合成片。遂来求诊。

诊查：双小腿散在分布暗红色针头大紫癜，部分融合成片，部分皮疹隆起，按压不褪色。舌质暗红，苔薄白，脉弦数。

中医病名：血风疮。

西医病名：色素性紫癜性苔藓样皮炎。

中医证型：血热伤络证。

治疗法则：清热凉血，活血消斑。

临证处方：紫草15g，茜草15g，白茅根30g，生地炭15g，大小蓟炭15g，当归10g，川芎10g，赤芍15g，鸡血藤30g，白术10g，茯苓15g，三七粉3g（分冲），木瓜10g。黄连膏外用。

二诊：上方服14剂后，瘙痒减轻。再服14剂后，皮疹变平，基本不痒，遗留色素沉着斑，临床治愈。（摘自《张志礼皮肤病临床经验辑要》）

十、预防调摄

（1）宜避免长时间站立和行走。

（2）患病休息时注意抬高患肢。

（3）忌食辛辣葱蒜等鱼腥发物。

（4）多食含维生素水果、蔬菜。

（5）治疗静脉曲张等原发性病。

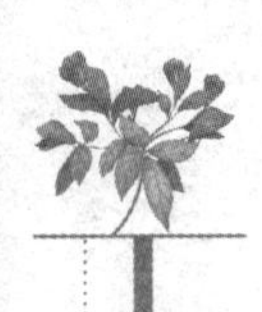

【学习寄语】

学问无穷,读书不可轻量也。

——清·叶天士《临证指南医案》

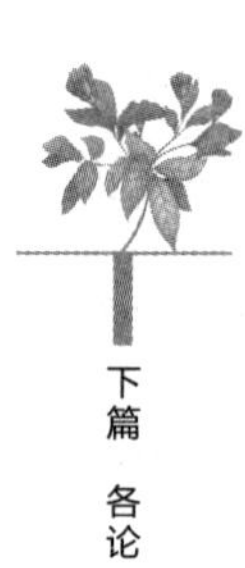

第八章　肿瘤性皮肤病

第一节　血　瘤

一、疾病概述

(1)疾病定义:血瘤是因体表血络扩张、纵横丛集而形成的一种体表良性肿瘤。

(2)临床特点:以瘤体或红或紫,按之或暂时褪色或缩小,触破后出血不止为临床特征。多发生于婴儿和儿童,可随人体生长而增大,部分可自行消退,也可持续终身。

(3)中医别名:血痣、赤疵。

(4)西医病名:皮肤血管瘤。

二、病因病机

1.心火妄动

心火妄动,血热沸腾,加以外邪侵袭,气血凝结,成形于肌肤所致。

2.肾伏郁火

先天肾中伏火,胎火妄动,火热伤脉;或妊娠期过食辛辣温燥之品,脾胃积热,精有血丝,以气相传,生子故有此疾,终变火证。

3.肝经火旺

肝郁化火,火热逼络,血热妄行,离络溢肤成瘤。

三、临床表现

本病可发生于任何部位,但以四肢、面颊部尤为多见。临床一般分为:鲜红斑痣又称毛细血管扩张痣或葡萄酒样痣。多见于前额、鼻梁、眉间、枕后。常在出生或出生不久发生淡红、暗红或紫红斑片,不高出皮肤,压之褪色,形态不规则,边界清楚。部分病例1周岁左右自行消退;毛细血管瘤又称

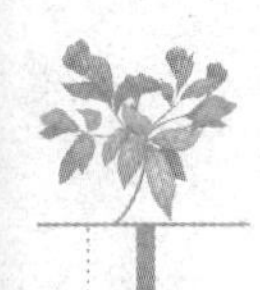

草莓状血管痣。好发于头面部和躯干，也可发生于四肢。出生后1～2个月内出现，表现为鲜红色比较清楚的分叶状小肿块，质软，表面光滑，似草莓样，压之褪色，1周岁内生长迅速；海绵状血管瘤好发于头面部，亦可发于它处。出生时或出生后发生，损害为隆起的质地柔软而有弹性的肿块，呈淡蓝色或紫蓝色，挤压后可缩小，如海绵状，瘤体较大时可影响或压迫邻近器官。可恶变为血管肉瘤。

四、看图识病

见附录：图75、图76。

五、辅助检查

（1）组织病理检查：鲜红斑痣为真皮内毛细血管增多与管壁扩张。毛细血管瘤为毛细血管增生，婴儿期以血管内皮增生为主。海绵状血管瘤见广泛扩张的薄壁，大而不规则的血管腔，其创似静脉窦。

（2）免疫组化检查：所有血管瘤中均可见CLUT-1的免疫反应阳性，但在血管畸形中呈阴性。

六、诊断要点

1.好发季节

任何季节。

2.好发年龄

常见于出生或出生不久的婴幼儿。

3.好发部位

好发于头面、颈、躯干部，四肢、面颊部尤为多见。

4.皮损特点

以瘤体或红或紫，按之或暂时褪色或缩小，触破后出血不止。

5.典型皮损

淡红、暗红或紫红斑片，不高出皮肤，压之褪色，形态不规则，边界清楚。

6.自觉症状

一般无自觉症状。

7.病程预后

可随人体生长而增大，部分可自行消退，也可持续终身。

七、鉴别诊断

（1）樱桃状血管瘤：表现为多发的红色丘疹，无症状，主要见于躯干。初发年龄在30岁左右，随年龄增长逐渐增多。

（2）血管痣：血管痣的多数皮损局限在3cm内，手压检查时，大小和色泽均无变化。

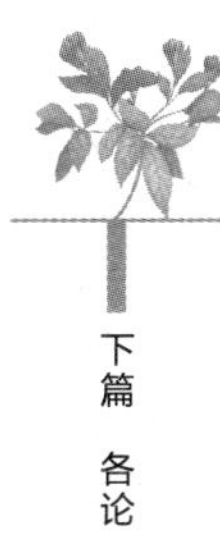

八、辨证治疗

（一）中医治疗

1.心火妄动证

主症：瘤体鲜红，触之灼热；伴烦躁不安、口舌生疮、面赤口渴、小便短赤、大便秘结；舌质红，苔薄黄，脉数有力。

治法：清心泻火，凉血散瘀。

方剂：芩连二母丸合泻心汤加减。

处方：黄连10g，黄芩10g，知母10g，贝母10g，川芎10g，当归10g，白芍10g，生地10g，熟地10g，蒲黄10g，羚羊角10g，地骨皮10g，甘草10g，白鲜皮10g。小便短赤者，加生地黄、淡竹叶、生甘草通利小便、清心泻火；皮疹色鲜红、面红而手足热者，加丹皮、紫草凉血解毒。

2.肾伏郁火证

主症：血瘤生来即有，多见于颜面、颈部，瘤体表面灼热；伴五心烦热、潮热盗汗、发育迟缓、尿黄便干；舌质红，苔少，脉细。

治法：滋阴降火，凉血化斑。

方剂：凉血地黄汤合六味地黄丸加减。

处方：黄芩10g，荆芥穗10g，蔓荆子10g，黄柏10g，知母10g，藁本10g，细辛10g，川芎10g，黄连10g，升麻10g，防风10g，生地黄20g，当归10g，甘草10g，熟地黄10g，山药10g。腰膝酸软无力者，加枸杞、杜仲、女贞子补益肝肾；月经不调者，加丹参、益母草养血调经。

3.肝经火旺证

主症：瘤体色红或暗红，表面血管扩张、迂曲，瘤体常因情志不遂或恼怒而发生胀痛；伴胸胁不适、咽干；舌质红，苔黄且干，脉弦数或弦细数。

治法：清肝泻火，凉血祛瘀。

方剂：凉血地黄汤合丹栀逍遥散加减。

处方：黄芩10g，知母10g，川芎10g，柴胡10g，防风10g，生地黄20g，当归10g，白芍10g，白术10g，茯苓10g，生姜10g，丹皮10g，山栀10g，炙甘草10g。头痛头涨者，加菊花、钩藤清肝泻火、清利头目；两胁胀闷者，加青皮、香附理气消胀。

（二）西医治疗

（1）抗细菌药：若有感染，依据病情可口服小儿罗红霉素片，150mg/次，1次/日。

（2）止血药：若出血可口服止血敏片，0.5g/次，3次/日；或安络血片，10mg/次，3次/日。

（三）成药治疗

（1）龙胆泻肝丸：清肝胆，利湿热。适用于瘤体色红、胀痛不适之肝经火旺证患者。

（2）导赤散：清心泻火。适用于瘤体色鲜红、皮温高于正常之心火妄动证患者。

（3）瘿瘤丸：软坚散结，化核破瘀，化痰消肿。适用于血瘤患者。

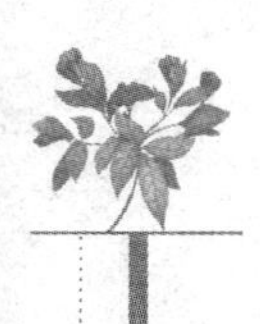

（四）外用治疗

（1）中药贴敷疗法：血瘤不大者，可采用结扎法，外敷清凉膏，使瘤体消失；瘤体较小而表浅者，可采用中药外敷法，如五妙水仙膏或黄连膏外搽，使其脱落。

（2）西药贴敷疗法：若血瘤出血，可用云南白药掺敷伤口，既可止血，又具消散作用。

（五）其他治疗

（1）针刺治疗：适用于瘤体较小且突出皮面者。选细毫针斜刺毛细血管瘤正中，不留针，用消毒棉球轻轻拭去流出血液，不加压迫。每周1次，7次为1疗程。

（2）物理治疗：以局部治疗为主，如冷冻治疗、放射治疗、脉冲染料激光疗法等；或用微波凝固法，有止血、不溃、不再生之效。

（3）手术治疗：瘤体根蒂细者，可手术切除，并用银烙匙烧红烙之，有止血不溃不再生之效。复发者仍依前法，或结扎处理亦可。

（4）注射治疗：消痔灵注射液与1%普鲁卡因1∶1混合缓慢注入瘤体，至整个瘤体高起为止，每次用药3～6ml，隔周1次。若瘤体尚未发硬萎缩，可用消痔灵与普鲁卡因2∶1混合，依前法注射。部分患者可选择皮损内注射硬化剂治疗。

（5）激光治疗：鲜红斑痣可选用585nm或595nm脉冲染料激光，但需要多次、较长时间的治疗。

（6）电针治疗：消毒后针尖直刺瘤体，其深度为瘤体3/4，然后在针柄上接通电流，以患者能够耐受为度，每次持续1～2min，不出血为准，3d，1次。

（7）火针治疗：消毒后采用大小适宜的缝衣针，在酒精灯上烧红针尖，快速垂直插入瘤体中央凸出部位0.1～0.2cm，随即拔针，外盖消毒敷料，一般1次即愈，不留疤痕。

九、名医病案

林某，男，30岁。

病史：病经十余年，先后在上下唇、左右颊、颊沟、咽部、右舌部及耳下等有大小不等（大似核桃、小似绿豆）的紫血块，并有隆起，曾在某医院口腔科诊断为“血管瘤”。认为血管瘤部位较分散，且考虑咽、舌、唇的功能及外形，治疗颇感困难，故建议中药治疗。

诊查：遍体大小紫色肿块累累，质软，压痛不明显，皮温正常，二便通调，纳食如常，脉细，舌紫，苔薄腻。

中医病名：血瘤。

西医病名：血管瘤。

中医证型：痰瘀凝滞，营卫受阻。

治疗法则：活血化瘀，化痰散结。

临证处方：单桃仁9g，杜红花9g，京赤芍9g，大川芎4.5g，柴胡4.5g，牛膝4.5g，当归9g，昆布9g，黄药子18g，生牡蛎30g，生地15g，海藻9g，大贝母9g，生甘草3g。7帖。

二诊：局部紫色块转淡，且有收缩之佳象，治有效果，仍守之。（摘自《颜德馨医案医话集》）

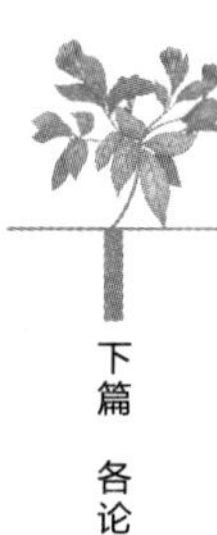

十、预防调摄

(1)及早发现,及时诊断治疗。

(2)谨防摩擦、刺激碰破瘤体。

(3)防止触破出血,立即止血。

(4)若瘤体较大,应手术治疗。

【学习寄语】

要在临病之时,存神内想,息气内观,心不妄视,着意精察,方能通神明,探幽微,断死决生,千无一误。

——东汉·华佗《中藏经》

第二节 脂 瘤

一、疾病概述

(1)疾病定义:皮肤皮脂腺中皮脂瘀积或郁积而形成的肿瘤。

(2)临床特点:以好发于皮脂腺丰富的部位,肿块为球状囊肿,边界清楚,基底可以推动,瘤体生长缓慢为临床特征,多见于青壮年。

(3)中医别名:粉瘤。

(4)西医病名:皮脂腺囊肿。

二、病因病机

1.痰凝气结

情志内伤,肝失条达,气机郁滞,则津液不得正常输布,易于凝聚成痰,气滞痰凝,壅结于皮肤,阻滞气血流通,故易形成脂瘤。

2.湿毒积聚

饮食失调,脾失健运,不能运化水湿,聚而生痰,阻滞于肌肤经络,发为本病。

3.气血两虚

瘤体损耗正气,加之思虑伤脾,忧郁伤肝,肝脾两伤则肝郁脾虚,致使食少纳差,生化乏源,正气益虚,机体日渐虚弱,使正虚者更虚,邪实者更实,气虚无力推动血行,血行不畅,脉络瘀阻而发本病。

三、临床表现

本病好发于皮脂腺丰富的头面部、胸背部、臀部，位于皮肤浅层。肿物呈半球状隆起，小者如豆粒，大者如柑橘，边界清楚，质软，或有囊性感，张力较大，与表皮粘连，不易分开，但基底活动，可推移。瘤体表面皮肤常可发现一黑色皮脂腺开口，挤压时有少许白色分泌物溢出。局部不洁或外伤染毒，则局部出现红、肿、热、痛，并可化脓，甚至出现发热、畏寒、头痛等全身症状。一般无疼痛，生长缓慢。

四、看图识病

见附录：图77、图78。

五、辅助检查

(1)血液常规检查：一般无特异性，并发感染者可有外周血白细胞总数升高。

(2)组织病理活检：依据病情可做组织病理活检。

六、诊断要点

1.好发季节

一年四季。

2.好发年龄

本病多发于青壮年。

3.好发部位

好发于皮脂腺丰富的部位，常见于头面、项背、臀部等处，单个或多个。

4.皮损特点

肿块为球状囊肿，边界清楚，基底可以推动，瘤体生长缓慢。

5.典型皮损

皮损为皮肤内肿物，大小不定，质软或囊性感，界限清楚，与表皮有粘连，推之可动，中央有针头大小凹陷，可挤出粉渣样物质。

6.自觉症状

一般无自觉症状。

7.病程预后

生长缓慢，预后良好。

七、鉴别诊断

(1)肉瘤：四肢表浅的肉瘤肿块与脂瘤相似。但肉瘤与皮下无粘连，瘤体与皮肤间可推移，表面无黑色小孔。

(2)多发性脂囊瘤：往往有家族史。多见于儿童和青年，好发于躯干及四肢近端，尤其是胸骨区。

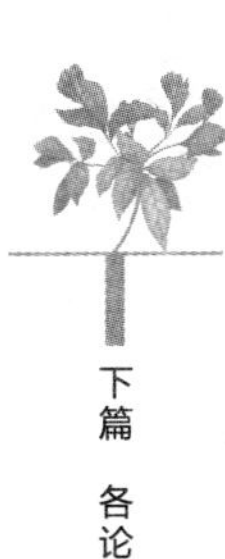

多发性大小不一的囊性结节，呈皮色，淡蓝或淡黄色，表面光滑，质柔软或坚硬。穿刺时可排出油样或乳酪样液体。

八、辨证治疗

（一）中医治疗

1.痰气凝结证

主症：瘤体色白而肿，中央有黑点；舌淡，苔腻，脉滑。

治法：理气化痰散结。

方剂：二陈汤合四七汤加减。

处方：半夏15g，橘红15g，厚朴10g，白茯苓10g，炙甘草10g，紫苏叶10g。

2.湿毒积聚证

主症：瘤体红肿、灼热、疼痛，甚至化脓跳痛；伴发热，恶寒，头痛，尿黄；舌红，苔薄黄，脉数。

治法：清热利湿解毒。

方剂：萆薢渗湿汤合五味消毒饮加减。

处方：萆薢30g，薏苡仁30g，金银花15g，野菊花10g，蒲公英20g，牡丹皮10g，泽泻10g，通草10g，紫花地丁10g，紫背天葵子10g。高热者，加水牛角、玳瑁通窍化热；大便秘结者，加厚朴、大黄行气通便。

3.气血两虚证

主症：结节或囊肿破溃后，创面肉芽组织色淡红，上有少量脓性清稀分泌物；伴面色苍白，神疲乏力，食少懒言；舌质淡，苔薄，脉沉细。

治法：益气养荣，托里生肌。

方剂：十全大补汤加减。

处方：白术10g，党参10g，茯苓10g，熟地10g，川芎10g，当归10g，甘草10g。血虚甚者，加桑葚、阿胶滋阴补血、生津润燥；口干口渴者，加太子参、石斛养阴补气、生津止渴。

（二）西医治疗

（1）抗细菌药：一般不需治疗，若有感染，依据病情可口服红霉素片，0.5g/次，3次/日。

（2）抗凝剂：依据病情可口服阿司匹林肠溶片，150mg/次，1次/日；或潘生丁片，50mg/次，2次/日。

（3）止痛药：若疼痛者口服芬必得胶囊，2粒/次，2次/日；或肌注杜冷丁注射液，100mg/次，2次/日。

（4）免疫增强药：肌注干扰素注射液，100万U/次，1次/日；或口服胸腺肽胶囊，5片/次，5次/日。

（三）成药治疗

（1）复方丹参片：活血化瘀。适用于气滞血瘀证患者。

（2）十全大补丸：温补气血。适用于气血两虚证患者。

（四）外用治疗

（1）中药涂擦疗法：解毒消肿，活血化瘀。可外用金黄膏或青黛膏。将未出现破溃的皮疹用清水清洗后，均匀涂抹药膏，每日2次。

（2）中药药捻疗法：脂瘤感染患者，用五烟丹做成药捻塞入瘤体内，同时外敷生肌象皮膏，每日换

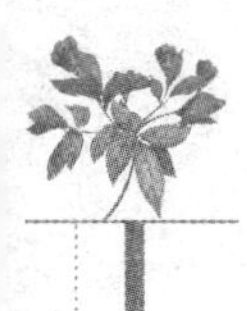

药1～2次。

（3）切开排脓法：已成脓者，脓肿切开时不刮除囊壁，用黄连油膏纱布引流，待引流量少时将油膏纱布覆盖于创面，可促进创面愈合。或做十字形切开，排尽分泌物，刮除腔内的囊壁和炎性肉芽组织等；对于难以刮除者，用五五丹、七三丹或用红油膏纱条掺九一丹填塞于创面内，以促进创面的愈合。

（五）其他治疗

（1）针刺治疗：单用瘤体一穴配合苍龟探穴等手法，并加用艾灸囊肿局部，促进囊肿萎缩。

（2）针刀治疗：局部皮肤消毒并局部浸润麻醉后，用针刀在囊肿顶部开口处刺入，然后刺破囊壁，针刀在皮下转换角度，将囊内分泌物排尽。

（3）火针治疗：取阿是穴或囊肿局部；视囊肿大小，小者刺一针即可，大者可刺4～5针，将囊内分泌物排尽，一般1～3次即愈。痰凝气结证配肩井、足三里，健脾行气化痰；湿毒积聚证配大椎、腰腧清热化湿解毒。

（4）综合治疗：根据囊肿的大小、部位，选择相应的常规手术法、CO_2激光疗法、电离子微创法、小切口摘除法、局部注射法、环钻切取法、冷冻疗法等。

九、名医病案

刘某，女，35岁。

病史：患者数年前于颈部发现高于皮面的囊肿，质软无明显压痛，未做处理。今日囊肿溃破后有干酪样物，气味臭秽，无其他症状，舌质淡红，苔腻，脉弦滑。

中医病名：脂瘤。

西医病名：皮脂腺囊肿。

中医证型：痰气凝结证。

治疗法则：理气化痰散结。

临证处方：半夏15g，橘红15g，白茯苓10g，甘草6g，元参10g，牡蛎10g，川贝母10g。外用金黄膏。将未出现破溃的皮疹用清水清洗后，均匀涂抹药膏，每日2次。（摘自《赵炳南医案》）

十、预防调摄

（1）勤洗澡，用硫黄药皂洗擦患处。

（2）不宜挤压，以免继发感染化脓。

（3）忌食辛辣，少食油腻高脂之品。

（4）注意休息，调情志，加强锻炼。

【学习寄语】

医，仁术也。仁人君子必笃于情，笃于情，则视人犹己，问其所苦，自无不到之处。

——清·喻昌《医门法律》

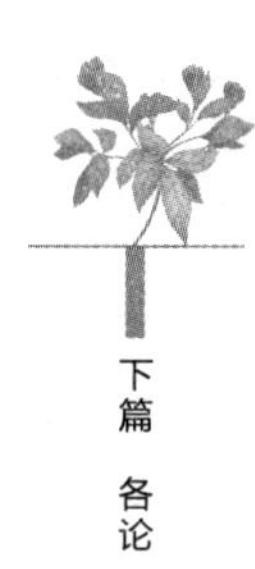

第三节 癌 疮

一、疾病概述

(1)疾病定义:癌疮是一种常见的起源于表皮基底层及其附属器的皮肤恶性肿瘤。

(2)临床特点:临床表现早期可见边缘成珍珠样隆起的圆形斑片,常有扩张的毛细血管,也可表现为淡红色珍珠样苔藓样丘疹或斑块,表面稍有角化或浅表糜烂、结痂、溃疡。其诱因与日光、电离辐射、紫外线、放射线等有关,多见于老年人,好发于颜面等暴露部位。

(3)中医别名:恶疮、石疽。

(4)西医病名:基底细胞癌。

二、病因病机

1.热毒瘀结

喜怒忧思,情志内伤,肝气郁结,脾失健运,痰浊内生,湿热毒蕴,痰瘀互结,结于肌肤。

2.血瘀痰结

风、湿、热邪侵袭,以致无形之气郁与有形之痰浊相互交凝,结滞肌腠,湿热相蕴,日久化毒,毒蚀肌肤而致病。

3.气血亏虚

病邪日久耗伤精血,进一步损及元气,造成气血两虚,无力推动血行,无力运化水湿,聚湿成痰,湿邪留滞,痰浊困结而致病。

三、临床表现

本病常见于老年人,好发于曝光部位,特别是面部,主要在眼眦、鼻部、鼻唇沟和颊部多见。皮损通常单发,但亦有散发或多发者。早期损害为表面光亮的边缘珍珠样隆起的圆形斑片或丘疹,常伴毛细血管扩张。皮疹逐渐发展,呈多形表现,表面可见角化、糜烂、结痂或浅表溃疡。临床上可常见:结节溃疡型损害常为单个,初起为小而有蜡样光泽的结节,质硬,表面常见扩张的毛细血管,缓慢增大可融合成斑块,中央常形成糜烂或溃疡,易出血。典型皮损为缓慢扩大的溃疡,周边绕以珍珠样隆起的边缘,溃疡可向周边或深部侵袭性生长,严重者危及生命。色素型损害与结节溃疡型相似,不同之处在于皮损有深黑色或褐色色素沉着,色素分布不均匀,深浅不一。硬皮病样型或硬化型少见,常单发。皮损发展缓慢,为扁平或轻度凹陷的黄白色蜡样硬化斑块,常无溃疡、结痂,边缘常不清,似局限性硬皮病。浅表型常发生于躯干部,特别是背部、胸部,皮损为一个或数个红斑鳞屑性斑片,轻度浸润,境

界清楚，生长缓慢，边缘可见堤状隆起。皮损表面可见糜烂、溃疡和结痂，愈后遗留瘢痕。纤维上皮瘤型好发于背部，为一个或数个高起的结节，触之中等硬度，表面光滑，轻度发红，临床上类似纤维瘤。以上各型以结节溃疡型最多见，其次为色素型，皮损生长缓慢，一般局限于皮下组织，除个别病例外，一般不发生转移。

四、看图识病

见附录：图79、图80。

五、辅助检查

(1)组织病理检查：为不典型基底细胞增生形成的实性肿瘤，HE染色瘤细胞呈卵圆形或长形细胞，胞质较少，细胞间变和有丝分裂相少见，肿瘤周边细胞呈栅栏状排列；有不同程度的黏液性基质。

(2)组织病理活检：依据病情可做组织病理活检。

六、诊断要点

1.诱发因素

多与日光、电离辐射、紫外线、放射线等有关。

2.好发季节

一年四季。

3.好发年龄

常见于中老年人。

4.好发部位

皮损多发于暴露部位，尤其面颊部。

5.皮损特点

早期可见边缘成珍珠样隆起的圆形斑片，常有扩张的毛细血管，也可表现为淡红色珍珠样、苔藓样丘疹或斑块，表面稍有角化或浅表糜烂、结痂、溃疡。

6.自觉症状

早期常无症状，后期疼痛。

7.病程预后

缓慢进展，积极治疗，预后较好。

七、鉴别诊断

(1)翻花疮：发病部位多在手足或颜面皮肤黏膜交界处，表现为质硬、浸润性、边缘外翻的溃疡。而癌疮主要发生在曝光部位，病情发展缓慢，临床表现以丘疹、结节损害为主。行组织病理学检查可鉴别。

(2)寻常性狼疮：呈深褐红色，有狼疮结节，易破坏面容，结核杆菌检查及结核菌素反应均呈阳性。组织病理学为结核性肉芽肿。

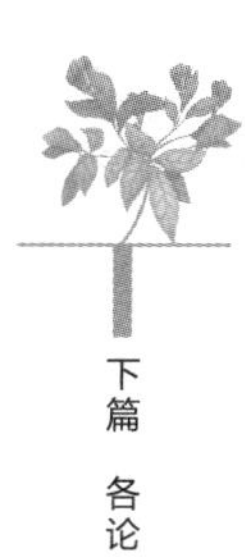

(3)角化棘皮瘤:本病与基底细胞癌的结节型相似,但本病常为红色半球状结节,中央有角质栓,在数日内生长迅速,并可自行消退。

八、辨证治疗

(一)中医治疗

1.热毒瘀结证

主症:皮疹初发,结节较小,表面轻度溃疡,周围绕以红晕,根盘收束;伴口干或口苦,轻微痒痛;舌质红,苔少,脉滑数。

治法:清热解毒,活血祛瘀,化痰软坚。

方剂:丹栀逍遥散加减。

处方:柴胡10g,当归10g,白芍10g,白术10g,茯苓10g,当归10g,丹参10g,炙甘草10g,丹皮10g,山栀10g。肢端肿胀疼痛者,加老鹳草、威灵仙祛风湿、通经络;溃疡疼痛明显者,加延胡索、没药、乳香化瘀止痛。

2.血瘀痰结证

主症:皮疹硬结,逐渐扩大,中央部糜烂,结黄痂,边缘隆起,境界不清,发展较慢,后期可破溃,舌质红,苔黄腻,脉沉滑。

治法:活血化瘀,化痰散结。

方剂:活血逐瘀汤加减。

处方:丹参20g,三棱10g,乌药10g,厚朴10g,枳壳10g,陈皮10g,僵蚕10g,苍术20g,白芥子10g,土贝母10g。结节斑块质硬,加桃仁、当归软坚散结;破溃流脓者,加黄芪、皂角刺托毒排脓。

3.气血亏虚证

主症:病程日久,疮面溃烂不收,脓水淋漓不尽,旧的皮损边缘又新起珍珠样斑块或丘疹;舌质淡红,苔少,脉细弱。

治法:益气扶正,化痰散结,祛腐生肌。

方剂:八珍汤加减。

处方:人参20g,白术10g,白茯苓10g,当归10g,川芎10g,白芍10g,熟地黄10g,炙甘草10g。大便溏泄者,加干姜、木香温中散寒、健脾止泻;脓水淋漓不尽者,加半夏、陈皮、苍术燥湿化痰、收湿敛疮。

(二)西医治疗

(1)止痛药:若疼痛者口服芬必得胶囊,2粒/次,2次/日;或肌注杜冷丁注射液,100mg/次,2次/日;或皮下注射吗啡注射液,15mg/次,2次/日。

(2)免疫增强药:肌注干扰素注射液,100万U/次,1次/日;或口服胸腺肽胶囊,5片/次,5次/日。

(3)抗癌药:对于有转移者,可酌情选用阿奇霉素、博莱霉素等抗癌药治疗。全身用药可用争光霉素,15mg/次,1次/日。

(三)成药治疗

(1)丹栀逍遥丸:清热解毒,疏肝健脾。适用于皮疹初发伴肝郁脾虚证患者。

(2)十全大补丸:益气养血扶正。适用于病程长,气血不足证患者。

(3)犀黄丸:清热解毒,活血化瘀,抗菌消炎,镇静止痛。适用于热毒瘀结证患者。

(4)贞芪扶正冲剂:提高人体免疫功能。适用于癌疮患者。

(四)外用治疗

(1)中药涂擦疗法:选用藤黄软膏、五虎丹、八湿膏、金黄散、三品一条枪、蟾酥膏、苍耳草膏外用,腐蚀癌组织,促使脱落,有利于新肉生长。

(2)西药涂擦疗法:可选用氟尿嘧啶软膏、维A酸软膏、咪喹莫特霜等局部外涂治疗。癌疮一般不发生转移,故预后较好。

(五)其他治疗

(1)火针治疗:患处取穴。选用中、粗型火针或提针,用酒精灯烧红后,在皮损表面浅刺,浅刺时要用力均匀,浅刺点稀疏,不要用力过猛或忽轻忽重,1周后可随痂皮脱落而愈。

(2)电针治疗:肿瘤局部取穴,按肿瘤大小在局部以每平方厘米2支的密度分别采取单针刺、仿针刺、齐刺、扬刺或从刺。进针前用2%利多卡因局部麻醉,进针后接通DRZ-1型电热仪,电流强度控制在100～140mA,进针20min开始测量肿瘤表面温度,温度控制在43℃～50℃。留针40min,每天或隔天治疗1次,10次为1疗程,疗程间隔3～5d。

(3)注射治疗:取肺腧、足三里、曲池、丰隆、风门及病变发生部位经络之穴等,每次取2～3穴,选用维生素B_{12}100μg,或非那根25mg,或0.25%普鲁卡因溶液穴位注射,隔天1次。

(4)物理治疗:多种局部物理治疗可用于浅表型癌疮,但仅限于颈部以下的肿瘤,如放射治疗、冷冻、激光、电灼、光动力等。

(5)手术治疗:首选手术切除,对于危险部位如鼻唇沟、眼周、头皮、耳道内的,显微外科手术是最好的选择。

(6)气功治疗:根据患者的具体病情,可以选练新气功、八段锦、太极拳、五禽戏等。

(7)饮食治疗:宜食清淡及含有丰富营养如维生素A及维生素C的食物,忌食生姜、生葱、大蒜、辣椒等刺激性食物,戒烟酒。

九、名医病案

赵某,男,64岁。

病史:患者面部皮肤边缘有成珍珠样隆起的圆形斑片,毛细血管扩张,表面浅表糜烂、结痂、溃疡。数月前于医院诊断为"基底细胞癌"。因疮面溃烂不收,脓水淋漓不尽,前来就诊。舌质淡红,苔少,脉细弱。

中医病名:癌疮。

西医病名:基底细胞癌。

中医证型:正虚邪恋,痰浊互结。

治疗法则:益气扶正,化痰散结,祛腐生肌。

临证处方:人参30g,白术30g,白茯苓30g,当归30g,川芎30g,半夏30g,陈皮30g,苍术30g,白芍

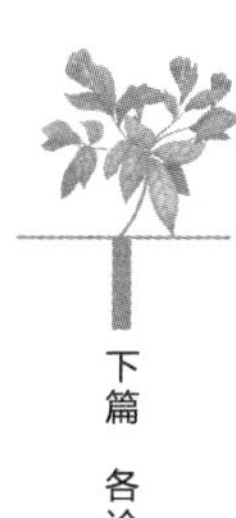

30g，熟地黄30g，炙甘草30g。外用三品一条枪腐蚀癌组织，促使脱落，有利于新肉生长。（摘自《赵炳南医案》）

十、预防调摄

（1）养成好习惯，保护皮肤清洁卫生。

（2）日常生活中避免暴晒，注意防晒。

（3）及早诊断，积极治疗，以防癌变。

【学习寄语】

欲救人学医则可，欲谋利而学医不可。

——清·徐廷祚《医粹精言》

第四节 翻花疮

一、疾病概述

（1）疾病定义：翻花疮是一种起源于表皮棘细胞或皮肤附属器角质形成细胞的恶性肿瘤。

（2）临床特点：以硬结，溃疡，边缘隆起不规则，底部不平，呈菜花状，易出血，侵袭性生长，发展迅速，常伴感染致恶臭为临床特征，好发于50岁以上男性。

（3）中医别名：毒瘤、恶疮。

（4）西医病名：鳞状细胞癌。

二、病因病机

1.热毒内蕴

禀赋不耐，外邪侵袭，入里化热，热毒蕴结肌肤，日久成疮破溃而发病。

2.肝郁血瘀

情志忧郁，肝失条达，肝郁气滞，失于疏泄，络气受阻，血脉不利，气滞血瘀，肌肤失养而发病。

3.痰湿互结

饮食不节，脾失健运，水湿内停，聚湿成痰，痰湿互结而发病。

4.肝肾亏损

年老体弱，肝肾不足，精气亏损，经脉失畅，运行不周，痰湿凝聚，气血瘀阻而发病。

三、临床表现

本病好发于老年人皮肤暴露部位，如颜面、耳、颈和手背等处，也可见于黏膜，或继发于老年角化病、白斑病、小腿慢性溃疡、寻常狼疮、疤痕、砷剂角化病等。病变开始多为单个浸润性硬块或坚硬的疣状物，基底较宽，色深红伴表面毛细血管扩张，以后病变渐发展为大而深的结节性溃疡，触之有坚实感，边界不清，经久不愈，伴恶臭、脓性分泌物，很易出血，或表面覆盖痂皮，鳞痂剥离后见硬质样乳头状肉质基底。临床可将鳞癌分为：乳头样型初起为浸润性小斑片，结节或溃疡，继之形成乳头样或菜花状，色淡红或暗红色，基底宽而质硬，表面有毛细血管扩张。溃疡型初起为坚硬小结节，色淡红，表面光滑而有光泽，以后逐渐增大，并在中央形成脐样凹陷和破溃，后形成边缘高起坚硬外翻如火山口样溃疡、溃疡基底高低不平，色暗红或鲜红，有坏死组织样污垢和脓性分泌物，伴恶臭。病情发展较快，易向深部浸润，并发生区域性淋巴结转移，但血行转移少，发生在下唇和外生殖器的鳞癌，往往表现为小溃疡，不易治愈，且反复出血。肿瘤生长迅速，病程慢性，易发生转移，一般预后较差。

四、看图识病

见附录：图81、图82。

五、辅助检查

(1)组织病理检查：为侵袭性癌，可见癌组织向下生长，突破基底膜带并侵入真皮，呈不规则的团块状或束条状，由正常鳞状细胞和异形或间变的鳞状细胞组成。有丝分裂象常见，多为异形分裂。常见角珠和较多角化不良细胞。

(2)组织病理活检：依据病情可做组织病理活检。

六、诊断要点

1.诱发因素

老年角化病、白斑病、小腿慢性溃疡、寻常狼疮、疤痕、砷剂角化病诱发。

2.好发季节

一年四季。

3.好发年龄

多见于50岁以上男性。

4.好发部位

好发于头面、下唇、颈和手背等处。

5.皮损特点

初起时为疣状角化斑片，或淡红、淡黄色结节，数周或数个月后溃破，形成溃疡，基底坚硬，边缘高起，表面如乳头状或菜花样。

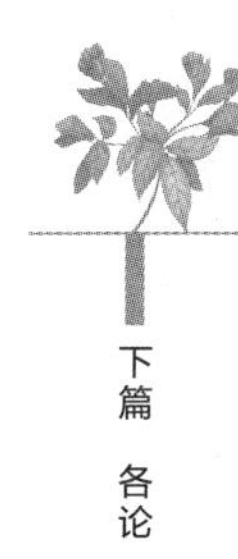

6.典型皮损

硬结，溃疡，边缘隆起不规则，底部不平，呈菜花状，易出血，侵袭性生长，发展迅速。

7.自觉症状

疼痛伴感染致恶臭。

8.病理检查

显示表皮棘细胞瘤样增生，早期有角化珠，核分裂多见。

9.病程预后

发展较迅速，破坏性大，常转移，预后较差。

七、鉴别诊断

(1)癌疮：皮损为黄豆大小的、有光泽的蜡样结节，继而形成中心溃疡，周围绕以珍珠样隆起边缘的斑块。病情发展慢，一般无炎症反应，组织病理学检查可鉴别。

(2)角化棘皮瘤：常发生在面部和手背，皮损为半球形，中央凹陷呈火山口状，中心角化，无溃疡。生长迅速，但病程有自限性，组织病理学检查可鉴别。

八、辨证治疗

(一)中医治疗

1.热毒内蕴证

主症：疮疡溃烂，分泌恶臭脓液，周围红肿明显；伴口苦且干，低热烦躁，大便干结，小便短赤；舌质红，苔黄，脉弦或弦数。

治法：清热解毒，益气扶正。

方剂：五味消毒饮加减。

处方：金银花20g，野菊花15g，蒲公英30g，紫花地丁15g，紫背天葵子15g。血热蕴结者，加紫草凉血活血、清热解毒；大便秘结者，加瓜蒌润肠通便；气阴不足者，加黄芪、白术、沙参、茯苓健脾益气、养阴生津。

2.肝郁血瘀证

主症：肿块破溃后不易收口，边缘高起，暗红色，质硬，翻如花状，皮损干涸，痂皮固着难脱，疮形如堆粟；伴烦躁易怒，胸胁胀痛；舌质淡紫或有瘀点瘀斑，苔白或薄黄，脉弦细涩。

治法：疏肝理气，活血化瘀。

方剂：柴胡疏肝散加减。

处方：柴胡10g，陈皮10g，川芎10g，香附10g，枳壳10g，芍药10g，炙甘草10g。肿块坚实者，加红花、莪术、三棱活血破瘀、软坚散结；瘀毒结实者，加白花蛇舌草、紫草凉血解毒。

3.痰湿互结证

主症：皮肤肿块、溃破，溃疡面污秽，湿烂流滋，恶臭；伴四肢困重，纳差，口淡不渴，大便溏；舌质淡，苔腻，脉滑或濡。

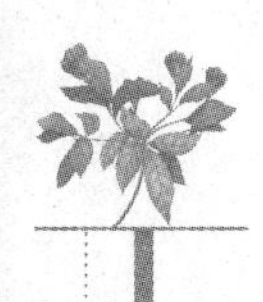

治法：健脾除湿，化痰散结。

方剂：温胆汤加减。

处方：半夏10g，竹茹12g，枳实10g，陈皮15g，炙甘草10g，茯苓10g。胃纳不香者，加白术、山药、草豆蔻、生薏米、萆薢健脾化湿；四肢困重者，加桂枝温通经脉。

4.肝肾亏损证

主症：疮面板滞，缺少生机，疮色灰褐或灰黑，疮顶腐溃，恶肉难脱，稍有触动即血污外溢，自觉疼痛剧烈；伴乏力消瘦，头昏目涩，面色无华，腰膝酸软；舌质淡暗，苔白，脉细弱。

治法：养肝滋肾，扶正固本。

方剂：人参养荣汤加减。

处方：黄芪30g，当归10g，桂心10g，甘草10g，橘皮10g，白术10g，人参30g，白芍10g，熟地黄10g，五味子10g，茯苓10g。腰腿疼痛无力者，加杜仲、龟板益肾强骨；神疲乏力者，加黄芪补气生血、扶正固本。

（二）西医治疗

（1）抗癌药：对于有转移者，可酌情选用争光霉素等抗癌药治疗。肌肉注射或静脉滴注争光霉素，15mg/次，1次/日。

（2）止痛药：若疼痛者口服芬必得胶囊，2粒/次，2次/日；或肌注杜冷丁，100mg/次，2次/日；或皮下注射吗啡注射液，15mg/次，2次/日。

（3）免疫增强药：肌注干扰素注射液，100万U/次，1次/日；或口服胸腺肽胶囊，5片/次，5次/日。

（三）成药治疗

（1）知柏地黄丸：清热滋阴。适用于肝肾亏虚证患者。

（2）血竭胶囊：活血散瘀，生肌敛疮。适用于肝郁血瘀证患者。

（3）贞芪扶正冲剂：提高人体免疫功能。适用于气血虚弱证患者。

（四）外用治疗

（1）中药涂擦疗法：未破溃时清热解毒，散结消肿。藜芦膏外涂，每日1次。已破溃时益气养血，解毒托疮。将千金散药末以冷开水调涂患处，外用纱布、胶布固定，每日1次。溃疡时祛腐生肌，收湿敛疮。将珍珠散撒于疮面，每日1次。在病变的附近区域，若发现核肿大，选用消瘤膏敷贴，4d换药1次，以防止扩散。

（2）西药涂擦疗法：可用三氯醋酸，足叶草脂或5-Fu软膏外敷癌肿。

（五）其他治疗

（1）艾灸治疗：皮损周围或辨证取穴，用艾炷或艾条温灸，每日1次，5次为1疗程。

（2）火针治疗：中、粗火针用酒精灯烧红后，在皮损表面浅刺，用力均匀，浅刺点稀疏，1周后痂皮脱落，可再行治疗。

（3）注射治疗：肺腧、足三里、曲池、丰隆、风门及病变发生部位经络之穴等，每次取2～3穴，选用维生素B_{12}100μg或非那根25mg，或0.25%普鲁卡因溶液穴位注射，隔天1次。

（4）拔罐治疗：皮损周围，用无菌梅花针叩刺后留罐5～10min，隔日1次，5次为1疗程。

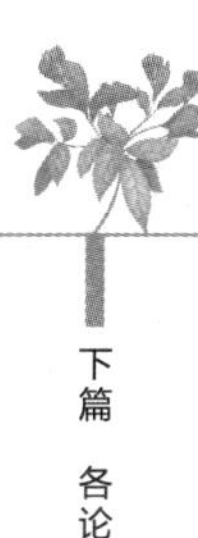

(5)手术治疗:经确诊后应及早手术治疗。临床上多采取莫氏显微描记手术。

(6)X线治疗:适合年老体弱,有手术禁忌证或发生在疤痕组织上和血液供给不足部位的癌肿,对已侵犯软骨、骨骼或转移到淋巴结的鳞癌也可考虑X射线治疗。

(7)气功治疗:根据患者的具体病情,可以选练新气功、八段锦、太极拳、五禽戏等。

(8)饮食治疗:宜清淡饮食及进食含有丰富营养如维生素A及维生素C的食物,忌食生姜、生葱、大蒜、辣椒等刺激性食物,戒烟酒。

九、名医病案

杨某,男,65岁。

病史:患者数月前于医院确诊为“鳞状细胞癌”,查体见皮损为干燥疣状小结节,基地较硬,边缘高起,翻如花状,触之血出。食少纳差,全身无力,消瘦。舌质淡,苔白,脉沉缓。

中医病名:翻花疮。

西医病名:鳞状细胞癌。

中医证型:痰湿互结证。

治疗法则:健脾除湿,化痰散结。

临证处方:白术10g,扁豆10g,怀山药15g,生薏苡仁10g,猪苓10g,白僵蚕10g,土茯苓10g,白芥子10g,草河车10g,夏枯草10g,白花蛇舌草15g,瓜蒌10g。(摘自《赵炳南医案》)

十、预防调摄

(1)加强营养,注意休息,防暴晒。

(2)做好职业防护,保持皮肤清洁。

(3)应避免化学毒物直接接触皮肤。

(4)饮食宜清淡,忌辛辣刺激食物。

(5)多食新鲜蔬菜、水果营养食物。

(6)治疗慢性疾病,合理规范治疗。

(7)保持心情舒畅,树立治疗信心。

【学习寄语】

医之为道,性命判于呼吸,祸福决自指端,诚不可猜摸尝试,以误生灵。

——明·张景岳《类经图翼》

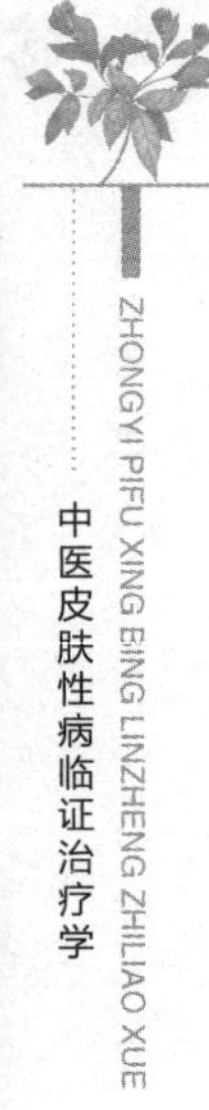

第九章　大疱性皮肤病

第一节　天疱疮

一、疾病概述

(1)疾病定义:天疱疮是一种慢性、复发性、预后不良的严重表皮内大疱性皮肤病。

(2)临床特点:临床上以外观正常的皮肤黏膜部位形成壁薄、松弛、易破的大疱为特征。尼氏症阳性。好发于中年人,男女发病率大致相同,病程慢性,预后不良。

(3)中医别名:火赤疮。

(4)西医病名:天疱疮。

二、病因病机

1.毒炽热盛

心火妄动,复感风热毒邪,内外火毒相煽,发于肌肤而病。

2.心火脾湿

心火妄动,脾湿内蕴,心火与脾湿相互交阻,湿热熏蒸于肌肤而病。

3.脾虚湿蕴

嗜食肥甘厚味,致脾失健运,水湿内停,郁久化热,湿热内蕴,熏蒸肌肤而病。

4.气阴两伤

热毒与湿热相搏日久,流滋无度,耗伤气阴,肌肤失养而病。

三、临床表现

本病主要表现为外观正常皮肤或红斑基础上出现大小不等、疱壁松弛易破的水疱,尼氏症阳性,即用手指压迫水疱顶部,水疱内容物随表皮隆起向四周扩散;用手摩擦疱间正常皮肤,表皮可脱落;牵扯已破损的疱壁时，水疱周边正常皮肤亦随之剥离。皮损常累及黏膜，遍及全身，痒痛难忍。根据皮损临床特点分为以下四型：寻常型天疱疮，在外观正常的皮肤或红斑基础上，突然发生大小不一的水疱，可聚成不规则形状。疱壁多薄而松弛、易破裂形成糜烂、结痂，尼氏症阳性。皮损好发于头、面、颈、胸背、腋下、腹股沟等部位。口腔黏膜受累往往为首发症状，表现为痛觉敏感、水疱、糜烂、溃疡。此外，鼻、眼结膜、肛门、生殖器等部位黏膜亦可受累。本型是最常见和较严重的类型，预后较差。增殖型天疱疮，为寻常型天疱疮的良性型。皮肤皱褶和黏膜部位发生松弛型大疱，疱破裂后在糜烂面上形成乳头瘤样增殖，表面有脓性分泌物，有恶臭。尼氏症阳性。皮损好发于腋下、腹股沟、会阴部、乳房下和口腔、生殖器黏膜。本型较少见，病程较慢，预后良好。落叶型天疱疮，在外观正常的皮肤或红斑基础上，发生松弛性大疱，疱壁极薄，破裂后形成糜烂及痂皮，痂皮脱落呈落叶状。皮损好发于头面、躯干，可波及全身。尼氏症阳性，口腔黏膜很少受累。皮损广泛者可伴有发热、关节痛和全身不适，可继发红皮病。红斑型天疱疮，为落叶型天疱疮的良性型。在外观正常的皮肤或红斑基础上突然发生松弛性大疱，疱壁极薄，破裂后形成糜烂及脂性鳞屑或痂皮，且不易脱落。皮损好发于头面部，类似红蝴蝶疮或面游风。尼氏症阳性，四肢及黏膜很少累及。病程较慢，预后良好。

四、看图识病

见附录：图83、图84。

五、辅助检查

（1）免疫荧光试验：血清或皮肤Dsg1和Dsg3抗体检测，一般寻常型天疱疮、增殖型天疱疮Dsg3阳性，Dsg1可阳性，落叶型天疱疮、红斑型天疱疮Dsg1阳性。间接免疫荧光可见IgG抗体，直接免疫荧光可见棘细胞间有IgG、C_3呈网状沉积。

（2）组织病理检查：基本病理变化为基底层上方的棘层松解，表皮内出现裂隙和水疱，疱腔内有棘层松解细胞。寻常型天疱疮为棘层松解位于基底层上方，形成裂隙、水疱，基底细胞呈“墓碑状”；增殖型天疱疮为棘层松解部位同“寻常型天疱疮”，晚期有明显的棘层肥厚和乳头瘤或疣状增生；落叶型天疱疮为棘层松解位于棘层上部或颗粒层，颗粒层细胞在棘层松解后其形态类似角化不良的谷粒细胞；红斑型天疱疮为棘层松解部位同“落叶型天疱疮”，棘层松解、角化不良细胞显著。

（3）免疫电镜检查：电镜检查可见角质形成细胞间质或糖被膜溶解，桥粒破坏，棘层细胞松解。免疫电镜检查见天疱疮抗体结合到角质形成细胞膜表面及细胞间隙内，与棘层松解部位一致。

六、诊断要点

1.发病季节

一年四季。

2.临床特征

外观正常的皮肤黏膜部位形成壁薄、松弛、易破的大疱为特征。

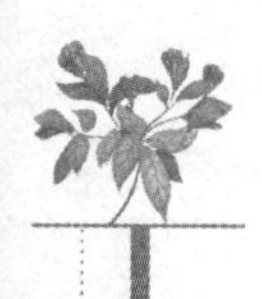

3.好发年龄

多见于中年及老年人,男女发病率大致相同。

4.好发部位

好发于躯干、四肢,口腔黏膜也常累及。

5.皮损特点

表现为在外观正常的皮肤或红斑上出现大小不等、疱壁松弛易破的水疱。

6.自觉症状

痒痛难忍。

7.病理检查

尼氏症阳性。

8.疾病病程

病程慢性,预后不良。

七、鉴别诊断

(1)类天疱:多见于老年人。疱壁紧张,不易破裂,创面易愈合,黏膜极少累及。尼氏症阴性,组织病理表现为水疱位于表皮下,免疫病理可见基底膜带IgG和(或)C_3呈网状沉积。

(2)大疱性猫眼疮:多发于儿童与青年。大疱周围有红斑,易破裂,疱液浊,多血性,好发于四肢、躯干。尼氏症阴性。

(3)大疱性表皮松解症:系遗传性疾病,幼年发病。水疱多发生于摩擦部位,如手、肘、足、膝关节等处,水疱松弛,疱液清或呈血性,水疱破后可留瘢痕。尼氏症阴性或阳性。

(4)中毒性表皮坏死松解症:发病急重,皮损为大面积深红或暗红斑片上迅速出现松弛性大疱和大片表皮剥脱,类似大面积烧伤,尼氏症阳性,病前有用药史。

八、辨证治疗

(一)中医治疗

1.毒热炽盛证

主症:发病急骤,水疱迅速增多,糜烂面鲜红,或上覆脓液,灼热痒痛;伴身热口渴、烦躁不安、便干溲赤;舌质绛红,苔黄,脉弦滑或数。

治法:清热解毒,凉血清营。

方剂:犀角地黄汤合黄连解毒汤加减。

处方:生地黄20g,芍药10g,牡丹皮10g,黄连10g,黄芩10g,黄柏10g,栀子10g。高热者,加玳瑁镇心安神,大便干燥者加生大黄荡涤肠胃。

2.心火脾湿证

主症:水疱新起不断,口舌糜烂,皮损较厚或结痂而不易脱落;伴倦怠乏力,腹胀便溏,或心烦口渴,小便短赤;舌质红,苔黄或黄腻,脉数或濡数。

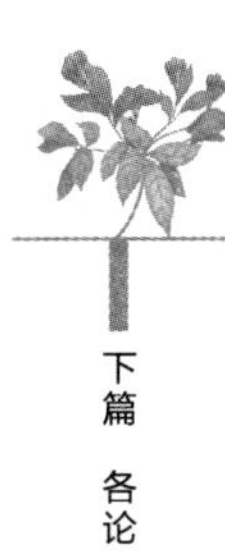

治法：泻心凉血，清脾除湿。

方剂：清脾除湿饮加减。

处方：苍术10g，白术10g，茯苓10g，栀子10g，黄芩15g，茵陈15g，枳壳10g，连翘10g，淡竹叶10g，白茅根15g，泽泻10g，萆薢10g。心火炽盛者，加黄连、莲子心清心泻火；口腔糜烂者，加金莲花、藏青果清热解毒。

3.脾虚湿蕴证

主症：疱壁松弛或结痂不易脱落，糜烂面大或湿烂成片；伴口渴不欲饮，或恶心欲吐，倦怠乏力，腹胀便溏；舌质淡，苔白腻，脉沉缓。

治法：健脾除湿。

方剂：除湿胃苓汤合参苓白术散加减。

处方：陈皮10g，官桂10g，泽泻10g，猪苓10g，厚朴10g，茯苓10g，防风10g，苍术30g，白术10g，甘草10g。皮损色红者，加丹皮、赤芍清热凉血；痒甚者，加白鲜皮燥湿止痒。

4.气阴两伤证

主症：病程日久，疱干结痂，或遍体层层脱屑，状如落叶，瘙痒入夜尤甚；伴口干咽燥，五心烦热，神疲无力，气短懒言；舌质淡红，苔少，脉沉细。

治法：益气养阴，清解余毒。

方剂：解毒养阴汤加减。

处方：太子参10g，北沙参10g，南沙参10g，玄参15g，石斛15g，黄芪20g，生地黄15g，丹参15g，金银花15g，蒲公英10g，生甘草10g。痒甚者，加刺蒺藜、当归养血活血、祛风止痒。

(二)西医治疗

(1)糖皮质激素：目前最有效药物，应及早足量规则应用。首选口服强的松片，20mg/次，3次/日；对病情较重，口服较大剂量强的松不能控制皮损的患者，可考虑激素冲击治疗，常用甲基强的松龙250～500mg/d，于1～2h内静脉输入，连续3d，冲击结束后再改为口服强的松治疗。

(2)免疫抑制剂：疗效欠佳者，可加服免疫抑制剂如环磷酰胺、环孢素A、雷公藤制剂等。

(3)免疫增强药：大剂量静脉丙种球蛋白，0.2g/次，1次/日，连续3d为1个疗程，1个月左右可重复使用。

(4)抗细菌药：口服红霉素片，0.5g/次，3次/日；或阿奇霉素胶囊，1g/次，2次/日；或氨苯砜片，30mg/次，3次/日。病情较轻时可以单用，较重时宜配合使用激素。

(三)成药治疗

(1)羚羊角胶囊：清热解毒，镇静安神。适用于毒热炽盛证患者。

(2)二妙丸：清热燥湿。适用于心火脾湿证患者。

(3)参苓白术丸：健脾益气。适用于脾虚湿蕴证患者。

(4)生脉饮：益气养阴生津。适用于气阴两伤证患者。

(四)外用治疗

(1)中药湿溃疗法：生地榆、马齿苋、明矾水煎后用纱布外敷皮损处以收敛疱液，适用于大疱破溃、

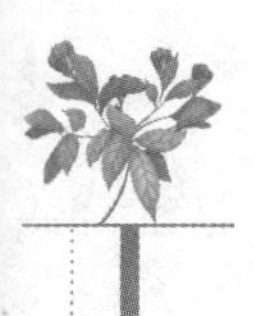

糜烂者。

(2)中药涂擦疗法:选用甘草油、紫草油、复方大黄油、当归油涂擦患处,适用于糜烂面收敛后。

(3)中药封包疗法:皮损结痂可用除湿解毒中药软膏、油膏封包,脱去厚痂。

(4)中药含漱疗法:中药漱口治口腔糜烂可选用金莲花、金银花、淡竹叶、生甘草等煎水含漱口或代茶饮。

(五)其他治疗

(1)针刺治疗:取穴合谷、支沟、阳陵泉,均用泻法。皮损在腰以上者,加刺曲池、外关;皮损在腰以下者加刺三阴交、太冲。隔日针刺1次,7次为1疗程。

(2)注射治疗:取穴曲池、外关、三阴交、太冲。每次上下肢各取一对穴、每穴注清开灵注射液0.5ml,隔2～3d交替穴位注射1次,7次为1疗程。

(3)物理治疗:糜烂面可选用半导体激光、红光等照射治疗。

(4)抽液治疗:水疱大且未破溃时宜在消毒情况下刺破疱壁、排出疱液,促进愈合。

(5)换血治疗:血浆置换也有较好的治疗效果。

(6)支持治疗:给予富于营养的易消化饮食,对黏膜损害重、皮肤渗出多者应及早补充血浆或白蛋白,预防和纠正低蛋白血症,注意水、电解质与酸碱平衡紊乱。

九、名医病案

郑某,男,58岁。7月18日初诊。

病史:患者半年前先从躯干发生散在水疱,以后逐渐增多,大小不等,破后流水,久不愈合,自觉微痒,以后发展到四肢,迅速扩散到全身。曾在当地医院诊为"寻常性天疱疮"给以"泼尼松每日30mg"治疗,病情未能控制,后泼尼松每日量加到60mg,病情稍有好转。但时轻时重,偶有新疱发生,延续数月,遂来院治疗,来院时躯干、四肢仍有散在少数水疱及糜烂面,泼尼松每日量仍为60mg。

诊查:一般情况尚好,面孔呈满月形,全身皮肤散在少数黄豆至蚕豆大的水疱,疱膜松弛,尼氏症阳性,并见胸背部有多块如指甲盖至五分钱硬币大的糜烂面,基底潮红,部分融合成片状,表面结有污黑色痂皮,口腔无损害,不发热。苔白腻,脉弦滑微数。

中医病名:天疱疮。

西医病名:寻常性天疱疮。

中医证型:脾虚湿蕴,郁久化热。

治疗法则:健脾除湿清热。

临证处方:薏苡仁30g,生扁豆15g,生芡实12g,冬瓜皮9g,冬瓜子9g,六一散、川革藤、绿豆衣、干地黄各30g,莲子芯12g,苦参9g,龙葵9g,车前子、车前草各15g。外用祛湿散:大黄面30g,黄芩面30g,寒水石面30g,青黛面3g。六一散100g,龟甲散30g,外敷。甘草油清洁用。

二诊:8月8日,前方进10剂,病情较前好转,但仍有新发水疱,舌苔白兼腻,脉弦滑。仍用前法加减:加入大黄9g,桃仁3g,野菊花15g,连翘9g,白鲜皮31g,去生芡实、干地黄、苦参、龙葵、六一散,再进10剂。泼尼松仍维持60mg/d。

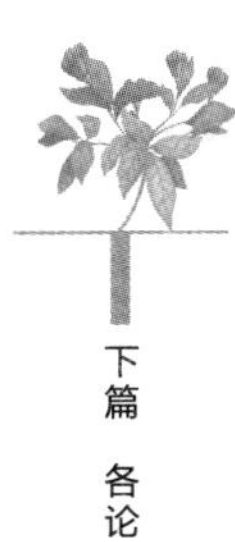

三诊:8月25日,皮损较前干燥,仍有少量新疱,大便已调,一般情况好,泼尼松60mg/d,舌苔白兼腻,脉弦数缓。前方不变,再进10剂。

四诊:10月20日,病情稳定,未见新发疱疹,泼尼松已减至15mg/d,舌苔白,脉缓,改服丸药调理。除湿丸,每日6g。白术膏,每日1匙。参茸卫生丸,每日1/3。(摘自《北京市老中医经验选编》)

十、预防调摄

(1)注意保护清洁创面,防止感染。

(2)尽量避免物理、化学性物质刺激。

(3)给予高营养饮食,增强抗病能力。

(4)忌食牛羊肉、鱼虾类等荤腥发物。

(5)注意眼、口、生殖器等损害护理。

(6)增强体质,保持睡眠和乐观情绪。

【学习寄语】

医非博不能通,非通不能精,非精不能专。必精而专,始能由博而约。

——清·赵晴初《存存斋医话稿》

第二节 类天疱疮

一、疾病概述

(1)疾病定义:类天疱是一种皮肤上出现紧张性大疱,可伴有黏膜损害的大疱性皮肤病。因其皮损类似于天疱疮,故名类天疱。

(2)临床特点:以在红斑或正常皮肤上出现紧张性大疱,疱壁较厚,呈半球形,不易破裂,尼氏症阴性为临床特征。多见于老年人,但青壮年、儿童亦可患病,女性多于男性。病程长,预后较好。

(3)中医别名:天疱疮、火赤疮、蜘蛛疮。

(4)西医病名:大疱性类天疱疮。

二、病因病机

1.火毒炽盛

感温毒之邪,热毒熏蒸,气营两燔,疱自内生,发于肌肤。

2.脾虚湿盛

脾失健运，水湿内停，停久化热，湿热内蕴，外犯肌肤，复感邪毒而发。

3.血热夹湿

素体脾胃虚弱，湿邪内生，复感外邪，热入营血，血热燔灼肌肤出现红斑，夹湿而致水疱发生。

三、临床表现

本病一般状况好，全身症状不明显，以皮肤出现水疱为主要临床表现，可伴有瘙痒。在水疱出现前，常有一定形状的暗灰色红斑出现，然后在红斑或正常皮肤上出现紧张性大疱，好发于胸腹、腋下、腹股沟、四肢屈侧，1周内可泛发全身。水疱自樱桃大至核桃大，最大直径>7cm，呈半球状，疱壁紧张，疱液澄清，有时也带血性。疱壁较厚，可数日不破溃，尼氏症阴性。水疱破裂后糜烂面不扩大，且愈合较快，痂脱落后留有色素沉着。皮疹成批出现或此起彼伏，部分患者可有黏膜损害，多在皮损泛发期或疾病后期发生，主要侵犯舌、唇、腭、颊、咽、会厌、外阴、肛周、食管等处黏膜，黏膜上发生小水疱，糜烂较易愈合。瘢痕型类天疱临床少见，多侵犯眼结膜、口腔黏膜和咽喉，引起粘连。本病呈慢性病程，数个月到数年不等，平均3～6年，大多数患者治疗后完全缓解。对于老年患者尤其是长期卧床患者在活动性水疱期，少部分可继发感染而致死亡。

四、看图识病

见附录：图85、图86。

五、辅助检查

（1）免疫荧光试验：血清中有抗基底膜带循环抗体；直接免疫荧光在表、真皮的基底膜带可见IgG和C_3或仅有C_3呈线状沉积，间接免疫荧光75%的患者有针对表皮基底膜的循环IgG自身抗体。

（2）组织病理检查：表皮下水疱，疱顶表皮细胞排列紧密，无棘层松解。陈旧的疱顶表皮可坏死、萎缩。水疱内为纤维蛋白构成的网架，其中含嗜酸性、中性粒细胞。水疱后期因基底细胞再生可形成表皮内水疱。

（3）血液常规检查：急性期通常伴有外周血中性和嗜酸性粒细胞增多。

六、诊断要点

1.疾病诱因

系统疾病而长期卧床或行动不便者。

2.好发年龄

多见于老年人，但青壮年、儿童亦可患病，女性多于男性。

3.好发部位

好发于胸腹、腋下、腹股沟、四肢屈侧。

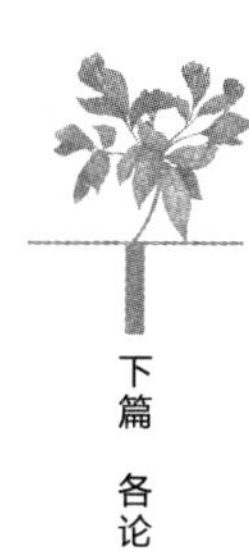

4.皮损特点

红斑或正常皮肤上出现紧张性大疱,疱壁较厚,呈半球形,不易破裂。

5.自觉症状

瘙痒难忍。

6.病理检查

尼氏症阴性。免疫荧光试验在基底膜带可见IgG和C_3呈线状沉积。

7.疾病病程

病程长,预后较好。

七、鉴别诊断

(1)天疱疮:皮损多在外观正常的皮肤上出现水疱,疱壁薄而松弛,易于破裂,形成糜烂及结痂,尼氏症阳性,常侵犯黏膜。组织病理变化为表皮内水疱,直接免疫荧光试验在表皮细胞间有IgG和C_3沉积。

(2)线状IgA大疱性皮病:以全身皮肤的红斑、丘疹、丘疱疹,周边带水疱的环形皮损为临床特征。组织病理变化为表皮下水疱,直接免疫荧光试验沿基底膜带可见线状IgA沉积。

(3)疱疹样皮炎:是一种自身免疫性慢性复发性水疱性皮肤病,皮疹呈多形性对称分布,剧烈瘙痒,常伴有谷胶敏感性肠病。

八、辨证治疗

(一)中医治疗

1.火毒炽盛证

主症:发病急骤,水疱迅速扩展增多,可泛发,皮色赤如丹;伴面灼热,唇焦齿燥,烦躁不安,小便黄,大便干;舌质红绛,苔黄燥,脉数。

治法:泻火解毒。

方剂:清瘟败毒饮加减。

处方:生石膏30g,生地30g,白鲜皮10g,川连10g,生栀子10g,桔梗10g,黄芩10g,知母10g,赤芍10g,玄参10g,连翘10g,竹叶10g,甘草10g,丹皮10g。大疱较多者,加车前子、冬瓜皮清热利湿;高热烦躁者,加玳瑁清热凉血、镇惊安神。

2.脾虚湿盛证

主症:皮损颜色较淡,疱壁松弛,破后糜烂、渗出;伴口不渴、纳差或食后腹胀、小便少、大便溏;舌淡,苔白或白腻,脉沉、缓或滑。

治法:健脾除湿。

方剂:除湿胃苓汤加减。

处方:党参10g,黄芪15g,黄柏10g,茯苓15g,白术15g,生薏苡仁30g,怀山药30g,陈皮10g,茵陈10g,萆薢10g,白鲜皮10g,生甘草10g。纳差者,加炒麦芽、焦山楂、制厚朴、烫枳实开胃消食、健脾除

满;皮损色红者,加丹皮、赤芍凉血消斑;痒甚者,加白鲜皮、蛇床子祛风止痒。

3.血热夹湿证

主症:水疱周围颜色发红,夹有血疱、血痂;伴小便短赤,大便干;舌质红,苔薄,脉弦数。

治法:凉血清热燥湿。

方剂:凉血地黄汤加减。

处方:生地黄30g,玄参10g,白术15g,茯苓30g,丹参15g,当归12g,黄柏10g,地肤子20g,白鲜皮10g,生甘草10g。口腔糜烂者,加金莲花、藏青果清热解毒;大便干燥者,加大黄泻下通便。

（二）西医治疗

(1)糖皮质激素:首选药物。口服泼尼松片,20mg/次,3次/日,多数可控制病情。根据缓解和恢复情况进行减量和维持治疗,可维持2年左右。

(2)免疫抑制剂:可适当选用环磷酰胺、硫唑嘌呤或甲氨蝶呤等单独或与糖皮质激素合并应用。

(3)抗细菌药:口服四环素片,0.5g/次,3次/日;或米诺环素片,30mg/次,3次/日。单用或与烟酰胺片,50mg/次,3次/日,联用有一定疗效。对伴有感染者应及时选用抗生素。

（三）成药治疗

(1)龙胆泻肝丸:清肝泻火解毒。适用于火毒炽盛证患者。

(2)参苓白术丸:健脾除湿止痒。适用于脾虚湿盛证患者。

(3)凉血地黄颗粒:凉血解毒除湿。适用于血热夹湿证患者。

(4)雷公藤浸膏片:活血化瘀,消肿解毒。适用于内热血瘀证患者。

（四）外用治疗

(1)中药溻渍疗法:水疱、渗出较多的皮损予黄柏、生地榆、明矾等祛湿收敛中药煎水后湿敷;红斑、水疱、糜烂皮损,予生侧柏叶、大青叶、马齿苋等凉血解毒中药煎水后湿敷。

(2)中药涂擦疗法:干燥结痂时,选用祛湿解毒而无刺激的中药油或软膏外用。

（五）其他治疗

(1)针刺治疗:取穴合谷、支沟、阳陵泉,均用泻法。皮损在腰以上者,加刺曲池、外关;皮损在腰以下者加刺三阴交、太冲。隔日针刺1次,7次为1疗程。

(2)物理治疗:可选用红外线、半导体激光、红光等疗法。

(3)抽液治疗:水疱大且未破溃时宜在消毒情况下刺破疱壁、排出疱液,促进愈合;脓疱给予清创处理。

(4)支持治疗:对重症患者尤为重要,应给予高蛋白、高维生素饮食,必要时少量多次给予全血、血浆或白蛋白,应注意维持水、电解质平衡。

九、名医病案

李某,男,81岁。2018年7月11日初诊。

病史:反复周身疱疹伴瘙痒半年余,近1月加重。患者半年前无明显诱因出现躯干、四肢红斑和大水疱,瘙痒明显,随后皮疹逐渐增多,部分水疱破溃后结痂,就诊于当地医院皮肤科,病理活检诊断为“类天疱疮”,接受输液、外用药、激光治疗(具体不详)。出院后病情易反复。

诊查:瘙痒明显,神疲乏力,身体沉重。面色浮肿,怕冷,小便不利,舌胖大,苔白腻,脉沉细。

中医病名:类天疱疮。

西医病名:大疱性类天疱疮。

中医证型:营卫虚弱,阳虚水泛。

治疗法则:脾肾阳虚,水湿泛溢。

临证处方:用真武汤加减。白附片30g(先煎1时),京半夏30g,三七10g(包煎),茯苓30g,白术30g,佩兰15g,黄芪60g,淫羊藿20g,干姜15g,干益母草30g,炒蒺藜30g,龙骨20g,生牡蛎20g,共6剂,每日1剂,每日3次。患者自述服药后症状大大缓解。

二诊:大汗,咽有痰,口无味,腿乏力,眼花,面色晦暗浮肿,便溏,尿略黄,舌胖大,苔白腻,舌下瘀,脉沉细。拟方为黄芪桂枝五物汤、术附汤加减,具体药物有黄芪60g,桂枝15g,白芍15g,大枣5g,白术30g,白附片30g,炮姜10g,甘草15g,薏苡仁30g,茯苓30g,佩兰15g,麸炒苍术30g,京半夏30g,盐车前仁30g,共6剂,每日1剂,每日3次。辨证准确,起效迅捷。(摘自《北京市老中医经验选编》)

十、预防调摄

(1)加强锻炼,增强机体对外抵抗力。

(2)保持疮面的清洁,预防继发感染。

(3)给予高蛋白、高营养及低糖饮食。

(4)忌食辛辣鱼腥发物,饮食宜清淡。

(5)注意适当休息,心情宜愉悦舒畅。

【学习寄语】

学医当学眼光,眼光到处,自有的对之方,次有说不尽之妙,倘拘拘于格里,便呆钝不灵。

——清·曹仁伯《琉球百问》

第十章　遗传性皮肤病

第一节　蛇皮癣

一、疾病概述

(1)疾病定义:蛇皮癣是一种皮肤干燥粗糙,伴有褐黑色鳞屑,状如蛇皮的遗传性皮肤病。

(2)临床特点:以皮肤干燥伴有蛇皮样或鱼鳞样鳞屑为临床特点,各型鱼鳞病的共同特点是表皮有角化过度的鳞屑。多发于四肢伸侧,夏轻冬重,有家族遗传史。

(3)中医别名:蛇体、蛇身、小儿鳞体。

(4)西医病名:鱼鳞病。

二、病因病机

1.精亏血燥

先天禀赋不足,肝肾精血亏虚,不能荣养肌肤,化燥生风而致。

2.瘀血阻络

禀赋不足,阴血亏虚,气血运行不畅,脉络瘀阻,新血难生而致。

三、临床表现

本病临床可分为5型:寻常型鱼鳞病,此型最常见,系常染色体显性遗传。一般冬重夏轻。婴幼儿即可发病。多累及下肢伸侧,尤以小腿最为显著,四肢屈侧及皱褶部位多不累及。病情轻者仅表现为冬季皮肤干燥,表面有细碎的糠样鳞屑,又称干皮症;典型皮损是淡褐色至深褐色菱形或多角形鳞屑,鳞屑中央固着,边缘游离,如鱼鳞状;臀部及四肢伸侧可有毛囊角化性丘疹;掌跖常见线状皲裂和掌纹加深;通常无自觉症状。性连锁鱼鳞病较少见,系性连锁隐性遗传。由于本病的基因在X染色体上,故仅见于男性,女性仅为携带者,一般不发病;一般出生时或生后不久即发病。可累及全身,以四肢伸侧及躯干下部、胫前明显，面、颈部亦常受累。表现与寻常型鱼鳞病相似，但病情较重，皮肤干燥粗糙伴有黑棕色鳞屑，不随年龄增长而改善。掌跖无角化过度。患者可伴隐睾，角膜可有点状浑浊。板层状鱼鳞病，系常染色体隐性遗传，生后即全身覆有一层广泛的火棉胶样膜，2周后该膜脱落，代之棕灰色四方形鳞屑（板层状），遍及整个体表，严重者可似铠甲样，以肢体屈侧和外阴等处明显。1/3患者可有眼睑和口唇外翻，面部皮肤外观紧绷，常伴掌跖角化、皲裂。先天性大疱性鱼鳞病样红皮病，又称表皮松解性角化过度鱼鳞病，系常染色体显性遗传。出生时即有皮肤潮红、湿润和表皮剥脱，受到轻微创伤或摩擦后在红斑基础上出现大小不等的薄壁松弛性水疱，易破溃成糜烂面。一般数日后红斑消退，出现广泛鳞屑及局限性角化性疣状丘疹，皮肤皱褶处更明显，呈“豪猪”样外观，常继发感染，严重时伴发败血症、电解质紊乱而导致死亡。先天性非大疱性鱼鳞病样红皮病，系常染色体隐性遗传。出生时全身皮肤紧张、潮红，覆有细碎鳞屑，皮肤有紧绷感，面部亦可累及，但眼睑、口唇外翻少见。随着年龄增长病情逐渐减轻，至青春期前后趋向好转。常伴有掌跖角化，部分可伴有秃顶和营养不良。

四、看图识病

见附录：图87、图88。

五、辅助检查

组织病理检查：寻常型鱼鳞病表现为中度板层状角化过度，伴颗粒层减少或缺如；皮脂腺和汗腺缩小并减少；性连锁鱼鳞病表现为致密的角化过度，颗粒层正常或增厚，表皮突显著，血管周围有均匀分布的淋巴细胞浸润；先天性大疱性鱼鳞病样红皮病表现为角化过度和棘层肥厚，颗粒层内含有粗大颗粒，颗粒层及棘层上部有网状空泡化，表皮内可见水疱，真皮浅层有少许炎症细胞浸润；先天性非大疱性鱼鳞病样红皮病表现为角化过度，伴有轻度角化不全和棘层肥厚，真皮浅层淋巴细胞浸润。

六、诊断要点

1.遗传因素

有家族遗传史。

2.好发季节

一年四季，夏轻冬重。

3.好发年龄

多于出生后不久或幼年发病，儿童期明显。

4.好发部位

好发于四肢伸侧及背部，尤以胫前最为明显，多对称分布。

5.伴随症状

伴有掌跖角化过度，指或趾甲粗糙变脆，毛发稀疏干燥。

6.皮损特点

皮肤干燥伴有蛇皮样或鱼鳞样鳞屑。

7.典型皮损

皮损为淡褐色至深褐色菱形或多角形鳞屑,鳞屑中央固着,周边微翘起,如鱼鳞状。皮肤干燥,常伴掌跖角化、毛周角化。

8.自觉症状

一般无自觉症状,或有轻度瘙痒。

9.病程预后

幼年发病,病情随年龄增加而有所改善。

七、鉴别诊断

(1)获得性鱼鳞病:发病较晚,可由淋巴瘤、多发性骨髓瘤、结节病、麻风等疾病引起,原发病治疗后皮损常得到改善。

(2)鳞状毛囊角化:以腰、臀部及腹外侧多发,可见中央固着,周围游离的小叶状鳞屑,鳞屑中央有黑点,与毛囊一致。

(3)毛周角化病:皮损为针头大小、顶端尖锐的毛囊性丘疹,其顶端可见灰褐色圆锥状角栓,去除角栓后可见杯状微小凹窝,露出蜷曲的毳毛。好发于两上臂外侧及大腿伸侧。冬重夏轻,偶有微痒。

八、辨证治疗

(一)中医治疗

1.精亏血燥证

主症:全身皮肤干燥,少汗,无光泽,四肢伸侧淡褐色鳞屑,状如鱼鳞,冬重夏轻;伴口咽干燥;舌质淡,苔薄白,脉沉细。

治法:益肾养血,润燥祛风。

方剂:左归丸合当归饮子加减。

处方:熟地20g,山药10g,当归30g,白芍30g,枸杞10g,山萸肉10g,牛膝10g,菟丝子10g,鹿胶10g,龟胶10g,川芎30g。

2.瘀血阻络证

主症:全身肌肤甲错,干燥无汗,覆有污褐色鳞屑,状如蛇皮,掌跖角化皲裂;舌质暗有瘀点瘀斑,脉沉涩。

治法:活血化瘀,疏经通络。

方剂:血府逐瘀汤加减。

处方:桃仁10g,红花10g,当归10g,生地黄10g,牛膝10g,川芎10g,桔梗10g,赤芍10g,枳壳10g,甘草10g,柴胡10g。肌肤甲错甚者,加鸡血藤、三棱、莪术;皮肤干燥无汗者,可加宣发肺气之品,如麻黄、苏叶、荆芥。

（二）西医治疗

（1）维甲酸类药：口服维甲酸片，10mg/次，3次/日。目前为最有效治法；或口服依曲替酯胶囊，20mg/次，3次/日。可有效地治疗性连锁鱼鳞病。孕妇禁用。

（2）维生素类药：口服异维A酸胶囊，10mg/次，3次/日。用最低的有效剂量进行治疗。孕妇禁用。

（三）成药治疗

（1）左归丸：滋肾补阴。适用于精亏血燥证患者。

（2）八珍丸：补血益气。适用于气血亏损证患者。

（3）大黄䗪虫丸：活血化瘀。适用于瘀血阻络证患者。

（4）人参归脾丸：补益气血。适用于心脾两虚、气血不足证患者。

（四）外用治疗

（1）中药熏洗疗法：桃仁30g，红花10g，鸡血藤30g，黄精50g，白鲜皮30g，白芨30g，荆芥20g，水煎外洗患处，每日1次。

（2）中药涂擦疗法：外涂润肌膏，每日2次；或杏仁30g，猪油60g，捣烂如泥，涂搽患处，每日2次。

（3）皮肤柔润治疗：外搽凡士林、尿素霜或含羟酸的乳剂，增加皮肤水合作用及保持皮肤柔润。

（4）角质松解治疗：外涂水杨酸软膏、水杨酸、丙二醇的凝胶剂或维A酸霜。

（五）其他治疗

（1）针刺治疗：取穴合谷、曲池、外关、足三里、血海、阴陵泉、风池、肾腧、脾腧、肺腧。施平补平泻法，留针20min，每日1次，30次为1个疗程。

（2）注射治疗：取合谷、曲池、外关、足三里、血海、阴陵泉，用当归注射液做穴位注射，每穴注药0.5～1ml，隔日1次，15次为1个疗程。

九、名医病案

王某，男，14岁。

病史：生后半月即见下肢伸侧皮肤干燥，随年龄的增长，全身皮肤均干燥，糙裂，微痒，冬重夏轻，曾经多处治疗，内服外用药物均无效。现周身不适，食欲尚可，二便自调，查其四肢、胸腹及躯干皮肤为鱼鳞状鳞屑，色灰褐，干燥粗糙，触之似甲错，毛发干而少泽，舌质淡，苔白，脉虚缓。

中医病名：蛇皮癣。

西医病名：鱼鳞病。

中医证型：精亏血燥证。

治疗法则：益肾养血，润燥祛风。

临证处方：鱼鳞汤，生黄芪25～50g，桂枝10g，黄精20g，山药20g，生地20 g，熟地25g，制首乌15g，枸杞20g，当归20g，黑芝麻25 g，红花10g，丹参10g，生麻黄10g，蝉蜕10g，苍术20 g，白鲜皮20g，威灵仙10g，甘草10g。每剂药水煎3次，混匀后分6次服，每日早晚各服1次，连服9剂。

二诊：皮肤干燥略减，并有脱屑，食后胃脘不适，轻度胀闷，前药中鹄，但填补之中略嫌壅腻，原方加鸡内金15g，炒白术15g，连用8剂。

三诊:皮肤转润,鳞屑大减,食欲良好,按鱼鳞汤原方制成丸剂,每丸10g,每日早晚各服1丸,连用4个月。

四诊:服药4个月后,皮肤已润,汗毛生长,已无鳞屑,体力增强,食欲良好,临床治愈。半年后随访,皮肤恢复如常人,未再发病。(摘自《现代名中医皮肤性病科绝技》)

十、预防调摄

(1)尽量减少洗澡次数对鱼鳞病有帮助。

(2)忌食辛辣刺激食物,多食水果蔬菜。

(3)使用润肤剂,如尿素软膏等护肤霜。

(4)注意气候变化,避免风寒刺激皮肤。

【学习寄语】

工欲善其事,必先利其器,器利而后工乃精,医者舍方书何以为疗病之本。

——元·危亦林《世医得效方》

第二节 鸡皮病

一、疾病概述

(1)疾病定义:鸡皮病是一种毛囊漏斗角化异常的遗传性皮肤病。

(2)临床特点:以毛囊口角化性丘疹、角栓形成为临床特点,好发于上臂、股外侧及臀部,有时可见面部损害。偶引起瘙痒,极少数病人引起毛囊脓疱。冬季明显,夏季好转,常有家族史。

(3)中医别名:鸡皮疙瘩、鸡皮肤。

(4)西医病名:毛发苔藓、毛发角化病。

二、病因病机

1.血虚风燥

先天不足,营血亏虚,致血虚生风,风盛则燥,皮肤失养所致。

2.脾虚湿蕴

先天禀赋不足,后天失于调摄,脾气虚弱,运化失司,致湿邪内盛,肌肤失养。

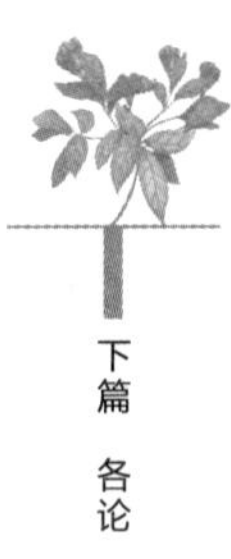

三、临床表现

本病常见于青少年，好生于上臂、股外侧和臀部，对称分布，部分患者可累及腹部。皮损为针尖到粟粒大小、与毛孔一致的坚硬丘疹，不融合，顶端有淡褐色角质栓，内含卷曲的毛发，剥去角栓后遗留漏斗状小凹陷，但不久又在此凹陷中新生出角质栓；受累部位有特殊的粗糙感，炎症程度不一，出现红斑者易导致炎症后色素沉着。冬季加重，夏季减轻。一般无自觉症状，亦可伴有轻度瘙痒。病情常随年龄增长而改善。

四、看图识病

见附录：图89、图90。

五、辅助检查

组织病理检查：毛囊口张开，有角质栓，偶有扭曲或螺旋状毛发。稀疏的毛囊周围可见单核细胞浸润。

六、诊断要点

1.遗传因素

有家族遗传史。

2.好发季节

冬季明显，夏季好转。

3.好发年龄

常见于青少年。

4.好发部位

好发于上臂、股外侧、鬓角和臀部，部分患者可波及腹部。

5.典型皮损

毛囊口角化性丘疹、角栓形成。

6.自觉症状

一般无自觉症状，亦可伴有轻度瘙痒。

7.病程预后

病情常随年龄增长而改善。

七、鉴别诊断

(1)小棘苔藓：成片密集的毛囊性丘疹，丘疹顶端有一根丝状的角质小棘突，境界较明显，常发生于儿童的颈部、股部和臀部。

(2)毛发红糠疹：毛囊性坚实丘疹，顶部有尖形角质小刺，中央为黑色角栓，丘疹往往伴有炎症，并

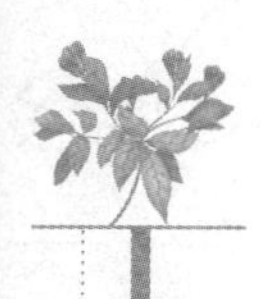

融合成片，表面覆糠秕状白色鳞屑。

(3)维生素A缺乏症：毛囊性角化性丘疹比较大，皮肤干燥明显，往往同时伴夜盲和眼干燥症。

八、辨证治疗

(一)中医治疗

1. 血虚风燥证

主症：皮肤干燥、粗糙，四肢伸侧有密集的针头大小的丘疹，顶部有坚硬角质栓，周围微红；自觉瘙痒，入冬尤甚，至夏稍轻；舌质淡红，苔薄，脉细弱。

治法：养血祛风润肤。

方剂：养血润肤饮加减。

处方：当归10g，熟地15g，生地15g，黄芪15g，天冬10g，麦冬10g，五味子10g，桃仁10g，红花10g，天花粉10g。

2. 脾虚湿蕴证

主症：皮肤干燥，四肢伸侧有密集的针头至粟粒大，与皮色一致的丘疹，不痒不痛，间或有微痒；舌质淡，舌体胖，苔薄白，脉沉缓。

治法：健脾除湿润肤。

方剂：除湿胃苓汤加减。

处方：陈皮10g，桂枝10g，泽泻10g，猪苓10g，厚朴10g，茯苓10g，防风10g，苍术30g，白术10g，甘草10g。

(二)西医治疗

(1)维甲酸类药：口服维甲酸片，10mg/次，3次/日。

(2)维生素类药：口服维生素E胶丸，50mg/次，3次/日；或鱼肝油丸，2粒/次，3次/日。

(三)成药治疗

(1)八珍丸：补血益气。适用于精亏血燥证患者。

(2)人参归脾丸：补益气血。适用于心脾两虚、气血不足证患者。

(四)外用治疗

(1)中药涂擦疗法：皮损处等量外涂混匀的大枫子油、蛋黄油、甘草油。

(2)角质溶解疗法：皮损处外涂水杨酸凝胶、乳酸洗剂或霜剂、维甲酸霜有较佳疗效。

(3)西药润肤疗法：水化凡士林、冷霜或水杨酸凡士林软膏能使损害变平。

(五)其他治疗

(1)针刺治疗：主穴为血海、风池、肾腧；配穴为曲池、绝骨、阴陵泉。气血两虚证、营血不足证施补法，气血瘀涩证施泻法。每日1次。

(2)耳穴治疗：取交感、内分泌、肾上腺、肺区、上肢、下肢穴，每次取单侧耳穴，交替选用，常规消毒后将揿针埋入，并嘱患者每日轻压3～5次，持续1min，7日换一侧。

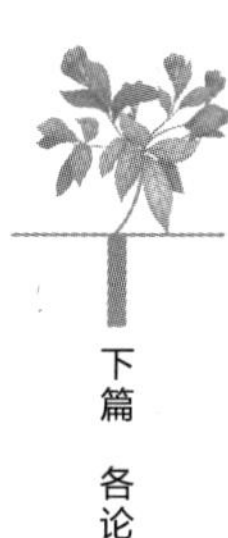

九、名医病案

刘某,男,20岁,1998年1月12日初诊。

病史:患者青春期开始手臂外侧毛孔颜色暗红,颗粒粗糙,冬天时越发严重,大腿伸侧也见泛发,遂来求诊。舌白,苔腻,脉滑。

中医病名:鸡皮病。

西医病名:毛周角化病。

中医证型:脾虚湿盛,肌肤失养。

治疗法则:健脾除湿润肤。

临证处方:苍术10g,厚朴6g,陈皮6g,猪苓12g,泽泻9g,赤茯苓15g,白术9g,滑石30g,防风9g,山栀子9g,木通4.5g,当归12g,生地15g,首乌15g,甘草5g。(摘自《张志礼皮肤病临床经验辑要》)

十、预防调摄

(1)宜口服维生素A,多食用动物肝脏。

(2)对皮疹皮肤干燥者,忌肥皂等刺激。

(3)使用润肤剂,如尿素软膏等护肤霜。

【学习寄语】

凡为医者,性情温雅,志必谦恭,动必礼节,举止和柔。

——南宋《小儿卫生总微论方》

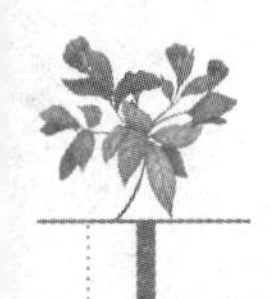

第十一章　黏膜炎性皮肤病

第一节　唇　风

一、疾病概述

(1)疾病定义:唇风是指发生于口唇部黏膜的急慢性炎症。

(2)临床特点:以唇部红肿、痒痛、干燥、日久开裂、溃烂流黄色液体为临床特征,多生于下唇,好发于秋冬季节,常反复发作,可持续数年或更久。

(3)中医别名:唇疮。

(4)西医病名:唇炎。

二、病因病机

1.胃经风热

偏食辛辣厚味,胃腑积热化火,复受风热外袭,风火相搏,熏灼唇部,气血凝滞而成。

2.脾胃湿热

脾胃湿热内蕴、郁久化火,复感外邪,风火相搏,上蒸于唇而为病。

3.阴虚血燥

外感风寒、风热、风邪化燥入里化热;日久灼津伤阴,阴虚血燥风盛、唇失所养所致。

4.气虚风盛

素体虚弱,气虚不能收摄,脾湿蕴郁,复感风邪,风湿上扰,则口唇红肿、破裂等。

三、临床表现

本病临床可分为4型。剥脱性唇炎,损害仅发于唇红部,尤以下唇多见。主要表现为唇部反复脱屑,黏膜浸润肥厚。自觉灼热疼痛或有触痛感。多见于女孩或青年妇女,无明显季节性。有的患者有

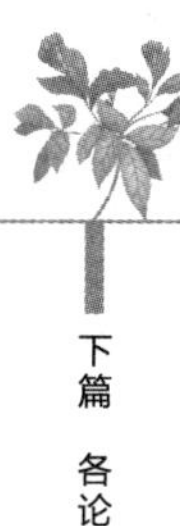

咬唇或舌舔唇等不良习惯，或伴有情绪方面的变化。接触性唇炎，皮损表现为急性者，唇黏膜肿胀、水疱，甚至糜烂结痂。慢性者，口唇肿胀，浸润、肥厚、弹性差、干燥、皲裂。发病前有接触口唇化妆品、刺激性食物、牙膏、牙粉等病史。病变部位与接触面积大体一致。光化性唇炎，发病前有强烈日光照射史。急性光化性唇炎较少见，呈急性经过，表现为下唇部肿胀、充血、水疱，继而糜烂，表面盖以棕黄色血痂，痂下有分泌物。继发感染后有脓性分泌物，形成浅溃疡。慢性光化性唇炎为不知不觉发病，或由急性患者过渡而成。一般无全身症状，早期以脱屑为主，厚薄不等，鳞屑易撕去，不留溃疡面，也无分泌物，鳞屑脱落后不久又形成新的鳞屑，如此迁延日久，致唇表面出现皱褶和皲裂。自觉口唇干燥、发紧。老化性唇炎白斑病为唇炎长期不愈的患者，下唇黏膜失去正常红色，呈半透明象牙色，表面有光泽，进一步发展时表面粗糙，角化过度，并出现数处大小不等、形态不一的浸润性乳白色斑块。有人认为本型是一种癌前期病变，部分黏膜白斑病可进一步发展成鳞状上皮细胞癌。腺性唇炎，单纯型腺性唇炎最常见。特征性病变为唇部有数个到数十个2～4mm大小的黄色小结节，中央下凹，管口扩张，从两侧挤压唇部时，有黏液样物质从管口排出。黏膜潮湿、结痂、浸润肥厚。增大的唇部可达正常人的2～3倍。有时可摸到数个大小不等的结节。浅表化脓型腺性唇炎为唇部肿胀疼痛，质较硬，伴有浅表性溃疡，表面结痂，痂下有脓性分泌物聚积，除去痂皮后，露出红色潮湿基底部。挤压时可从腺的开口处排出微混或脓性的液体。进入慢性阶段后，黏膜表面有时可呈白斑病样改变。深部化脓型腺性唇炎为唇部深在感染伴有脓肿和瘘管形成。脓肿反复发作与疤痕交互存在，经过缓慢。挤压唇部可排出脓性液体。黏膜表面溃烂、结痂、唇部增大。患者有不同程度的疼痛和不适感。全身症状不明显或伴有轻度的全身症状。

四、看图识病

见附录：图91、图92。

五、辅助检查

(1)脓液培养检查：可有细菌生长，发现菌群，做药敏实验。

(2)病理切片检查：长期感染做活检，判断是否癌变。

六、诊断要点

1.好发季节

好发于秋冬季节。

2.好发年龄

患者以儿童和青年妇女为主。

3.好发部位

先从下唇中部开始，逐渐扩展到整个下唇，乃至上唇。

4.皮损特点

局部脱屑反复剥脱。

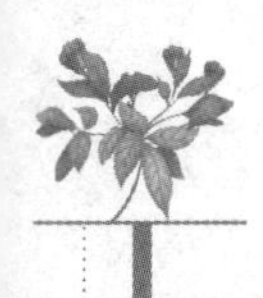

5.典型皮损

初起轻度红肿,继而干裂、脱屑,屑脱显露潮湿糜烂面,复结痂皮。

6.自觉症状

自觉局部痒、发紧、灼热或疼痛。

7.病程预后

常反复发作,可持续数年或更久。

七、鉴别诊断

(1)慢性盘状红斑狼疮:为局限性病变,境界清楚,边缘浸润,中央萎缩有鳞屑附着,毛细血管扩张。皮疹除见于唇部外,鼻背、颊部、耳郭也常见到典型皮疹。

(2)扁平苔藓:以颊黏膜为主,为多角形扁平丘疹,可相互融合成斑块。

(3)唇癌:初如豆粒,渐成蚕茧,或唇肿如黑枣,肿胀边界不清,燥裂发痒。初起不痛,失于调治,久则溃破如菜花。晚期疼痛、流血水、腥臭,颌下淋巴结肿大,固定不移。

八、辨证治疗

(一)中医治疗

1.胃经风热证

主症:起病迅速,初发时唇部发痒,色红肿痛,继而干裂流滋,如无皮之状,唇瞤动。伴口渴口臭,喜冷饮,大便秘结。舌质红,苔薄黄,脉滑数。

治法:清热泻火,凉血疏风。

方剂:双解通圣散加减。

处方:防风10g,薄荷10g,菊花10g,桑叶10g,黄芩10g,生地黄15g,栀子10g,紫草10g,连翘10g,桔梗10g,生甘草10g,银花10g。

2.脾胃湿热证

主症:唇部肿胀稍红,糜烂,渗液,结痂,自觉痒痛,灼热。不思饮食,脘腹胀满,尿黄,舌红,苔薄黄或黄腻,脉滑数。

治法:健脾和胃,清热除湿。

方剂:清脾除湿饮加减。

处方:白术10g,茯苓10g,栀子10g,黄芩10g,苍术15g,枳壳10g,泽泻10g,淡竹叶10g,茵陈30g,灯芯草10g,猪苓10g。

3.阴虚血燥证

主症:口唇干燥,破裂,脱屑,痂皮,伴心烦急躁,手足心热,舌红少苔,脉弦细。

治法:滋阴清热,养血润燥。

方剂:玉女煎合六味地黄丸加减。

处方:生地黄20g,麦冬10g,玄参10g,天花粉15g,牡丹皮10g,知母10g,赤芍10g,麦冬10g,白茅根

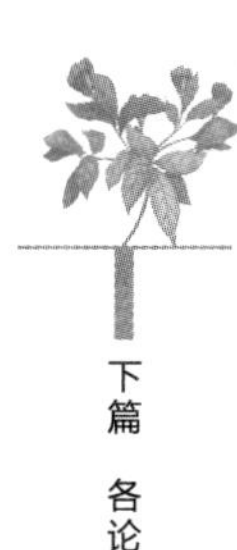

30g，紫草10g，连翘15g，生甘草10g。

4.气虚风盛证

主症：唇风日久，淡红肿胀，破裂流水。伴气短乏力，食少腹胀，大便溏泄，肌肉消瘦。舌质淡红，苔薄白，脉细数。

治法：健脾益气疏风。

方剂：参苓白术散加减。

处方：党参10g，白术10g，茯苓10g，陈皮10g，炒扁豆10g，山药10g，薏苡仁30g，砂仁10g，桔梗10g，甘草10g。

（二）西医治疗

（1）维生素类药：口服维生素C片，0.2g/次，3次/日；或维生素B_2片，20mg/次，3次/日；或维生素B_{12}片，100μg/次，2次/日。

（2）补碘药：口服碘化钾片，0.2g/次，3次/日。

（3）激素类药：严重者口服地塞米松片，10mg/次，3次/日，短期使用。

（4）抗细菌药：感染者口服红霉素片，0.5g/次，3次/日。

（5）止痛药：疼痛明显者口服消炎痛片，50mg/次，3次/日；或芬必得胶囊，1粒/次，3次/日。

（三）成药治疗

（1）黄连上清丸：清热泻火，消炎止痛。适用于胃经风热证患者。

（2）二妙丸：清热燥湿。适用于脾胃湿热证患者。

（3）阿胶补血膏：补益气血。适用于阴虚血燥证患者。

（4）牛黄解毒丸：清热解毒。适用于胃经风热证患者。

（四）外用治疗

（1）中药涂擦疗法：橄榄散、青吹口散，香油调涂，每天1～2次，适用于干裂和痛痒。黄连膏、甘草油、紫归油等外涂，每天1～2次。蛋黄油外涂，每天2～3次。冰硼散，局部吹撒，每天2～4次。

（2）西药涂擦疗法：光化性唇炎可外用避光剂，如喹宁软膏、氧化锌软膏或水杨酸甲酯等外涂，每日2～3次。

（五）其他治疗

（1）针刺治疗：主穴取合谷、足三里、阴陵泉；配穴取曲池、解溪。平补平泻，留针30min，每天1次。地仓透颊车，留针30min。

（2）耳穴治疗：口、唇、神门、肾上腺。两耳交替，每周1次。取耳针穴或敏感穴埋豆。

（3）放血治疗：常规消毒下唇，用三棱针点刺红肿处，挤出2～3滴血后，用消毒干棉球擦净，搽四环素软膏，每天1次。

（4）物理治疗：对慢性顽固久治不愈者，可用氦-氖激光照射。伴有上皮瘤样增生者，可用CO_2激光或冷冻治疗。

（5）手术治疗：对光化性唇炎肥厚性病变伴有白斑病、剥脱性唇炎伴有上皮瘤样增生者，以及腺性唇炎均可采用手术切除。

九、名医病案

齐某,女,17岁。

病史:患者素有舔唇习惯,嘴唇干燥,数月前唇部轻微肿胀,逐渐明显,近日破溃糜烂,流出黄色液体。喜冷饮,大便干燥,舌质红,苔黄,脉滑数。

中医病名:唇风。

西医病名:慢性唇炎。

中医证型:胃经风热证。

治疗法则:清热泻火。

临证处方:防风15g,荆芥15g,当归15g,白芍15g,连翘15g,白术15g,川芎15g,薄荷15g,麻黄15g,栀子15g,黄芩30g,石膏30g,桔梗30g,甘草60g,滑石90g。

二诊:上方加桑叶、菊花,嘱继服。(摘自《赵炳南医案》)

十、预防调摄

(1)保持口腔卫生,戒除吸烟,避免刺激。

(2)克服舔唇、咬唇,揩唇皮屑不良习惯。

(3)忌食辛辣醇酒、膏粱厚味,多食水果。

(4)口唇常以油脂润之,避免烈日下暴晒。

【学习寄语】

胆欲大而心欲小,智欲圆而行欲方。

——后晋·张昭远《旧唐书·孙思邈传》

第二节　臊　疳

一、疾病概述

(1)疾病定义:臊疳是一种发生于龟头黏膜的急、慢性炎症性病变。

(2)临床特点:临床特征是阴茎红肿,龟头痒、灼热及疼痛感,若将包皮翻开,可见阴茎头及包皮内面充血和糜烂,并可发生浅小溃疡,常伴有腹股沟淋巴结肿大和疼痛。

(3)中医别名:袖口疳。

(4)西医病名:龟头炎。

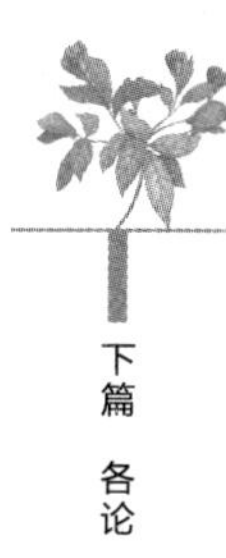

二、病因病机

1.湿热下注

素体忧思多虑，肝气郁结，郁久化火；或肝火横逆犯脾，脾失健运，湿邪内生，蕴而化热，肝经湿热下注，必致阴器受病，出现龟头及包皮部潮红、糜烂、灼热疼痛等。

2.湿热蕴毒

湿热内蕴，下注于阴茎，致使局部气血瘀滞，包皮过长、包皮垢刺激，或不洁性交，致使局部不洁，蕴久成毒，故可导致阴茎及龟头肿痛和糜烂。

3.肝肾阴虚

素体肝肾不足，或久病不愈，肝肾阴虚，复感毒邪，聚结阴器，气血壅滞，阻滞经络，而致阴茎龟头溃烂，难以愈合。

三、临床表现

本病临床可分为7型。急性浅表性龟头炎，此型常由于局部物理因素如创伤、摩擦、避孕药、肥皂和清洁剂对局部的刺激而引起。临床表现为局部水肿性红斑、糜烂、渗出和出血，继发细菌感染后形成溃疡面，并有脓性分泌物。自觉症状为局部疼痛，摩擦后更为明显，病人感到行动不便。局部炎症显著者，可伴有轻度全身症状，如疲劳、乏力、低热、腹股沟淋巴结肿大等。环状溃烂性龟头炎，表现为龟头及包皮发生红斑，逐渐扩大，呈环状或多环状，以后形成浅表溃疡面。包皮翻转不良者由于分泌物在局部聚积，常继发感染而使症状加重，失去其环状特征，不易和浅表性龟头炎区别。念珠菌性龟头炎，可为原发性，亦可为继发性。后者常继发于糖尿病、老年消耗性疾病以及抗生素和激素治疗之后。临床表现为红斑，表面光滑，边缘轻度脱屑，并有卫星状分布的丘疱疹和小脓疱，缓慢向四周扩大，境界一般清楚。急性发作期龟头黏膜红斑呈水肿性，境界不明，有时糜烂、渗液。于病变部位取材直接镜检和培养可找到念珠菌。有时龟头部为念珠菌感染引起的过敏性炎症，这种情况下，病原体检查常为阴性。反复发作的念珠菌性龟头炎可引起包皮干裂、纤维化和龟头组织硬化性改变。浆细胞性龟头炎，中年患者多见，为单个或多个经久不退的局限性斑块，经过缓慢。表面或光滑、或脱屑、或潮湿，浸润较为明显，边缘一般清楚，不形成溃疡。有时外形和龟头的增殖性红斑很相似。阿米巴性龟头炎，本病少见。患者原有包皮龟头炎病变，皮肤失去正常屏障作用，在此基础上肠道阿米巴病传染后引起阿米巴性龟头炎。临床表现为浸润、糜烂、溃疡、组织坏死，较为明显，分泌物直接涂片找到阿米巴原虫即可确诊。云母状和角化性假上皮瘤性龟头炎，临床表现为龟头部的皮疹浸润肥厚，局部角化过度并有云母状痂皮，呈银白色，龟头失去正常弹性，日久呈萎缩性改变。滴虫性龟头炎，为轻度暂时性糜烂性龟头炎，可伴有或不伴有尿道炎。开始龟头部起丘疹和红斑，范围逐渐扩大，境界一般清楚，红斑上见针头大小至粟粒大的小水疱。以后水疱扩大，互相融合，并形成轻度糜烂面。在分泌物中可找到滴虫。

四、看图识病

见附录:图93、图94。

五、辅助检查

(1)血液常规检查:白细胞总数和中性粒细胞升高。

(2)脓液培养检查:可有菌群生长,多为念珠菌。

(3)病理切片检查:长期感染做活检,判断是否癌变。

六、诊断要点

1.诱发因素

局部物理因素如创伤、摩擦、避孕药、肥皂和清洁剂对局部的刺激。

2.好发年龄

好发于青壮年或成年男性。

3.好发部位

好发于龟头黏膜、包皮内面及冠状沟处。

4.皮损特点

阴茎红肿,龟头痒、灼热及疼痛感,若将包皮翻开,可见阴茎头及包皮内面充血和糜烂,并可发生浅小溃疡。

5.典型皮损

皮损潮红、肿胀、糜烂、渗液和充血,继发感染后形成溃疡,并有脓性分泌物;有的局部可形成环状红斑样损害。

6.自觉症状

瘙痒、灼热及疼痛感。

7.全身症状

一般无全身症状。严重者,可有寒战、发热、乏力、腹股沟淋巴结肿大等。

8.伴随症状

常伴有腹股沟淋巴结肿大和疼痛。

9.病程预后

多数病易治疗,极少数反复发作可引起包皮干裂、纤维化和龟头硬化。

七、鉴别诊断

(1)淋病性龟头炎:分泌物或组织液镜检可查到淋病双球菌。

(2)接触性皮炎:常发生于应用避孕套或避孕膏后。停用后易于治愈。

(3)固定性药疹:有服药史,停药后易于治愈。愈后留灰褐色色素沉着,再次服药仍在原处复发。

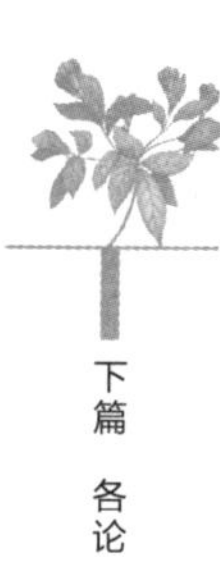

(4)阴部扁平苔藓：损害为针头至粟粒大小的乳白色小丘疹，相互融合成斑片，或呈网状、环状、线状。

(5)软下疳：分泌物或组织液镜检可分别查到软下疳杆菌。

八、辨证治疗

(一)中医治疗

1.湿热下注证

主症：发病急，龟头及包皮红肿，局部肿胀，排尿刺痛或涩痛，摩擦后尤为明显；伴有发热恶寒，心烦口干，乏力倦怠，臀核肿痛；脉滑数，舌质红，苔薄黄，微腻。

治法：清热利湿，泻火解毒。

方剂：龙胆泻肝汤加减。

处方：龙胆草30g，黄芩10g，栀子10g，泽泻10g，木通10g，车前子10g，当归10g，生地10g，柴胡10g，败酱草30g，鱼腥草30g，车前草15g，生甘草10g。

2.湿热蕴毒证

主症：龟头溃烂成疮，脓液外溢，气味臊臭，局部肿胀灼痛，附近臀核肿大，影响正常步履，小便淋漓不畅，舌质红，苔黄，脉弦数。

治法：清热利湿解毒，凉血化瘀。

方剂：金银花解毒汤加减。

处方：金银花20g，白茅根20g，连翘10g，丹皮10g，焦山栀10g，黄柏10g，紫草10g，赤芍10g，紫花地丁15g，白花蛇舌草30g，生甘草10g。

3.肝肾阴虚证

主症：阴茎肿痛，色暗红，溃烂少脓，久不愈合，兼有五心烦热，或有盗汗。舌红少苔，脉弦数。

治法：滋阴清热解毒。

方剂：知柏地黄丸加减。

处方：熟地15g，山茱萸10g，山药15g，泽泻10g，茯苓10g，丹皮10g，知母15g，黄柏15g，金银花15g，连翘15g，白花蛇舌草30g。

(二)西医治疗

(1)维生素类药：口服维生素C片，0.2g/次，3次/日；或维生素B_2片，20mg/次，3次/日；或维生素B_{12}片，100μg/次，2次/日。

(2)激素类药：严重坏疽者口服地塞米松片，10mg/次，3次/日，短期使用。

(3)抗细菌药：感染者口服红霉素片，0.5g/次，3次/日。滴虫性龟头炎口服灭滴灵片，0.4g/次，3次/日，连服7d。溃疡较重伴有全身症状者，静脉滴注青霉素，800万U/次，1次/日。亦可选用氨苄青霉素、先锋霉素5号等。阿米巴性龟头炎注射依米丁。

(4)止痛药：疼痛明显者口服消炎痛片，50mg/次，3次/日；或芬必得胶囊，1粒/次，3次/日。

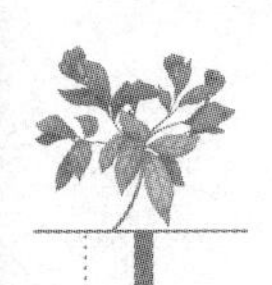

（三）成药治疗

(1)龙胆泻肝丸:清热利湿,泻火解毒。适用于肝胆湿热证患者。

(2)大补阴丸:滋阴清热,降火解毒。适用于阴虚火毒证患者。

(3)知柏地黄丸:滋阴清热。适用于阴虚火毒证患者。

（四）外用治疗

(1)中药溻渍疗法:红肿未溃时,用马齿苋水剂、龙胆草水剂湿敷。红肿、渗液较多时,用黄柏15g,金银花12g,紫花地丁12g,水煎取汁,冷敷患处或洗涤脓垢。

(2)中药涂擦疗法:外洗后涂黄连软膏或甘草油调敷,每日3~4次。或选用月白珍珠散、青吹口散、青黛散,外掺或植物油调成糊状外涂患处。每日1~2次,直至伤愈。形成溃疡时,用生肌散或珍珠散局部撒布或油调后再涂敷。

(3)西药涂擦疗法:针对致病因素进行特殊治疗,念珠菌性龟头炎可局部外涂克霉唑软膏或达克宁软膏。局部干燥脱屑为主者,涂皮质类固醇激素软膏,每日2~3次。形成溃疡者,每日用呋喃西林或庆大霉素纱条换药。可外用复方新霉素软膏或红霉素软膏,每日2~3次。

（五）其他治疗

(1)手术治疗:患者包皮过长,应进行包皮环切手术。

(2)物理治疗:JG-1型氦氖激光,每日照射1次,5次为1疗程。

九、名医病案

黄某,男,32岁,某大学教师。1998年10月13日初诊。

病史:龟头包皮红斑、糜烂、渗液伴疼痛3d。3d前无明显诱因龟头包皮部红斑、水肿、糜烂、渗液伴有疼痛不适,摩擦时疼痛更加明显,行走不便,自用氟哌酸口服,并用锡类散外撒未能见效。

诊查:患者龟头包皮水肿性红斑、糜烂、渗液较多,疼痛明显,纳呆,口苦心烦,夜寐欠安,大便稍结,小便色黄,舌质红,苔黄腻,脉弦滑。

中医病名:臊疳。

西医病名:龟头炎。

中医证型:湿热下注,蕴久成毒。

治疗法则:清热利湿解毒。

临证处方:龙胆草10g,黄芩10g,山栀6g,泽泻10g,土茯苓20g,木通10g,车前子10g,滑石15g,金银花15g,马齿苋20g,生甘草6g。服药5剂。配用生大黄、马齿苋、苦参各30g煎水待温外洗,5剂服完后,诸症消失,随访2个月无复发。(摘自《朱仁康临床经验集》)

十、预防调摄

(1)注意个人卫生,清洗龟头,免除污垢存积。

(2)包皮过长、包茎者,宜早期行包皮环切术。

(3)加强性病防治知识的教育,避免不洁性交。

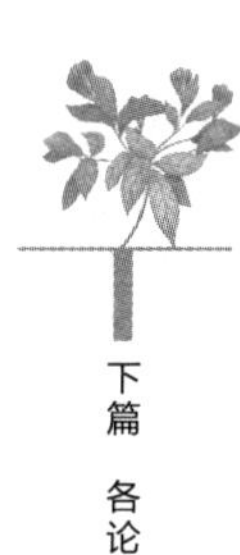

(4)患病后树立信心,避免房事,并尽快治疗。

【学习寄语】

人身疾苦,与我无异。凡来请召,急去无迟。

——明·江瓘《名医类案》

第三节　阴　蚀

一、疾病概述

(1)疾病定义:阴蚀是一种发生于青年妇女、少女及幼女的非性病、非接触传染性的阴部良性溃疡。

(2)临床特点:以起病突然,常在外阴阴器部位发生大小不一、数目不等的溃疡,易于复发,溃疡剧痛为临床特征。好发于青年妇女之阴部,尤其以小阴唇内侧为多。

(3)中医别名:阴伤蚀疮、阴症。

(4)西医病名:急性女阴溃疡。

二、病因病机

1.肝经湿热

忽视卫生,或久居阴湿之地,以致湿邪侵入阴部;或情怀不畅,肝郁脾虚,肝郁化火,脾虚生湿,湿热内蕴,化生为毒,毒热之邪,随肝经所循环而下趋于阴器,致本病发生。

2.肝肾阴虚

素体肝肾不足,或久病不愈,阴血不足,肝肾阴虚,兼感毒邪,蕴结肌肤,气血壅滞,阻滞经络则痛,热盛则肉腐或化脓为患。

三、临床表现

本病好发于青年女性,起病突然,开始为外阴部溃疡,好发部位为大、小阴唇内侧和前庭黏膜,有的口腔也可发生溃疡。溃疡大小从数毫米至1～2cm不等,溃疡数目不定,可伴有疲乏无力、发热、食欲减退等全身症状,病程一般3～4周。溃疡程度不同,症状各异。轻者病变浅表,面积小,病程短,可反复发作,一般无全身症状,局部症状也较轻。重者发病急,溃疡面积大,病变深,发展较快,溃疡表面覆盖坏死膜样物质,局部疼痛较为明显,局部淋巴结肿大,有压痛,常伴有全身症状。坏疽型溃疡常见于全身情况差,或合并有糖尿病,免疫功能低下等患者。溃疡大而深,周围组织明显水肿,中心坏死,

溃疡愈合后留下明显的瘢痕,患者全身症状和局部症状明显。

四、看图识病

见附录:图95、图96。

五、辅助检查

(1)血液常规检查:可有白细胞总数和中性粒细胞升高。

(2)脓液培养检查:可有细菌生长,发现菌群,做药敏实验。

(3)病理切片检查:长期感染做活检,判断是否癌变。

六、诊断要点

1.好发年龄

好发于青年妇女、少女及幼女。

2.好发部位

阴部,尤其以小阴唇内侧为多。

3.皮损特点

溃疡剧痛。

4.典型皮损

起病突然,常在外阴阴器部位发生大小不一、数目不等的溃疡。

5.自觉症状

阴部灼热痛痒。

6.全身症状

伴有全身不适、疲乏、发热、白带增多等症状。

7.病程预后

病情轻重不一,有自限性,常复发,溃疡愈合可见萎缩性疤痕。

七、鉴别诊断

(1)软下疳:有性接触史,分泌物中可查见软下疳杆菌,愈后不复发。

(2)白塞综合征:除阴部有溃疡外,可伴有眼部症状如虹膜结状体炎,前房蓄脓,视网膜炎或脉络膜炎等,经过缓慢,常反复发作。

(3)女阴炎:多为糜烂,一般不形成溃疡,有继发感染时可有浅表性溃疡,疼痛不剧。

(4)阴部疱疹:为多数聚集水疱,不形成溃病,有痒感,不疼痛,男女皆可发病。

(5)女阴白喉:本病亦多见于少女,可原发亦可继发于咽喉,有急性及慢性两型。急性者多呈溃疡型,但伪膜明显。表面分泌物可查见白喉杆菌,注射白喉杆菌抗毒素有良好效果。

(6)糖尿病性溃疡:多先发生糜烂而后形成溃疡,伴有糖尿病。

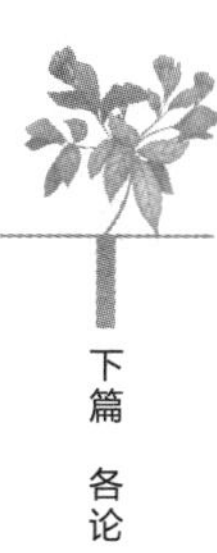

八、辨证治疗

（一）中医治疗

1.肝经湿热证

主症：患处焮红肿胀，溃烂成疮，脓水黄稠且多，自觉剧疼；伴有畏寒发热，口苦咽干，带下黄白，气味腥臭；脉弦滑数，舌质红，苔黄干或微腻。

治法：清热利湿，泻火解毒。

方剂：龙胆泻肝汤加减。

处方：龙胆草30g，黄芩10g，栀子10g，泽泻10g，木通10g，当归10g，生地10g，柴胡10g，生甘草10g。

2.肝肾阴虚证

主症：病初始觉阴器剧痒，日久则见外阴多处溃烂，大小不一，状如虫蚀，时有清稀脓液，淋漓不尽，病情反复发作，严重时阴器蚀去大半，自觉局部疼痛，入夜更剧；伴有心烦寐少，腰酸头昏，低热形瘦，食少乏力；舌质淡红，苔少，脉细数。

治法：养肝滋肾，清热化湿。

方剂：知柏地黄汤加减。

处方：熟地15g，山药15g，丹皮10g，茯苓15g，山萸肉10g，泽泻15g，知母10g，黄柏10g，红藤15g，败酱草60g，白花蛇舌草30g。

（二）西医治疗

（1）维生素类药：口服维生素C片，0.2g/次，3次/日；或维生素B_2片，20mg/次，3次/日；或维生素B_{12}片，100μg/次，2次/日。

（2）激素类药：严重坏疽者口服地塞米松片，10mg/次，3次/日，短期使用。

（3）抗细菌药：感染者口服红霉素片，0.5g/次，3次/日。溃疡较重者，可肌肉注射或静脉滴注青霉素、红霉素、卡那霉素等。

（4）止痛药：疼痛明显者口服消炎痛片，50mg/次，3次/日；或芬必得胶囊，1粒/次，3次/日。

（三）成药治疗

（1）龙胆泻肝丸：清热利湿，泻火解毒。适用于肝经湿热证患者。

（2）知柏地黄丸：养肝滋肾，清热化湿。适用于肝肾阴虚证患者。

（四）外用治疗

（1）中药熏洗疗法：可用苦参汤熏洗坐浴后，外用冰硼散撒布。

（2）中药涂擦疗法：乳香粉10g，青黛面10g，黄连膏80g，调制阴蚀黄连膏外敷。或黄连粉10g，乳香粉10g，炉甘石粉20g，凡士林70g，调制黄连甘乳膏外敷。腐脱新生者，可用生肌散、生肌玉红膏外敷。

（3）中药栓剂疗法：疮面溃烂，脓腐渐少，疼痛不重时，酌情选用银杏散，每次取药末1.5g丝绵包裹，做成栓剂纳入阴道内，每天换1～2次，10日为1个疗程。

（4）西药坐浴疗法：外用1∶5000高锰酸钾溶液坐浴，每次20min。坐浴后用5%硝酸银擦创面，再贴复方硝酸银软膏。

(5)西药涂擦疗法:可外用复方新霉素软膏、红霉素软膏、四环素软膏。

(五)其他治疗

(1)针刺治疗:取穴大肠腧、次髎、长强、中极、气冲、血海、三阴交,施平补平泻法,针刺得气后留针30min,期间行针3~5次,每天1次,10次为1个疗程。

(2)艾灸治疗:取穴八髎,取鲜生姜片铺贴于穴位上,然后依次各灸5壮,每天1次。适用于体虚及经常复发的病例。

(3)耳针治疗:取穴肝、肾、内分泌、外生殖器,施泻法,针刺得气后留针30min,每天1次。具有良好的止痛效果。

(4)注射治疗:取穴长强、中极,采用维生素B_{12}500μg,针刺得气后,每穴各推注250μg,隔2日1次。适用于反复发作的病例。

(5)物理治疗:可用氦氖激光照射局部,每日1次,每次10~15min。

九、名医病案

刘某,女,18岁。

病史:患者一周前出现发热、疲倦、白带增多,继而阴部灼热、瘙痒,迅速形成溃疡,遂来就诊。

诊查:外阴溃疡呈椭圆形,深浅不一,边缘不整,脓色灰白。舌红苔黄,脉滑数。

中医病名:阴蚀。

西医病名:急性女阴溃疡。

中医证型:肝经湿热证。

治疗法则:清热利湿,泻火解毒。

临证处方:龙胆草6g,黄柏9g,山栀9g,生地15g,当归9g,鱼腥草30g,金银花30g,土茯苓30g,车前子9g,泽泻12g,柴胡9g,木通6g,甘草6g。7剂。先用溻痒汤水煎取滤液洗患处,然后外用阴蚀黄连膏,每日清洗换药一次。(摘自《朱仁康临床经验集》)

十、预防调摄

(1)重视早期发现,及早诊断,早期治疗。

(2)树立防重于治,防治结合的治疗思想。

(3)查找引起本病的各种诱因,尽早消除。

(4)保持局部清洁卫生,患病期间禁房事。

(5)忌辛燥厚味,戒烟酒。保持情怀畅达。

【学习寄语】

为医之法,不得多语调笑,谈谑喧哗,道说是非,议论人物,炫耀声名,訾毁诸医,自矜己德。

——唐·孙思邈《千金要方》

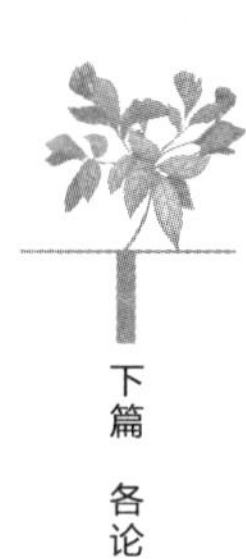

第十二章　寄生虫性皮肤病

第一节　疥　疮

一、疾病概述

(1)疾病定义:疥疮是一种由人型疥螨寄生在人体皮肤所引起的接触传染性皮肤病。

(2)临床特点:皮损主要为指缝及身体屈侧皮肤薄嫩部位出现丘疱疹、隧道,瘙痒剧烈,遇热及入夜尤甚,皮损处可找到疥螨,易在集体和家庭中流行,好发于青年、儿童。

(3)中医别名:虫疥、癞疥、干疤疥。

(4)西医病名:疥疮。

二、病因病机

1.湿热蕴毒

素体蕴湿,郁久化热,湿热内蕴,湿热生虫。

2.虫毒侵袭

气血亏损,抗邪无力,以致虫毒入侵,肌肤失养,生风化燥。起居不慎,感染疥螨,虫毒湿热互搏,结聚肌肤所致。

三、临床表现

本病传染性强,冬春季节相对多见,常为集体感染或家庭当中数人同病。一般好发于人体皮肤薄嫩和皱褶部位的皮损,如手指缝、腕部屈侧、前臂、肘窝、腋窝、女性乳房下缘、少腹、脐周、外阴、腹股沟、大腿内侧等。免疫功能低下者及婴幼儿皮损可累及颜面、头皮、掌跖部,甚至遍及全身。患者自觉瘙痒剧烈,遇热或夜间尤为明显,常常影响睡眠。皮损常对称发生,主要表现为红色小丘疹、丘疱疹、小水疱、隧道、结节和结痂。隧道为疥疮特异性皮损表现,常见于指缝当中,长约0.5cm,轻度隆起,呈

淡灰色或皮色，弯曲，末端有小丘疹或水疱，常为疥螨隐藏之处。疥疮结节多呈暗红色或皮色，常见于阴囊、阴茎等处，可在疥疮治愈后仍持续存在数周或数个月。有特殊表现，如部分长期卧床、营养不良、身体虚弱、有精神障碍或免疫抑制等特殊人群，可发生一种严重的疥疮，皮损常遍及全身，传染性极强。患处可出现明显的结痂和脱屑，可累及颜面和头皮，毛发干枯脱落，指(趾)甲增厚变形，痂皮中有大量疥螨，并伴有特殊的臭味，称之为结痂性疥疮，又称挪威疥。

四、看图识病

见附录：图97、图98。

五、辅助检查

皮肤标本镜检：用针尖挑破隧道达盲端，挑取针头大小灰白色小点或刮取皮损部位痂皮，置于低倍显微镜下观察，可发现疥螨或椭圆形、淡黄色的薄壳虫卵。

六、诊断要点

1. 好发季节

多见于冬春季节。

2. 发病历史

常有明确接触传染史，集体或家庭生活的环境中有类似患者。

3. 发病人群

男性在手腕、指间，女性还可在乳房，儿童常在掌跖，始见针头大毛囊性丘疹、水疱和丘疱疹。

4. 好发部位

皮肤薄嫩部位，尤其指缝、前臂、腹部、脐周、外阴等处。

5. 皮损特点

出现特征性皮损，瘙痒剧烈，遇热及入夜尤甚，典型皮损可于隧道中找出疥螨或虫卵。

6. 自觉症状

剧痒，夜间尤甚，常见于集体感染，家庭中可有同样患者。

7. 疾病预后

预后良好，可以治愈。

七、鉴别诊断

(1)丘疹性荨麻疹：好发于躯干和四肢部位，皮损主要表现为纺锤形红斑或风团，顶部有小丘疹或小水疱，部分可见叮咬痕迹。

(2)虱病：主要表现为头皮、躯干或会阴部位皮肤瘙痒及血痂，指缝无皮疹，在发病部位可找到虱虫或虫卵。

(3)风瘙痒：全身或局部皮肤瘙痒，无原发皮损，可有抓痕、血痂，指缝无疹。其中皮肤皱褶处无皮

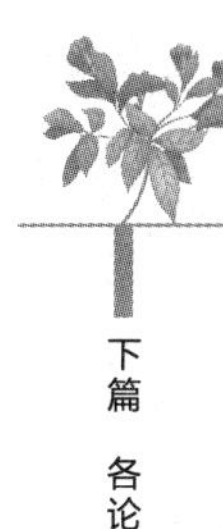

疹、无传染性是主要鉴别点。

(4)痒疹:皮损多发于四肢伸侧,丘疹较大,阵发性瘙痒,搔抓后呈风团样。

八、辨证治疗

(一)中医治疗

1.湿热证

主证:散在红色丘疹、丘疱疹,针头大小水疱,渗液,结痂,痒甚,伴口干思饮,便干尿赤,心烦易怒,舌质红,苔黄腻,脉滑数。

治法:清热除湿,杀虫止痒。

方剂:龙胆泻肝汤加减。

处方:龙胆草30g,炒栀子10g,黄芩10g,牡丹皮15g,生地黄15g,泽泻10g,车前子10g,地肤子20g,生甘草10g。

2.血燥证

主证:全身皮肤干燥,可见针头大小丘疹、抓痕、脱屑,瘙痒明显,伴气短乏力,面色苍白,舌质淡,苔白,脉细无力。

治法:养血润燥,祛风杀虫。

方剂:当归饮子加减。

处方:当归10g,白芍10g,熟地黄10g,何首乌20g,炙黄芪20g,甘草10g,荆芥10g,防风10g,刺蒺藜15g,百部10g。

(二)西医治疗

(1)抗组胺药:瘙痒剧烈、难以入睡者,可口服赛庚啶片,4mg/次,3次/日;或扑尔敏片,4mg/次,3次/日;或氯雷他定片,10mg/次,1次/日;或西替利嗪片,10mg/次,1次/日。

(2)抗细菌药:继发感染者可系统应用抗生素。口服伊维菌素,12mg/次,1次/日,适用于治疗常规外用药无效的疥疮、结痂性疥疮、大范围流行或反复感染的疥疮。

(三)成药治疗

(1)季德胜蛇药片:清热解毒,消肿止痛。适用于湿热证患者。

(2)连翘败毒丸:清热解毒,消风散肿。适用于风热证患者。

(3)二妙丸:清热燥湿。适用于湿热证患者。

(四)外用治疗

(1)中药涂擦疗法:首选硫黄软膏外用,临床上通用浓度为5%~20%,儿童可用5%~10%,成人可用10%~20%。合理的涂药方法是先用温水和肥皂沐浴全身后,开始涂抹药物。先涂好发部位,再涂全身。每日早、晚各1次,连续3日,第4日洗澡更衣,开水烫洗及晾晒席被,此为1疗程。一般治疗1~2个疗程,停药后观察1周左右,如无新发皮损出现,即为痊愈。

(2)中药药浴疗法:艾叶、川椒、千里光、地肤子、明矾、苦参、大黄、藿香各30g,每日1剂,煎水待温。沐浴后,用煎煮的中药温水反复外洗全身,重点部位多洗,连续4日为1疗程,每日及时消毒衣物。

观察1周,未愈者可行第2个疗程治疗。

(3)西药涂擦疗法:硫黄是治疗疥疮的特效药,小儿用5%～10%硫黄软膏;成人用10%～15%硫黄软膏;或林旦乳膏自颈部以下将药均匀擦全身,无皮疹处亦需擦到。成人一次不超过30g。擦药后24h洗澡,同时更换衣被和床单。首次治疗1周后,如未痊愈,可进行第2次治疗。25%苯甲酸苄酯乳剂杀虫力强,刺激性低,每日外用搽药1～2次,2～3d为1个疗程。挪威疥的患者可予角质剥脱剂去除痂皮后应用三氯苯醚菊酯霜、硫黄软膏外涂治疗。

(五)其他治疗

(1)物理治疗:疥疮结节必要时可液氮冷冻或手术切除。

(2)注射治疗:疥疮结节可给予局部外用或皮损内注射糖皮质激素。

九、名医病案

张某,男,15岁,1999年4月15日就诊。

病史:全身有针帽尖至扁豆大小的红色小丘疹,尤以双手指缝及腋下部、两侧大腿内上侧为重。伴有大量的抓痕、血痂,在阴囊部位有扁豆至黄豆大小红褐色半球形炎性硬结节共5个。自觉剧痒,夜间尤甚,家中数人均患此症。

中医病名:疥疮。

西医病名:疥疮。

中医证型:湿热蕴结证。

治疗法则:杀虫止痒,燥湿解毒。

临证处方:百部、鹤虱、使君子、苦楝皮、吴茱萸、三棱、莪术、黄芩、黄连、黄柏各15g,硫黄、白矾、滑石、丹参各20g。每天1剂,水煎洗浴。

二诊:7d后患者皮损大部分消失,阴囊部位疥疮结节剩余2个,如扁豆大小。上方去黄芩、黄连,用3剂,诸症消失。其家人亦用上方,每人每天1剂,7d后均痊愈。(摘自《新中医》)

十、预防调摄

(1)注意个人卫生,宜勤洗澡,勤换衣服。

(2)发现患者及时隔离治疗,常洗晒被褥。

(3)患者衣物等需煮沸消毒杀灭疥螨虫卵。

(4)家庭集体住宿中同病患者要同时治疗。

(5)加强卫生宣传,对公用衣被定期消毒。

【学习寄语】

医之良,在工巧神圣;医之功,在望闻问切;医之学,在脉药方症。

——清·陈清淳《习医规格》

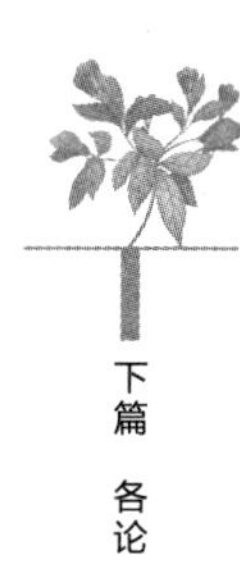

第二节 虫咬伤

一、疾病概述

(1)疾病定义:虫咬伤是指被螨虫、蚊、蠓、臭虫等叮咬或蜂蜇伤造成的物理损伤,或者其分泌液引起皮肤炎症或变态反应。

(2)临床特点:叮咬处出现丘疹、风团、水肿性红斑、水疱、丘疱疹等,中间可见针头大叮咬痕迹,散在分布或数个成群,可发生于身体各部位,并伴有不同程度的瘙痒、刺痛感。在某些情况下,毒液的释放会导致严重的全身反应,包括自主神经不稳定、神经毒性和器官衰竭。急性过敏反应的发展可迅速致命,最常见的原因是血管水肿或循环衰竭。本病多见于夏秋温热潮湿季节,皮损多发生于暴露部位,婴幼儿及青少年多见。

(3)中医别名:恶虫叮咬。

(4)西医病名:虫咬皮炎。

二、病因病机

1. 热毒蕴结

禀赋不耐,起居不慎,毒虫叮咬,虫毒蕴于肌肤而化热,热毒蕴结,正邪交争,毒邪入营血,或侵蚀筋脉,或累及脏腑,则皮损严重,并有全身中毒反应。

2. 虫毒侵袭

人体皮肤被毒虫叮咬,毒液侵入体内;或接触虫体的毒液及有毒毛刺,虫毒侵入肌肤,与气血相搏而发病。

三、临床表现

本病可因不同虫叮咬造成各种皮损。螨虫叮咬:水肿性风团样丘疹、丘疱疹或瘀斑,其中央有小水疱或瘀点。重者皮疹泛发全身,可出现头痛、发热、乏力、恶心等全身症状,个别可出现哮喘、蛋白尿、血中嗜酸性粒细胞增高。蚊虫叮咬:皮损反应因人而异,可毫无反应,或在皮肤上出现丘疹、红斑、风团,皮损中央可有瘀点,瘙痒明显。婴幼儿可在叮咬处出现血管性水肿。病程短,一般2~3日可消退。蠓虫叮咬:皮损多见于下肢、小腿、足背等暴露部位,叮咬后局部起瘀点或水肿性红斑,继而可演变为风团,间可见水疱,奇痒难忍。臭虫叮咬:皮损多见于腰、臀、肩、踝等受压部位,叮咬后可出现丘疹、红斑、风团、水疱或瘀斑,一只臭虫可连续叮咬多处,皮疹排列可呈线状,瘙痒剧烈。蜂类蜇伤:蜇伤处即有明显的烧灼、疼痛、瘙痒感,随后出现潮红肿胀,中心有瘀点,可见毒刺,甚者水疱、大疱,偶可

坏死。若群蜂蜇伤,可发生大面积的皮肤肿胀,伴头晕、发热、恶心、呕吐等,严重者可晕厥。

四、看图识病

见附录:图99、图100。

五、辅助检查

(1)皮肤电镜检查:对疑似蜂蜇伤患者,可用皮肤镜直接检查,或以透明胶纸粘贴皮疹后用低倍显微镜检查,找到毒刺可确诊。

(2)血液常规检查:部分患者血常规检查出现淋巴细胞增多,C反应蛋白升高等。

六、诊断要点

1.好发季节

多见于春夏季节。

2.好发部位

好发于皮肤暴露部位。若躯干部皮损多发,则应检查衣服、卧具上是否有致病的虫类,如跳蚤、虱子、臭虫、螨虫等。

3.皮损特点

皮损主要以红色风团样丘疹为主,或为风团样红斑块,中心有小丘疹、小水疱、瘀点,甚至出现豆大水疱,搔抓后可引起糜烂,继发感染,皮损散在分布,常不对称。

4.自觉症状

剧烈瘙痒,可伴灼热疼痛。

5.全身症状

一般无全身症状,严重者可有发热恶寒、胸闷、呼吸困难等全身中毒症状。

6.疾病预后

预后良好,可以治愈。

七、鉴别诊断

(1)虱疮:主要表现为头皮、躯干或会阴部位皮肤瘙痒及血痂,指缝无皮疹,在发病部位可找到虱虫或虫卵。

(2)疥疮:主要表现为指缝及身体屈侧皮肤薄嫩部位出现丘疱疹、隧道,瘙痒剧烈,遇热及入夜尤甚,皮损处可找到疥螨。

(3)瘾疹:发病突然,皮肤出现红色或苍白色风团,时隐时现,消退迅速,不留痕迹,以后又成批发生。其中风团时起时消、发无定处是主要鉴别点。

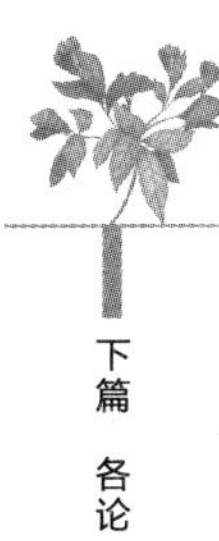

八、辨证治疗

（一）中医治疗

热毒蕴结证

主症：皮疹泛发，红肿成片，水疱较大，严重者溃疡，瘙痒剧烈或痒痛相兼，局部臖核肿痛；伴畏寒、发热、头痛、恶心、胸闷；舌质红，苔黄，脉数。

治法：清热解毒，消肿止痛。

方剂：五味消毒饮合黄连解毒汤加减。

处方：金银花20g，野菊花15g，蒲公英15g，紫花地丁15g，紫背天葵子15g，黄连10g，黄芩10g，黄柏10g，栀子10g。发于下肢者，加忍冬藤、紫草根、茜草根凉血解毒；瘙痒剧烈者，加地肤子、白鲜皮、苦参、乌梢蛇等祛风燥湿止痒；水疱甚者，加茯苓皮、冬瓜皮、白术等健脾利水；大便秘结者，加槟榔、芒硝、大黄通腑泄热。恶寒发热重者，加荆芥、柴胡；关节肿痛者，加络石藤、豨莶草、半边莲。

（二）西医治疗

（1）抗组胺药：瘙痒明显可口服抗组胺药，如赛庚啶片，4mg/次，3次/日；或扑尔敏片，4mg/次，3次/日；或氯雷他定片，10mg/次，1次/日；或西替利嗪片，10mg/次，1次/日。

（2）抗细菌药：继发感染者可应用抗生素。如口服红霉素片，0.5g/次，3次/日。

（3）激素类药：皮损广泛、过敏反应重者可短期口服地塞米松片，10mg/次，3次/日。若出现过敏性休克及严重中毒反应者，应迅速抢救，成人皮下注射0.1%肾上腺素0.5ml，必要时15min后重复此剂量，并静脉注射地塞米松或氢化可的松。

（4）支持治疗：出现肌肉痉挛者可用10%葡萄糖酸钙10 ml加入25%～50%葡萄糖液20ml内，缓慢静注，可静脉补液以促进毒物排泄，同时应注意维持水、电解质和酸碱平衡。

（三）成药治疗

（1）季德胜蛇药片：清热解毒，消肿止痛。适用于恶虫叮咬患者。

（2）连翘败毒丸：清热解毒，消风散肿。适用于恶虫叮咬患者。

（四）外用治疗

（1）中药溻渍疗法：初起红斑、丘疹、风团等皮损，可选用三黄洗剂敷洗患处；红肿痒痛剧烈者，可用季德胜蛇药片或片仔癀研末，水调敷于患处；水疱破溃红肿糜烂，可用马齿苋煎剂湿敷，再用青黛散油剂涂抹。

（2）西医对症治疗：蜂蜇伤后应首先检查是否有毒刺残留在皮肤内，若有则用镊子拔出，再用吸引器将毒汁吸出，随后局部外用10%氨水或5%～10%碳酸氢钠溶液冷湿敷。胡蜂蜇伤后应用弱酸性溶液外敷。

九、名医病案

张某，女，18岁，1998年7月16日初诊。

病史：自述3d前蚊子叮咬后出现红色丘疹，瘙痒难忍，由于抓挠后呈片状红肿，并有疼痛感。曾

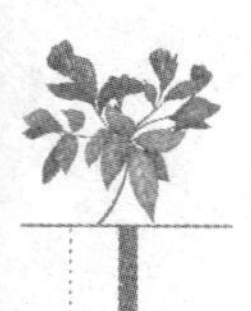

用清凉油、风油精外涂,疼痛更甚。

诊查:两膝关节以下皮肤满布红色丘疹,部分皮肤呈大片红肿,个别丘疹有黄色分泌物。脉浮滑数,舌质红赤。

中医病名:虫咬伤。

西医病名:虫咬皮炎。

中医证型:虫毒生风,浸淫营血。

治疗法则:清热解毒,祛风凉血。

临证处方:荆芥10g,防风10g,黄芩10g,牛蒡子10g,知母10g,生石膏30g,生大黄8g,生甘草10g,生姜3g,葱白5g为引。

二诊:服4剂后,丘疹退去大半,但痛感明显,上方加入徐长卿10g,苦参10g。

三诊:服5剂后丘疹全部消退,痒痛已除。后嘱病人多喝三瓜汤即冬瓜、丝瓜、黄瓜熬制成汤,以消余毒。(摘自《名中医治疗难治性皮肤病性病》)

十、预防调摄

(1)注意个人防护及职业防护,保持环境卫生。

(2)昆虫叮咬时,立即将其掸落,勿拍打虫体。

(3)儿童户外活动应涂防蚊虫叮咬药或护肤品。

(4)饲养宠物应注意清洁卫生,尽量防治传染。

(5)高度过敏体质者随身携带肾上腺素急救药。

【学习寄语】

医贵乎精,学贵乎博,识贵乎卓,心贵乎虚,业贵乎专,言贵乎显,法贵乎活,方贵乎纯,治贵乎巧,效贵乎捷,知乎此,则医之能事矣。

——清·赵濂《医门补要》

第三节 虱 疮

一、疾病概述

(1)疾病定义:虱疮是一种由于虱虫寄生于人体后叮咬皮肤所引起的瘙痒性传染性皮肤病。

(2)临床特点:皮损以丘疹、抓痕、血痂为主要表现,常在毛发根处发现虱虫,并伴有明显的瘙痒,多在家庭及性伴之间传播。

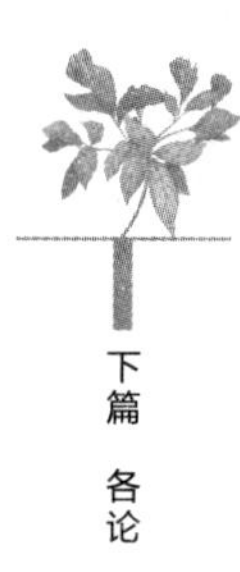

(3)中医别名:头虱、体虱、阴虱。

(4)西医病名:虱病。

二、病因病机

1.湿热蕴结

起居不慎,感染虱虫,虫毒湿浊之气郁滞于毛发、肌肤所致。

2.虫毒侵袭

因洗浴不勤,内衣毛发污浊,虱虫寄生,积湿化热而成疮;或因接触染虫,或交媾不洁染虫,虱虫寄生,虱咬肌肤,虫毒浸淫而瘙痒、生疮。

三、临床表现

本病可因虱虫感染部位产生不同临床表现。头虱病:多见于妇女和儿童,虱虫及虫卵常黏附于头皮毛发根处,尤以枕后及耳后多发。皮损多为红斑、丘疹,瘙痒剧烈,搔抓破皮后可出现渗液、结痂,甚至化脓,头发可粘结成束状,散发恶臭,继发感染时可引起附近淋巴结肿痛。体虱病:皮损多见于躯干部,虱虫及虫卵常藏匿于内衣及被褥的褶皱当中。身体多毛者,也可在体毛上发现。皮损多为红斑、丘疹、风团,中央常有叮咬后的出血点,由于瘙痒明显,常伴有抓痕及血痂。病情日久,皮肤可发生苔藓样变及色素沉着。阴虱病:多见于成人,与性接触有关,性伴常同患此病。主要发生于外阴部位,虱虫可黏附于阴毛根部,偶可侵犯腋毛、睫毛、眉毛。皮损多为丘疹、抓痕、血痂,或有糜烂、渗液,自觉瘙痒难忍。过度搔抓继发感染时,可引起毛囊炎、疖及臀核肿痛。

四、看图识病

见附录:图101、图102。

五、辅助检查

皮肤电镜检查:夹取毛发根部棕褐色附着物置于载玻片上,滴加10%的氢氧化钾溶液,略加热后可在显微镜下发现虱虫及虫卵。

六、诊断要点

1.传染途径

通过人与人之间直接传播,亦可通过被褥、衣帽等物品间接传播。

2.发病历史

患者常有一定的接触或传染史。

3.好发部位

好发部位出现特征性皮损并伴有局限性瘙痒症状。肉眼或显微镜下发现虱虫或虫卵,即可确诊。

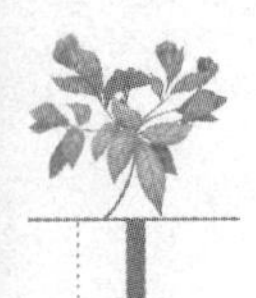

4.皮损特点

头虱疮叮咬处有红斑、丘疹、血痂,瘙痒剧烈。检查可见虱卵黏附于发干。体虱疮躯干部可见红斑、丘疹、风团样斑块,以及抓痕、血痂、瘙痒。在衣缝、内衣衣领、裤腰、裤裆处常可找到虱子或虱卵。阴虱疮通过性接触传染。阴部皮肤瘙痒,可见抓痕、血痂,患者内裤上常有点状污褐色血迹,为阴虱吸血处出血所致。检查在阴毛可见灰白色虱卵,阴毛根部可见黑点。

5.自觉症状

剧烈瘙痒,可伴灼热疼痛。

6.伴随症状

可因搔抓引起疖病、淋巴结肿大,以及湿疹样变。

7.疾病预后

预后良好,可以治愈。

七、鉴别诊断

(1)头癣:为皮肤癣菌侵犯头皮、毛发引起的慢性传染性皮肤病。头皮鳞屑通常较厚,可引起脱发。真菌镜检有助于诊断。

(2)风瘙痒:主要症状为瘙痒,无明显原发性皮肤损害。可见由于搔抓造成的抓痕、血痂等,无传染性及好发部位。

(3)疥疮:特有的隧道及丘疱疹和水疱,发于皮肤薄嫩及皱褶处,指缝是最主要发病部位,奇痒无比,阴囊可见结节。其中指缝皮疹、隧道、阴囊结节是主要鉴别点。

八、辨证治疗

(一)中医治疗

1.热毒蕴结证

主症:皮损多为红斑、丘疹、风团、抓痕、血痂,或有糜烂、渗液,中央常有叮咬后的出血点,由于瘙痒明显,常伴有抓痕及血痂。过度搔抓继发感染时,可引起毛囊炎、疖及臖核肿痛。伴畏寒、发热、头痛、恶心、胸闷;舌质红,苔黄,脉数。

治法:清热利湿,凉血解毒。

方剂:黄连解毒汤加减。

处方:金银花20g,菊花10g,大青叶30g,地丁20g,天葵子15g,黄连9g,黄芩10g,黄柏10g,栀子10g,地肤子10g,白鲜皮10g,苦参30g。发于下肢者,加忍冬藤、紫草根、茜草根凉血解毒;瘙痒剧烈者,加乌梢蛇等祛风燥湿止痒;水疱甚者,加茯苓皮、冬瓜皮、白术等健脾利水。

2.热重于湿证

主症:局部可见叮咬处小斑点或丘疹,瘙痒、皮肤潮红,或轻度肿胀、抓痕、血痂,反复搔抓后出现糜烂、渗液、脓疱,伴身热口渴、心烦,大便秘结,小便短赤,舌质红,苔薄黄,脉弦数或滑数。

治法:清热泻火利湿。

方剂:龙胆泻肝汤加减。

处方:龙胆草30g,栀子10g,黄芩15g,柴胡10g,生地黄15g,车前子10g,泽泻10g,木通10g,苦参30g,百部10g,白鲜皮15g,甘草6g。

3.湿重于热证

主症:病程较长,局部可见叮咬处小斑点或丘疹,皮肤轻度潮红、瘙痒,搔抓后糜烂,渗液较多,伴有纳食不香,四肢疲乏无力,大便不干或溏,小便清长,舌质淡,苔白或白腻,脉滑或弦滑。

治法:健脾利湿,佐以清热。

方剂:除湿胃苓汤加减。

处方:苍术10g,厚朴10g,陈皮10g,猪苓20g,泽泻10g,赤茯苓10g,白术15g,滑石20g,防风10g,栀子15g,木通10g,白鲜皮15g,苦参10g,甘草10g。

(二)西医治疗

(1)抗组胺药:瘙痒明显可口服抗组胺药,如赛庚啶片,4mg/次,3次/日;或扑尔敏片,4mg/次,3次/日;或氯雷他定片,10mg/次,1次/日;或西替利嗪片,10mg/次,1次/日。

(2)抗细菌药:继发感染者可系统应用抗生素。如口服罗红霉素片,150mg/次,2次/日。

(三)成药治疗

(1)消风止痒颗粒:消风清热,除湿止痒。适用于皮肤瘙痒患者。

(2)润燥止痒胶囊:养血滋阴,祛风止痒。适用于皮肤瘙痒患者。

(四)外用治疗

(1)对症外涂治疗:头虱先剃去头发然后搽药,女性患者用密篦子将虱和虱卵篦尽再涂药。外用50%百部酊搽遍头发,每日2次,第三天用热水肥皂洗头;或用毛巾浸透百部溶液敷于头部,再戴上浴帽保持药效30min,每日2次。彻底消毒用过的梳、篦、帽子、头巾及枕套等。体虱外涂25%百部酊,每日2次,衣被煮沸消毒。阴虱剃除阴毛后,用百部溶液外洗、湿敷,每日2次;或外涂50%百部酊、10%硫黄软膏,每日2次。

(2)其他外用治疗:γ-666有杀灭阴虱成虫和虫卵的作用,使用方法是将该药涂于患处,8h后洗净药物,观察3～5d,如未愈,可重复治疗1次,该药禁用于孕妇、儿童、患处大片表皮脱落和阴囊上有多个皮损者;或马拉硫磷洗剂,有杀灭阴虱成虫和虫卵的作用,使用方法是将该药涂于患处,8～12h后洗净;或扑灭司林,用该药对感染部位充分洗涤完10min后,再用温水慢慢洗净,观察7～10d,如未愈,可重复治疗1次;或25%苯甲酸苄酯乳剂外用,应隔天洗浴,并于1周后重复1次。

九、名医病案

林某,女,31岁,1984年6月26日初诊。

病史:自述5d前阴部皮肤瘙痒,患者内裤上常有点状污褐色血迹,瘙痒难忍,抓挠后呈片状红肿,并有疼痛感。曾服用扑尔敏片,瘙痒未减。

诊查:在阴毛可见灰白色虱卵,阴毛根部可见黑点。舌质红,脉浮滑数。

中医病名:阴虱。

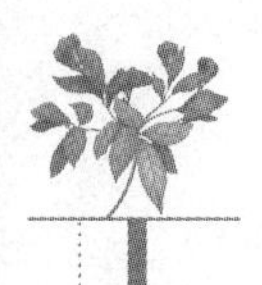

西医病名：虱病。

中医证型：虫毒侵袭，浸淫营血。

治疗法则：清热解毒，杀虫止痒。

临证处方：黄柏10g，栀子10g，地肤子10g，白鲜皮10g，苦参30g，荆芥10g，防风10g，黄芩10g，牛蒡子10g，知母10g，生甘草10g。刮掉阴毛，同时外用疥得治软膏。

二诊：服3剂后，瘙痒退去大半，再加入徐长卿10g，苦参30g，刺蒺藜10g。刮掉阴毛，同时外用疥得治软膏，每日2次。

三诊：服7剂后丘疹全部消退，痒痛已除。后嘱病人外用疥得治软膏，每日2次。以消余毒。（摘自《名中医治疗难治性皮肤病性病》）

十、预防调摄

（1）加强卫生宣传，对旅馆等公用衣被应定期清洗消毒。

（2）注意个人卫生，浴池、宾馆等场所自备毛巾、浴巾。

（3）发现患者应及时治疗隔离，阴虱患者应与性伴同治。

（4）虱病患者使用过的日常用品宜消毒，彻底杀灭虫卵。

【学习寄语】

方不在多，心契则灵；症不在难，意会则明。

——明·陈实功《外科正宗》

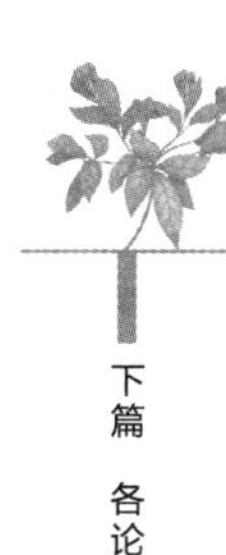

第十三章　结缔组织皮肤病

第一节　红蝴蝶疮

一、疾病概述

(1)疾病定义:红蝴蝶疮是一种自身免疫性结缔组织疾病。

(2)临床特点:以面部出现蝶形红斑,手臂等暴露部位皮肤出现红斑、脱屑、变薄、萎缩为临床特点,严重者可累及关节和全身脏腑。好发于15~40岁的女性,青少年时期发病率高,病情危笃,预后凶险。

(3)中医别名:赤丹、阴阳毒、鬼脸疮。

(4)西医病名:红斑狼疮。

二、病因病机

1.热毒炽盛

日晒和毒邪侵袭,入于肌肤经络,致热毒炽盛,燔灼营血,内侵脏腑所致。

2.阴虚内热

正邪抗争,耗气伤精,气阴两虚,外则肌肤失养,内则脏腑受损。

3.脾肾阳虚

病久阴损及阳,而致脾肾阳虚。

三、临床表现

本病为病谱性疾病,病谱的一端为盘状红斑狼疮,另一端为有内脏多系统累及并常有皮肤损害的系统性红斑狼疮。中间有很多亚型,如播散性盘状红斑狼疮、深在性红斑狼疮、亚急性皮肤型红斑狼疮、新生儿红蝴蝶疮、药物性红蝴蝶疮和抗核抗体阴性的系统性红斑狼疮等。临床常见的主要有盘状

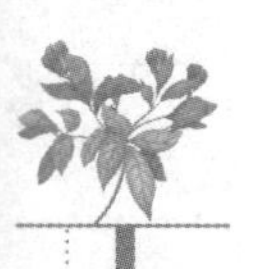

红蝴蝶疮、亚急性皮肤型红蝴蝶疮和系统性红蝴蝶疮。盘状红蝴蝶疮好发于面颊部，主要表现为皮肤损害，多为慢性局限性；亚急性皮肤型红蝴蝶疮好发于光照部位，可有不同程度全身症状；系统性红蝴蝶疮常累及全身多脏器、多系统，预后较差。

（1）盘状红蝴蝶疮：皮损多局限于面部，以两颊、鼻部或耳郭为主，头皮、黏膜也可受累，部分患者皮损甚至可泛发四肢、躯干。典型损害为扁平或微隆起的钱币大小红斑或斑块，呈蝶形分布，境界清楚，表面附有黏着性鳞屑和角质栓，剥离鳞屑，可有扩张的毛囊口。随着病情发展、红斑扩大，皮损中央逐渐出现萎缩、色素减退。发生于头皮的皮损，部分可导致永久性秃发。一般无自觉症状，少数患者可有低热、乏力、关节酸痛等症状。在日晒或劳累后病情可复发或加剧。

（2）亚急性皮肤型红蝴蝶疮：皮损好发于光照部位，如面部、颈前V型区、躯干和上肢伸侧等。丘疹鳞屑型初起为红色丘疹，逐渐扩大形成不规则的斑丘疹，上覆细薄鳞屑，呈银屑病样或糠疹样损害；环形红斑型为孤立或散在分布的水肿性红斑和斑块，逐渐扩大成环形、多环形，边缘隆起，内侧缘覆有细小鳞屑，中央消退后留有色沉和毛细血管扩张，或呈离心性环，环中央消退处又起新环。本型红蝴蝶疮常伴脱发、雷诺现象、网状青斑、甲周毛细血管扩张或瘀点，甚至关节痛、低热和肌痛等全身症状。

（3）系统性红蝴蝶疮：临床表现复杂，以面部蝶形红斑和广泛的内脏受累为特征，多数患者早期可出现长期低热和不同程度的关节痛。常出现皮肤黏膜损害，面部蝶形红斑为特征性皮疹，以鼻梁为中心，面颊对称分布的蝶形红斑，日晒后常加重。亦可见掌红斑和血管炎样皮损、狼疮发、雷诺症等表现。黏膜皮损主要表现为口腔溃疡；常出现系统损害，肾主要表现为肾炎或肾病综合征。初期出现蛋白尿、全身水肿，后期出现高血压和尿毒症，肾功能衰竭，预后较差。心血管以心包炎最为多见，出现心前区不适，可闻及心包摩擦音；心肌炎亦常见，表现为气短、疼痛、心动过速、心脏扩大，甚至心力衰竭。呼吸系统主要为胸膜炎和间质性肺炎，表现为咳嗽、咯白色泡沫样痰，严重者出现呼吸困难、胸痛，甚至呼吸衰竭。消化系统主要表现为食欲减退，恶心呕吐，腹痛腹泻，类似腹膜炎、肠炎。神经系统表现为头痛、癫痫样发作、意识障碍、定向障碍和多发性神经炎的症状。淋巴系统有局部或全身淋巴结肿大，以颈部、腋下淋巴结肿大为多见。血液系统表现为贫血、白细胞减少和血小板减少，肝脾肿大，肝功能异常。眼可出现结膜炎、角膜溃疡、视网膜出血、视神经乳头水肿等。

（4）本病呈慢性病程，病情迁延数年或更长。

四、看图识病

见附录：图103、图104。

五、辅助检查

（1）血尿常规检查：盘状红蝴蝶疮为白细胞减少，血沉增快，免疫球蛋白增高等；亚急性皮肤型红蝴蝶疮为白细胞、血小板减少，血沉增快，免疫球蛋白增高等；系统性红蝴蝶疮血常规检查常提示贫血、白细胞减少和血小板减少，尿液分析常见蛋白尿，血沉增快常提示病情处于活动期。

（2）免疫组化检查：盘状红蝴蝶疮少数患者抗核抗体阳性，滴度较低；亚急性皮肤型红蝴蝶疮为抗核抗体阳性，抗双链DNA抗体和抗 S_m 抗体阴性。Ro抗体和抗La抗体阳性；系统性红蝴蝶疮为免疫球

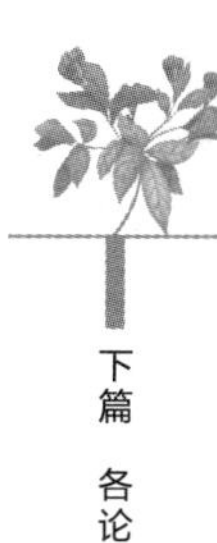

蛋白系列中IgG、IgM或IgA升高，蛋白电泳α_2或γ球蛋白升高，补体常降低；类风湿因子可出现阳性，肾脏受累时可有血肌酐水平上升，并可出现肝功能异常。

（3）组织病理检查：盘状红斑狼疮的组织病理表现为角化过度，毛囊口及汗孔角栓，颗粒层增厚，棘层萎缩，表皮突变平，灶性基底细胞液化变性，PAS染色能见基底膜增厚，真皮上部水肿，血管扩张及轻度红细胞外渗，尤以红斑水肿性皮损明显。在真皮血管和附属器周围有淋巴细胞为主的灶性浸润；系统性红斑狼疮的组织病理与盘状红斑狼疮相近，但炎症浸润较盘状红斑狼疮轻；系统性红斑狼疮早期红斑水肿性皮损组织病理变化不明显，有时基底细胞只见空泡变，有时表皮萎缩更明显，有时可见基底细胞液化和真皮乳头层水肿。有时在皮肤结缔组织、真皮毛细血管壁和表皮下基底膜带可见纤维蛋白样沉积物，呈深嗜伊红染色。

六、诊断要点

1.发病因素

自身免疫性。

2.好发年龄

好发于15～40岁的女性，青少年时期发病率高。

3.好发部位

好发于面部、手臂等暴露部位，严重者可累及关节和全身脏腑。

4.皮损特点

皮肤出现蝶形红斑、脱屑、变薄、萎缩。

5.全身症状

关节痛、低热和肌痛。

6.疾病病程

呈慢性病程，病情迁延数年或更长。

7.病程预后

预后较差。

七、鉴别诊断

（1）皮痹：早期表现以局部或弥漫性皮肤肿胀、变硬为主，以后出现萎缩，手指可呈腊肠样外观，发病部位可存在于全身任何地方，消化道、肺可受累，肾与心脏病变少见。而红蝴蝶疮早期表现多以面部和上肢等暴露部位的皮肤发红为主，日晒后症状加重。病情日渐发展严重，会累及多脏腑，尤以肾脏病变多见。

（2）肌痹：皮损早期表现为眼周紫红色水肿性斑片，四肢无力，皮损的加重与日晒无关，常伴有近端肌肉酸痛，会累及心脏，其他内脏病变少见，24h尿肌酸显著升高，部分患者伴有恶性肿瘤。而红蝴蝶疮以面部皮肤红斑为主，日晒后症状加重，常会累及脏腑，以肾脏病变多见。

（3）多形红斑：发病部位不同于红蝴蝶疮，好发于四肢末端、口及生殖器周围，在病理上表皮的炎

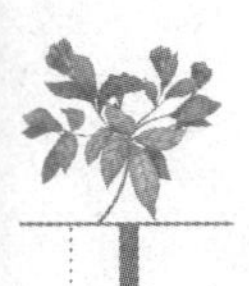

症明显，LBT检查IgG及C_3沉着于血管周围，荧光带阴性；亦无其他的自身抗体如ANA、dsDNA抗体等。

(4)多形性日光疹：表现多样化，可有红斑、丘疹、水疱，像湿疹皮炎，很痒；ANA阴性或低滴度阳性，LBT可部分阳性，炎症变化主要在表皮及血管周围，而SCLE炎症病变主要在附件周围。

八、辨证治疗

(一)中医治疗

1.热毒炽盛证

主症：面部蝶形红斑鲜艳，皮肤紫斑；伴高热、烦躁不安，头痛，口渴，大便秘结，小便短赤，或见神昏谵语、狂躁不安；舌质红绛或紫暗，苔黄腻或糙，脉洪数或细数。

治法：清热凉血，化斑解毒。

方剂：犀角地黄汤加减。

处方：水牛角30g，生地20g，芍药10g，丹皮10g。大便秘结者，加生大黄通腑泄热；小便短赤者，加猪苓、车前子清热利尿；神昏谵语者，加安宫牛黄丸或紫雪丹重镇安神；癫狂抽搐者，加天竺黄、钩藤、石决明、羚羊角息风止痉。

2.阴虚内热证

主症：红斑转暗，低热不退，口干唇燥，神疲乏力，耳鸣目眩，关节疼痛，自汗盗汗，头发稀疏，月经不调，小便短赤；或有胸闷心悸，夜难安眠；舌红苔少，脉弦细数。

治法：养阴清热，补益肝肾。

方剂：知柏地黄丸加减。

处方：黄柏10g，知母10g，生地黄20g，牡丹皮15g，山药20g，山茱萸10g，茯苓15g，泽泻10g，青蒿10g，地骨皮10g。关节疼痛者，加秦艽、威灵仙通络止痛；关节红肿明显者，加忍冬藤、红藤解毒通络；自汗盗汗者，加黄芪、煅牡蛎益气敛汗；夜寐不安者，加夜交藤、酸枣仁养血安神；头发稀疏者，加菟丝子、覆盆子补肾固发；月经不调者，加当归、益母草调经；心悸胸闷者，加丹参、瓜蒌、远志、五味子宽胸理气、凝神定志。

3.脾肾阳虚证

主症：红斑不显，面色㿠白，倦怠，形寒肢冷，下肢浮肿，重者全身浮肿，腹胀如鼓，纳呆，恶心，不能平卧；或面如满月，头发稀疏，月经量少或闭经；舌质淡胖或边有齿痕，苔白，脉沉细或濡细。

治法：温肾壮阳，健脾利水。

方剂：真武汤加减。

处方：熟附片10g，桂枝10g，白术15g，茯苓20g，山药20g，当归10g，甘草10g。脾虚甚者，加党参补气健脾；水肿甚者，加车前子、桑白皮利尿消肿；尿频不畅、夜尿较多者，加菟丝子、仙灵脾温阳利水；肿痛甚者，加制川乌、制草乌散寒止痛；月经量少或闭经者，加旱莲草、益母草、紫河车补肾调经。

(二)西医治疗

(1)抗疟药：可增强对紫外线的耐受性并有一定抗炎、免疫抑制作用，对多数患者有效。常口服氯

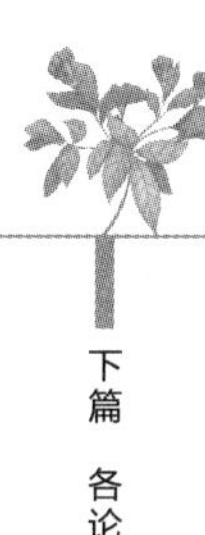

喹片，250mg/次，2次/日；或羟氯喹片，200mg/次，2次/日；或沙利度胺片，25mg/次，3次/日。一般服一月。长期服用者应定期进行眼科检查，注意其不良反应。

(2)糖皮质激素药：用于病情严重或单用抗疟药疗效不理想的患者，一般口服小剂量泼尼松片，10mg/次，3次/日，病情好转后缓慢减量。

(3)抑菌剂：口服氨苯砜片，200mg/次，2次/日。连用3～6个月。

(4)免疫抑制剂：用于重症或不宜用大剂量糖皮质激素者，特别是狼疮性肾炎患者。常用雷公藤多甙、环磷酰胺、硫唑嘌呤、环孢素等。

（三）成药治疗

(1)附桂八味丸：壮肾益阳。适用于脾肾阳虚证患者。

(2)龟鹿补肾丸：温肾壮阳，补益气血。适用于肾虚患者。

(3)昆明山海棠片：祛风除湿，舒筋活络，清热解毒。适用于红斑狼疮患者。

（四）外用治疗

(1)中药涂擦疗法：红斑处可外用黄连膏、白玉膏；新鲜溃疡面可外用生肌玉红膏等，每日1～2次。

(2)西药涂擦疗法：局部外涂肤轻松、氯氟舒松、去炎松、艾洛松、他克莫司等软膏。

（五）其他治疗

(1)换血治疗：对于具有严重脑和肾脏病变的SLE患者，可以用血浆置换疗法清除血液里的抗体，达到治疗效果。

(2)透析治疗：系统性红斑狼疮患者肾损害到后期需要透析治疗。

(3)移植治疗：系统性红斑狼疮患者肾损害到后期进行肾脏移植。

(4)冲击治疗：狼疮性肾炎和狼疮性脑病患者需加大剂量，常用泼尼松100～200mg/d，或甲基泼尼松龙冲击疗法，0.5～1.0g/d静滴，连续3d，病情控制后缓慢减量以免病情反跳，一般需维持数年甚至更长时间。

(5)针灸治疗：包括针刺、艾灸、耳针、穴位注射。

九、名医病案

赵某，女，31岁，1973年5月24日初诊。

病史：患者1年前发现在鼻背两侧有两小块红斑，未予重视，逐渐扩大至指头大，晒太阳后又有扩大之势。自觉心悸气短，身倦无力，伴有自汗。

诊查：鼻背两侧可见两片境界清晰黯紫红色斑片，约为2cm×3cm大小，略有脱屑，两颊亦有黄豆大小类似红斑，轻度萎缩。

中医病名：红蝴蝶疮。

西医病名：盘状红斑狼疮。

中医证型：肝郁伤脾，心脾两虚。

治疗法则：补养心脾。

临证处方：黄芪12g，炒白术9g，党参9g，当归9g，远志9g，莲子肉9g，炒枣仁12g，茯苓9g，木香3g，炙甘草6g，生姜3片，大枣7枚。

二诊：服上方7剂后，脸鼻红斑较前为淡，体疲乏力，心悸诸证略见好转。脉软滑，舌淡苔薄白。前方去枣仁加龙眼肉9g，白芍9g。

三诊：继服14剂后，鼻背部红斑色淡，皮肤渐趋萎缩，嘱继服前方。

四诊：患者回老家后继服前方14剂后病情稳定，鼻背红斑角化皮损已趋消退，左颊眉间留小片红斑萎缩性损害未全消退。有时尚感心悸气短。嘱可间断续服前方，并配合服人参归脾丸，以达全功。（摘自《现代名中医皮肤性病科绝技》）

十、预防调摄

(1)严格注意防晒，切忌用光感药物。

(2)生活规律，注意休息，避免劳累。

(3)注意营养，宜忌食酒等刺激食物。

(4)树立信心，宜避免诱发加重因素。

(5)积极采用中西医结合及激素治疗。

【学习寄语】

后生志学者少，但知爱富，不知爱学，临事之日，方知学为可贵，自恨孤陋寡闻。

——唐·孙思邈《千金翼方》

第二节　皮　痹

一、疾病概述

(1)疾病定义：皮痹是一种以皮肤和内脏组织胶原纤维进行性硬化为特征的结缔组织疾病。

(2)临床特点：以皮肤肿胀、硬化、萎缩为临床表现，严重者可累及脏腑。常以是否累及脏腑分为局限性和系统性两型。多发于中青年，女性发病率高于男性。

(3)中医别名：皮痹疽、痹证、血痹、肺痹。

(4)西医病名：硬皮病。

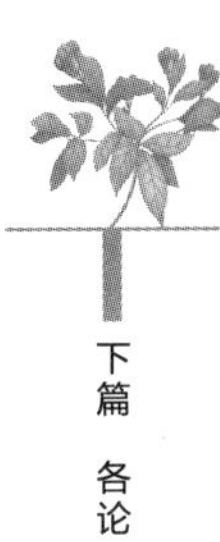

二、病因病机

1.脾肺不足

卫外不固，风寒湿邪外侵，客于肌腠，气血痹阻。

2.脾胃虚弱

脾失健运，气衰血少，气虚血瘀，肌肤失养。

3.脾肾阳虚

运化无权，气不化水，气血瘀滞，寒凝肌肤。

三、临床表现

本病可分为局限性和系统性。局限性皮痹好发于额部、胸前区、腹部和四肢等部位。早期为大小不一的淡红色水肿性斑片，逐渐扩大，数个月后皮肤硬化，中央略凹陷，呈淡黄色或象牙白色，表面光滑发亮，部分可呈羊皮纸样变；皮损形状不一，呈斑块状或线状。一般无明显自觉症状，病程缓慢。系统性皮痹除皮肤变硬外，常有指或趾缺血表现，伴有关节、肌肉、内脏多系统损害，一般可分为肢端型和弥漫性两种类型。肢端型占系统性皮痹的95%，病变主要发病在手足、面部，受累部位局限，病情变化较慢，内脏受累较轻，预后较好。弥漫型占5%，常有内脏系统损害，预后较差。肢端型皮痹初期可有低热、关节疼痛，瘙痒，全身不适，多伴有雷诺现象；皮损开始为非凹陷性水肿，以后肢端硬化、萎缩，有蜡样光泽，手指变细、强直、屈伸困难，可出现溃疡、坏死。面部皱纹消失，表情缺乏，口鼻变小，鼻尖锐似“鹰钩”，张口困难，口周呈放射状沟纹，眼睑闭合不全，耳轮变薄，呈假面具脸面容。口咽、外阴等黏膜可出现干燥萎缩。皮肤硬化自手部开始，继之累及前臂、面、颈、躯干。弥漫性皮痹初期可有低热、乏力、食欲减退、消瘦、关节痛等前驱症状，皮损多数由躯干开始，后累及四肢、面部，对称发生。皮损萎缩较肢端型轻，但病情进展迅速，常在很短时间内累及多个内脏器官，食管受累多表现为食管硬化变窄而出现吞咽困难、呕吐、反流性食管炎等；肺脏受累主要表现为肺间质纤维化而呼吸短促不畅；心脏受累主要是心肌损伤，以及心内膜、心包损害；肾脏发生硬化性肾小球肾炎，伴肾性高血压、氮质血症，重则出现急性肾功能衰竭。一般预后较差，可致死亡。临床上还可出现以皮肤钙质沉着、雷诺现象、指或趾皮肤硬化、毛细血管扩张、伴有食管病变等表现为特征者，称为CREST综合征，本病一般进展缓慢，内脏系统受累有限，病程缓慢，预后尚可。

四、看图识病

见附录：图105、图106。

五、辅助检查

(1)免疫组化检查：自身抗体系列中抗ANA、抗Scl-70为系统性硬皮病标志性抗体，抗着丝点抗体是CREST综合征的标记抗体。

(2)组织病理检查：皮肤病理变化主要发生在真皮胶原纤维和小动脉。临床水肿期主要为真皮内

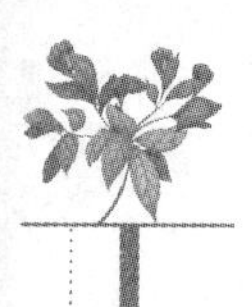

间质水肿,胶原纤维分离及真皮上层小血管周围以淋巴细胞为主的轻度浸润。临床硬化期主要为真皮中下层胶原纤维肿胀,血管周围淋巴细胞浸润逐渐消退,小血管及胶原纤维周围酸性黏多糖增加。临床萎缩期进而发展至血管内膜增生、管壁增厚、管腔变窄甚至闭塞,胶原纤维均质化、增生、肥厚,而弹力纤维减少。晚期为表皮萎缩,附属器减少或消失。

(3)免疫荧光检查:临床正常皮肤表皮细胞核有IgG沉积,呈斑点型或颗粒型。

六、诊断要点

1.发病因素

自身免疫性。

2.前驱症状

低热、乏力、食欲减退、消瘦、关节痛。

3.好发年龄

多发于中青年,女性发病率高于男性。

4.好发部位

好发于额部、胸前区、腹部和四肢等部位。

5.皮损特点

皮肤肿胀、硬化、萎缩。

6.自觉症状

发病初期一般无明显自觉症状,病程缓慢。

7.伴随症状

伴有关节、肌肉、内脏多系统损害。

8.疾病病程

一般进展缓慢,内脏系统受累有限,病程较长。

9.病程预后

预后尚可。

10.诊断指标

自身免疫系列中ANA、抗Scl-70抗体、抗着丝点抗体阳性。

七、鉴别诊断

(1)雷诺病:有肢端苍白、青紫、疼痛等症状,少有皮肤硬化及内脏损害。

(2)黏液水肿性苔藓:皮肤弥漫性浸润肥厚,呈硬皮病样改变,但能活动和捏起,可见丘疹或斑块。

(3)成人硬肿病:皮肤呈棕黄色弥漫性肿胀发硬,开始于头面及颈部,对称向肩部及躯干上部发展,下肢及手足少累及,不萎缩,无雷诺现象及内脏损害,大部分可自然消退。

(4)嗜酸性筋膜炎:为皮肤深筋膜炎症所致的具有硬皮病样表现的结缔组织病,皮损好发于四肢,亦可累及躯干。面及指或趾一般不发病,患处皮肤呈橘皮状,可发生结节,血及骨髓中嗜酸性粒细胞显著增高。

(5)皮肌炎:虽然有雷诺现象、皮肤硬化、皮下钙质沉着,但有以上眼睑为中心的紫红色水肿性斑片,并有Gottron症及甲皱襞暗红斑及瘀点。有明显肌无力,24h尿肌酸或肌酸磷酸激酶中一项增高。

(6)新生儿硬化症:是新生儿受寒冷后发生广泛性皮下脂肪凝固硬化。多见于早产儿和体虚的新生儿,皮损为白色或青紫色硬化斑,对称分布,表面光滑,有蜡样光泽。病变多先见于下肢、臀部,特别是腓肠肌部位,再发展至全身。体温、呼吸、脉搏较正常新生儿低。

(7)硬化萎缩性苔藓:初起为多数珍珠样或象牙样光泽白色坚实小丘疹组成的斑块,表面有扩张的毛囊口。后期斑块形成白色萎缩。好发于脐部、乳房及躯干。

八、辨证治疗

(一)中医治疗

1.脾肺不足证

主症:皮肤呈斑块状或条索状,肿胀坚硬,蜡样光泽,捏之不起,伴怕风怕冷、口干欲饮,舌质暗,舌体胖,苔白,脉缓。相当于局限性硬皮病。

治法:益肺健脾,祛风除湿,和血通络。

方剂:独活寄生汤合桃红四物汤加减。

处方:党参10g,茯苓20g,黄芪20g,白术20g,当归10g,赤芍15g,丹参15g,川芎10g,红花10g,桃仁10g,桑寄生20g,秦艽10g,独活10g,甘草10g。风寒较重者,加紫苏、桂枝疏风散寒;风湿为甚者,加五加皮祛风湿,通经络。

2.脾胃虚弱证

主症:倦怠乏力,面色萎黄,皮肤板硬,吞咽困难,胃脘胀闷,腹胀便溏,舌淡苔白,脉濡弱。

治法:益气健脾祛湿。

方剂:参苓白术散合四物汤加减。

处方:党参10g,白术20g,薏苡仁30g,陈皮10g,山药20g,茯苓20g,木香10g,砂仁10g,当归10g,赤芍10g,白芍10g,川芎10g,甘草10g。咳嗽、胸闷、气促、痰湿壅肺者,加半夏、浙贝母、百部、紫菀化痰止咳。

3.脾肾阳虚证

主症:周身皮肤板硬,手足尤甚,鼻尖耳薄,面无表情,口小唇薄,舌短不伸,面色白,腰酸耳鸣,畏寒肢冷,便溏溺清,男子滑精阳痿,妇女月经不调,舌体胖淡,苔白,脉沉细。

治法:温肾健脾,和营通络。

方剂:右归饮合十全大补丸加减。

处方:附子10g,鹿角胶10g,桂枝10g,杜仲10g,熟地黄10g,山茱萸10g,山药20g,炙黄芪20g,党参10g,白术20g,炙甘草10g,当归20g,川芎10g,鸡血藤20g。脾阳不足者,加白豆蔻、黄芪益气助阳;肾阳虚显著者,加杜仲、巴戟天温补肾阳;大便溏泄者,加干姜、人参温中补虚;五更泻者,合四神丸固肠止泻。

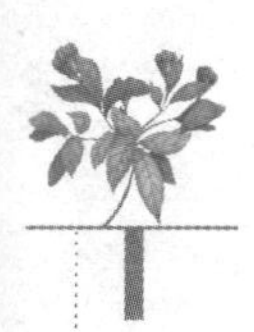

（二）西医治疗

（1）糖皮质激素药：口服泼尼松片，10mg/次，3次/日，病情好转后缓慢减量。早期使用有肯定疗效，能改善关节症状，减轻皮肤水肿、硬化及全身症状，特别在雷诺现象及早期水肿炎症期效果较好，病情控制后递减。

（2）抗硬化药：口服秋水仙碱片，1.5mg/次，1次/日，减轻皮肤硬化、缓解动脉痉挛有一定疗效；或D-青霉胺片，0.25g/次，4次/日，维持量为300～600mg/d。

（3）雷诺现象治疗：口服钙通道阻滞剂硝苯地平40mg/d，可减少血管痉挛发作；或苯氧苄胺，30mg/d，而后减量使用；或哌唑嗪3mg/d；或α-甲基多巴，1～2mg/d也有帮助；皮下钙化伴溃疡用曲安奈得20mg/mL，4～8周皮损内注射1次有效。

（4）血管紧张素转化酶抑制剂：卡托普利或其他抗高血压药物可逆转血管和肾脏的危象而显著改善病情。部分严重患者可用硫唑嘌呤或环磷酰胺治疗。

（5）抗细菌药：手指溃疡需局部清创、油纱布包扎，可同时口服抗生素。如红霉素片，0.5g/次，3次/日。

（三）成药治疗

（1）尪痹丸：温补肾阳，搜风剔邪，尪痹通络。适用于关节疼痛、红肿热痛、屈伸不利、肌肉疼痛、瘦削或僵硬、畸形的皮痹患者。

（2）归脾丸：益气健脾，养血安神。适用于心脾两虚、气短心悸、肢倦乏、食欲不振的皮痹患者。

（3）十全大补丸：温补气血。适用于气血两虚、面色苍白、四肢不温的皮痹患者。

（4）桂附地黄丸：温补肾阳。适用于肾阳不足、腰膝酸冷的皮痹患者。

（5）全鹿丸：补肾填精，益气培元。适用于阳虚、腰膝酸软、畏寒肢冷、肾虚尿频的皮痹患者。

（6）阳和丸：温经回阳，活血通络，散寒燥湿。适用于寒冷的皮痹患者。

（四）外用治疗

（1）中药蜡疗疗法：红花60g，桂枝60g，艾叶30g，细辛10g研磨成末后，浸入滚烫的蜡液中30min后，待蜡液温度为55℃～60℃时，制为蜡饼敷于患处或直接刷涂于患处，冷却后去除。每日1次，10次为1疗程。

（2）中药熏蒸疗法：选用大黄、桂枝、川芎、细辛、苏木、红花、肉桂、透骨草、艾叶、伸筋草、徐长卿等中药煎煮，浸泡或熏洗患处。每次20～30min，每日1次，10次为1疗程。

（3）中药热熨疗法：川楝子、椒目等食盐炒后用布包裹，趁热烫熨患处，适用于寒证为主的皮损。每日2次，每次15min，10日为1疗程。

（4）中药按摩疗法：红花60g，白酒250ml，浸泡1周后，取药酒于患处按摩。

（5）西药涂搽疗法：斑状硬皮病早期，可外用糖皮质激素软膏。

（五）其他治疗

（1）针刺治疗：取阿是穴及皮损处经脉循行的邻近穴位，以毫针刺入，阿是穴针距1～2cm，留针30min，皮损处邻近穴位行提插泻法，力使针感传至皮损处，每日1次，10次为1疗程。

（2）注射治疗：丹参注射液或当归注射液2ml，取双侧足三里或手三里穴位注射。每穴1ml，每周

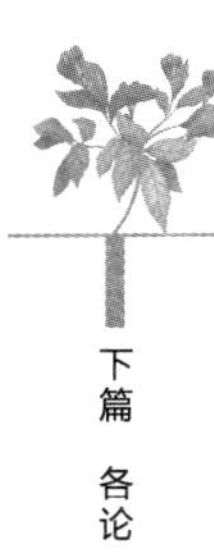

1～2次，10次为1疗程。

（3）艾灸治疗：根据病情选择施灸部位，采用直接灸，每日1次，每次15～30min；或间接灸方式，每日1次，每次3～7壮，10次为1疗程。

（4）物理治疗：如UVA-1治疗已被证实是一种有效的治疗系统性硬皮病的手段。

（5）其他治疗：全身放射治疗、造血干细胞移植等。

九、名医病案

吴某，男，42岁，1971年7月20日初诊。

病史：右小腿有一块皮肤发硬，色淡红，已有4个多月。2月间发现右小腿下方有一块皮肤发硬，色淡红，有时稍痒，小腿有时抽筋，范围逐渐扩大。曾经在某医院诊断为“局限性硬皮病”，经治疗无效。现纳食不香，便溏泻，夜寐不安，失眠多梦，全身无力。

诊查：右小腿伸侧中1/3处有一块约7cm×8cm大小之硬皮，右侧足背有一块约4cm×6cm大小之硬皮，色淡红，表皮有蜡样光泽，触之坚实，皮肤之毛囊脱落，皮损四周可见毛细血管扩张。舌质淡红，苔薄白，脉沉细而弱。

中医病名：皮痹。

西医病名：局限性硬皮病。

中医证型：脾肾阳虚，气血两亏。

治疗法则：补肾养血，益气健脾，温经通络。

临证处方：全当归9g，党参15g，黄芪30g，川芎9g，白术15g，茯神9g，龙眼肉15g，远志9g，桂枝9g。外用黑色拔膏棍，加温外贴包紧。黑色拔膏棍：鲜羊蹄根梗叶（土大黄）60g，大枫子60g，百部60g，皂刺60g，鲜凤仙花30g，羊踯躅花30g，透骨草30 g，马钱子30g，苦杏仁30g，银杏30g，蜂房30g，苦参子30 g，山甲15g，川乌15g，草乌15g，全蝎15g，斑蝥15g，全头蜈蚣15条。将香油4000ml，生桐油1000ml倾入铁锅内，浸泡上药后，文火炸成深黄色，离火后过滤；再将药油置武火熬炼至滴后成珠（温度大约240℃左右），然后下丹。500ml药油加樟丹300g，药面（白芨面30g，藤黄面、轻粉各15g，硇砂面30g）90g，松香60g。

二诊：服上方2周后，失眠情况好转，饮食稍增，局部皮损色转淡粉红，周围粉红晕渐退，全身疲乏已好转。按前方加鹿角霜6g，菟丝子15g，补骨脂15g。外用药同前。

三诊：继服2周后，局部皮肤蜡样光泽消失，接近正常皮肤色，触之柔软，有皮纹出现，并见新生之毳毛，症获显效。（摘自《现代名中医皮肤性病科绝技》）

十、预防调摄

（1）早期症状轻，易被忽视，宜重视。

（2）早期发现，及早诊断，及时治疗。

（3）注意保暖，避免受寒，预防感冒。

（4）忌食寒凉性食物，多食营养食品。

(5)多食高蛋白食物及新鲜水果蔬菜。

(6)避免精神过度紧张,宜树立信心。

【学习寄语】

夫以利济存心,则其学业必能日造乎高明;若仅为衣食计,则其知识自必终囿于庸俗。

——清·叶天士《临证指南医案》

第三节　肌　痹

一、疾病概述

(1)疾病定义:肌痹是一种累及皮肤和肌肉的自身免疫性结缔组织病。

(2)临床特点:以眼睑紫红色水肿性斑疹,指关节对称性紫红色扁平丘疹为临床特征。典型表现为对称性近端肌无力、肿胀、疼痛。颈咽部、心肺、关节等均可受累。可发于任何年龄,但以40~60岁多见,可伴恶性肿瘤。男女患者之比约为1:2。

(3)中医别名:肌肤痹、五体痹、众痹、周痹。

(4)西医病名:皮肌炎。

二、病因病机

1.毒热炽盛

先天不足,卫气虚弱,风湿热侵犯肺胃二经,蕴阻肌肤,内结脏腑,入于营血,气血两燔。

2.阴虚火旺

病久热毒或湿热伤阴,肝肾阴亏,阴虚火旺,灼伤脉络,肌肉筋脉失养。

3.脾虚湿热

卫气不固,风寒湿之邪外侵,郁而化热,或者脾虚蕴湿化热,湿热内蕴,蕴阻肌肤,损伤经络,脏腑失司。

4.脾肾阳虚

先天不足,卫阳不固,风寒湿之邪入侵,或者久病阴损及阳,阳虚水泛,肌肉、脏腑失养。

5.心脾两虚

发病缓慢,素体脾气虚弱,运化失职,水湿不运,寒湿阻滞经脉,脾虚气血生化无源,血虚不能养心。

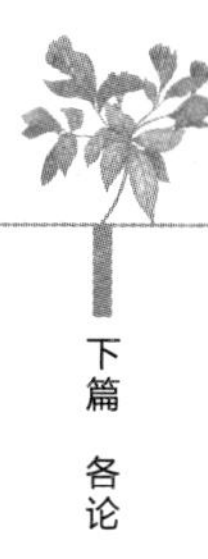

三、临床表现

本病可有皮肤和肌肉症状。皮肤症状以双上眼睑为中心的紫红色水肿性斑疹为特征，可累及面颊和额部；Gottron丘疹为掌指关节伸侧扁平的紫红色丘疹，多对称分布，表面附着糠状鳞屑；皮肤异色症为部分患者面、颈、躯干部在红斑鳞屑基础上逐渐出现褐色色素沉着、点状色素脱失、点状角化、轻度皮肤萎缩、毛细血管扩张等，称为皮肤异色症或异色性皮肌炎。肌肉症状主要累及横纹肌，亦可累及平滑肌，表现为受累肌群无力、疼痛和压痛。最常侵犯四肢近端肌群、肩胛带肌群、颈部和咽喉部肌群，表现为举手、抬头、上楼、下蹲、吞咽困难和声音嘶哑等，严重时可累及呼吸肌和心肌，出现呼吸困难、心悸、心律不齐甚至心力衰竭等。急性期由于肌肉炎症、变性，受累肌群可出现肿胀、自发痛和压痛。少数严重患者可卧床不起，自主运动完全丧失。仅有肌肉症状而无皮肤表现的称多发性肌炎。患者还可出现不规则发热、消瘦、贫血、肝脾淋巴结肿大、关节炎、间质性肺炎、胸膜炎、心包积液和食管反流等。少数成人患者并发恶性肿瘤，特别是40岁以上患者伴发率更高。各种恶性肿瘤均可发生，如鼻咽癌、胃癌、肺癌、肝癌、淋巴瘤等，女性患者亦可出现乳腺癌、卵巢癌。恶性肿瘤可于肌痹或前或后发生，亦可同时出现。

四、看图识病

见附录：图107、图108。

五、辅助检查

（1）血液常规检查：血象通常无显著变化，有时可有轻度贫血和白细胞增加，约1/3病人有嗜酸性粒细胞增加，血沉中等度增加，血清蛋白总量不变或减低，白蛋白、球蛋白比值下降，白蛋白减少，球蛋白增加。

（2）血清肌酶检查：肌酸激酶、乳酸脱氢酶、门冬氨酸氨基转移酶和醛缩酶可显著增高，尤其是肌酸激酶、乳酸脱氢酶特异性较高。

（3）皮肌电图检查：选择疼痛和压痛明显的受累肌进行检查，表现为肌源性损害而非神经源性病变。呈所谓肌源性萎缩相，常见的为失神经纤维性颤动。

（4）组织病理检查：皮肤病理检查可有表皮萎缩、基底细胞液化变性、血管和附属器周围淋巴细胞浸润等。肌肉病理检查取疼痛和压痛最明显或肌力中等减弱的肌肉进行检查，肌纤维变性和间质血管周围炎性病变，可见肌纤维肿胀、分离、断裂、横纹消失，局灶性或弥漫性的肌纤维颗粒性及空泡性改变，间质血管周围淋巴细胞浸润；晚期有肌肉纤维化和萎缩。

（5）血清免疫检查：抗肌浆球蛋白阳性率达90%，抗肌红蛋白抗体阳性率达71%，抗Mi-2抗体阳性率达5%～20%，抗PM抗体阳性率12%，抗JO-1抗体阳性率<5%，LE细胞、抗核抗体、类风湿因子阳性，循环免疫复合物增高。

（6）免疫荧光检查：病变肌肉中的毛细血管壁特别是儿童显示有IgG、IgM和补体沉积，但在病变皮肤基底膜上未见有免疫荧光带。

六、诊断要点

1.发病因素

自身免疫性。

2.好发年龄

可发于任何年龄,以40~60岁多见,男女患者之比约为1:2。

3.好发部位

颈咽部、心肺、关节等均可受累。

4.皮损特点

眼睑紫红色水肿性斑疹,指关节对称性紫红色扁平丘疹。

5.典型皮损

表现为对称性近端肌无力、肿胀、疼痛。

6.自觉症状

受累肌群无力、疼痛和压痛。

7.伴随症状

可伴恶性肿瘤。

8.疾病病程

进展缓慢,肌群受累无力,病程慢长。

9.病程预后

预后较好。

10.诊断指标

血清肌酶升高,肌电图显示肌源性损害,皮肤及肌肉病理符合皮肌炎改变。

七、鉴别诊断

(1)系统性红蝴蝶疮:有蝶形红斑,多系统损害,标志性抗体阳性。

(2)系统性皮痹:双手、面部皮肤硬化,常伴有雷诺现象,无肌痹的皮疹。

(3)重症肌无力:以眼睑下垂为主要特征,活动时肌无力明显,休息时减轻,无乳酸脱氢酶等增高,肌肉病理改变不同。

(4)进行性肌营养不良:有遗传性,多见于男性儿童,肌假性肥大,无力,但不疼。

八、辨证治疗

(一)中医治疗

1.毒热炽盛证

主证:属急性活动期。发病急,壮热不退,面颊紫红水肿、灼热,肌肉关节疼痛无力,咽干,口苦,大便秘结,小便黄,舌红绛,苔黄腻,脉滑数。

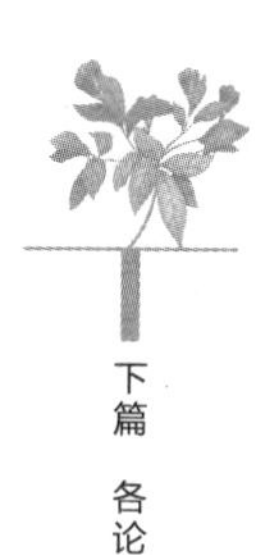

治法:清营解毒,凉血护阴。

方剂:清营汤加减。

处方:水牛角40g,连翘20g,金银花20g,黄连10g,生地黄30g,牡丹皮15g,赤芍15g,玄参15g,竹叶心10g。高热者,加羚羊角、白茅根退热凉血;关节痛甚者,加秦艽、鸡血藤养血活血、舒筋通络;咽肿音哑者,加桔梗、牛蒡子利咽开音。

2.脾胃湿热证

主证:属亚急性活动期。身热不扬,红斑色暗,肌肤肿痛,肢体重着无力,胸脘痞满,口黏口干,渴不多饮,大便不畅,小便短赤,舌暗红,苔黄腻,脉滑数。

治法:清化湿热,通利筋脉。

方剂:三妙散合四妙勇安汤加减。

处方:黄柏10g,金银花20g,生薏苡仁30g,白术10g,苍术10g,牛膝10g,当归10g,玄参15g,牡丹皮15g,生甘草10g。

3.阴亏热郁证

主证:久病低热,面颊斑色暗,肌肉关节酸软无力,疼痛不适,咽痛口干,肌肉瘦痿,大便燥结,小便短赤,舌质红,苔少,脉细数。

治法:滋阴清热,活血通络。

方剂:知柏地黄丸合四妙勇安汤加减。

处方:黄柏10g,知母10g,生地黄20g,牡丹皮15g,赤芍15g,玄参15g,山茱萸10g,牛膝10g,山药20g,忍冬藤20g,红藤20g,甘草10g。

4.心脾两虚证

主证:发病较缓,面色萎黄,四肢肌肉酸软无力伴疼痛,食少纳呆,腹胀便溏,心悸气短,失眠梦多,经血色淡,舌淡,苔白,脉细弱。

治法:补益心脾,益气养血。

方剂:归脾汤合八珍汤加减。

处方:党参10g,黄芪20g,白术20g,茯苓20g,薏苡仁30g,当归12g,白芍10g,牛膝10g,鸡血藤20g,木香10g,甘草10g。纳食欠佳者,加鸡内金、麦芽、山药健脾消食;血瘀明显者,加地龙、红花、土鳖虫活血化瘀通络;肌肉酸痛明显者,加木瓜、豨莶草、鸡血藤养血舒筋、祛风通络。

5.脾肾阳虚证

主证:病程日久,脸面暗红发紫,肌肉萎缩,肢端发凉,形寒怕冷,关节疼痛,纳差乏力,大便溏泄,小便清长,舌质淡而胖嫩,脉沉细。

治法:健脾益肾,温经通络。

方剂:金匮肾气丸合参苓白术散加减。

处方:附子10g,桂枝10g,山茱萸10g,熟地黄10g,党参10g,白术10g,茯苓20g,山药20g,当归10g,白芍10g,赤芍10g,川芎10g,淫羊藿10g,巴戟天10g。

（二）西医治疗

（1）糖皮质激素药：口服泼尼松片，10mg/次，3次/日。重症者可用60～80mg/d，危重患者可用冲击疗法，病情控制后逐渐减量，维持量为10～15mg/d，疗程可达数年。

（2）免疫抑制剂：口服雷公藤多甙片，20mg/次，3次/日，也有一定疗效。

（3）抗疟疾药：口服氯喹片，0.2g/次，3次/日；或羟氯喹片，0.2g/次，3次/日。

（4）抗细菌药：儿童皮肌炎及怀疑与感染相关者，可用抗生素。如小儿罗红霉素片，0.1g/次，1次/日。

（5）免疫调节剂：口服转移因子胶囊，6mg/次，3次/日；或胸腺肽胶囊，5片/次，3次/日，可调节机体免疫功能，增强抵抗力。

（三）成药治疗

（1）清开灵口服液：清热解毒。适用于热毒炽盛证患者。

（2）人参养荣丸：补益气血。适用于气血两虚证患者。

（3）十全大补丸：补益气血。适用于气血两虚证患者。

（4）昆明山海棠片：祛风除湿，舒筋活络，清热解毒。适用于脾胃湿热证患者。

（5）火把花根片：清热解毒，除湿舒筋。适用于毒热炽盛证患者。

（四）外用治疗

（1）中药熏蒸疗法：透骨草50g，海桐皮30g，桂枝15g，红花15g，水煎熏蒸或药浴外洗，每日1～2次。

（2）中药涂擦疗法：选活络油、金粟兰酊外搽患处，可行推拿按摩。

（3）西医涂擦疗法：皮损部位可外用糖皮质激素软膏。

（五）其他治疗

（1）针刺治疗：取足三里、三阴交、曲池、肾腧、肩髃、阿是穴。施平补平泻法，留针20～30min，每日或隔日1次。

（2）物理治疗：用超声波、电磁波谱治疗仪、频谱仪等治疗，以预防或减轻肌肉萎缩。

（3）换血治疗：少数重症患者血浆置换治疗。

九、名医病案

曾某，女，54岁。1980年7月18日初诊。

病史：患者发热，肌肉酸痛，眼睑紫红色浮肿达2月余，某院确诊“皮肌炎”。口服过激素、氯喹、金刚藤糖浆等，病情未控制，由家人背来医院就诊。

诊查：体温39.5℃；下肢肌肉酸痛、软弱难以站立，双眼睑呈紫红色水肿；食欲不振，时有汗出，头昏，口干饮之不多；舌质绛红，苔薄黄微干，脉虚细数。

中医病名：肌痹。

西医病名：皮肌炎。

中医证型：湿热化毒，耗阴损液。

治疗法则：护脾阴以解毒。

临证处方：南、北沙参各12g，石斛15g，玄参10g，生地炭、银花炭、山药各15g，红花6g，凌霄花、防风各10g，浮萍6g，丹参30g，紫草10g。

二诊：服上方20剂后，眼睑红肿见淡，肌肉酸痛亦有减轻，在家人的帮助下，可以下床站立一会儿。此后按原方酌加黄芪、茯苓、紫菀、玉竹、熟地、炒白芍、生薏苡仁、龟板胶、五加皮、炙甘草之类清金、补精、养血之品。先后共服药180余剂，眼睑浮肿消退，肌肉酸痛见愈。1982年2月追访，患者已能从事轻微的家务劳动。（摘自《现代名中医皮肤性病科绝技》）

十、预防调摄

（1）急性期应卧床休息，并可适当活动。

（2）注意保暖，预防感染，应避免日晒。

（3）合理安排饮食，忌辛辣等刺激食物。

（4）症状改善后，预防或减轻肌肉萎缩。

（5）检查并发症，早期发现并及时治疗。

【学习寄语】

大约心细则眼明，而理名则心细，多读书辨证则理明识广。

——清·魏荔彤《金匮要略方论本义》

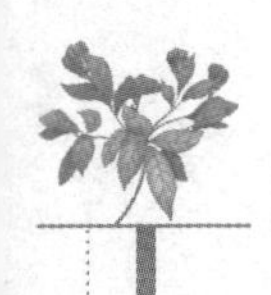

第十四章　变态反应性皮肤病

第一节　湿　疮

一、疾病概述

(1)疾病定义:湿疮是一种由多种内、外因素引起的具有明显渗出倾向的皮肤炎症性疾病。

(2)临床特点:本病发病率高,以多形性皮损、对称分布、易于渗出、自觉瘙痒、反复发作、易成慢性为临床特征。可发生于任何年龄,无明显季节性,但冬季常常反复,以先天禀赋不耐者为多。皮损形态及发生部位不同,名称各异,如浸淫全身,滋水较多者,称为“浸淫疮”;以丘疹为主者,称为“血风疮”或“粟疮”;如发于面部者,称为“面油风”;发于耳部者,称为“旋耳疮”;发于乳头者,称为“乳头风”;发于脐部者;称为“脐疮”;发于阴囊部者,称为“肾囊风”。一般分为急性、亚急性、慢性三期,病程不规则,常反复发作,瘙痒剧烈。

(3)中医别名:浸淫疮、血风疮、面油风、旋耳疮、乳头风、脐疮、肾囊风。

(4)西医病名:湿疹。

二、病因病机

1.湿热浸淫

禀赋不耐,饮食不节,过食辛辣鱼腥动风之品,致湿热内生。

2.脾虚湿蕴

素体虚弱,脾为湿困,肌肤失养,或嗜酒伤及脾胃,脾失健运,复外感风湿热邪,内外合邪,两相搏结,浸淫肌肤。

3.血虚风燥

湿热蕴久,耗伤阴血,日久益甚而致血虚风燥、肌肤甲错。

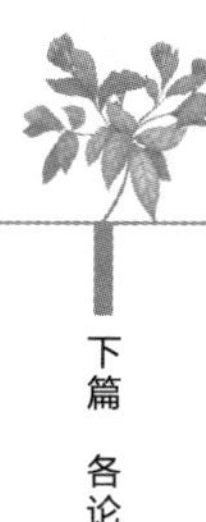

三、临床表现

本病按临床分期可分为三型：急性湿疮，起病快，常对称分布，好发于面、耳、四肢等外露部位，腋窝、阴部等皱褶处也常发生。皮损多形性，可见红斑、丘疹、丘疱疹、水疱和糜烂、渗出。皮损常融合成片，境界不清。自觉瘙痒剧烈，伴灼热感。如染毒可出现脓疱、脓液和脓痂。皮损泛发严重者，可伴全身不适、低热和烦躁。病若反复发作，可转为慢性。亚急性湿疮，局部红肿减轻，皮损呈暗红色，水疱和糜烂逐渐愈合，渗出减少，可有丘疹、少量丘疱疹和鳞屑。自觉瘙痒，程度轻重不一。病情逐渐好转，遇诱因可再次急性发作，或时轻时重、经久不愈而发展为慢性湿疮。慢性湿疮，好发于手、足、小腿、肘窝、股部、乳房、外阴及肛门等部位，以四肢多见。常由急性及亚急性湿疮迁延而成，或发病即为慢性湿疮。皮损肥厚、粗糙、苔藓样变，可呈角化、皲裂等。瘙痒程度轻重不一。病情时轻时重，迁延数个月或更久。受某些内、外因素的刺激，可再次急性发作。常见类型有：耳部湿疮，多发生在耳后皱襞处，中医称为“旋耳疮”。皮损表现为红斑、渗液、皲裂及结痂，常对称分布。乳房湿疮，主要发生于女性乳房，大多只发生在乳头，有的也可累及乳晕、乳房，中医称为“乳头风”。常表现为边界清楚的皮肤潮红、糜烂、流滋，上覆以鳞屑，或结黄色痂皮。自觉瘙痒，或因皲裂而引起疼痛。日久色素沉着，常经久不愈。阴部湿疮，好发于前后二阴，男女皆可患病。发于男性阴囊部位者中医称为“肾囊风”“绣球风”。皮损为淡红色斑片，表面糜烂、渗出、结痂，日久皮肤粗糙肥厚甚至皲裂。瘙痒剧烈，夜间更甚。若发生于肛门周围者，往往有辐射状皲裂，痒痛不适。手足湿疮，皮损形态多样，为潮红、糜烂、流滋、结痂，反复发作，可致皮肤肥厚粗糙。自觉瘙痒，冬季常因干燥而皲裂、疼痛。病程极为缓慢。脐部湿疹，皮损为位于脐窝的鲜红或暗红色斑，或有糜烂、流滋、结痂，皮损边界清楚，不累及外周正常皮肤，常有臭味，自觉瘙痒，病程较长。小腿湿疮，皮肤表面潮湿、糜烂、流滋，或干燥、结痂、脱屑，干燥者常见于中老年人的“乏脂性湿疹”。皮损呈局限性或弥漫性分布，伴有镰疮或瘀积性皮炎，病程迁延、反复发作，可出现皮肤肥厚粗糙，色素沉着或减退。

四、看图识病

见附录：图109、图110。

五、辅助检查

(1)组织病理检查：为海绵水肿性界面皮炎改变。急性者表皮内可有海绵水肿和水疱，真皮浅层毛细血管扩张，周围有淋巴细胞、少数中性及嗜酸性粒细胞；慢性者有表皮角化过度及角化不全，棘层肥厚，真皮浅层毛细血管壁增厚，胶原纤维可轻度变粗。

(2)致敏源等检查：皮肤斑贴试验或做血液食物或过敏源检查，以寻找致敏源。

(3)血液常规检查：嗜酸性白细胞数可增多，IgE值增高。

六、诊断要点

1.发病季节

无明显季节性，但冬季常常反复。

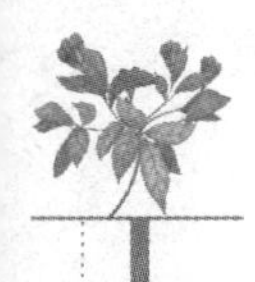

2. 临床特征

对称分布、皮损多形性、渗出倾向、自觉瘙痒、反复发作。

3. 好发年龄

任何年龄。

4. 好发部位

好发于面、耳、手、足、前臂、小腿等部位，严重时可泛发全身。

5. 皮损特点

急性期可见红斑、丘疹、丘疱疹及水疱，可融合成片，严重时糜烂、渗液，如染毒可见脓痂；亚急性期皮损以丘疹、脱屑、痂皮为主，可见少许渗出或色素沉着；慢性期皮损以红斑、斑块、鳞屑、苔藓样变、皲裂为主。

6. 自觉症状

局部瘙痒、烧灼感或胀痛感。

7. 疾病病程

有些患者难治，病程较长。

8. 疾病预后

预后较好。

七、鉴别诊断

(1)膏药风：发病前有明确接触史，皮损发于接触或暴露部位，形态单一，境界清楚，去除致敏物后较快治愈。而急性湿疹病因不明，无接触致敏物病史，皮损多形性，境界不清，有趋于慢性或复发的倾向。

(2)摄领疮：多见于颈、肘、尾骶部，有典型苔藓样变，无多形性皮损，无渗出表现。

(3)手足癣：皮损境界清楚，有叶状鳞屑附着；夏季增剧；常并发指或趾间糜烂，鳞屑内可找到真菌菌丝。

八、辨证治疗

(一)中医治疗

1. 湿热浸淫证

主症：发病迅速，皮损潮红灼热，瘙痒无度，滋水淋漓；伴身热、心烦、口渴、大便干结、小便短赤；舌红，苔薄白或黄腻，脉滑或数。

治法：清热利湿止痒。

方剂：龙胆泻肝汤合萆薢渗湿汤加减。

处方：龙胆草30g，黄芩10g，山栀子10g，泽泻10g，木通10g，车前子10g，当归10g，生地黄20g，柴胡10g，生甘草10g，萆薢30g，薏苡仁30g，赤茯苓10g，黄柏10g，丹皮10g，泽泻10g，白鲜皮10g。如瘙痒剧烈者，加徐长卿、地肤子清热燥湿止痒。

2.脾虚湿蕴证

主症：发病较缓，皮损潮红、瘙痒，抓后糜烂渗出，可见鳞屑；伴有神疲，腹胀便溏；舌淡，苔白或腻，脉弦缓。

治法：健脾利湿止痒。

方剂：除湿胃苓汤加减。

处方：防风10g，苍术30g，白术10g，赤茯苓10g，陈皮10g，厚朴10g，猪苓10g，山栀10g，木通10g，泽泻10g，甘草10g，桂枝10g。胸闷腹胀者，加豆蔻、厚朴化湿行气温中；倦怠乏力者，加党参健脾益气。

3.血虚风燥证

主症：病程日久，皮损色暗红或色素沉着，剧痒，或皮损粗糙肥厚；伴口干不欲饮，纳差腹胀；舌淡，苔白，脉细弦。

治法：养血润肤止痒。

方剂：当归饮子或四物消风散加减。

处方：当归10g，白芍10g，何首乌10g，生地黄15g，熟地黄10g，麦冬10g，鸡血藤15g，白蒺藜15g，钩藤10g，白鲜皮15g，陈皮10g。瘙痒眠差者，加煅龙骨、珍珠母镇静安神。

(二)西医治疗

(1)抗组胺药：口服扑尔敏片，4mg/次，3次/日；或赛庚啶片，4mg/次，3次/日；或氯雷他定片，10mg/次，1次/日；或西替利嗪片，10mg/次，1次/日；或咪唑斯汀片，10mg/次，1次/日。依据患者睡眠多少，两个相互交替服用。

(2)抗细菌药：有并发感染者加服抗生素类药物。如红霉素片，0.5g/次，3次/日；或阿莫西林胶囊，0.5g/次，3次/日。

(3)激素类药：对用多种疗法效果不明显的急性泛发性湿疹患者可短期服糖皮质激素。如地塞米松片，10mg/次，3次/日。急性症状被控制后应酌情减量或撤除，以防长期使用激素引起的不良反应。

(4)维生素类药：对急性期可给予维生素C片，0.2g/次，3次/日，止痒脱敏。也可选钙剂、硫代硫酸钠静脉注射，或用普鲁卡因做静脉封闭。

(三)成药治疗

(1)龙胆泻肝丸：清肝胆，利湿热。适用于湿热浸淫证患者。

(2)金蝉止痒胶囊：清热解毒，燥湿止痒。适用于湿热浸淫证患者。

(3)参苓白术丸：健脾益气。适用于脾虚湿蕴证患者。

(4)润燥止痒胶囊：养血滋阴，祛风止痒。适用于血虚风燥证患者。

(5)湿毒清胶囊：养血润燥，化湿解毒，祛风止痒。适用于血虚风燥证患者。

(四)外用治疗

(1)急性湿疮：皮肤潮红、红斑、丘疹、水疱伴明显渗出者，外治宜清热除湿，给予马齿苋、苦参、黄柏、地肤子、生地榆、野菊花等煎汤，或10%黄柏溶液、三黄洗剂冷湿敷；若渗出不多，可用前药淋洗，每日2次。

(2)亚急性湿疮：丘疹、丘疱疹伴轻度糜烂，给予油剂或糊剂，如青黛散油剂、紫草油等外用；若皮

损表现为丘疹、脱屑而无渗出者，可选用中药软膏如青黛软膏、普连膏等外用，每日2次。

(3)慢性湿疮：选用中药软膏，如青黛软膏、普连膏等外涂，每日2次。肥厚明显、苔藓样变者，可给予前药封包外敷，每晚1次。

(五)其他治疗

(1)针刺治疗：取大椎、曲池、足三里，配血海、三阴交、合谷。急性期用泻法，慢性期用补法。留针30min，每日1次。

(2)物理治疗：皮肤科放射疗法包括X线、电子束和核素治疗。

(3)火针治疗：慢性湿疹皮损肥厚、苔藓样变者，可用火针直接针刺治疗。每周1~2次。

(4)放血治疗：慢性湿疹皮损肥厚、苔藓样变者，用梅花针叩刺皮损处，以潮红不出血为度，然后皮损处行拔罐放血，留罐10min，以出血量适中为宜。

九、名医病案

李某，男，24岁，工人。1983年5月7日初诊。

病史：患泛发性湿疹已3年余，时轻时重，反复发作，每在夏秋季较重，自觉瘙痒难忍，抓之则糜，汁水淋漓，甚起红色小丘疹，部分皮损呈糜烂、渗液、结痂状，对称分布，舌质红，苔黄腻而少津，脉弦数有力。

中医病名：湿疮。

西医病名：泛发性湿疹。

中医证型：湿热浸淫证。

治疗法则：清热利湿。

临证处方：凉血萆薢渗湿汤加野菊花30g。水煎服，6剂。另外用生地榆、马齿苋，水煎湿敷，6剂。

二诊：用药后，渗液减少，皮疹基本消退，部分皮损已干燥、结痂。继用原方6剂，共治疗24d，皮肤疾患乃愈。(摘自《古今名医临证金鉴》)

十、预防调摄

(1)调节情志，起居规律，宜避免焦躁和过度劳累。

(2)湿疹患者应避免烫洗、搔抓、日晒和过度清洁。

(3)忌食辛辣等发物，应忌食辛香之品，少食生冷。

(4)急或慢性湿疹急性发作期应暂缓注射各种疫苗。

【学习寄语】

一存仁心；二通儒道；三精脉理；四识病原；五知气运；六明经络；七识药性；八会炮制；九莫嫉妒；十勿重利。当存仁义，贫富虽殊，药施无二。

——明·龚延贤《万病回春医家十要》

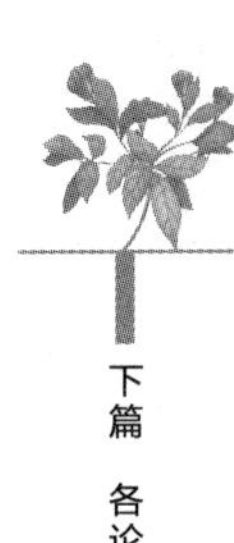

第二节　瘾　疹

一、疾病概述

(1)疾病定义:瘾疹是一种以皮肤突然出现红斑、风团伴瘙痒为特征的皮肤疾病。

(2)临床特点:以皮肤风团突然发生,发无定处,时起时消,且消退后不留痕迹,常伴瘙痒为临床特征。可发于任何年龄,四季均可发病,一般女性患者略多于男性。

(3)中医别名:赤白游风、风疙瘩。

(4)西医病名:荨麻疹。

二、病因病机

1.外邪袭表

风寒、风热外袭肌表,营卫不和而诱发。

2.肠胃湿热

饮食不节致肠胃湿热蕴结,内不得疏泄,外不得透达,郁于皮肤腠理之间而发。

3.毒热炽盛

外染毒热,病势急进,热毒炽盛,泛溢肌肤而发为重症。

4.气血亏虚

平素体弱,病久耗伤气血、卫气失固而发病,常致病情反复,迁延难愈。

三、临床表现

本病按临床分期可分为2型:急性荨麻疹,起病急,常突然自觉皮肤瘙痒,且瘙痒部位出现大小不一的水肿性红斑、风团,形态不规则,搔抓后可融合成片,有时风团呈苍白色。数分钟至数小时瘙痒减轻,皮损消退,且不留痕迹,一般不超过24h,但风团可反复发作,此起彼伏。本病亦可发生在呼吸道、消化道黏膜而引起胸闷、呼吸困难、喉头水肿、腹痛、腹泻等不适,严重时引起窒息,甚至危及生命。病程不超过6周,一般1~2周内经治疗痊愈,部分患者可未经治疗自愈。慢性荨麻疹,皮损反复发作达每周至少2次并连续6周以上者,称为慢性瘾疹。患者一般全身症状较轻,风团时多时少,反复发作数个月至数年不等,部分患者与感染或系统疾病背景相关,如系统性红蝴蝶疮、甲状腺疾病等。常见物理性荨麻疹有:人工荨麻疹,如搔抓或无意识碰触后引起皮肤划痕,条状隆起,或白或红,红色为多,瘙痒或有或无,不痒亦可影响生活。病情可数个月、数年不愈。寒冷性荨麻疹,分家族性和获得性,前者可幼儿发病,持续终身;后者表现为接触冷风、冷水或冷的物品后局部发作红斑、风团,严重者出现口

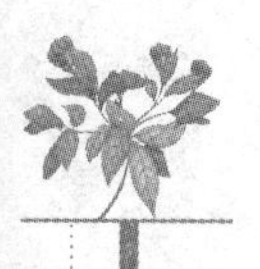

唇麻木、手麻、胸闷、心悸、腹痛、腹泻，甚至晕厥、休克。本型可为冷球蛋白血症等疾病的临床表现之一。日光性荨麻疹，皮肤暴露于日光数分钟后，局部迅速出现瘙痒性红斑、风团，数小时后消失。严重者非暴露部位亦可发生，自觉刺痒或刺痛感，本型难治。压力性荨麻疹，系压力刺激后出现局部瘙痒性红斑、风团，伴灼热感，可持续数小时不退，久坐、久卧于硬物上或穿紧身衣等导致病情发作，或其他紧束部位多发，如腰带处、女性文胸处等。热性荨麻疹，亦分为先天性和获得性两种，皮肤受热后数分钟内可出现发红、肿胀，伴刺痛、灼热感。其他特殊类型荨麻疹有：胆碱能性荨麻疹，运动、受热、日晒、摄入热性食物或情绪紧张等引发皮疹。一般为直径1～3mm的小风团，周围有明显红晕，有时可见卫星状风团，也可只有剧烈瘙痒而无皮疹，部分患者汗出后或置身阴凉处则瘙痒迅速缓解。多发于青年，男性多于女性。接触性荨麻疹，皮肤接触某些变应原后发生风团或者红斑，如某些化学物质、昆虫毒液、有毒植物等。水源性荨麻疹，皮肤接触水后即刻或数分钟后出现红斑、风团，多发于面颈部、上肢，伴痛痒，多于1h内可消退。

四、看图识病

见附录：图111、图112。

五、辅助检查

（1）血液常规检查：急性发作者可检查血常规，若感染导致者可见中性粒细胞升高，过敏引起者部分可见嗜酸性粒细胞升高。

（2）特异性等检查：反复发作不愈者，可做自体血清皮肤试验、过敏源筛查、血清总IgE、甲状腺功能等来寻找病因。运动和热水浴诱发广泛的小风团是胆碱能性荨麻疹，皮肤划痕症在机械刺激皮肤后可发生阳性划痕表现。光、热水试验可分别用于诊断日光性荨麻疹和热性荨麻疹。可疑病因为食物变应原者可做各种食物排除试验。

六、诊断要点

1.发病季节

四季均可发病。

2.好发年龄

任何年龄，一般女性患者略多于男性。

3.好发部位

全身各个部位。

4.皮损特点

表现为红斑、风团，发无定处，时起时消，消退后不留痕迹。

5.自觉症状

剧烈瘙痒。

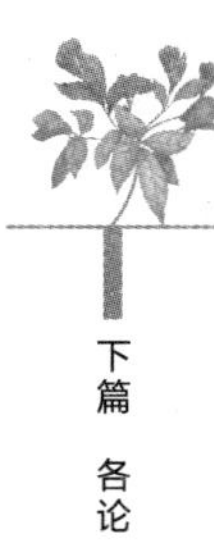

6.全身症状

严重时可出现胸闷、喉梗、腹痛、腹泻等全身症状。

7.疾病预后

预后良好。

七、鉴别诊断

(1)丘疹性荨麻疹:好发春秋季节,儿童多见,多与昆虫叮咬有关,皮损表现为绿豆至花生大小纺锤形水肿性红斑,有的顶端见水疱,伴剧烈瘙痒。常数日后消退,消退后可见色素沉着。一般无全身症状。而急性荨麻疹皮损为红斑、风团,可于24h内自行消退,不留痕迹,但皮损可反复发作,严重时伴胸闷、喉梗、腹痛、腹泻等全身症状。

(2)荨麻疹性血管炎:好发于中年,风团持续时间多大于24h,消退后留有色素沉着,伴有疼痛或烧灼感,以及关节疼痛等症状,组织病理学检查示白细胞碎裂性血管炎。而慢性荨麻疹皮损为红斑、风团,可于24h内自行消退,不留痕迹,但皮损可反复发作。

八、辨证治疗

(一)中医治疗

1.风热侵袭证

主症:风团色鲜红,皮温稍高,自觉瘙痒,遇热则剧,得冷则缓;或伴发热恶风,心烦,口渴,咽干;舌质红,苔薄黄,脉浮数。

治法:疏风清热止痒。

方剂:银翘散或消风散加减。

处方:当归10g,生地10g,防风10g,蝉蜕10g,知母10g,苦参30g,荆芥10g,苍术30g,牛蒡子10g,甘草10g,木通10g,白鲜皮10g。口渴者,加玄参、麦冬、芦根清热生津。

2.风寒袭表证

主症:风团色淡红或苍白,伴瘙痒,遇冷加重,得暖缓解;或伴恶风畏寒,口不渴;舌质淡红,苔薄白,脉浮紧。

治法:疏风散寒,调和营卫。

方剂:麻黄桂枝汤或桂枝汤加减。

处方:桂枝10g,芍药10g,白鲜皮10g,甘草10g,麻黄60g,徐长卿10g,当归10g,鸡血藤15g。瘙痒者,加荆芥、防风疏散外风以止痒。

3.肠胃湿热证

主症:风团色泽鲜红,风团出现与饮食不节有关;多伴腹痛腹泻或呕吐胸闷,大便黏或便秘;舌红苔黄腻,脉数或濡数。

治法:清热利湿,祛风止痒。

方剂:防风通圣散或除湿胃苓汤加减。

处方：防风10g，苍术30g，白术10g，赤茯苓10g，陈皮10g，厚朴10g，猪苓10g，山栀10g，木通10g，泽泻10g，甘草10g，桂枝10g，苦参30g。腹泻里急后重者，加葛根、木香升阳理气；胸闷者，加瓜蒌、大腹皮行气宽中；呕吐者，加半夏降逆止呕；食滞者，加山楂消食。

4.毒热炽盛证

主症：发病突然，风团鲜红灼热，融合成片，甚则弥漫全身，瘙痒剧烈；或伴壮热恶寒，口渴喜冷饮；或面红目赤，心烦不安，大便秘结，小便短赤；舌质红，苔黄或黄干燥，脉洪数。

治法：清营凉血，解毒止痒。

方剂：犀角地黄汤合黄连解毒汤加减。

处方：生地黄20g，芍药10g，牡丹皮10g，紫草10g，当归30g，白术10g，鸡血藤20g，陈皮10g，厚朴10g，苦参30g。皮损部灼热者，加金银花、野菊花疏风清热解毒；皮损部肿胀者，加泽泻、猪苓利尿渗湿。

5.气血亏虚证

主症：风团色泽淡红，或与肤色相同，反复发作，迁延数个月乃至数年不愈，或劳累后加重；伴头晕心慌、神疲乏力、唇色白、失眠；舌质淡，苔薄白，脉细。

治法：益气养血固表。

方剂：当归饮子或八珍汤加减。

处方：当归10g，生地黄10g，白蒺藜10g，荆芥10g，赤芍10g，连翘10g，金银花10g，僵蚕10g，白鲜皮10g，徐长卿10g，威灵仙10g。心烦失眠者，加首乌藤、合欢花、酸枣仁宁心安神；瘙痒甚者，加蝉蜕、僵蚕祛风止痒。

（二）西医治疗

（1）抗组胺药：口服扑尔敏片，4mg/次，3次/日；或赛庚啶片，4mg/次，3次/日；或氯雷他定片，10mg/次，1次/日；或西替利嗪片，10mg/次，1次/日；或咪唑斯汀片，10mg/次，1次/日。依据患者睡眠多少，两个相互交替服用。如皮肤划痕症可用酮替芬；寒冷性荨麻疹可用酮替芬、赛庚啶、安替根、多虑平等；胆碱能性荨麻疹可用酮替芬、阿托品、普鲁本辛；日光性荨麻疹可用氯喹；压力性荨麻疹可用羟嗪。

（2）抗细菌药：脓毒血症或败血症引起者使用抗生素控制感染，红霉素片，0.5g/次，3次/日。并处理感染病灶。

（3）解痉药：伴腹痛者可给予解痉药物，如普鲁本辛、654-2、阿托品等。

（4）维生素类药：维生素C片，0.5g/次，3次/日；或钙剂可降低血管通透性，与抗组胺药有协同作用。

（三）成药治疗

（1）玉屏风颗粒：益气固表。适用于气血亏虚证，皮疹色淡、遇寒加重、畏风怕冷患者。

（2）防风通圣颗粒：解表通里，清热解毒。适用于肠胃湿热证患者。

（四）外用治疗

（1）中药敷脐疗法：蝉蜕、细辛、防风等份，研末敷脐，每日1次；或银柴胡、胡黄连、防风、浮萍、乌梅、甘草等份共研细粉，蜂蜜调敷脐部，每日1次。

(2)中药药浴疗法:白鲜皮、紫背浮萍、淡竹叶各30g,艾叶、防风、荆芥、冰片各10g,煎汤洗浴,每日1次。

(3)中药溻渍疗法:皮损潮红无渗液者,用马齿苋或大青叶煎汤外洗,或炉甘石洗剂外涂。皮损潮红肿胀、糜烂渗出者,用马齿苋或黄柏煎汤冷湿敷,青黛散麻油调敷。皮损脱屑干燥,用麻油或甘草油外擦;皮损结痂,用棉签蘸麻油或甘草油揩痂皮。

(4)其他急症疗法:病情严重,伴有休克、喉头水肿及呼吸困难者,应立即抢救。

(五)其他治疗

(1)针刺治疗:常取双侧曲池、风池、内关、三阴交、血海、合谷等。留针30min,每日1次,10次为1疗程。

(2)耳穴治疗:取肺、肾上腺、神门、内分泌等,王不留行籽贴胶布于穴位,每日自行按压数次,以轻度胀痛为度,两耳交替,3~5日1次。

(3)埋线治疗:取双侧肺腧、曲池、血海、足三里、三阴交,便秘者加天枢、大横,每月1次。

(4)放血治疗:一般用于急性荨麻疹,可于耳尖、大椎、肺腧、血海、曲池、风市等穴,每日选1~2个穴位放血,可连续放3~5日。

(5)自血治疗:适用于自体血清试验阳性者,抽取自身全血2~4ml,注入双侧足三里或环跳穴,每周1次,4次为1疗程。

九、名医病案

朱某,男,68岁。2000年5月22日初诊。

病史:患者于5个月前无明显诱因两下肢皮肤出现红色和苍白色相间之风团,大小不一,时隐时现,发时瘙痒,服抗过敏西药无效,反复发作。近2日两下肢痒疹又作,转求中医诊治。

诊查:两下肢有红白相间之疹块,大如指甲,小如芝麻,腰背亦有少量痒疹,搔之痒甚,入暮尤剧,胃纳欠佳,大便日行2~3次,粪质如糊,小便时黄,舌质淡,边有齿印,舌苔薄黄腻,脉细。

中医病名:瘾疹。

西医病名:荨麻疹。

中医证型:脾虚生风,气不化湿。

治疗法则:健脾理气化湿。

临证处方:藿香10g,苏叶10g,炒苍术10g,炒白术10g,防风10g,白芷10g,赤芍10g,苦参10g,苍耳草15g,煨葛根15g,地肤子15g,白鲜皮15g,陈皮6g,厚朴6g,乌梅肉6g。10剂。

二诊:6月2日,瘾疹显著减轻,大便仍欠实,易汗。效不更方,原方加生黄芪10g,10剂。

三诊:6月13日,瘾疹已完全控制,未见复作,仍有汗多、大便不实等症状,初诊方加生黄芪、炒六曲各10g,10剂以善其后。2001年9月因他病来就诊,诉瘾疹无反复。(摘自《江苏中医药》)

十、预防调摄

(1)禁食对机体过敏药物,避免接触致敏物品。

(2)忌食鱼腥虾等发物,忌饮酒,宜清淡饮食。

(3)加强体育锻炼,保持心情舒畅,规范治疗。

【学习寄语】

夫医诚难知,知之不精,则罪更甚于不知。

——清·吴其浚《植物名实图考贯众》

第三节 药 毒

一、疾病概述

(1)疾病定义:药毒是指药物通过口服、注射、皮肤黏膜等途径,进入人体所引起的皮肤及黏膜的急性炎症反应。

(2)临床特点:本病具有一定的潜伏期,常突然发病,除固定红斑型药疹外,皮损呈多形性、对称性、全身性、泛发性,多有面颈部迅速向躯干、四肢发展的趋势。男女老幼均可发病,尤以禀赋不耐者为常见。

(3)中医别名:药疹。

(4)西医病名:药物性皮炎。

二、病因病机

1.湿毒蕴肤

禀赋不耐,过食肥甘厚味之品,脾失健运,蕴化湿热,加之外染药毒,内不得疏泄,外不得透达,湿热与药毒相结,外壅肌肤而发病。

2.热毒入营

中药丹石刚剂、西药化学毒药多属火毒热性之品、辛温燥烈之药,先天禀赋不耐之人,误食刚剂热药,毒热炽盛,燔灼营血,外伤皮肤,内攻脏腑。

3.气阴两虚

久病损耗,药毒入营,燔灼营血,日久耗伤阴液,渐至气阴两伤。

三、临床表现

本病发病前有用药史,有一定的潜伏期,首次用药一般为5~20日,平均7~8日内发病。重复用药则常在24h内发病,短者甚至在用药后瞬间或数分钟内发生。皮损形态多样,可泛发或仅限于局

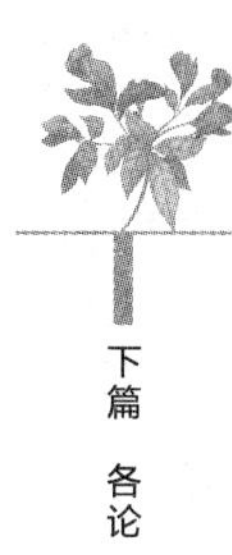

部。临床可有多种类型：荨麻疹型，皮损表现为大小不等、形状不规则的风团，多泛发全身，重者可出现口唇、包皮及喉头等皮肤黏膜部位的血管神经性水肿。这种风团性皮疹较一般荨麻疹色泽更红艳，持续时间长。部分患者伴有关节痛、腹痛、腹泻等症状，严重者可引起过敏性休克。麻疹型或猩红热型，较常见，皮损焮红灼热，皮疹色鲜红，针尖至米粒大小的丘疹或斑丘疹，分布稀疏或密集，有自上而下的发疹顺序，以躯干为多，也可扩展到四肢。固定红斑型，皮损为类圆形或椭圆形的水肿性红色或紫红色斑，边界清楚。炎症剧烈者，中央可形成水疱，愈后遗留色素沉着，发作愈频则色素愈深。再次服用相同药物后则在同一部位发生，也可增加新的损害，数目可单个或多个。损害可发生于任何部位，但以口唇、口周、龟头、肛门等皮肤黏膜处为多见，其次为四肢、躯干。皮损一般经7～10日可消退，但发于阴部而出现糜烂、溃疡者，病程较长。多形红斑型，皮疹为豌豆至蚕豆大、圆形或椭圆形水肿性红斑或丘疹，中央常有水疱，边缘带紫色，对称性发生于四肢。严重者，口腔、外阴黏膜也出现水疱、糜烂，疼痛较剧。湿疹皮炎样型，本型特殊，其中部分患者可先由致敏的外用药物引起局部接触性皮炎后，若再内服、注射或外用相同或类似的药物，即可发生泛发性或对称性湿疹样皮疹。剥脱性皮炎型，本型较为严重，其特点是潜伏期长，首次发病者潜伏期约20日，虽可突然发病，但一般发展较慢。在发展过程中先有皮肤瘙痒、全身不适、寒战高热、头痛等前驱症状，发病后高热可达39℃～40℃以上，严重者有肝肾功能损害并可出现昏迷、脏器衰竭。皮损初呈麻疹样或猩红热样，多见于胸腹及四肢屈侧，其后皮损迅速扩增，全身潮红、浮肿呈鲜红色至棕红色，以后大量脱屑。有干性和湿性两种，前者手足部可呈大片式剥脱，重者毛发、指甲都可脱落；后者可出现水疱及广泛性糜烂，尤其是皱褶部位。此类药毒，虽停用致敏药物，消退仍较慢，病程常超过1个月。大疱性表皮松解型，本型为重症药物性皮炎，是最严重的一型。其特点是发病急剧，常有高热、烦躁不安，甚至昏迷。皮损开始常在腋窝、腹股沟部出现大片鲜红色或紫红色斑片，自觉灼痛，迅速扩大融合，1～2日内可遍及全身，表面出现疱壁菲薄松弛的大疱，尼氏症阳性，极易破裂，破裂后糜烂面呈深红色，似Ⅱ度烧伤，口腔、支气管、食管、眼结膜等黏膜和肝、肾、心脏及造血系统等系统损害，甚至出现昏迷、死亡。除上述类型外，还有紫癜型、血管炎样、药物超敏反应综合征等。

四、看图识病

见附录：图113、图114。

五、辅助检查

（1）血液常规检查：部分患者可出现血白细胞升高及嗜酸性粒细胞升高，或白细胞、红细胞或血小板减少。

（2）尿液常规检查：尿常规检查出现血尿、蛋白尿。肾功异常，血尿素氮增高、肌酐增高。

（3）肝肾功能检查：若多脏器受累者可见肝功异常，血清转氨酶增高；重症药疹可有不同程度的肝肾功能损害，以及水电解质紊乱。

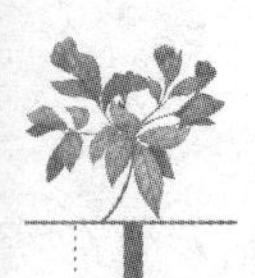

六、诊断要点

1. 诱发因素

有明确的用药史。

2. 好发年龄

男女老幼均可发病，尤以禀赋不耐者为常见。

3. 好发部位

多有面颈部迅速向躯干、四肢发展的趋势。

4. 皮损特点

皮疹类型复杂，但多对称分布，多形性、全身性、泛发性，颜色鲜红。

5. 自觉症状

发病突然，自觉灼热、瘙痒。

6. 疾病预后

预后良好。

七、鉴别诊断

(1)猩红热：多发于小儿，典型者有"杨梅舌""口周苍白圈"的临床特征表现。

(2)摄领疮：好发于颈项、四肢伸侧、骶尾部，初为多角形扁平丘疹，后融合成片。典型损害为苔藓样变，皮损边界清楚，无糜烂渗出。

(3)手足癣：皮损境界清楚，有叶状鳞屑附着；夏季增剧；常并发指或趾间糜烂，鳞屑内可找到真菌菌丝。

(4)接触性皮炎：接触史常明显，病变局限于接触部位，皮疹多单一形态，易起大疱，境界清楚，病程短，去除病因后，多易治愈。

(5)麻疹：发病前有上呼吸道卡他症状，如流涕、眼结膜充血、畏光、发热等，2～3日后口腔颊黏膜上可以见到白色Koplik斑。

八、辨证治疗

(一)中医治疗

1. 风热相搏

主证：多见于麻疹样、猩红热样及荨麻疹样型的初起阶段。皮疹为红斑、丘疹、风团，来势快，多在上半身，散布或密集，潮红作痒，伴有发热、恶寒、头痛、口干思饮、便干溲赤，舌质红，苔薄黄，脉浮数有力。

治法：疏风清热。

方剂：消风散加减。

处方：生石膏30g，知母10g，生地黄30g，苦参10g，蝉蜕10g，当归10g，赤芍15g，金银花10g，连翘

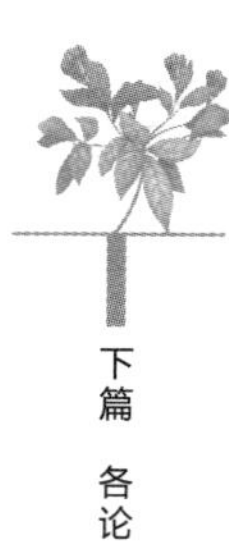

10g，白茅根15g，白鲜皮15g，生甘草10g。

2.湿毒蕴肤证

主症：皮肤处呈红斑、水疱，甚则糜烂、渗液，表皮剥脱；伴剧痒，烦躁，口干，大便燥结，小便黄赤，或有发热；舌红，苔薄白或黄，脉滑或数。

治法：清热利湿解毒。

方剂：萆薢渗湿汤加减。

处方：萆薢30g，薏苡仁30g，栀子10g，黄芩10g，生地黄30g，土茯苓15g，白术10g，苍术10g，茵陈15g，黄柏10g，丹皮10g，泽泻10g。湿热较甚者，加龙胆草、栀子清利湿热；痒剧者，加浮萍、白蒺藜祛风止痒。

3.热毒入营证

主症：皮疹鲜红或紫红，甚则紫斑；伴高热神志不清，口唇焦燥，口渴不欲饮，大便干结，小便短赤；舌绛，苔少或镜面舌，脉洪数。

治法：清营解毒。

方剂：清营汤加减。

处方：生地黄30g，知母10g，牡丹皮10g，赤芍15g，连翘10g，竹叶10g，玄参10g，紫草10g，白茅根30g，白鲜皮10g，生甘草10g，麦冬10g，丹参10g，银花10g。神昏谵语者，加服紫雪丹或安宫牛黄丸清心开窍。

4.气阴两虚证

主症：皮疹消退；伴低热、口渴、乏力、气短、大便干、小便黄；舌红，少苔，脉细数。

治法：益气养阴清热。

方剂：增液汤合益胃汤加减。

处方：太子参10g，玄参10g，麦冬10g，生地黄30g，天花粉15g，玉竹10g，沙参10g，怀山药15g，茯苓10g，五味子10g。身热多汗、心胸烦热者，加竹叶、石膏等清余热。

（二）西医治疗

（1）抗组胺药：口服扑尔敏片，4mg/次，3次/日；或赛庚啶片，4mg/次，3次/日；或氯雷他定片，10mg/次，1次/日；或西替利嗪片，10mg/次，1次/日；或咪唑斯汀片，10mg/次，1次/日。

（2）激素类药：重型药疹宜早期足量使用皮质类固醇激素，可给氢化可的松，300～400mg/d静滴；或用地塞米松，10～20mg/d，分2次静滴，尽量在24h内均衡给药；糖皮质激素如足量，病情应在3～5d内控制，如未满意控制应加大剂量，增加原剂量的1/3～1/2；待皮损颜色转淡、无新发皮损、体温下降后可逐渐减量。

（3）维生素类药：维生素C片，0.5g/次，3次/日；或钙剂可降低血管通透性。

（4）辅助治疗：重型药疹由于高热、进食困难、创面大量渗出或皮肤大片剥脱等常导致低蛋白血症、水电解质紊乱，应及时加以纠正，必要时可输入新鲜血液、血浆或血清蛋白以维持胶体渗透压，可有效减少渗出。

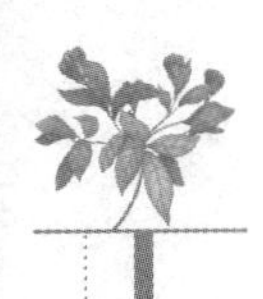

(三)成药治疗

(1)防风通圣丸:解表通里,清热解毒。适用于药毒,大便秘结患者。

(2)牛黄解毒片:清热解毒。适用于药毒,火热内盛患者。

(3)安宫牛黄丸:清热解毒,镇惊开窍。适用于药毒,邪入心包、高热惊厥、神昏谵语患者。

(4)清开灵胶囊:清热解毒。适用于药毒,火毒内盛、高热不退、烦躁不安患者。

(四)外用治疗

(1)中药涂擦疗法:皮疹以红斑、丘疹为主者,可选用三黄洗剂、三石水、九华粉外搽,每日2次;皮损以干燥、脱屑为主者,可选用黄连膏、青黛膏外搽,每日2次;龟头、女阴黏膜糜烂及溃疡者,可选用月白珍珠散,猪油或麻油调敷患处,每日2次;重症有大疱及表皮松解者,用无菌注射器吸干疱液,外扑六一散。

(2)中药溻渍疗法:皮损有浸渍湿烂者,选用马齿苋洗剂,或黄柏、黄连、大黄、地榆、龙胆草等煎水湿敷,再外涂紫草油或湿润烧伤膏,每日2~3次。

(3)中药吹附疗法:口腔糜烂者,可选用锡类散、冰硼散、珠黄散吹附在创面上,每日2次。

九、名医病案

王某,男,36岁,1983年2月16日初诊。

病史:2d前患者腹痛、腹泻,医务室给服痢特灵(呋喃唑酮)2片,晚间倏见脸面红肿焮起,周身发出大块风疹,灼痒。

诊查:患者脸面可见潮红,麻疹样皮肤,胸前、后背、四肢可见散在大块风团,瘙痒,舌质红,苔薄黄,脉滑带数。

中医病名:药毒。

西医病名:药物性皮炎。

中医证型:内中药毒,血热生风。

治疗法则:清热解毒,凉血消风。

临证处方:生地黄30g,牡丹皮10g,赤芍10g,知母10g,生石膏30g(先煎),荆芥10g,蝉蜕6g,金银花10g,连翘10g,生甘草6g。2剂,水煎服,每日1剂。

二诊:2月18日,药后患者脸面红肿趋于消退,尚起小片风疹块,大便干,舌红苔黄,脉弦滑带数。治同前方,加大青叶15g,2剂。

三诊:2月20日,颜面焮肿已消,风疹块已不起,停药。(摘自《专家医案精选》)

十、预防调摄

(1)查找病源,停用致敏药物。

(2)忌食辛辣刺激,鱼腥发物。

(3)防止交叉过敏,慎用药物。

(4)皮损忌用热水烫洗及搔抓。

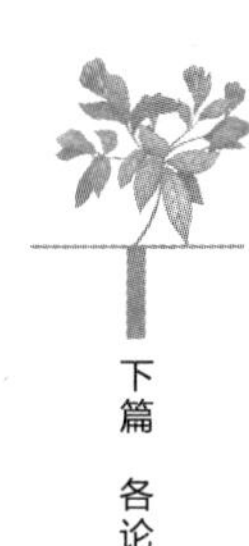

(5)重症药疹者加强皮肤护理。

【学习寄语】

知其浅而不知其深,犹未知也。知其偏而不知其全,犹未知也。

——清·程国彭《医学心悟》

第四节 接触性皮炎

一、疾病概述

(1)疾病定义:接触性皮炎是指人体接触某些外源性物质后,在皮肤黏膜接触部位发生的急性或慢性炎症反应。

(2)临床特点:急性期皮损表现为红斑、水疱、大疱、渗出、糜烂等,慢性期皮损表现为皮肤肥厚、苔藓样变等,如接触生漆或闻漆气味而发生的称“漆疮”;因敷贴膏药或橡皮膏而发生的皮肤炎症称“膏药风”;接触花粉引起者,称为“花粉疮”;接触马桶引起者,称为“马桶癣”等。临床上多为急性经过,但长期反复接触某种致敏物质,也可呈慢性经过。男女老幼均可发病,尤以禀赋不耐者多见。

(3)中医别名:漆毒、膏药风、花粉疮、马桶癣。

(4)西医病名:接触性皮炎。

二、病因病机

1.风热壅盛

禀赋不耐,肌肤腠理不密,毒邪侵入皮肤,郁而化热,蕴于肌肤而发病。

2.湿热毒蕴

患者接触某些物质,毒邪侵入,邪热与气血相搏,湿热之毒蕴于肌肤致病。

3.风燥血瘀

病程日久,或长期反复发病后,耗伤阴血,血虚生风,燥邪蕴于肌肤,肌肤失于濡养而致。

三、临床表现

本病按临床分期可分为:急性接触性皮炎,起病较急,皮损多局限于接触部位。典型皮损为境界清楚的红斑,皮损形态与接触物有关,其上有丘疹和丘疱疹,严重时出现水疱和大疱,疱壁紧张,疱液清亮,破溃后呈糜烂面。常自觉瘙痒或灼痛。去除接触物后经积极处理,一般1~2周内痊愈,遗留暂时色素沉着。若交叉过敏、多种接触物过敏或治疗不当,易导致反复发作、迁延不愈而转化为亚急性

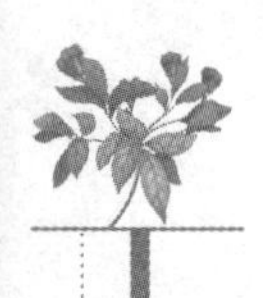

和慢性。亚急性和慢性接触性皮炎，如接触物的刺激性较弱或浓度较低，皮损开始呈亚急性，表现为轻度红斑、丘疹，境界欠清楚。长期反复接触可导致局部皮损慢性化，表现为皮损轻度增生及苔藓样变。常见类型有：漆疮，发病前曾接触漆树、漆液或漆器，有的仅嗅及漆气亦能发病，多累及暴露部位。在接触的皮肤上突然发生潮红肿胀、焮热作痒，甚则伴发丘疹、水疱，搔破则成糜烂，流滋色黄。发于颜面则浮肿较剧，睁眼受限。患者自觉痛痒，严重者伴有恶寒发热、食欲不振等全身症状。膏药风，主要损害发生在接触刺激的部位。皮肤潮红肿胀，甚则出现水疱、糜烂、流滋。边界清楚，与膏药的形状一致，是本病的特征。自觉瘙痒、灼热、肿痛等，一般无全身不适。化妆品皮炎，由接触化妆品后所致的急性、亚急性或慢性皮炎。病情轻重程度不等，轻者为接触部位出现潮红、丘疹、丘疱疹，重者可在红斑基础上出现水疱，甚至泛发全身。尿布皮炎，由于尿布更换不勤，产氨细菌分解尿液后产生氨刺激皮肤而导致；或因尿布材质、婴儿皮肤不耐受直接导致。多累及婴儿的会阴部，有时可蔓延至腹股沟及下腹部。皮损呈大片潮红，亦可出现斑丘疹和丘疹，边界清楚，皮损形态与尿布接触范围一致。

四、看图识病

见附录：图115、图116。

五、辅助检查

皮肤斑贴试验：可针对可疑致敏物做皮肤斑贴试验，以寻找致敏源。

六、诊断要点

1.诱发因素

发病前有明确的接触史。

2.好发部位

好发于暴露部位，皮疹的范围与接触物的大小形状常一致，境界清楚。

3.皮损特点

发生于接触部位，急性期皮损表现为红斑、水疱、大疱、渗出、糜烂等，慢性期皮损表现为皮肤肥厚、苔藓样变等。

4.自觉症状

局部瘙痒、烧灼感或胀痛感。

5.全身症状

严重病例由于皮疹泛发或机体反应性高，可以有畏寒、发热、恶心、头疼等全身症状。

6.疾病病程

具有自限性，去除病因后经适当处理，皮损可很快消退，再次接触致敏物可复发。

7.疾病预后

预后良好。

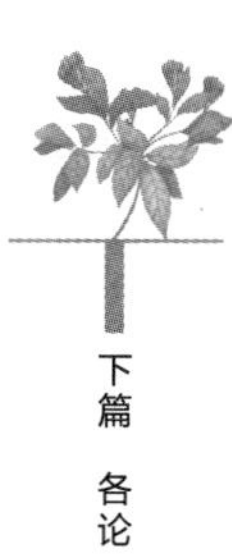

七、鉴别诊断

(1)大头瘟:无明确接触史,全身症状较重,多先有发热恶寒、恶心呕吐、头痛等症,继之面部皮肤焮红水肿,自觉疼痛,血常规中白细胞总数及中性粒细胞均增高。而漆疮有明确的接触史,皮损好发于暴露部位,但不局限于面部,自觉痛痒。

(2)急性湿疹:无明显接触史,病因不清,皮疹呈多形性,多对称分布。境界不清,不发生大疱,易反复发作。

(3)丹毒:由溶血性链球菌引起,多发生于面部和小腿,局部红肿热痛,可有水疱,可伴发淋巴管炎及淋巴结炎,有全身症状,白细胞计数升高。

八、辨证治疗

(一)中医治疗

1.风热壅盛证

主症:接触部位皮肤焮红肿胀,丘疹、风团、浮肿;伴剧烈瘙痒,搔之更甚;舌红,苔薄黄,脉浮数。

治法:疏风清热止痒。

方剂:消风散加减。

处方:当归10g,生地10g,防风10g,蝉蜕10g,知母10g,苦参10g,荆芥10g,苍术30g,牛蒡子10g,甘草10g,木通10g,鸡血藤30g,白鲜皮10g。发于面部者,加金银花、野菊花、黄芩疏风清热解毒。

2.湿热毒蕴证

主症:皮肤突然焮红成片,肿胀,灼热刺痒,继而可见丘疹、丘疱疹、水疱,甚或出现大疱、血疱,搔破则滋水淋漓、糜烂、渗液,乃至浅表溃疡;伴发热畏寒,恶心呕吐,头痛;舌质红,苔黄,脉滑数。

治法:清热解毒,化湿消肿。

方剂:化斑解毒汤加减。

处方:石膏30g,知母10g,生甘草10g,玄参10g,白鲜皮10g,紫草10g,苦参30g,威灵仙10g。渗出较多者,加萆薢、苍术、黄柏清热燥湿。

3.风燥血瘀证

主症:多见于疾病后期,长期反复发病后皮损粗糙肥厚,有鳞屑或呈苔藓样变,瘙痒剧烈;伴抓痕或结痂;舌质淡红,苔薄,脉弦细。

治法:养血润燥,祛风止痒。

方剂:当归饮子加减。

处方:当归10g,生地黄10g,白蒺藜10g,荆芥10g,赤芍10g,连翘10g,金银花10g,僵蚕10g,徐长卿10g。瘙痒明显者,加蝉蜕、僵蚕、白鲜皮祛风止痒。

(二)西医治疗

(1)抗组胺药:口服扑尔敏片,4mg/次,3次/日;或赛庚啶片,4mg/次,3次/日;或氯雷他定片,10mg/次,1次/日;或西替利嗪片,10mg/次,1次/日;或咪唑斯汀片,10mg/次,1次/日。依据患者睡眠多少,两

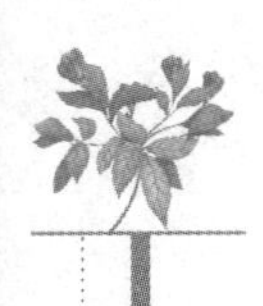

个相互交替服用。

(2)激素类药:对于少数严重且皮损泛发的患者可短期服糖皮质激素。如地塞米松片,10mg/次,3次/日。

(3)抗细菌药:有并发感染者则加服抗生素类药物。如红霉素片,0.5g/次,3次/日;或阿莫西林胶囊,0.5g/次,3次/日。

(4)维生素类药:可给予维生素C片,0.2g/次,3次/日,止痒脱敏。

(三)成药治疗

(1)皮肤病血毒丸:清血解毒,消肿止痒。适用于热毒蕴肤证患者。

(2)龙胆泻肝丸:清肝胆,利湿热。适用于湿热毒蕴证患者。

(3)当归饮子丸:养血祛风。适用于血虚风燥证患者。

(四)外用治疗

(1)中药涂擦疗法:对于亚急性皮损表现为轻度糜烂者,可选用紫草油、青黛散糊剂、黄连油等外涂,每日2次;对于慢性期皮损干燥粗糙、鳞屑者,可选用中药软膏类如青黛软膏、普连膏等外涂,每日2次。

(2)中药溻渍疗法:对于急性期皮损以红斑、丘疹、丘疱疹为主,无明显渗出者,选用清热止痒的马齿苋、苦参、黄柏、生地榆、地肤子等中药煎汤,或黄柏溶液、三黄洗剂外洗;若水疱糜烂、渗出明显时,可用前药冷湿敷,每日2~3次至皮损收干、颜色变淡。

(3)临床分期治疗:急性期有轻度红肿,有丘疹、水疱而无渗液时用炉甘石洗剂外用;有明显渗出时可用硼酸液湿敷,皮损有感染时可用1:5000高锰酸钾溶液冷湿敷;急性皮炎渗液不多时可外用氧化锌油。亚急性期有少量渗出时用湿敷剂或糖皮质激素糊剂、氧化锌油;无渗液时可选用硼酸氧化锌糊剂或选用糖皮质激素霜剂;有感染时加用抗生素软膏。慢性期选用具有抗炎作用的软膏。

(五)其他治疗

(1)针刺治疗:取尺泽、曲池、合谷、曲泽等穴,毫针刺,均采用单侧交替,用泻法,每日1次,留针20min。可用于急性接触性皮炎。

(2)放血治疗:取耳尖、大椎、委中等穴,用三棱针或毫针等刺破穴位,放出适量血液以泄热消肿。可用于急性接触性皮炎。

九、名医病案

杨某,女,56岁,1989年7月17日初诊。

病史:4d前染发后数小时始觉头皮及面部发红瘙痒,次日头面红肿起小水疱,两眼睁不开,奇痒难忍。遵医嘱内服泼尼松及外用药水疗效不显,头面红肿痒痛加重,渗出明显,夜不能寐,纳食不香,大便干燥,小便短赤。

诊查:头皮、颜面、双耳、双手潮红、肿胀、渗液,分布有大小不等的密集水疱,双眼睑肿胀明显,二目难睁,球结膜充血,触诊面部有灼热感。脉弦滑数,舌质红绛,苔微黄。

中医病名:染发皮炎。

西医病名:接触性皮炎。

中医证型:湿热内蕴,外感毒邪。

治疗法则:清热凉血,解毒利湿。

临证处方:龙胆草10g,黄芩15g,生地黄30g,牡丹皮15g,白茅根30g,野菊花10g,马齿苋30g,败酱草30g,薏苡仁30g,车前子15g,泽泻15g,冬瓜皮15g,车前草30g,白鲜皮30g,苦参15g,生石膏30g(先煎)。尽量剪除头发后,用马齿苋30g,黄柏10g煎汤冷湿敷,每天2~4h,外用氯氧油。用四环素可的松眼药膏点眼。

二诊:服药2剂后颜面红肿显著消退,水疱干涸,肿胀减轻,双眼略可睁开,食纳好转,大便正常。舌红苔白,脉弦滑数。继以前法治疗。

三诊:3d后,面部肿胀全消,仍稍发红,糠状脱屑,微痒。共服药7剂,症状全消,双手水疱最后消退。(摘自《张志礼皮肤病医案选萃》)

十、预防调摄

(1)宜明确病因,禁用刺激性强的外用药物。

(2)去除可疑致敏物,尽量避免接触过敏物。

(3)不宜用热水外洗患部,避免摩擦、搔抓。

(4)多饮水,忌食辛辣、油腻、鱼腥等食物。

(5)因职业接触者应加强戴手套等防护措施。

【学习寄语】

世无难治之疾,有不善治之医;药无难代之品,有不善代之人。

——南齐·褚澄《褚氏遗书》

第五节　四弯风

一、疾病概述

(1)疾病定义:四弯风是一种与遗传过敏体质相关的慢性炎症性皮肤病。

(2)临床特点:好发于四肢屈侧,以反复发作的湿疹样皮疹和皮肤干燥、瘙痒为临床特点,严重影响患者生活质量。多见于儿童,大多数婴儿期发病,常伴哮喘、过敏性鼻炎等过敏性个人史或家族史。根据不同年龄段的表现可分为婴儿期、儿童期和青少年及成人期3个阶段。

(3)中医别名:奶癣、胎敛疮。

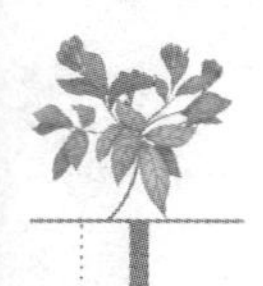

(4)西医病名:特应性皮炎。

二、病因病机

1.心脾积热

常因母体孕育时期过食肥甘厚腻之品,或母体七情内伤,五志化火,遗热于胎儿,导致胎儿先天禀赋不耐,素体心脾积热,加之感受外界风邪,火郁肌肤而发病。

2.心火脾虚

心火与脾虚交织互见,脾虚则水湿不运,湿邪内生,心火偏胜,热扰神明则烦躁不安,心火与湿邪博结,浸淫肌肤,则疮疹发作,瘙痒不休。

3.脾虚湿蕴

患儿素体脾胃虚弱,加之后天喂养不当,饮食失节,过食生冷、暴饮暴食、嗜食辛辣油腻肥甘的食物等,而致脾失健运,湿从内生,蕴结肌肤,湿性黏滞致病情缠绵反复。

4.脾虚血燥

久病必虚、久病必瘀,由于患者脾胃虚损,气血生化乏源,加之病程日久,风火湿毒久稽,耗血伤阴,致虚致瘀,化燥生风,使肌肤失去濡润,皮肤干燥粗糙、瘙痒不休。

三、临床表现

本病按临床分期可分为:婴儿期,约60%患儿于1岁以内发病,以出生2个月以后为多。初发皮损为面颊部的瘙痒性红斑,继而在红斑基础上出现针头大小的丘疹、丘疱疹,密集成片,皮损呈多形性,境界不清,搔抓、摩擦后很快形成糜烂、渗出和结痂等;皮损可迅速扩展至其他部位,如头皮、额、颈、腕、四肢屈侧等。病情时重时轻,某些食品或环境等因素能使病情加剧,可出现继发感染。一般在2岁以内逐渐好转、痊愈,部分患者病情迁延并发展为儿童期四弯风。儿童期,多在婴儿期四弯风缓解1~2年后发生并逐渐加重,少数自婴儿期延续发生。皮损累及四肢屈侧或伸侧,常限于肘窝、腘窝等处,其次为眼睑、颜面部。皮损暗红色,渗出较婴儿期为轻,常伴抓痕等继发皮损,久之形成苔藓样变。此期瘙痒仍剧烈,易形成瘙痒-搔抓-瘙痒的恶性循环。青少年及成人期,可从儿童期发展而来或直接发生,好发于肘窝、腘窝、四肢、躯干。皮损常表现为局限性苔藓样变,有时可呈急性、亚急性湿疹样改变。部分患者皮损表现为泛发性干燥丘疹,瘙痒剧烈,搔抓后出现血痂、鳞屑和色素沉着等继发皮损。

四、看图识病

见附录:图117、图118。

五、辅助检查

(1)血液常规检查:可伴有外周血液中嗜酸性粒细胞增多、血清IgE水平升高等。

(2)过敏源等检查:皮肤点刺试验、特应性斑贴试验有助于寻找过敏源。

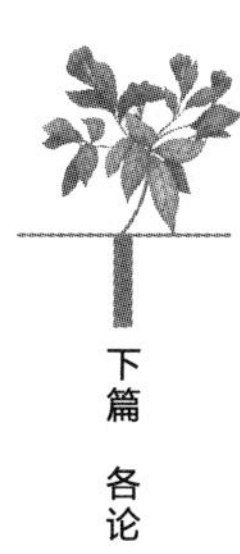

六、诊断要点

1.诱发因素

常伴哮喘、过敏性鼻炎等过敏性个人史或家族史。

2.好发年龄

多见于儿童,大多数婴儿期发病。

3.好发部位

好发于四肢屈侧。婴儿期皮疹主要发于面颊、额头和头皮,随后可发展至躯干或四肢伸侧;儿童期皮损累及四肢屈侧或伸侧,常限于肘窝、腘窝等处,其次为眼睑、颜面部;成人期好发于肘窝、腘窝、四肢和躯干。

4.皮损特点

反复发作的湿疹样皮疹,以皮肤干燥、瘙痒为主。

5.自觉症状

往往有剧烈的皮肤瘙痒症状,大多伴有皮肤干燥。

6.疾病预后

预后良好。

七、鉴别诊断

(1)摄领疮:多见于成年人。皮损好发于颈项部、眼睑、肘部、骶尾部等处,皮疹表现为多角形扁平丘疹、苔藓样变,多无个人或家族遗传过敏史,也无特殊的皮损发生和发展规律。

(2)婴儿白屑风:见于出生后不久的婴儿,皮疹为累及整个头皮的红斑和油性鳞屑,皮损缺乏多形性特点,亦可累及眉部、鼻唇沟、耳后、颈部等处。自觉轻微瘙痒或不痒。预后良好,往往于数个月之内可痊愈。

(3)高IgE综合征:皮损类似于典型的特应性皮炎的皮损,婴幼儿期复发性皮肤、肺部感染和寒性脓肿;血清1gE显著增高;嗜中性粒细胞趋化性障碍。

(4)瘾疹:无用药史,风团发无定处,骤起骤退,消退后不留任何痕迹。

(5)猫眼疮:无用药史,皮损多在手足、颜面、耳郭等处,轻度瘙痒,一般无明显全身症状。

八、辨证治疗

(一)中医治疗

1.心脾积热证

主症:脸部红斑、丘疹、脱屑或头皮黄色痂皮,伴糜烂渗液,有时蔓延到躯干和四肢,哭闹不安;可伴大便干结,小便短赤;指纹呈紫色,达气关,脉数。常见于婴儿期。

治法:清心导赤。

方剂:导赤饮加减。

处方：生地10g，木通10g，甘草10g，人参10g，麦冬10g，威灵仙10g，柴胡10g，白鲜皮10g，紫草10g，白蒺藜10g。面部红斑明显者，加黄芩、白茅根清热凉血消斑；瘙痒明显者，加白鲜皮燥湿止痒；大便干结者，加火麻仁、莱菔子润肠通便；哭闹不安者，加钩藤、牡蛎镇静安神。

2.脾虚湿蕴证

主症：四肢或其他部位散在的丘疹、丘疱疹、水疱；伴倦怠乏力，食欲不振，大便溏稀；舌质淡，苔白腻，脉缓或指纹色淡。常见于婴儿和儿童反复发作的稳定期。

治法：健脾渗湿。

方剂：除湿胃苓汤加减。

处方：苍术10g，陈皮10g，茯苓10g，泽泻10g，炒麦芽10g，紫草10g，白花蛇舌草30g，土茯苓30g，皮损渗出者，加萆薢、茵陈、马齿苋祛湿解毒；纳差者，加鸡内金、谷芽、山药健脾消食；腹泻者，加伏龙肝、炒黄连燥湿止泻。

3.湿热蕴结证

主症：发病急，局部皮损发红，初起皮疹为风团样红斑或淡红色扁平小丘疹，继而皮疹逐渐增多、粟疹成片，色淡红或褐黄，或小水疱密集。伴小便短赤、大便溏或秘结，舌质红、苔黄腻，脉弦数或弦滑。本型多见于儿童期。

治法：清热利湿止痒。

方剂：萆薢渗湿汤加减。

处方：生地10g，茯苓10g，黄柏10g，黄芩10g，泽泻10g，甘草10g，地肤子10g，紫草10g，白鲜皮10g。若伴发热、口苦者，加用金银花、连翘；由于搔抓后继发感染，加紫花地丁、败酱草、大青叶；瘙痒较甚者，加蝉衣、蜂房；渗液较多，加龙胆草、薏苡仁、车前子。

4.血虚风燥证

主症：病程日久，皮肤干燥，肘窝、腘窝等处常见苔藓样变，躯干、四肢可见结节性痒疹，皮疹颜色偏暗或有色素沉着；瘙痒明显，可伴抓痕、血痂，面色萎黄，或腹胀纳差，或大便偏干，眠差；舌质偏淡，苔白或少苔，脉细或濡缓。常见于青少年和成人期。

治法：滋阴养血，润燥止痒。

方剂：当归饮子加减。

处方：党参10g，茯苓10g，苍术10g，白术10g，当归10g，丹参10g，鸡血藤10g，赤白芍10g，陈皮10g，苦参30g。瘙痒明显者，加白鲜皮祛风止痒；情结急躁者，加钩藤、牡蛎平肝潜阳；眠差者，加龙齿、珍珠母、百合镇静宁心安神。

（二）西医治疗

（1）抗组胺药：口服扑尔敏片，4mg/次，3次/日；或赛庚啶片，4mg/次，3次/日；或氯雷他定片，10mg/次，1次/日；或小儿西替利嗪口服液，10ml/次，1次/日。

（2）抗细菌药：严重感染，处理感染病灶。口服小儿罗红霉素颗粒，0.5g/次，2次/日。

（3）维生素类药：维生素C片，0.5g/次，3次/日；或钙剂可降低血管通透性，与抗组胺药有协同作用。

（三）成药治疗

(1)参苓白术散：健脾渗湿。适用于婴儿和儿童反复发作的稳定期患者。

(2)润燥止痒胶囊：养血祛风。适用于青少年及成人期反复发作的稳定期患者。

（四）外用治疗

(1)中药药浴疗法：急性期皮损渗液为主者，可选用马齿苋、地榆、黄柏、苦参、地肤子、野菊花、金银花等加水煎煮；慢性期皮疹以丘疹、苔藓样变为主者，可选用当归、生地黄、黄精、鸡血藤、土茯苓、蛇床子、薄荷等加水煎煮。将前述药液加入沐浴盆中，再加水调成适当浓度和温度的浴液，患者裸身浸泡，每次20min左右，每日1次。

(2)中药溻渍疗法：急性期皮疹红肿、糜烂、渗出者，可选用黄精、金银花、甘草或清热解毒收敛的中药如黄柏、生地榆、马齿苋、野菊花等加水2000ml，水煎至1000～1500ml，待冷却后取适量，间歇性开放性冷溻渍。

(3)中药涂擦疗法：干燥、脱屑、肥厚苔藓样皮损，可选用5%～10%黄连软膏、复方蛇脂软膏或其他润肤膏涂擦。间隔期也可外搽5%～10%甘草油或紫草油、青黛油、黄连油、蛋黄油等。

(4)西药涂擦疗法：可选煤焦油、糠馏油等对特应性皮炎有效，常用其糊剂，单独外涂或与激素制剂并用。对皮损面积广泛，不宜用激素霜剂时，可外涂其他作用温和的制剂，如氧化锌霜或糊剂，可加入5%煤焦油溶液和润滑剂。

（五）其他治疗

(1)针刺治疗：根据病情选穴，急性期取大椎、曲池、肺腧、委中、血海、足三里、三阴交、阴陵泉等，慢性期取血海、足三里、三阴交、阴陵泉等。虚证施补法，实证施泻法，留针30min。急性发作期每日1次，慢性期隔日1次。

(2)推拿治疗：特别适合于12岁以下小儿，可指导患儿父母为其进行推拿治疗，涂抹润肤剂后，辅以按摩手法。发作期可清天河水、揉中脘，沿两侧膀胱经抚背；缓解期可摩腹、捏脊、揉按足三里等。

(3)吹烘治疗：适用于肥厚干燥皮疹，先在患处涂10%的硫黄膏，然后以电吹风筒吹烘20min，每天1次，5次为一疗程。

(4)自血治疗：适用于慢性期皮疹，抽取自身静脉血3～4ml，即时肌注，隔日1次，7次为一疗程。

(5)注射治疗：用盐酸苯海拉明注射液10ml、维丁胶性钙1～2ml，双侧血海和足三里穴交替注射，每天1次，5次为1疗程。

九、名医病案

赵某，女，15岁，1991年10月11日初诊。

病史：患儿自幼全身反复起红斑丘疹，痒甚，抓后流黄水，时轻时重，久治不愈。平素体弱，食欲不振，饭后腹胀，大便数日不行。其父有“哮喘”病史。

诊查：面色苍白，眼周黑晕，眉弓处皮肤粗糙脱屑，全身皮肤干燥、躯干四肢毛孔角化呈“鸡皮”样外观，双小腿外侧可见鱼鳞样皮损。躯干四肢散布点片状淡红色丘疹，肘窝、腘窝处皮疹融合成片，粗糙脱屑，多处抓痕血痂，部分皮损糜烂，渗出黏液、脓血，结黄痂。舌质淡，舌体胖嫩，舌边有齿痕，苔

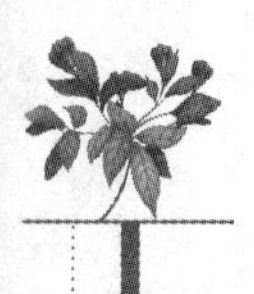

白,脉缓。

中医病名:四弯风。

西医病名:特应性皮炎。

中医证型:脾虚湿滞,肌肤失养。

治疗法则:健脾除湿消导,养血润肤止痒。

临证处方:白术10g,枳壳10g,薏米30g,炒莱菔子10g,厚朴10g,白鲜皮30g,苦参15g,首乌藤30g,当归10g,生地黄10g,白芍10g。甘草油调祛湿散、化毒散外用于糜烂渗出皮损,黄连膏和去炎松软膏等量混匀外用于干燥皮损。

二诊:服上方14剂,瘙痒已止,大部分皮疹消退,糜烂渗出停止,痂皮脱落。继续一诊治疗。

三诊:续服1个月后,皮肤接近正常,粗糙脱屑减轻。继以小儿香橘丹、消食丸等内服巩固疗效。(摘自《张志礼皮肤病医案选萃》)

十、预防调摄

(1)全身润肤保湿护理,并建议尽早、足量、长期坚持。

(2)洗浴时水温不宜过高,沐浴产品应选温和中性产品。

(3)注意避免皮肤的接触刺激和致敏,合理使用保湿剂。

(4)做好日常生活调护,要求定期清洁居住和工作环境。

(5)宜避免暴露于尘螨、花粉、动物皮屑、香烟等环境。

(6)减少或不吃刺激性食物,宜多进食新鲜蔬菜和水果。

(7)忌辛辣、煎炸、冰冻寒凉等刺激性和不易消化食物。

(8)起居有度,作息规律,避免熬夜,宜养成良好习惯。

(9)患者应注意舒缓情绪,避免动怒生气,精神过度紧张。

【学习寄语】

海上求仙客,三山望几时。焚香宿华顶,裛露采灵芝。屡蹑莓苔滑,将寻汗漫期。倘因松子去,长与世人辞。

——唐·孟浩然《寄天台道士》

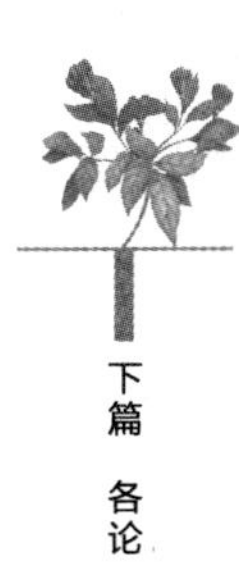

第六节 奶 癣

一、疾病概述

(1)疾病定义:奶癣是发生于婴儿头面等部位的一种急性或亚急性湿疹。

(2)临床特点:好发于患儿头面部,重者可延及躯干和四肢,瘙痒剧烈。患儿常有家族过敏史,多见于人工哺育的婴儿。

(3)中医别名:胎敛疮。

(4)西医病名:婴儿湿疹。

二、病因病机

1.胎火湿热

哺乳期妇女过食辛辣及荤腥动风之品,遗胎火湿热于患儿,外发肌肤而发病。

2.脾虚湿蕴

先天禀性不耐,后天喂养不当,或因消化不良,脾胃失和,外受风湿热邪,两者蕴阻肌肤而成。

三、临床表现

本病皮损好发于颜面,多自两颊开始,渐侵至额部、眉间、头皮,反复发作,严重者可侵及颈部、肩胛部,甚至遍及全身。皮损形态多样,分布大多对称,时轻时重。在面部者,初为簇集或散在的红斑或丘疹;在头皮或眉部者,多有油腻性的鳞屑和黄色发亮的痂。轻者仅有红斑片,伴少量丘疹、小水疱和小片糜烂流滋;重者,红斑鲜艳,水疱多,以糜烂流滋为主。转为亚急性者,水疱减少,暗红色斑,丘疹稀疏,附有鳞屑。若过分搔抓、摩擦、洗烫,则糜烂加重,流滋增多,并可向颈部、躯干、四肢蔓延。常因皮肤破损继发感染,引起附近臖核肿痛,伴有发热、食欲减退、便干溲赤等全身症状。自觉阵发性剧痒,遇暖尤甚,以致患儿常将头面部在枕上或母亲衣襟上摩擦,或用手搔抓,烦躁,哭闹不安,常影响健康和睡眠。临床常见有:脂溢型多发于出生后1~2个月的婴儿。皮损在前额、面颊、眉周围,呈小片红斑上附黄色鳞屑,颈部、腋下腹股沟常有轻度糜烂,停乳后可痊愈。渗出型多发于饮食无度、消化不良、外形肥胖、3~6个月的婴儿。皮损有红斑、丘疹、水疱、糜烂、流滋。易继发感染而出现发热、纳呆、吵闹、臖核肿大等症状。干型多发于营养不良且瘦弱或皮肤干燥的1岁以上婴儿。皮损潮红、干燥、脱屑,或有丘疹和片状浸润,常反复发作,迁延难愈。婴儿湿疹一般至2岁左右可自愈。若2岁后仍未愈,并伴过敏性哮喘、过敏性鼻炎等病症,则为特应性皮炎,又称遗传过敏性皮炎,可持续至儿童期,甚至成人期。

四、看图识病

见附录:图119、图120。

五、辅助检查

血液常规检查:血中嗜酸性粒细胞计数可增高,免疫球蛋白IgE增高。

六、诊断要点

1. 好发年龄

多在出生后1~6个月发病。

2. 好发部位

好发于面颊、额部、头皮,少数可发展至躯干、四肢。

3. 皮损特点

皮损表现为多数密集的红斑、丘疹、丘疱疹、水疱,搔抓后出现糜烂、渗液,干涸后形成黄色厚薄不一的痂皮。

4. 自觉症状

瘙痒剧烈,患儿常因瘙痒而搔抓、哭闹不安、夜不能眠。

5. 疾病预后

预后良好。

七、鉴别诊断

(1)接触性皮炎:有致敏物接触史,皮损多局限于接触部位,形态单一,界线清楚,去除病因并经适当处理易治愈。

(2)皮肤念珠菌病:皮损为淡红色斑片及扁平小丘疹,边缘隆起,可有少许鳞屑,界线清楚,真菌检查阳性。

八、辨证治疗

(一)中医治疗

1. 胎火湿热证

主症:皮肤潮红,红斑水疱,抓痒流滋,甚则黄水淋漓、糜烂,结黄色痂皮;大便干,小便黄赤;苔黄腻,脉滑数。

治法:凉血清火,利湿止痒。

方剂:消风导赤汤加减。

处方:生地10g,赤茯苓10g,牛蒡子10g,白鲜皮10g,金银花10g,黄连6g,生甘草10g,当归10g。水煎,按照儿童剂量服用。

2.脾虚湿蕴证

主症:初起皮肤暗淡,继而出现成片水疱,瘙痒,抓破后结薄痂;患儿多有消化不良,大便稀溏,或完谷不化;舌淡,苔白或白腻,脉缓。

治法:健脾利湿。

方剂:小儿化湿汤加减。

处方:苍术10g,陈皮10g,茯苓10g,泽泻10g,炒麦芽10g,六一散10g,威灵仙10g。水煎,按照儿童剂量服用。

(二)西医治疗

(1)抗组胺药:口服扑尔敏片,4mg/次,1次/日;或小儿西替利嗪口服液,10ml/次,1次/日。也可口服苯海拉明糖浆、氯雷他定糖浆等,依据儿童剂量服用。

(2)抗细菌药:有并发感染者加服抗生素类药物。如小儿罗红霉素颗粒,0.5g/次,2次/日。

(3)维生素类药:可选用维生素C片,0.2g/次,3次/日。

(三)成药治疗

(1)导赤丸:清热泻火。适用于胎火湿热证患儿。

(2)启脾丸:健脾和胃。适用于脾虚湿蕴证患儿。

(四)外用治疗

(1)中药涂擦疗法:脂溢性和湿性患者,用生地榆、黄柏煎水或马齿苋合剂、2%硼酸水冷湿敷,待流滋、糜烂减轻后,选用青黛散油、黄连油或蛋黄油外搽。干性皮损患者用三黄洗剂、黄柏霜外搽。

(2)西药涂擦疗法:红肿、丘疹为主而无渗液时,可外用炉甘石洗剂或糖皮质激素霜剂;亚急性期可外用氧化锌糊剂及糖皮质激素乳剂;慢性期可用15%氧化锌软膏、5%黑豆馏油软膏或1%氢化可的松软膏,但不宜长期大量使用。有继发感染时,可用2%莫匹罗星软膏、红霉素软膏等。

九、名医病案

诸某,男,10个月。

病史:头面眉间、耳后湿疹8月余,近1个月来加剧,烦躁不宁,瘙痒流脂水,并已蔓延至颈项,头面部皮肤红色斑丘疹夹水疱、脂水、干痂,几无健康皮肤,经中西药治疗至今未见好转,纳便正常,舌苔薄黄,指纹淡紫。

中医病名:奶癣。

西医病名:婴儿湿疹。

中医证型:胎火湿热,血虚风燥。

治疗法则:解毒清热,养血祛风。

临证处方:生首乌30g,干蟾皮6g,徐长卿9g,野菊花9g,地肤子9g,白鲜皮6g,生薏米9g,茯苓皮9g,苍术6g,豨莶草9g,黄柏3g,生甘草5g。另配银花9g,野菊花9g,蛇床子9g,生甘草6g,煎汤外洗患处后,涂以黄柏软膏,每日3次。

二诊:上方服7剂后,复诊时湿疹多数结痂,蔓延停止,脂水已减,患部缩小,仍用原方7剂,配以外

用药,药尽而愈。(摘自《名中医治疗难治性皮肤病性病》)

十、预防调摄

(1)调整饮食,宜去除可能的发病因素。

(2)除去诱发加重因素,避免喂哺过量。

(3)对牛奶过敏者延长牛奶的煮沸时间。

(4)尽量避免过冷、过热、搔抓等刺激。

(5)增强患儿体质,注意调理胃肠功能。

【学习寄语】

知针知药,固是良医。

——唐·孙思邈《备急千金要方》

第七节 水 疥

一、疾病概述

(1)疾病定义:水疥是一种以丘疹或丘疹样风团为主要表现的过敏性皮肤病。

(2)临床特点:以四肢、躯干等部位出现红色丘疹或丘疹样风团,有小水疱,伴瘙痒为临床特点。本病多为昆虫叮咬所致,常见的有蚊、蚤、螨、臭虫等。同一家庭中可多人同时发病,好发于幼儿、儿童及青少年,春夏及秋季多见。

(3)中医别名:土风疮、细皮风疹。

(4)西医病名:丘疹性荨麻疹、荨麻疹性苔藓、婴儿苔藓。

二、病因病机

1.风热蕴结

体内有热,外感风邪,风热搏结肌肤所致。

2.湿热夹毒

湿热内蕴,外受虫咬,以致湿热虫毒交阻肌肤而生;或禀性不耐,进食鱼虾之类动风之物,脾胃运化失调,湿热郁阻肌肤而发病。

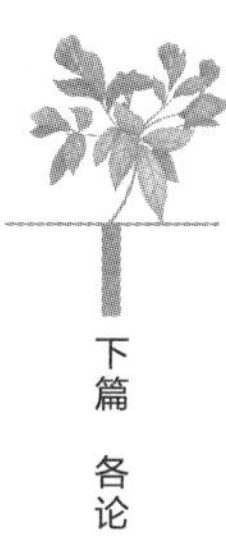

三、临床表现

本病多发于躯干、四肢伸侧，呈散在或群集分布。皮疹为花生仁大小、略带纺锤形的红色风团样丘疹，顶端可有一小水疱，有的可成为半球形隆起的紧张性水疱，疱液清。有的搔抓后可继发感染形成脓疱。自觉症状剧烈瘙痒。一般无全身症状。病程1～2周可消退，消退后可留有色素沉着斑，有时消退与发疹可同时存在。

四、看图识病

见附录：图121、图122。

五、辅助检查

（1）血液常规检查：若感染导致者可见中性粒细胞升高，过敏引起者部分可见嗜酸性粒细胞升高。

（2）特异性等检查：反复发作不愈者，可做自体血清皮肤试验、过敏源筛查、血清总IgE、甲状腺功能等来寻找病因。

六、诊断要点

1.发病诱因

常有蚊虫叮咬。

2.好发季节

好发于夏秋两季。

3.好发年龄

以儿童及青少年多见。

4.好发部位

多数发生在腰骶臀部、躯干和四肢。

5.皮损特点

皮疹为群集或散在。初起为花生米大小、椭圆形的红色浸润性风团，中央有水疱或丘疱疹，皮疹多少不等，散在性分布，部分搔破后化脓或结痂，自觉瘙痒。

6.自觉症状

常复发，一般无全身症状。局部淋巴结不肿大。

7.疾病病程

皮疹经1～2周消退，留下暂时性的色素沉着，但有新疹可陆续发生，使病程迁延较久。

8.疾病预后

预后良好。

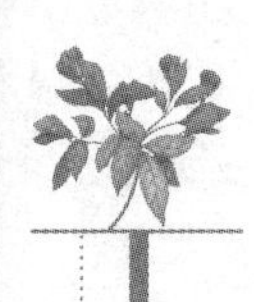

七、鉴别诊断

(1)荨麻疹:可发于身体任何部位,无季节、年龄差别,皮疹为大小不等风团,中央无水疱,时起时消,消退后不留痕迹。

(2)水痘:常先有发热、恶寒、咳嗽、咽痛等全身症状,随后头面、躯干、四肢散发小水疱,色红,疱下无风团样损害,有流行性,儿童之间可相互传染。

(3)脓疱疮:好发于头面、四肢等暴露部位,无风团样损害,在红斑基础上出现脓疱,流黄水,以后结脓痂,夏秋多发,可相互传染。

八、辨证治疗

(一)中医治疗

1.风热蕴结证

主症:皮疹为丘疹或风团样丘疹,色红,瘙痒剧,好发于上半身,成批出现。舌质红、苔薄黄,脉浮数。

治法:疏风清热止痒。

方剂:银翘散加减。

处方:金银花10g,连翘10g,牛蒡子10g,荆芥10g,防风10g,黄芩10g,牡丹皮10g,当归10g。儿童患者水煎后按照小儿剂量服。

2.湿热夹毒证

主症:皮疹为红色浸润性风团样丘疹,中央有水疱或大疱,多见于下半身,抓破后有渗液,表面湿烂,自觉痒痛,舌红苔黄腻,脉滑数。

治法:清热利湿,解毒祛风。

方剂:枳术赤豆汤加减。

处方:炒白术10g,炒枳壳10g,蝉蜕10g,赤芍10g,防风10g,茯苓皮10g,赤小豆10g,荆芥10g,砂仁10g,益母草10g,白鲜皮10g,苦参10g。儿童患者水煎后按照小儿剂量服。

(二)西医治疗

(1)抗组胺药:口服扑尔敏片,4mg/次,1次/日;或小儿西替利嗪口服液,10ml/次,1次/日。也可口服苯海拉明糖浆、氯雷他定糖浆等,依据儿童剂量服用。

(2)抗细菌药:若继发感染可给予抗生素。如小儿罗红霉素颗粒,0.5g/次,2次/日。并处理感染病灶。

(三)成药治疗

(1)牛黄清热散:清热镇惊。适用于风热蕴结证患儿。

(2)小儿豉翘清热颗粒:疏风解表,清热导滞。适用于风热蕴结证患儿。

(四)外用治疗

(1)中药涂擦疗法:1%薄荷炉甘石洗剂或三黄洗剂外搽,每日3~4次。颠倒散洗剂外搽,每日数次。

(2)中药溻渍疗法:水疱破裂或有糜烂,用马齿苋、生地榆、苦参、艾叶等煎水外洗或湿敷,每日1~2次。

(3)西药涂擦疗法:可用皮质类固醇激素类霜或软膏外搽,如去炎舒松A、皮炎平、艾洛松等。

九、名医病案

张某,女,8岁,1998年7月16日初诊。

病史:症见两膝关节以下皮肤满布红色丘疹,部分皮肤呈大片红肿,个别丘疹有黄色分泌物。自述3d前蚊子叮咬后出现红色丘疹,瘙痒难忍,由于抓挠后呈片状红肿,并有疼痛感。曾用清凉油、风油精外涂,疼痛更甚。舌质红赤,脉浮滑数。

中医病名:水疥。

西医病名:丘疹性荨麻疹。

中医证型:虫毒生风,浸淫营血。

治疗法则:清热解毒,祛风凉血。

临证处方:荆芥10g,防风10g,黄芩10g,牛蒡子10g,知母10g,生石膏30g,生大黄8g,生甘草10g,生姜3g,葱白5g为引。

二诊:服4剂后,丘疹退去大半,但痛感明显,上方加入徐长卿10g,苦参10g,服5剂后丘疹全部消退,痒痛已除。后嘱病人多喝三瓜汤(冬瓜、丝瓜、黄瓜),以消余毒。(摘自《名中医治疗难治性皮肤病性病》)

十、预防调摄

(1)保持环境卫生,防蚊虫叮咬。

(2)避免摄入鱼虾蟹等致敏食物。

(3)避免搔抓,宜预防继发感染。

【学习寄语】

夫医必自爱自重,而后可临大病而是托。

——清·怀抱奇《医彻·品行》

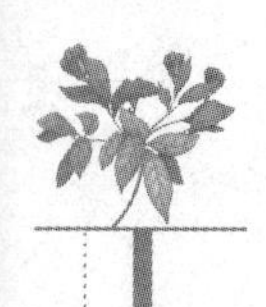

第十五章　红斑鳞屑性皮肤病

第一节　白　疕

一、疾病概述

(1)疾病定义:白疕是一种与遗传及免疫相关的慢性炎症性皮肤病。

(2)临床特点:以浸润性红斑、云母状鳞屑为典型表现,本病男女老幼皆可发生,但以青壮年为多,男性略多于女性;具有遗传倾向,发病有一定季节规律,多冬季重,夏季轻。本病呈慢性经过,愈后易复发。

(3)中医别名:疕风、松皮癣、干癣。

(4)西医病名:银屑病。

二、病因病机

1.血热内蕴

患者素体血分蕴热,或外感六淫,或过食辛辣发物,或七情内伤,心火旺盛,热伏血分,血热外达于体表,壅滞扰动于腠理络脉之间。

2.血燥风盛

病久或反复发作,阴血被耗,气血失和,化燥生风。

3.血瘀阻络

情志内伤,气滞血瘀,或病久经脉阻滞,瘀滞肌肤。

4.热毒炽盛

血热炽盛,兼感毒邪,蒸灼皮肤,气血两燔,则郁火流窜,泛溢肌肤,形成红皮;若热聚成毒,侵害肌肤,则见密集脓疱。

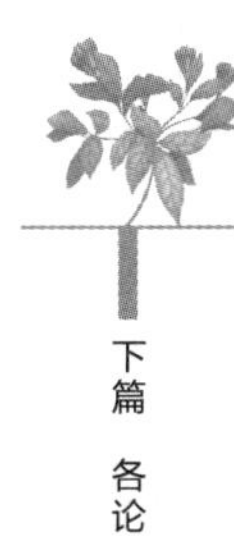

5. 风湿痹阻

若风寒湿热，痹阻经络，深入筋骨，则关节肿痛变形。

三、临床表现

白疕根据临床特征可分为寻常型、红皮病型、脓疱型和关节病型四种类型。寻常型白疕：皮损初起为针尖大小丘疹，也称点滴状白疕。逐渐扩大为绿豆至钱币大的淡红或鲜红色红斑，进而融合成形态不同的斑片，皮损境界清楚，表面覆盖多层银白色鳞屑，刮除成层鳞屑犹如轻刮蜡滴，即蜡滴现象，鳞屑剥离后可见淡红色半透明反光薄膜，称薄膜现象，搔刮薄膜可见点状出血或筛状出血，也称斑块状白疕。银白色鳞屑、薄膜现象和点状出血，称为奥氏症，是本病皮损的典型临床特征。皮疹好发于头皮、四肢伸侧，发于头皮者常见于前发际，皮损处头发成束状排列。少数可见于口腔、阴部黏膜，口腔黏膜损害为灰白色环状斑，阴部黏膜损害为境界清楚的暗红色斑块。部分患者可见指甲病变，轻者呈点状凹陷，顶针样变即顶针甲，重者甲板增厚，光泽消失。此型病程长，易于复发，大多数有明显季节性，一般冬重夏轻，少数患者的症状在夏季加重或复发，而在冬季减轻或消退。红皮病型白疕：属白疕的一种严重类型，约占1%，多见于成人。大多数因寻常型白疕使用刺激性较强的药物诱发，或由于长期大量应用糖皮质激素、免疫抑制剂后突然停药或减量过快，使病情急剧加重而引起，少数可由寻常型白疕演变而来。此外，脓疱型白疕在脓疱消退过程，关节病型白疕面积扩大，也可转为红皮病型。此型初起时，原有皮损部位迅速出现潮红肿胀，皮损面积迅速扩大，最后波及全身，皮损呈弥漫性红色或暗红色，炎症性浸润明显，大量脱屑，瘙痒严重，常伴有发热、恶寒、头痛、关节痛、浅表淋巴结肿大。发生于手足者，常呈片状角质剥脱，可伴有黏膜损害，毛发脱落及指或趾甲混浊、肥厚、变形，甚至引起甲剥离而脱落等。大多病程漫长，预后欠佳，常复发。脓疱型白疕：临床可分局限性如掌跖脓疱病和泛发性脓疱型白疕，掌跖脓疱病多见于成人，女性稍多，皮损好发于掌跖部，也可扩展到指或趾背侧，常对称分布。皮损表现为在红斑基础上出现深在的、粟粒大小的无菌性脓疱，不易破溃，脓疱经1～2周后即可自行干涸，表面结有污褐色痂皮及鳞屑。脓疱反复出现，同一皮损上可见在红斑基础上新发脓疱、鳞屑、结痂等不同时期的损害。皮损可伴有不同程度的瘙痒或疼痛，指或趾甲亦可被侵犯。患者身体其他部位有时可以见到白疕皮损，常伴有沟状舌。患者一般状况较好，病情较顽固，易反复发作。泛发性脓疱型白疕发病急骤，可在数日内全身皮肤迅速潮红肿胀，泛发密集脓疱，可融合成大片状"脓湖"。皮损以四肢屈侧和皱褶部位多见，也可初发于掌跖，然后波及全身。临床表现为在白疕红斑的基本损害上出现密集分布的针头至粟粒大小的浅在性、无菌性小脓疱。脓疱一般于1周左右干涸、结痂，然后又可再发新的脓疱。腋下、腹股沟、四肢屈侧、乳房下等皱褶处常因潮湿、摩擦而糜烂、渗液。指或趾甲可出现萎缩、肥厚、浑浊，甲床亦可出现小脓疱。患者舌面常有沟纹。多伴高热、寒战、关节肿痛、淋巴结肿大和双下肢水肿等全身症状，可因继发感染、电解质紊乱、低蛋白血症等致全身器官衰竭而危及生命。关节病型白疕：此型比较严重，除有白疕损害外，还发生关节症状，关节症状往往与皮肤症状同时加重或减轻。多数病例继发于寻常型白疕之后，或寻常型白疕反复发作后，症状加重而出现关节损害，也有与脓疱型或红皮病型并发。关节改变常不对称，可同时发生于大、小关节，亦可见于脊柱，但以手、腕及足等小关节为多见，多侵犯指或趾关节，特别是指或趾末端关节。受

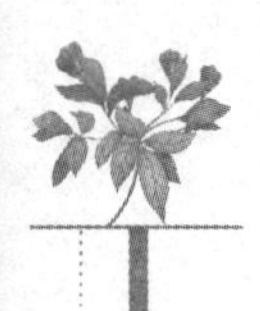

累关节弥漫红肿、疼痛,关节腔积液,重者可致不可逆的关节畸形、活动障碍,严重者可侵及多个大、小关节及脊柱、骶髂关节。并可伴有发热、乏力、消瘦等全身症状,皮疹呈蛎壳状。病程漫长,严重影响生活质量。

四、看图识病

见附录:图123、图124。

五、辅助检查

(1)血液常规检查:白细胞总数增加;血沉增快。

(2)脓液细菌培养:脓疱型细菌培养阴性。

(3)组织病理检查:角化过度,角化不全,颗粒层减少或消失;表皮突向下延伸,呈双杵状;真皮乳头上延,其顶端棘层变薄,血管弯曲扩张;表皮角质层或颗粒层内可见Munro微脓疡。

六、诊断要点

1.遗传因素

病情反复发作,部分有家族遗传倾向。

2.诱发因素

青少年初患点滴状白疕前可有扁桃体发炎或咽痛病史。

3.好发季节

有季节性加重特点,多数冬重夏轻。

4.好发年龄

男女老幼皆可发生,但以青壮年为多,男性略多于女性。

5.好发部位

皮损全身皆可受累。

6.皮损特点

皮损以丘疹、红斑、银白色鳞屑为主要表现。

7.典型皮损

白色鳞屑;薄膜现象;点滴出血;同形反应。

8.自觉症状

自觉瘙痒。

9.病程预后

慢性经过,易复发,难以治愈。

七、鉴别诊断

(1)面游风:好发于头皮、面颈、胸背等脂溢部位。典型皮损亦为红斑基础上的鳞屑,但鳞屑较为

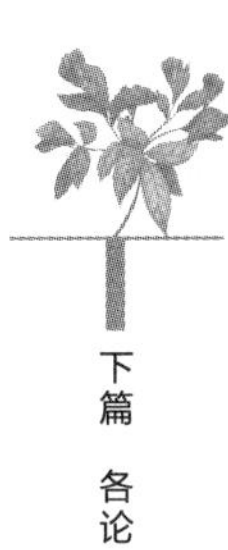

油腻，且无薄膜现象及点状出血；发于头皮者较少累及发际边缘且鳞屑细碎，很少成大片，此可与白疕相鉴别。

（2）风热疮：皮损表现亦为红斑、鳞屑，好发于躯干和四肢近端，呈圆或椭圆形红斑，皮疹长轴与皮纹一致，上覆细薄糠秕样鳞屑，可有母斑。一般浸润不明显，没有薄膜现象及点状出血。大部分有自限性，少数可反复发作。

（3）狐尿刺：皮损多分布于四肢关节部位，尤其是肘、膝关节，皮损表现亦为鳞屑性红斑，边界清楚，鳞屑多呈糠状，没有薄膜现象及点状出血，尚可见密集分布的毛囊性角化丘疹，融合成斑片，可伴有掌跖皮肤过度角化。

八、辨证治疗

（一）中医治疗

1.血热内蕴证

主症：多见于白疕进行期。发病急骤，新生点状丘疹迅速出现，渐扩大成红斑，皮疹鲜红，鳞屑较多，鳞屑不能覆盖红斑，易于剥离，可见点状出血，常见同形反应，即针刺、手术、搔抓等损伤导致受损部位出现新的典型白疕皮损，瘙痒明显；常伴心烦易怒、口干舌燥、咽喉肿痛、便秘溲赤等；舌质红或绛，舌苔白或黄，脉弦滑或数。

治法：清热解毒，凉血活血。

方剂：犀角地黄汤加减。

处方：金银花30g，生地黄30g，赤芍15g，大青叶30g，生槐花15g，苦参30g，栀子10g，紫草10g，白鲜皮10g，忍冬藤15g，刺蒺藜10g。咽喉肿痛者，加板蓝根、北豆根、玄参清热利咽。

2.血燥风盛证

主症：多见于白疕静止期、消退期。病程日久，红斑颜色淡红，皮肤干燥、脱屑；可伴口干咽燥，女性月经量少；舌质淡红，苔薄白或少苔，脉细或缓。

治法：养血解毒，滋阴润肤。

方剂：当归饮子加减。

处方：当归12g，熟地黄15g，生地黄15g，白芍10g，赤芍10g，丹参10g，鸡血藤15g，紫草10g，麦冬10g，天冬10g，白蒺藜15g，土茯苓20g，露蜂房10g，白鲜皮10g。风盛瘙痒明显者，加苦参祛风燥湿止痒。

3.血瘀阻络证

主症：病程较长，反复发作，经年不愈，皮损紫暗或色素沉着，斑块较厚；女性可有痛经，月经血块；舌质暗红有瘀斑，苔薄，脉细涩。

治法：活血化瘀，养血润燥。

方剂：桃红四物汤加减。

处方：桃仁10g，红花10g，当归10g，赤芍15g，丹参20g，鸡血藤30g，莪术10g，威灵仙15g，白花蛇舌草30g，土茯苓30g，甘草10g。月经量少或有血块者，加丹参、益母草活血调经。

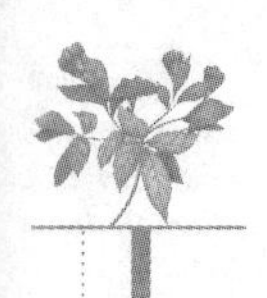

4.热毒炽盛证

主症:多见于红皮病型或泛发性脓疱型白疕。全身皮肤潮红,肿胀,大量脱皮,或有密集小脓疱,灼热痒痛;可伴壮热、恶寒、头痛、口干、便干溲赤;舌红绛,苔黄腻或少苔,脉弦滑或数。

治法:清热泻火,凉血解毒。

方剂:清瘟败毒饮加减。

处方:紫草10g,生地黄10g,黄连10g,黄芩15g,栀子10g,白花蛇舌草30g,土茯苓30g,知母10g,牡丹皮15g,白茅根30g,石斛15g,生甘草10g。热盛伤阴者,加石斛、玉竹、麦冬滋阴清热。

5.风湿痹阻证

主症:多见于关节病型白疕。初期关节红肿热痛,后期畸形弯曲,多侵犯远端指或趾关节;皮损红斑不鲜,鳞屑色白较厚,抓之易脱,常冬季加重或复发,夏季减轻或消失,可伴畏寒、关节酸痛等症状,瘙痒不甚;皮疹或轻或重,皮损的病情变化多与关节症状的轻重相平行;舌质淡红,苔薄白或腻,脉濡滑。

治法:祛风除湿,和营通络。

方剂:独活寄生汤加减。

处方:独活10g,桑寄生10g,杜仲10g,牛膝10g,细辛10g,秦艽10g,茯苓10g,肉桂10g,防风10g,川芎10g,紫草10g,甘草10g,当归10g,芍药10g,生地黄10g。关节肿痛,活动不利者,加土茯苓、桑枝、姜黄通利关节。

(二)西医治疗

(1)抗组胺药:口服扑尔敏片,4mg/次,3次/日;或赛庚啶片,4mg/次,3次/日;或氯雷他定片,10mg/次,1次/日;或西替利嗪片,10mg/次,1次/日;或咪唑斯汀片,10mg/次,1次/日。依据患者睡眠多少,两个相互交替服用。

(2)激素类药:主要用于红皮病型银屑病,急性关节病型银屑病和泛发性脓疱型银屑病,短期服糖皮质激素。如地塞米松片,10mg/次,3次/日。急性症状被控制后应酌情减量或撤除,以防长期使用激素引起的不良反应。

(3)抗细菌药:主要用于急性点滴状银屑病伴有咽部链球菌感染者,加服抗生素类药物。如红霉素片,0.5g/次,3次/日;或阿莫西林胶囊,0.5g/次,3次/日。

(4)维A酸类:适用于脓疱型、红皮病型等严重类型银屑病,常用阿维A酯0.75~1.0mg/(kg·d)口服。红皮病型银屑病可首先用0.25mg/(kg·d),每周递增0.25mg/(kg·d),直至获得满意疗效,维持量为0.5~0.75mg/(kg·d)。维A酸类软膏常用浓度为0.025%~0.1%,可与超强效糖皮质激素或紫外线疗法联用治疗轻、中度银屑病,也可用0.05%~0.1%他扎罗汀凝胶。

(5)维生素制剂:可作为辅助治疗。维生素A、维生素B_{12}可用于儿童点滴状银屑病;也可口服维生素C片,0.2g/次,3次/日。维生素D_3衍生物,如钙泊三醇可显著调节角质形成细胞的增殖,对轻、中度银屑病有效,应注意每次治疗不宜超过体表面积的40%,且不宜用于面部及皮肤皱褶处。

(6)免疫抑制剂:甲氨蝶呤适用于关节病型、红皮病型、脓疱型银屑病及泛发性寻常型银屑病,成人剂量为每周10~25mg,口服,每周剂量不超过50mg,或2.5mg/d,每周连服5d,每天剂量不超过

6.25mg。

(7)免疫增强剂:可酌情使用胸腺肽胶囊,5粒/次,3次/日;或转移因子胶囊,6mg/次,3次/日。也可注射干扰素和斯奇康。

(三)成药治疗

(1)复方青黛胶囊:清热解毒,化瘀消斑,祛风止痒。适用于白疕进行期血热证患者。

(2)克银丸:清热解毒,祛风止痒。适用于白疕血热血燥证患者。

(3)消银颗粒:清热凉血,养血润燥,祛风止痒。适用于白疕血热风燥或血虚风燥证患者。

(四)外用治疗

(1)中药涂擦疗法:进行期以凉血解毒为主,可选用白凡士林、硅霜、芩柏膏、黄连膏、青黛膏,禁用刺激性强的药物。静止期和退行期以润肤止痒、化瘀散结为主,可选用10%的水杨酸软膏、黄连膏、黑豆馏油软膏等外用,每日2次。

(2)中药药浴疗法:中药浴、谷糠浴等既可去除鳞屑,清洁皮肤,润肤止痒,又可改善血液循环和新陈代谢,畅达气血,适用于各型银屑病,大多用于静止或退行期。可选用马齿苋、苦参、侧柏叶、楮桃叶、徐长卿、蛇床子、苍耳子、千里光、黄柏、地骨皮、白鲜皮等煎水,放温后洗浴浸泡,再外搽芩柏膏、黄连膏、青黛膏等,还可在药浴后配合窄波中波紫外线照射治疗。一般1~3日1次,每次20~30min。

(3)西药涂擦疗法:角质促成剂或剥脱剂,如水杨酸软膏或酒精制剂;煤焦油软膏、蒽林软膏、糊剂或乳剂;银屑病病甲用环孢素溶液、5-氟尿嘧啶治疗;含氮酮的甲氨蝶呤治疗斑块型皮损;尿素软膏治疗掌跖脓疱型银屑病等。因有局部刺激,故不宜用于皱褶部位。

(五)其他治疗

(1)针刺治疗:可辨证选择风池、曲池、支沟、血海、印堂、合谷、迎香、百会、足三里、三阴交、大椎、肺腧、膈腧、肝腧等穴,并根据皮损部位选择腧穴。留针30min,每日或隔日1次,10次1疗程,间隔10日再行第2个疗程。

(2)艾灸治疗:将艾条一端点燃,在距离患处皮肤约3.5cm左右进行局部熏灼,灸至皮肤红晕。每日1~2次,每次15~20min,10次为1疗程。

(3)耳针治疗:取肺腧、神门、内分泌,配心、大肠。针刺留针20~30min,隔日1次,10次为1疗程。

(4)埋线治疗:取穴以背部华佗夹脊穴为主,配用四肢穴位。专用埋线针将可吸收羊肠线埋于相应穴位,4周1次,连续3次为1疗程。

(5)拔罐治疗:取大椎、陶道、双侧肝腧或脾腧,配曲池、三阴交。根据皮肤情况留罐10~15min,隔日1次,15次为1疗程。常与放血疗法配合使用。

(6)物理治疗:UVB光疗用于重度银屑病和局部顽固性皮损的治疗,可单用或联用,一般每周治疗2~3次,剂量为最小红斑量MED。光化学疗法是内服或外用补骨脂素后用长波紫外线照射,初次剂量通过预先测定的最小光毒量MPD来定,一般每周治疗2次。

(7)沐浴治疗:可去除鳞屑,清洁皮肤,改善血液循环和新陈代谢。常用硫黄浴、糠浴、焦油浴、麦饭石浴、矿泉浴及中药浴。

(8)三联治疗:紫外线照射加浴疗及外用药物。先行水浴,然后紫外线照射,最后外用黑豆馏油软

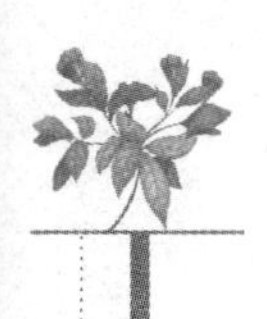

膏(由低浓度逐渐增加),每日1次,适用于各期银屑病。

九、名医病案

刘某,女,28岁,外院会诊病例。4月20日会诊。

病史:患者自1年前冬天开始,躯干、四肢散发大小不等之红斑片状皮疹,表面白色脱皮,痒感明显,诊为“牛皮癣”,使用多种疗法皮疹未退。1月前,曾外用“浓斑蝥酊”外涂1周后,皮疹骤然增多,且出现小米粒样大小水疱,痒痛难耐,自涂花椒油。当晚,周身皮肤发红剧痛,起密集小水疱,发热,病情日渐加重。

诊查:面部以下躯干、四肢弥漫潮红,表面附着黄白色鳞屑,口腔黏膜未见异常。体温38.1℃,脉搏120/min,双侧腹股沟淋巴结轻度肿大,有触痛。白细胞计数18000/mm^3,中性粒细胞0.75,嗜酸粒细胞0.03,淋巴细胞0.19,大单核粒细胞0.03,余未见异常。舌苔薄白,脉弦滑。

中医病名:白疕。

西医病名:银屑病性红皮症。

中医证型:蕴湿日久,化热入血,外受风毒。

治疗法则:清热凉血,行气活血,疏风利湿。

临证处方:鲜生地黄30g,鲜茅根30g,紫草根10g,茜草根9g,赤芍15g,丹参15g,红花10g,牡丹皮10g,凌霄花15g,白鲜皮30g,防己10g,鸡血藤30g。服用9剂,配合用泼尼松每日3次,每次10mg,躯干、四肢皮损显著消退,痒感已消失,皮肤光滑,泼尼松减为10mg,每日2次。

二诊:6月3日,泼尼松改为每次10mg,每日1次。

三诊:6月10日,泼尼松改为5mg,每日1次。四肢不断有新生皮疹,痒感明显。予方药:牡丹皮9g,生地黄15g,凌霄花9g,白鲜皮30g,赤茯苓15g,桑白皮12g,陈皮9g,厚朴花9g,玫瑰花6g,野菊花9g。3剂。

四诊:6月13日,服上方后,一般情况稳定,停用泼尼松,继服上方,每日1剂。至7月5日,皮疹全部消退,无痒感,临床治愈出院。(摘自《赵炳南临床经验集》)

十、预防调摄

(1)树立信心,避免过度紧张焦虑。

(2)了解病情,尽量积极配合治疗。

(3)调节情志,保持良好快乐心态。

(4)合理治疗,避免过度药物治疗。

(5)保持充足睡眠,保证起居有常。

(6)培养饮食习惯,忌食辛辣发物。

(7)适量合理运动,积极增强体质。

(8)避免各种理化物质和药物刺激。

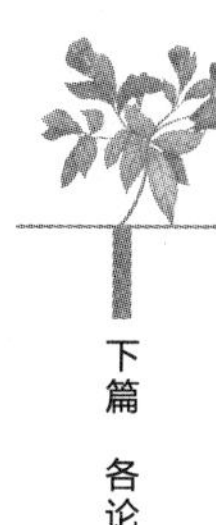

【学习寄语】

医者仁术,圣人以之赞助造化之不及,所贵者,扶危救困,起死回生耳。

——明·聂尚恒《活幼心法》

第二节 风热疮

一、疾病概述

(1)疾病定义:风热疮是一种常见的急性自限性炎症性皮肤病。发病前常因风热袭表,出现具有类似外感的症状,故据其病机称为风热疮。

(2)临床特点:本病以沿皮纹长轴分布的椭圆形鳞屑性斑疹为临床特征,好发于躯干及四肢近端,多见于青壮年。一年四季皆可发病,但以春秋季较多见。

(3)中医别名:风癣、血疳。

(4)西医病名:玫瑰糠疹。

二、病因病机

1. 风热蕴肤

多因外感风热之邪,郁于肌肤,而致本病。

2. 血热风热

素体血热,复感风邪,内外合邪,郁于肌肤,闭塞腠理而发病。

3. 血虚风燥

若素体营血不足,后期耗伤阴液,则易生风化燥,肌肤失养。

三、临床表现

病初可在躯干或四肢某部出现一直径为2~3cm圆形或椭圆形玫瑰色淡红斑,上覆糠秕样鳞屑,称为前驱斑或母斑,但部分患者很难找到母斑。1~2周内,躯干及四肢近端陆续出现与母斑相似但较小的皮损,皮损长轴与皮纹平行。皮损好发于躯干、四肢近端及颈部,无瘙痒或自觉轻度瘙痒,多数无全身症状,少数患者发病前有全身不适、头痛咽痛、低热等症状。多在春秋季发病,病程有自限性,一般6~8周可痊愈,少数可反复发作、迁延数年或更长时间。

四、看图识病

见附录:图125、图126。

五、辅助检查

组织病理检查：表现为非特异性炎症。真皮浅层血管周围有稀疏的以淋巴细胞为主的浸润，表皮有灶性海绵水肿及局灶性角化不全。

六、诊断要点

1. 诱发因素

发病前可能有上呼吸道感染。

2. 好发季节

一年四季皆可发病，以春秋季较多见。

3. 好发年龄

多见于青壮年。

4. 好发部位

躯干及四肢近端。

5. 皮损特点

躯干、四肢近端多发圆形、椭圆形红斑，上覆细碎糠秕状鳞屑，皮损长轴与皮纹走行一致。

6. 自觉症状

瘙痒不重或不痒。

7. 疾病病程

病程有自限性，极少数皮损反复发作。

8. 病程预后

预后良好，可以治愈。

七、鉴别诊断

（1）圆癣：好发于躯干或面部，边缘有丘疹、鳞屑或小水疱，呈环形或多环形，堤状隆起。真菌检查阳性。

（2）紫白癜风：皮损形态及发疹部位有时与风热疮相似，但皮损一般为着色斑或脱色斑，无与皮纹走向一致的特点。真菌检查阳性。

（3）白疕：皮损分布于头面、四肢伸侧及肘膝部，有银白色鳞屑，刮除鳞屑可见薄膜现象及点状出血，病程长，大多是冬重夏轻，易复发。

（4）脂溢性皮炎：头皮和面部多见，有油腻性鳞屑，位于躯干的皮疹在排列上无特殊性。

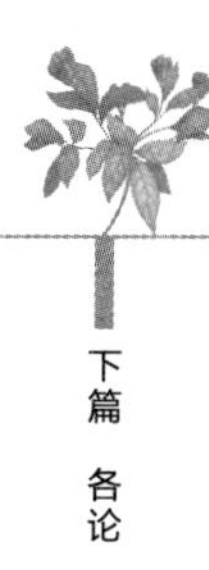

八、辨证治疗

（一）中医治疗

1.风热蕴肤证

主症：皮损淡红，上覆糠秕状鳞屑，上半身为多，瘙痒明显；伴口干、溲赤、便秘；舌红，苔白或薄黄，脉浮数。

治法：疏风清热止痒。

方剂：消风散加减。

处方：紫草10g，知母10g，金银花15g，连翘10g，淡竹叶10g，牛蒡子10g，蝉蜕10g，苦参20g，白茅根15g，生地黄15g，生甘草10g。瘙痒甚者，加白鲜皮、僵蚕祛风解毒止痒。

2.血热风热证

主症：皮损为鲜红或玫瑰红斑片，上覆少量鳞屑，分布于躯干和四肢，病程长；可伴瘙痒、溲赤、便秘；舌红，苔薄，脉滑数。

治法：凉血活血，祛风止痒。

方剂：犀角地黄汤加减。

处方：生地黄30g，牡丹皮15g，赤芍15g，紫草15g，白茅根15g，黄芩10g，忍冬藤15g，大青叶30g，白鲜皮15g。血热甚者，加水牛角、丹皮清热凉血。

3.血虚风燥证

主症：主要见于病程已久者。皮肤干燥，皮疹色淡红，鳞屑较多，可有剧烈瘙痒；伴有咽干；舌红，苔薄或少，脉细。

治法：养血润肤止痒。

方剂：当归饮子加减。

处方：当归10g，夜交藤15g，生地黄15g，玄参10g，白芍10g，赤芍10g，鸡血藤30g，忍冬藤30g，地肤子15g，僵蚕10g，白蒺藜15g，生槐花15g。皮肤干燥，咽干明显者，加南沙参、麦冬益阴生津；瘙痒明显者，加乌梢蛇搜风止痒。

（二）西医治疗

(1)抗组胺药：口服扑尔敏片，4mg/次，3次/日；或赛庚啶片，4mg/次，3次/日；或氯雷他定片，10mg/次，1次/日；或西替利嗪片，10mg/次，1次/日；或咪唑斯汀片，10mg/次，1次/日。依据患者睡眠多少，两个相互交替服用。

(2)激素类药：一般不用糖皮质激素，重症者或病程长期迁延者，可酌情短期服糖皮质激素。如地塞米松片，10mg/次，3次/日。急性症状被控制后应酌情减量或撤除，以防长期使用激素引起的不良反应。

(3)维生素类药：可口服维生素C片，0.2g/次，3次/日，止痒脱敏。也可选用钙剂、维生素B_{12}、葡萄糖酸钙及硫代硫酸钠等缓解症状。

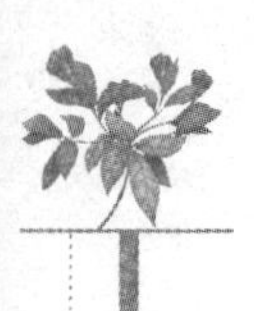

(三)成药治疗

(1)金蝉止痒胶囊:疏风清热。适用于风热蕴肤证患者。

(2)复方青黛胶囊:清热凉血,解毒消斑。适用于血热风热证患者。

(3)润燥止痒胶囊:养血滋阴,疏风止痒。适用于血虚风燥证患者。

(4)防风通圣丸:解表通里,清热解毒。适用于瘙痒伴大便秘结患者。

(四)外用治疗

(1)中药涂擦疗法:发病初期皮疹色红瘙痒者,可选用龙葵水剂、三黄洗剂外用,每日2次。在疾病中、后期皮肤干燥脱屑者,可外用紫草油涂抹患处,每日2~3次。

(2)西药涂擦疗法:外用保护性止痒剂,如炉甘石洗剂、硫黄洗剂或皮质激素霜等。

(五)其他治疗

(1)针刺治疗:取合谷、大椎、曲池、肩髃、肩井、血海,针用泻法,留针20~30min。每日1次,10次为1疗程。

(2)耳穴治疗:取肺、心、肝、皮质下等穴,针刺或压豆。隔日1次,10次为1疗程。

(3)物理治疗:紫外线照射、氦氖激光照射等对进行期可能有效,可用红斑量或亚红斑量交替照射。

九、名医病案

曾某,男,29岁,10月31日初诊。

病史:患者1个月前酒后受凉,头痛鼻阻,咽喉肿痛,全身违和,休息数日后渐愈。半月前自觉下腹部起一红斑,稍痒,表面轻度脱屑,未加注意。数日前胸背部及双上肢,大腿突发类似红色疲疹,大小不等,痒甚。曾在某医院诊为“汗斑”,给外用药水(名不详)并嘱多洗澡。用药后病情反而加重,痒重,影响睡眠,心烦急,口渴,大便干燥,小溲微黄。

诊查:胸背、颈项、上臂、大腿处散在大小不等的暗红色斑疹,呈椭圆形,长轴与皮肤纹理平行,边缘部有细碎糠秕状脱屑。右下腹有一拇指指甲大小斑疹,色暗呈淡褐色。余疹较小。舌质红,苔白,脉弦滑微数。

中医病名:风热疮。

西医病名:玫瑰糠疹。

中医证型:风热之邪,蕴于血分。

治疗法则:清热凉血,散风止痒。

临证处方:龙胆草10g,黄芩15g,生地黄30g,牡丹皮15g,白茅根30g,板蓝根30g,紫草15g,槐花30g,车前子、车前草各15g,泽泻15g,白鲜皮30g,苦参15g,地肤子15g,土茯苓30g,生石膏30g(先煎)。外用炉甘石洗剂,嘱少洗澡,忌搔抓。

二诊:服上方7剂,心烦瘙痒明显减轻,皮疹变暗,鳞屑减少。再服7剂,痒感消失,皮疹逐渐消退,大小便通利。于前方去生石膏、槐花、车前草,加生白术10g,生薏苡仁30g,赤茯苓皮15g,继服7剂,皮疹全消,症状消失,临床治愈。(摘自《张志礼皮肤病医案选萃》)

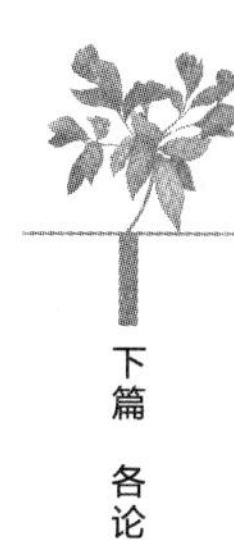

十、预防调摄

(1)忌食辛辣刺激及鱼腥发物。

(2)注意卫生,避免药物刺激。

(3)加强锻炼,宜提高免疫力。

【学习寄语】

古人以神圣工巧言医。又曰:医者,意也。以其传授虽的,造旨虽深,临机应变,如对敌之将,操舟之工,自非尽君子随时反中之妙,宁无愧与医乎?

——元·朱震亨《局方发挥》

第三节 紫癜风

一、疾病概述

(1)疾病定义:紫癜风是一种皮肤及黏膜慢性炎症性疾病,因皮损色紫而得名。

(2)临床特点:皮损的特点是紫红色多角形扁平丘疹,好发于四肢屈侧,常累及口腔黏膜。发于口腔的紫癜风中医称为"口蕈"。多见于成年人,女性患者多于男性。

(3)中医别名:口蕈、口癣。

(4)西医病名:扁平苔藓。

二、病因病机

1.风湿热蕴

感受外邪,风湿热邪侵袭,郁于皮肤黏膜,局部气血瘀滞而发。

2.肝郁血瘀

情志不畅,肝郁气滞或气郁化火,阻于皮肤黏膜,局部气血瘀滞而发。

3.阴虚内热

肝肾阴虚,虚火上炎,熏蒸于口腔黏膜而发。

三、临床表现

本病一般慢性起病,急性泛发性皮疹发展迅速,数周内播散全身。皮疹可发生于身体各处,一般四肢多于躯干,屈侧多于伸侧,尤以手腕屈侧、踝部、股部和腰臀部最易受累,足跟及甲部皮损亦常可

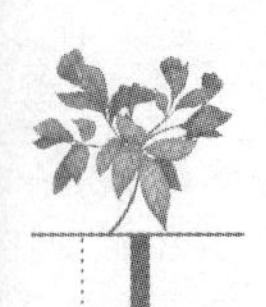

见，散在或密集分布，或相互融合成较大斑片。典型皮损为境界清楚的多角形紫红色扁平丘疹，表面有蜡样光泽。用液状石蜡涂拭皮损表面，可有灰白色浅细的网状纹理即Wickham纹。可有同形反应，即沿搔抓、外伤处出现同样损害。皮损消退后留有继发性色素沉着。通常有阵发性剧痒，但亦仅有微痒或不痒者。黏膜损害常见，其中口腔黏膜最常受累，表现为颊黏膜有网状白色细纹；口唇有糜烂、渗液及黏着性鳞屑；发于龟头常为紫红色环状损害。甲受累可引起甲板变薄或增厚，出现纵嵴、纵沟或甲胬肉，甚至甲脱落。也有特殊类型，如色素型表现为黑褐色斑疹或斑丘疹；肥大型多见于踝部，为肥厚性斑块，紫色较突出，有时甚至呈疣状；还有大疱型、萎缩型和溃疡型。呈慢性病程，可持续数周或数个月，发于头皮者可引起瘢痕性永久脱发，个别长期不愈者皮损处可发生鳞状细胞癌。

四、看图识病

见附录：图127、图128。

五、辅助检查

组织病理检查：表皮角化过度，颗粒层呈局灶性楔形增厚，棘层不规则增厚，表皮突呈锯齿状，基底细胞液化变性，真皮上部淋巴细胞呈带状浸润，真皮乳头层可见胶样小体及嗜黑素细胞。

六、诊断要点

1.诱发因素

与精神因素、病毒或细菌感染、自身免疫、家族遗传、药物过敏等有关。

2.好发年龄

好发于青年及成人，女性患者多于男性。

3.好发部位

好发于四肢屈侧，可累及口腔、外阴黏膜以及指或趾甲部位。

4.皮损特点

皮损为高起的紫红色扁平丘疹，粟粒至绿豆大小或更大，多角或圆形，境界清楚，表面有蜡样薄膜，可见白色光泽小点，细浅的特征性网状白色条纹，皮损可密集成片或融合成斑块。

5.自觉症状

急性期可出现同形反应，常伴瘙痒。

6.疾病病程

经过缓慢。

7.疾病预后

预后良好，可以治愈。

七、鉴别诊断

(1)顽癣：相当于西医的皮肤淀粉样变病，多见于后背及小腿伸侧，为绿豆大小的圆顶丘疹，密集

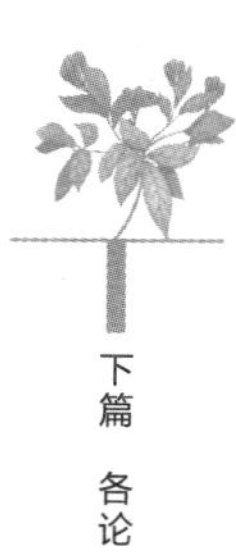

成片，互不融合，无光泽，无Wickham纹。组织病理学检查示真皮乳头有淀粉样物质沉积，可以鉴别。

（2）白疕：紫癜风皮损可与点滴状白疕相似，但白疕皮损的鳞屑多，易于刮除，有薄膜现象及点状出血。

（3）摄领疮：相当于西医的神经性皮炎，皮疹好发于颈项、肘部及腘窝等处，常呈典型的苔藓样变，无Wickham纹及口腔损害。

（4）黏膜白斑：易与黏膜扁平苔藓相混，前者略突起，质硬，为灰白色或乳白色边界清楚的斑片，表面有纵横交错的红色细纹，依据组织病理可鉴别。

（5）扁平疣：常位于面部及手背部位，皮损多为正常肤色散在分布的小丘疹，一般不融合，无Wickham纹。

（6）硬化性萎缩性苔藓：好发于外阴及肛门，为瓷白色扁平丘疹，丘疹表面有黑头粉刺样角质栓，晚期皮疹表面出现羊皮纸样皱纹。

八、辨证治疗

（一）中医治疗

1. 风湿热蕴证

主症：起病急，病程短，皮损多发或泛发全身，为紫色扁平丘疹，瘙痒剧烈；可伴身热，口干；舌质紫红，苔薄黄，脉数。

治法：祛风清热，活血止痒。

方剂：消风散加减。

处方：防风10g，知母10g，金银花15g，连翘10g，淡竹叶10g，牛蒡子12g，白鲜皮10g，苦参20g，白茅根15g，生地黄15g，生甘草10g。热甚者，加丹皮凉血解毒；瘙痒明显者，加白鲜皮、地肤子祛风止痒。

2. 肝郁血瘀证

主症：病程较长，皮损颜色紫暗，干燥、粗糙，融合成片状、环状、线状等，剧痒难忍；伴烦躁易怒或情志抑郁，胁肋胀痛，经前乳胀；舌质暗，苔薄白，脉弦细。

治法：疏肝理气，活血化瘀。

方剂：丹栀逍遥散合桃红四物汤加减。

处方：柴胡15g，当归15g，白芍15g，白术15g，茯苓15g，生姜15g，刺蒺藜10g，炙甘草10g，丹皮15g，山栀15g，熟地10g，川芎10g，鸡血藤15g。瘀甚者，加王不留行通经活络；瘙痒明显者，加乌梢蛇、白僵蚕搜风止痒。

3. 阴虚内热证

主症：皮损多见于黏膜部位，口腔、阴部黏膜可出现网状白色细纹，紫红色斑，糜烂；伴头晕耳鸣、五心烦热、口咽干燥、腰膝酸软等；舌质红，苔白，脉细数。

治法：补益肝肾，滋阴降火。

方剂：知柏地黄汤加减。

处方：熟地黄20g，山茱萸10g，干山药10g，泽泻10g，茯苓10g，丹皮10g，知母10g，黄柏10g，白鲜皮

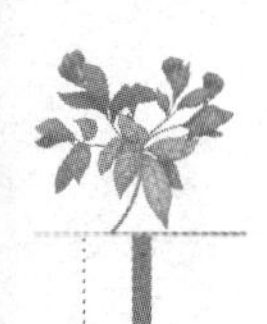

10g,乌梅10g。皮损糜烂结痂者,加苦参、生薏苡仁、生白术等健脾除湿。

(二)西医治疗

(1)抗组胺药:口服扑尔敏片,4mg/次,3次/日;或赛庚啶片,4mg/次,3次/日;或氯雷他定片,10mg/次,1次/日;或西替利嗪片,10mg/次,1次/日;或咪唑斯汀片,10mg/次,1次/日。依据患者睡眠多少,两个相互交替服用。

(2)激素类药:肥厚型或皮损泛发者可口服糖皮质激素,如泼尼松片,20mg/次,3次/日;或地塞米松片,10mg/次,3次/日。皮损减轻后逐渐减量。皮损局限者可外用皮质类固醇制剂或皮损内注射皮质类固醇。

(3)维生素类药:可口服维生素C片,0.2g/次,3次/日,止痒脱敏。也可选用钙剂、维生素B_{12}、葡萄糖酸钙及硫代硫酸钠等缓解症状。

(4)维A酸类药物:主要为芳香维A酸,皮损减轻后逐渐减量。外用0.1%维A酸制剂。

(5)免疫调节剂:糖皮质激素不敏感或顽固患者,可用氯喹、羟氯喹或氨苯砜50mg/d,连用3个月,也可酌情选用免疫调节剂胸腺肽胶囊。

(三)成药治疗

(1)连翘败毒丸:清血解毒,散风消肿。适用于湿热蕴肤证患者。

(2)加味逍遥丸:疏肝清热,健脾养血。适用于肝郁血瘀证患者。

(3)知柏地黄丸:补益肝肾,滋阴降火。适用于阴虚内热证患者。

(四)外用治疗

(1)中药涂擦疗法:皮疹泛发,剧烈瘙痒者,用三黄洗剂外涂,每日3~4次。如皮损暗红,肥厚者,选用黄连膏、润肌膏等外涂,每日2次。

(2)中药含漱疗法:口腔黏膜损害者,可用金银花、大青叶、生甘草水煎漱口;有溃疡者,用锡类散、养阴生肌散局部喷撒,每日3次。

(3)西药含漱疗法:口腔损害可用双氧水清洁漱口。

(五)其他治疗

(1)针刺治疗:线状扁平苔藓可根据皮疹分布部位所属经络,循经取穴。隔日1次,10次为1疗程。

(2)物理治疗:可采用光化学疗法、液氮冷冻、激光治疗或浅层X线治疗。

九、名医病案

杜某,女,5岁。

病史:患儿自4岁起左下肢内踝处起扁平皮疹,渐渐多并向上呈条状发展,痒甚,抓后沿抓痕有新疹出现。

诊查:左下肢自内踝后方向上多个深红色扁平疹呈线状排列,表面无鳞屑,融合的较大斑块表面可见细纹。线状皮疹周围可见抓痕、血痂及少量沿抓痕排列的粟粒大小皮疹。舌质淡,苔白,脉微数。

中医病名:紫癜风。

西医病名:线状扁平苔藓。

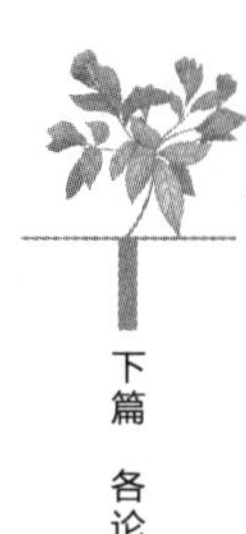

中医证型：脾虚血燥，气血瘀滞。

治疗法则：健脾养血，活血软坚。

临证处方：白术6g，枳壳6g，薏米15g，陈皮6g，当归6g，苦参6g，紫草10g，茜草根10g，丹参10g，红花6g，赤芍15g，牛膝6g。（摘自《张志礼皮肤病医案选萃》）

十、预防调摄

(1)调畅情志，消除紧张、忧虑等不良情绪。

(2)忌食辛辣之品，积极治疗慢性感染病灶。

(3)口腔黏膜受累者，饮食宜清淡，宜流食。

(4)避免酸辣鱼腥等发物，以及烟酒等刺激。

(5)长期不愈者，注意病情变化，防止癌变。

【学习寄语】

医本期于济世，能治则治之，不必存贪得之心。近率以医为行业，谓求富者莫如医之一途。于是朋党角立，趋利若鹜。入主出奴，各成门户。

——清·赵学敏《串雅内编》

第四节 猫眼疮

一、疾病概述

(1)疾病定义：猫眼疮是一种皮肤生发圆形红斑，状似猫眼的急性炎症性皮肤病。

(2)临床特点：其临床特点是发病急骤，皮损为红斑、丘疹、水疱等多形性损害，典型的皮损具有虹膜样特征，常累及黏膜；重症可有严重的黏膜及内脏损害。多见于儿童和青年女性，好发于春秋季节，病程有自限性，易复发。

(3)中医别名：雁疮、寒疮。

(4)西医病名：多形红斑。

二、病因病机

1.风寒阻络

多因禀赋不耐，腠理不密，卫外不固，风寒之邪侵袭，营卫不和，寒凝血滞而发。

2.湿热蕴结

恣食肥甘辛辣及腥发动风之品,脾经蕴湿化热,风湿热邪郁阻于肌肤而致。

3.火毒炽盛

先天禀赋不耐,或因病灶感染,毒热内蕴,或因药毒内攻,燔灼营血,蕴结肌肤而发病。

三、临床表现

发病前可有头痛、低热、全身不适等全身症状,皮损呈多形性,可有红斑、斑丘疹、丘疹、水疱、大疱、紫癜和风团等。多累及儿童、青年女性。春秋季节易发病,病程自限性,但常复发。根据皮损严重程度和全身症状可分为:轻症型,多见于青年女性,皮损对称分布于四肢远端,特别是手足背、踝部、面部和耳郭也可发生。少数患者累及口腔、外阴黏膜。皮损呈多形性,以圆形水肿性红斑、丘疹为主,也可见水疱、大疱、紫癜或风团等。典型的皮损为虹膜样损害,也称靶形损害,即圆形水肿性红斑,境界清楚,中央颜色较边缘深,呈暗红色或紫癜样,严重时出现水疱。自觉有轻度的瘙痒、烧灼感或疼痛。病程为2～4周,但可反复发作。重症型,起病急骤,病前多有用药史,全身症状严重,常伴有高热、寒战、气促、腹泻,甚至昏迷。皮损可泛发于全身,黏膜损害严重,眼、口腔、鼻、咽、尿道、肛门、呼吸道、消化道黏膜均可受累。皮损初起为水肿性红斑或暗红色虹膜样红斑,迅速扩大,相互融合,其上出现水疱、大疱、血疱、瘀斑等,尼氏症可阳性。可并发坏死性胰腺炎,肝肾功能损害;可因消化道出血、继发感染或肝肾功能损害而死亡,死亡率为5%～15%。本型病程较长,可持续3～6周,甚至更长。

四、看图识病

见附录:图129、图130。

五、辅助检查

(1)组织病理检查:可见坏死的角质形成细胞,基底细胞液化变性,表皮下水疱形成;真皮上部血管扩张,红细胞外渗,血管周围淋巴细胞及少数嗜酸性粒细胞浸润。

(2)血尿常规检查:在大疱性多形红斑病例中,血象往往示贫血,白细胞增多,嗜酸性粒细胞可增加,血沉增快,可有蛋白尿和血尿。

(3)痰液培养检查:痰中有支原体。病变黏膜培养常有葡萄球菌、链球菌、肺炎球菌和嗜血杆菌生长,完整水疱培养阴性。

六、诊断要点

1.诱发因素

轻症型发病者部分可能与感染相关。

2.前驱症状

皮疹突然发生,可有头痛、发热、倦怠、咽痛、关节及肌肉疼痛等前驱症状。

3.好发季节

常见于秋冬两季。

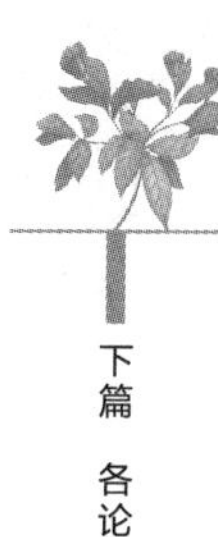

4.好发年龄

可发于各年龄段，但以青壮年高发。

5.好发部位

皮损对称分布于四肢远端，特别是手足背、踝部、面部和耳郭也可发生。少数患者累及口腔、外阴黏膜。

6.皮损特点

皮疹可反复，春秋季加重；重症型发病者多为药物所致，可出现水疱、大疱甚至全身表皮剥脱，部分黏膜受累严重，糜烂、渗液、出血、结痂等。

7.典型皮损

损害为圆形水肿性红斑伴虹膜样损害，好发于肢端，可累及黏膜。

8.自觉症状

自觉有轻度的瘙痒、烧灼感或疼痛。

9.病程预后

有自限性，轻型多形红斑持续1～3周；重型多形红斑持续2～4周。

七、鉴别诊断

（1）冻疮：多见于冬春季，好发于肢体末端暴露部位，无黏膜损害，皮损为暗红色水肿性斑块，边界不清，不对称，遇热瘙痒，天气转暖才缓解，无典型虹膜样皮损。

（2）天疱疮：多为正常皮肤上发生水疱、大疱，疱壁松弛，容易破裂，形成大片糜烂，尼氏症阳性。无典型虹膜样皮损。组织病理变化为表皮内水疱，有棘刺松解现象，此是主要鉴别点。

（3）体癣：环形皮疹，可见于身体各部位，边缘部有丘疹、小水疱和鳞屑，真菌镜检阳性。

（4）玫瑰糠疹：皮疹好发于躯干和四肢近端，呈圆形或椭圆形，皮疹长轴与皮纹一致，细薄糠秕样脱屑，可有母斑，罕有黏膜损害。

（5）手、足、口病：多发生于学龄前儿童，主要表现为口腔的疼痛性小水疱。手足可见米粒至豌豆大小圆形水疱。病程约1周，很少复发。

（6）中毒性表皮坏死松解症：表皮大片松解、萎缩、坏死，呈烫伤样外观，尼氏症阳性，有严重的内脏损害。因两者有许多相似之处，故本病也被视为重型多形红斑最严重的一型。

（7）药毒：可有多形性红斑型，但有服用致敏药物史，停药后经适当处理即可消退，与季节无关，也无一定好发部位。

八、辨证治疗

（一）中医治疗

1.风寒阻络证

主症：冬季发病，皮损颜色暗红或紫红，发于颜面及四肢末端，遇寒加重；伴指或趾肿胀，四肢厥冷，小便清长；舌质淡，苔白，脉沉紧。

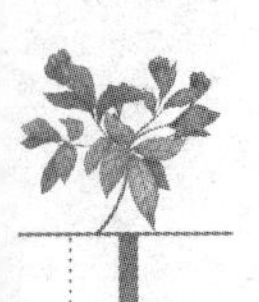

治法：温经散寒，和营通络。

方剂：当归四逆汤加减。

处方：当归10g，白芍15g，桂枝10g，细辛10g，炙甘草10g，紫草10g，鸡血藤15g，丹参15g，威灵仙10g，白鲜皮10g。皮损以上肢为主者，加桑枝、姜黄引药上行；以下肢为主者，加木瓜、牛膝引药下行；伴关节疼痛者，加羌活、独活、秦艽通络止痛。

2.湿热蕴结证

主症：皮损以红斑为主，鲜红水肿，形如猫眼，中心可有水疱；亦可见丘疹、小风团等多形性损害；或口腔糜烂，外阴湿烂，自觉灼热痒痛；可伴发热、咽干咽痛、头重、身倦、关节酸痛；舌红，苔黄腻，脉弦滑或滑数。

治法：疏风清热，利湿解毒。

方剂：消风散合龙胆泻肝汤加减。

处方：防风10g，知母10g，苦参30g，荆芥10g，苍术10g，牛蒡子10g，鸡血藤20g，龙胆草30g，黄芩10g，山栀子10g，泽泻10g，木通10g，当归10g，生地黄20g，柴胡10g，生甘草10g。皮疹鲜红，灼热者，加赤芍、丹皮、紫草凉血消斑；伴咽痛者，加板蓝根、元参解毒利咽。

3.火毒炽盛证

主症：起病急骤，恶寒，高热，头痛，全身泛发红斑、水疱、大疱，部分呈血疱，伴糜烂、瘀斑，可广泛累及黏膜；伴恶心呕吐、关节疼痛、大便秘结、小便黄赤；舌质红，苔黄，脉滑数。

治法：清热凉血，解毒利湿。

方剂：清瘟败毒饮加减。

处方：生地黄30g，牡丹皮15g，黄连10g，黄芩10g，黄柏10g，栀子10g，玄参10g，金银花15g，大青叶15g，白鲜皮10g，鸡血藤20g，生甘草10g。高热不退者，加紫雪丹退热解痉；大便秘结者，加生大黄通腑泄热。

（二）西医治疗

（1）抗组胺药：口服扑尔敏片，4mg/次，3次/日；或赛庚啶片，4mg/次，3次/日；或氯雷他定片，10mg/次，1次/日；或西替利嗪片，10mg/次，1次/日；或咪唑斯汀片，10mg/次，1次/日。依据患者睡眠多少，两个相互交替服用。

（2）维生素类药：可口服维生素C片，0.2g/次，3次/日，止痒脱敏。也可选用钙剂、维生素B_{12}、葡萄糖酸钙及硫代硫酸钠等缓解症状。

（3）激素类药：重症患者可口服糖皮质激素，如泼尼松片，20mg/次，3次/日；或地塞米松片10mg/次，3次/日。[illegible]损减轻后逐渐减量。皮损局限者可外用皮质类固醇制剂或皮损内注射皮质类固醇。或氢化可的松、地塞米松、甲泼尼龙静滴。

（4）抗细菌药：用于继发感染者，加服抗生素类药物。如红霉素片，0.5g/次，3次/日；或阿莫西林胶囊，0.5g/次，3次/日。

（5）免疫调节剂：酌情口服免疫调节剂胸腺肽胶囊，5粒g/次，3次/日。

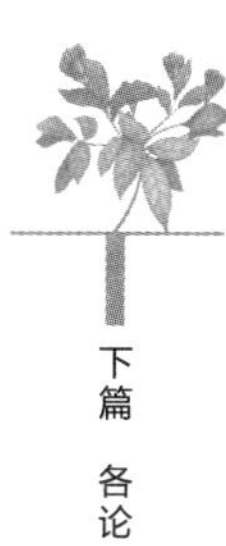

(三)成药治疗

(1)皮肤病血毒丸:清血解毒,消肿止痒。适用于湿热蕴结证患者。

(2)清开灵口服液:清热解毒,镇静安神。适用于火毒炽盛证患者。

(四)外用治疗

(1)中药涂擦疗法:皮损以红斑、丘疹为主者,用三黄洗剂外涂患处,每日3次。

(2)中药溻渍疗法:水疱、糜烂、渗出明显者,用马齿苋、黄柏、生地榆适量,水煎取汁冷湿敷患处,每次20min,每日3次。

(3)中药贴敷疗法:黏膜糜烂者,用生肌散或锡类散吹撒患处,每日3次。

(4)西药贴敷疗法:有渗出糜烂时可用3%硼酸液或生理盐水湿敷,无糜烂处可外用炉甘石洗剂或糖皮质激素软膏;眼部黏膜损害应积极进行眼科护理,防止眼睑粘连和失明。

(五)其他治疗

(1)针刺治疗:主穴取足三里、血海。风寒阻络证加列缺、合谷等,湿热蕴结证加大椎、曲池、阴陵泉等。针刺用泻法,每次留针30min。隔日1次,10次为1疗程。

(2)耳穴治疗:选神门、交感、内分泌、皮质下、肺、脾、心,针刺、埋针或压豆。

(3)激光治疗:二氧化碳激光照射治疗寒冷型多形红斑,每日1次。

(4)支持治疗:注意纠正水、电解质紊乱,加强支持疗法,必要时输入新鲜全血或血浆。

九、名医病案

王某,女,27岁,已婚,1月5日初诊。

病史:于8年前面部起过红斑,曾疑为红斑狼疮、日光性皮炎,未予确诊。近2~3年,面部红斑加重,经某研究所进行全面检查及观察确诊为“多形性红斑”。每年均发作1~2次,持续半年以上,曾用激素治疗未见效。近来又发作,面部红斑色深呈紫红色,无渗出液及明显自觉症状,近半年,有低热、关节疼痛,经治疗未能控制,目前食欲尚好,二便正常。

诊查:面颊两侧有多形性水肿性红斑,色紫红,未见水疱,中心色深稍凹陷,边缘向外扩张,下颌部也有类似皮损约3cm×2cm,3块融合一起,周围有少许抓痕。舌苔薄白,脉沉细。

中医病名:猫眼疮。

西医病名:多形性红斑。

中医证型:血热伤阴证。

治疗法则:凉血养阴。

临证处方:丹参三钱,牡丹皮三钱,赤芍三钱,川芎二钱,生地黄一两,玄参一两,鸡血藤四钱,紫草三钱,茜草三钱,菊花三钱。10剂。

二诊:1月16日,上方服后,面部红斑中心开始消退,周边仍红,低热已退,一般情况好转。原方加红花三钱,生牡蛎一两。

三诊:1月23日,上方服7剂,面部及下颌部红斑均已消失,遗有少量色素沉着斑,自述较前发病时恢复得快。7月3日来门诊妇科检查已妊娠6个月,追问面部红斑自消退后一直未复发。因妊娠面颊

部妊娠色素沉着较深，其他均正常。（摘自《赵炳南临床经验选》）

十、预防调摄

（1）及时除去致病因素，注意预防感冒。

（2）及时控制感染，停用可疑致敏药物。

（3）需注意身体保暖，宜避免寒冷刺激。

（4）忌食辛辣、鱼虾蟹等发物，忌烟酒。

（5）重症型患者，加强护理，防止感染。

【学习寄语】

夫生者，天地之大德也。医者，赞天地之生者也。人参两间，惟生而已，生而不有，他何计焉？

——明·张景岳《类经图翼》

第五节　桃花癣

一、疾病概述

（1）疾病定义：桃花癣是一种面部糠状脱屑斑片的皮肤病。

（2）临床特点：圆形或椭圆形，淡白色或淡红色斑，上覆少量细小鳞屑。因皮损轻浅，状如桃花散落于面部，又名吹花癣；因部分患者发病与肠道寄生虫有关，故又名虫斑。好发于儿童，多可自愈。

（3）中医别名：虫斑、吹花痘、吹花癣。

（4）西医病名：单纯糠疹、白色糠疹。

二、病因病机

1.风热袭肺

春季大自然阳气升腾，人体阳气随之外发，趋向于头面、体表，此时外感风邪，外风与内热相搏，侵袭肺卫，搏于头面肌肤，因而发病。

2.脾虚虫积

脾胃不足，食欲欠佳，饮食常有偏嗜，加之卫生意识不强，饮食不洁，感受虫毒，虫积内生，结于肠道，脾失健运，阳明湿热上蒸头面，郁于肌肤而发。

三、临床表现

本病好发于儿童和青少年，任何季节均可发病，但以冬春季为多。皮疹多发于面部，亦可见于颈

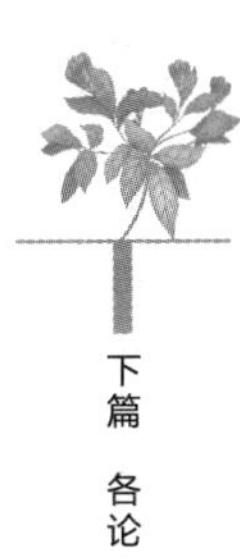

部及上臂。皮损处为一个或多个圆形或椭圆形、钱币大小的斑片，颜色较周围正常皮肤淡，表面干燥，有少量干燥细碎的糠状鳞屑，基底不红。损害有时逐渐扩大融合，呈不规则形态。患者常无自觉瘙痒及其他症状。由于虫积而发病的儿童，常伴有消化不良、食纳不佳、体质瘦弱等症。本病病程较长，损害多可自然消退，偶尔遗留轻度色素减退斑。

四、看图识病

见附录：图131、图132。

五、辅助检查

肠道菌群检查：不能培养或分离出细菌、真菌或病毒。一般无特异性，部分患儿可发现肠道寄生虫。

六、诊断要点

1.诱发因素

体弱消化不良。

2.好发季节

任何季节均可发病，但以冬春季为多。

3.好发年龄

好发于儿童及青少年。

4.好发部位

多发于面部，亦可见于颈部及上臂。

5.皮损特点

圆形或椭圆形淡色斑，边缘清楚，表面干燥，附有少量细小灰白色糠状鳞屑。

6.自觉症状

微痒或无自觉症状。

7.疾病病程

病程较长，可自然消退，偶尔遗留轻度色素减退斑。

8.病程预后

预后良好，可以治愈。

七、鉴别诊断

(1)白驳风：为乳白色斑疹，境界清楚，周边往往色素加深，表面光滑无鳞屑，无一定好发部位。

(2)花斑癣：有时表现为色素减退斑片，伴有轻度脱屑。好发于胸、背、腋窝及颈部，常于夏季加重或复发。真菌检查阳性。

(3)贫血痣：亦表现为淡白斑。用手摩擦皮损局部时，皮损周围的皮肤发红，而白斑不红。多好发

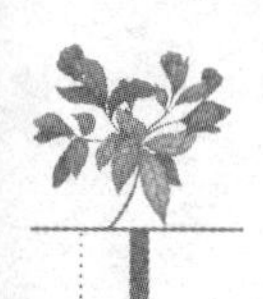

于躯干，终身不消退。

八、辨证治疗

（一）中医治疗

1.风热袭肺证

主症：皮疹初起为淡红色的片状斑，日久呈现淡白色的圆形或椭圆形斑，大小不等，表面干燥，附有细小白色鳞屑，重者可有轻度肿胀、瘙痒；伴鼻燥咽干；舌红，苔黄，脉浮数。

治法：疏风清热，宣肺祛斑。

方剂：消风散或桑菊饮加减。

处方：荆芥10g，牛蒡子10g，杭菊花10g，浮萍10g，连翘10g，牡丹皮10g，生地黄15g，白茅根30g，刺蒺藜10g，黄芩10g，焦栀子10g。瘙痒甚者，加白鲜皮祛风止痒。

2.脾虚虫积证

主症：皮疹淡白，边缘欠清，面色萎黄，无自觉症状；常伴脐周腹痛，食纳不佳；舌质淡，苔白，脉濡细。

治法：健脾和胃驱虫。

方剂：香砂六君子汤加减。

处方：使君子10g，木香10g，白术10g，党参10g，茯苓10g，砂仁10g，防风10g，荆芥10g，槟榔10g，蝉蜕10g，白鲜皮10g。皮肤干燥、咽干明显者，加南沙参、麦冬益阴生津。

（二）西医治疗

（1）维生素类药：口服复合维生素B片，2片/次，3次/日。

（2）免疫增强剂：可酌情口服转移因子胶囊，6mg/次，3次/日。

（三）成药治疗

（1）香砂六君子丸：健脾益气。适用于脾胃虚弱所致的食欲较差患者。

（2）芦荟丸：行气消积，温中降逆，敛肺祛痰。适用于小儿食积。

（四）外用治疗

（1）中药涂擦疗法：局部酌用5%硫黄霜、大枫子油、普连软膏、黄连膏。

（2）中药贴敷疗法：青黛、黄柏各20g，煅石膏200g，共研细末，麻油调匀外搽。

（3）西药涂擦疗法：涂硫黄软膏、皮质类固醇激素霜、维A酸软膏、尿素软膏等。

（五）其他治疗

（1）针刺治疗：常取合谷、风池、大椎、曲池、血海、膈腧、心腧，毫针刺，留针20～30min，每日1次。

（2）耳穴治疗：常取肺、心、皮质下、交感、阿是穴等。针刺或压豆，隔日1次。

九、名医病案

刘某，女，6岁。

病史：患者数日前面部皮肤灼红，微痒，不久起淡红斑块，有脱屑。口渴喜冷饮，食欲不振，口臭，大便干燥，小便黄。有肠道寄生虫史。舌红，苔黄腻，脉滑数。

中医病名：桃花癣。

西医病名：单纯糠疹。

中医证型：脾虚虫积证。

治疗法则：健脾和胃驱虫。

临证处方：木香9g，陈皮15g，苍术15g，白术15g，茯苓15g，甘草9g，白扁豆9g，山药9g，莲子6g，薏苡仁15g，山楂15g，麦芽9g，六神曲9g，厚朴15g，枳实9g，香附9g，砂仁6g，半夏9g，泽泻9g。（摘自《名中医治疗难治性皮肤病性病》）

十、预防调摄

（1）对有肠道寄生虫患者应及时驱虫治疗。

（2）加强营养，饮食宜丰富，多食水果蔬菜。

（3）加强保湿润肤，勿用碱性过强的肥皂。

【学习寄语】

乃知学不博而欲为医难矣。

——金·张从正《儒门事亲》

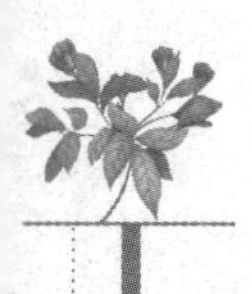

第十六章　色素障碍性皮肤病

第一节　白驳风

一、疾病概述

(1)疾病定义:白驳风是一种比较常见的后天皮肤黏膜色素脱失性皮肤病。

(2)临床特点:以皮肤颜色减退、脱失,形态不一,无明显自觉症状为主要临床特征。部分患者在春末夏初季病情加重,冬季缓解。男女发病无显著差异,任何年龄均可发生,但以青壮年居多。

(3)中医别名:白癜、白驳、斑白、斑驳。

(4)西医病名:白癜风。

二、病因病机

1.肝郁气滞

肝气郁结,气机不畅,气机受阻则血行不畅,肌肤失养而为患。

2.风湿蕴热

汗出受风、冒雨涉水或久居湿所,致风湿之邪蕴于肌肤,日久不得宣泄而蕴热,发于肌表而为患。

3.肝肾不足

先天禀赋不足,后天失养,以致肝肾不足,精血亏虚,肌肤失荣而患。

4.气滞血瘀

七情内伤,情绪抑郁,气滞则血行不畅,瘀阻而不通,内伤脏腑,外累皮毛,皮肤失于濡养而致病。

三、临床表现

本病皮肤呈白色斑片,境界明显,四周色暗,大小不等,形态各异,数目单发或多发。患处毛发可变白,无任何自觉症状。局限或泛发,但以面、颈、手背为多,常对称性分布。各年龄均可发生,但青年

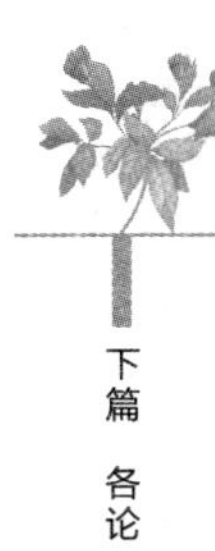

多见。部分患者可并发甲状腺疾患、恶性贫血、糖尿病、支气管哮喘、异位性皮炎、斑秃等疾患。临床上分为两型、两类、两期。两型:寻常型,局限性为单发或多发白斑,局限于某一部位;散在性为散在、多发白斑,常呈对称分布;泛发性多由散在性发展而来,白斑多相互融合成不规则大片,有时仅残留小片岛屿状正常肤色;肢端性为白斑初发于人体的肢端,且主要分布在这些部位。节段型,白斑为一片或数片,沿某一皮神经节段支配的皮肤区域走向分布,一般为单侧。两类:完全性白斑,白斑为纯白色或瓷白色,白斑中没有色素再生现象,白斑组织内黑素细胞消失或功能完全丧失,对二羟苯丙氨酸反应阴性。不完全性白斑,白斑脱色不完全,白斑中可见色素点,白斑组织内黑素细胞数目减少或功能损伤,对二羟苯丙氨酸反应阳性。两期:进展期,白斑增多,原有白斑逐渐向正常皮肤移行、扩大,境界模糊不清,易发生同形反应。稳定期,白斑停止发展,境界清楚,白斑边缘色素加深,没有新的白斑出现。

四、看图识病

见附录:图133、图134。

五、辅助检查

(1)皮肤CT检查:白斑区色素完全缺失或局部残留,色素环呈半环或局部完全缺失。

(2)紫外线灯检查:皮损为纯白色,与周围正常皮肤对比鲜明,界限清楚,可见瓷白色荧光。

(3)组织病理检查:表皮黑素细胞和黑素颗粒明显减少,基底黑素颗粒完全消失。

六、诊断要点

1.发病季节

春季较多见。

2.发病人群

任何年龄均可发病,青年人多见。

3.好发部位

好发于任何部位,对称或单侧分布,甚至沿神经节呈带状分布,常见于颜面、颈部、前臂、手背等处。

4.皮损特点

皮损为大小不等的圆形或不规则形色素脱失斑,呈乳白色,境界清楚,边缘可有色素沉着带,可局限或泛发,患处毛发亦可变白。

5.自觉症状

无自觉症状。

6.疾病预后

难以治愈。

7.辅助检查

典型皮损伍德灯下可见瓷白色荧光,皮肤CT提示白斑周围可见色素加深。

七、鉴别诊断

（1）贫血痣：为先天性局限性白斑，一般单侧分布，大多在出生时即有。摩擦后白斑周围皮肤充血发红，而白斑处无变化。

（2）无色素痣：呈局限性色素减退斑，皮损往往沿神经节段分布，周围无色素沉着带，一般单发，出生或出生后不久发生，持续终生。

（3）桃花癣：好发于儿童面部的色素减退斑，而非脱色斑，皮损边界不清，表面带有糠状细碎鳞屑，可自愈。

（4）紫白癜风：皮损为黄豆、绿豆大小的圆形、长圆形，大小相似的淡白色斑片，多发于胸前、躯干等多汗部位，表面覆以极微细鳞屑，鳞屑中可查见菌丝和孢子。

八、辨证治疗

（一）中医治疗

1.肝郁气滞证

主症：白斑呈地图状或椭圆形，大小、数目、多少不定，可局限、泛发，或呈节段性分布，发病时间短，发展较快；常伴心烦易怒，胸胁胀满，月经不调等；舌淡红，苔薄，脉弦。

治法：疏肝解郁，活血祛风。

方剂：逍遥散加减。

处方：柴胡10g，当归15g，白芍10g，白术10g，茯苓10g，生姜10g，炙甘草6g，白鲜皮10g，威灵仙10g，白芷10g，补骨脂30g。心烦易怒、口苦咽干者，加丹皮、栀子清肝泻火；月经不调者，加香附、益母草理气调经；胸胁胀满者，加郁金、川楝子疏肝行气。

2.风湿蕴热证

主症：初发粉红色斑，境界模糊不清，多见于面颈等暴露部位，起病急，皮损发展较快；伴头重，肢体困倦，胸腹满闷，尿黄或短赤；舌质红，苔薄黄或黄腻，脉浮滑或滑数。

治法：清热利湿，活血祛风。

方剂：消风散合浮萍丸加减。

处方：当归10g，生地10g，防风10g，蝉蜕10g，知母10g，苦参10g，荆芥10g，苍术30g，牛蒡子10g，甘草10g，浮萍10g，白鲜皮10g，威灵仙10g，白芷10g，补骨脂30g。口干明显者，加麦冬、天冬滋阴润燥；心烦易怒者，加合欢皮、绿萼梅疏肝理气。

3.肝肾不足证

主症：白斑呈瓷白色，境界清楚，静止不发展，白斑内毛发可变白；病程长，患者素体虚弱，伴头晕耳鸣，失眠健忘，腰膝酸软；舌淡，脉细无力。

治法：滋补肝肾，养血祛风。

方剂：六味地黄丸加减。

处方：熟地黄10g，酒萸肉10g，山药10g，牡丹皮10g，茯苓10g，泽泻10g，白鲜皮10g，威灵仙10g，白

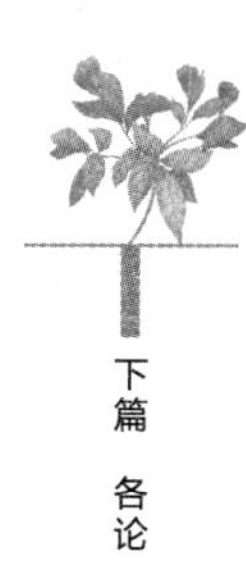

芷10g,补骨脂30g。腰膝酸软者,加淫羊藿、肉苁蓉补肾助阳;有家族史者加枸杞、菟丝子益肾填精;妇人伴月经淋漓不尽或崩漏者,加阿胶补血养精。

4.气滞血瘀证

主症:皮损多为不对称性白斑,边界清楚,部位固定,白斑内毛发变白,或有外伤或其他皮肤损伤史,病程长;伴面色发暗,唇甲青紫;舌质紫暗或有瘀斑,舌下静脉迂曲,苔薄,脉涩。

治法:行气活血,祛风通络。

方剂:通窍活血汤加减。

处方:赤芍10g,川芎10g,桃仁10g,红枣6枚,红花10g,当归10g,丹参10g,防风10g,白鲜皮10g,威灵仙10g,白芷10g,补骨脂30g。按发生部位加引经药,发于头面部者,加白芷、羌活;发于腰背部者,加续断、杜仲;发于四肢者,加桑枝、鸡血藤。

(二)西医治疗

(1)光化学疗法:口服8-甲氧基补骨脂素或3-甲氧基补骨脂素,2h后照射日光或中波紫外线。照射时间因人而异,可根据耐受性逐渐增加,每周2~3次,照射强度以发生红斑为宜,连续治疗3个月以上。

(2)糖皮质激素:对泛发性进展期损害,尤其对应激状态下皮损迅速发展及伴有自身免疫性疾病者,系统用糖皮质激素有较好疗效。可口服糖皮质激素,如泼尼松15~20mg/d,见效后逐渐减量至停药。对局限性、早期损害,可局部应用皮质激素制剂,如0.05%卤美他松、0.1%倍他米松二甲基亚砜乙醇溶液等,每日外用1次,3个月内未见色素再生者应停止用药。

(三)成药治疗

(1)白蚀丸:活血祛瘀,养血祛风,补益肝肾。适用于血虚风盛、肝肾不足证患者。

(2)白驳丸:散风活血,补肾通络。适用于风邪束表、肾虚血瘀证患者。

(3)白灵片:活血化瘀,增加光敏作用。适用于气滞血瘀证患者。

(4)白癜风胶囊:益气行滞,活血解毒,利湿消斑,祛风止痒。适用于各型白驳风患者。

(5)补骨脂注射液:调和气血,活血通络。适用于各型白驳风患者。

(6)逍遥丸:调畅情志。适用于情志不畅患者。

(四)外用治疗

(1)中药涂擦疗法:复方卡力孜然酊,每日3~4次。涂药30min后,局部可配合日光浴治疗。祛风燥湿,舒筋活络,活血化瘀。外用适量,涂患处。或补骨脂酊,用棉球蘸药涂于患处,并摩擦3~5min,一日2次。调和气血,活血通络。或白灵酊,涂擦患处,一日3次。活血化瘀,增加光敏作用。

(2)西药联合疗法:复方卡力孜然酊、他克莫司软膏、卤米松软膏、敏白灵四药在避光条件下交替涂患处,每日2次。

(3)光动力治疗法:窄波紫外线治疗局限性或泛发性白癜风,可得到与PUVA相似的疗效,且不良反应更小,其作用机制与抑制局部T淋巴细胞及刺激黑素生成有关。开始剂量需小于最小红斑量,以后每次增加15%,每周3次,一般需要治疗20~40次以上可有明显疗效。治疗过程中可有轻度的红斑及瘙痒,也需进行眼及男性生殖器的防护。

(4)西药涂擦疗法:盐酸氮芥50mg、异丙嗪50mg、甘油5ml溶于95%乙醇100ml中,每日2次外用,需新鲜配制,冰箱内保存。本制剂有刺激性和致敏性,外用时仅限于白斑区。

(5)西药局部疗法:白斑处皮内注射去炎舒松-A、强的松龙混悬液、去炎松混悬液、氢化可的松混悬液等,或外涂0.2%倍他米松酒精剂或霜剂、肤轻松软膏、地塞米松软膏、氯倍他索软膏等。

(五)其他治疗

(1)火针治疗:皮损处常规消毒,选用毫针,针尖在酒精灯上烧红,迅速在皮损处点刺,深度以不透过表皮为度,一般每周治疗1次。建议痂皮脱落后再治疗,直到皮损恢复。

(2)梅花针疗:皮损局部消毒后,用梅花针叩刺,以局部轻度发红或微微出血为宜,隔日治疗1次,直到皮损恢复正常。

(3)针刺治疗:取曲池、阳陵泉、行间,血虚者加血海、三阴交、肺腧,血瘀者加肺腧、膈腧、合谷等。每日1次,留针30min,7日为1疗程。

(4)物理治疗:可酌情选用308nm准分子激光、高能紫外光、窄谱UVB等照射治疗。

(5)手术治疗:顽固性局限性皮疹和节段型白驳风患者,酌情可选择表皮移植术。自体表皮移植适用于局限型、节段型的静止期患者,可将自体黑素细胞移植到脱色区,以达到色素恢复的目的。该法缺点是费用较高,有一定的失败率,部分病例再生色素颜色不均匀。方法包括钻孔移植、负压吸疱法、自体表皮培养移植、自体黑素细胞移植等。

九、名医病案

王某,女,45岁,3月23日初诊。

病史:3周前因争吵至心情不畅,出现胸闷、气短、心烦、失眠等症,继之洗澡受风后,面部起白斑,如钱币大小,曾在某医院诊为“白癜风”,口服中药汤剂,症状无缓解,白斑扩大,胸闷、气急诸症加重,并伴停经。

诊查:面部大部分皮肤色素脱失,中心有数个绿豆大小的色素岛,边界清楚,周围有色素沉着晕,头颈部皮肤正常。舌质暗红,苔薄白,脉弦滑。

中医病名:白驳风。

西医病名:白癜风。

中医证型:气滞血瘀,风邪袭腠。

治疗法则:舒肝健脾,活血祛风。

临证处方:柴胡10g,枳壳10g,白芍15g,白术10g,茯苓15g,白附子6g,防风10g,当归10g,香附10g,郁金10g,川芎10g,丹参15g,红花10g,坤草10g,外用复方补骨脂酊。

二诊:服药14剂,胸闷气短、心烦失眠等症状基本消失,月经来潮,面部色素岛面积扩大,数量增多,色素脱失面积不再扩大。舌质红,中心苔少,脉细弦。在理气活血祛风基础上加入养血益阴之品,于前方去防风,加女贞子30g,菟丝子10g,枸杞10g。

三诊:服上方28剂,面部色素脱失斑明显缩小,仅留有3~4处硬币大小白斑,舌红苔薄白,脉细。继服上方14剂,面部皮肤基本恢复正常,临床治愈。(摘自《张志礼皮肤病医案选萃》)

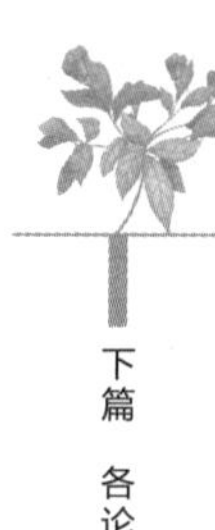

十、预防调摄

(1)树立信心,加强体育锻炼,坚持治疗。

(2)避免诱发因素,防暴晒和精神压力等。

(3)适当进行日光浴,做好防护,忌晒伤。

(4)避免滥用刺激性药物,以防损伤皮肤。

(5)多食动物内脏,如肝肾等,提高疗效。

【学习寄语】

医虽小道,而性命攸关,敢不知慎!

——明·张介宾《景岳全书》

第二节 肝 斑

一、疾病概述

(1)疾病定义:肝斑是一种面部皮肤出现局限性淡褐色或褐色色素沉着的皮肤病。

(2)临床特点:以皮损对称分布,形态不一,无自觉症状,日晒后加重为主要临床特征。男女均可发生,以女性多见。

(3)中医别名:黧黑斑、蝴蝶斑。

(4)西医病名:黄褐斑。

二、病因病机

1.肝郁气滞

情志不畅,肝郁气滞,郁而化热,熏蒸于面,灼伤阴血,致使颜面气血失和,燥结瘀滞而生斑。

2.脾虚湿蕴

饮食不节,忧思过度,损伤脾胃,脾失健运,湿浊内生,熏蒸面部而致。

3.肾阴不足

房劳过度,伤及阴精,肾阴不足,虚火上炎,以致肌肤失养。

三、临床表现

本病皮损表现为淡褐色或深褐色色素沉着斑,大小不等,形状不规则,色斑融合成片可呈典型的

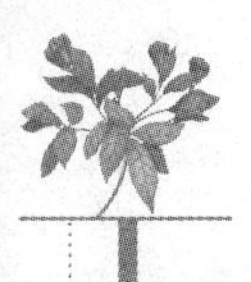

蝴蝶状，无自觉症状。皮损对称性分布于颜面，以颧部、前额和两颊最为明显，亦可累及颞部、鼻梁和上唇部，但不累及眼睑。病情随季节、病因等因素可稍有变化，但往往经久不退，一部分于分娩后、停服避孕药或病因消除后可缓慢消退。

四、看图识病

见附录：图135、图136。

五、辅助检查

组织病理检查：表皮黑素细胞数目正常，基底层黑素细胞增加，真皮浅层有少许嗜黑素细胞和游离的黑素颗粒。有时在血管和毛囊周围有少数淋巴细胞浸润。

六、诊断要点

1. 发病季节

夏季加深，冬季减轻。

2. 发病人群

多发于中青年女性，可于产后发生或加重。

3. 好发部位

好发于颜面部，尤以颧颊部、前额多见。

4. 皮损特点

皮损为淡褐色至深褐色斑片，形状不规则，边缘清楚，表面光滑，色素随季节、内分泌、日晒或其他因素而变化。

5. 自觉症状

无自觉症状。

6. 疾病病程

发展缓慢，可持续多年。

7. 疾病预后

预后良好，可以治愈。

七、鉴别诊断

（1）雀斑：发生于面部特别是鼻部和两颊，以针尖至米粒大小的褐色或淡黑色斑点为主，多在3～5岁出现皮损，有家族史，系常染色体显性遗传。夏季明显，冬季变淡或消失。

（2）瑞尔黑变病：呈灰紫色到紫褐色网状斑点，后可融合成片，其上常有粉状细小鳞屑附着，色斑与正常皮肤境界不明显，好发于前额、颜面和颈侧。

（3）颧部褐青色痣：在颧部对称分布直径1～5mm的灰黑色斑点，圆形或不规则形，境界清楚。为一种先天性非遗传性的皮肤色素性疾病，发病年龄多在16～40岁，部分患者有家族史。

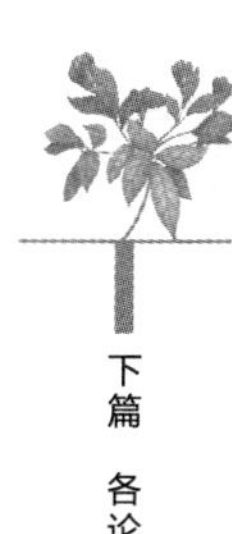

(4)阿狄森病色素沉着:呈全身弥漫性分布,青铜色至黑褐色斑片,除面部外还可见于乳晕、外生殖器等处,有全身症状如体重减轻、乏力、血压降低等。

八、辨证治疗

(一)中医治疗

1.肝郁气滞证

主症:多见于女性,斑色深褐,弥漫分布;伴心烦易怒,口苦,胸胁胀满,经前乳房胀痛,夜寐不安等;舌红,苔薄白,脉弦。

治法:疏肝理气,活血消斑。

方剂:逍遥散加减。

处方:柴胡10g,当归15g,白芍10g,白术10g,茯苓10g,生姜10g,薄荷6g,炙甘草6g,白芷10g,白鲜皮10g,威灵仙10g。口苦咽干、大便秘结者,加丹皮、栀子、草决明泻火通便;月经不调者,加女贞子、香附养肝调经;胸胁胀满者,加川楝子、醋香附疏肝理气。

2.脾虚湿蕴证

主症:斑色灰褐,状如尘土附着;伴疲乏无力,纳呆困倦,月经色淡,白带量多;舌淡胖边有齿痕,脉濡或细。

治法:健脾益气,祛湿消斑。

方剂:参苓白术散加减。

处方:白扁豆10g,白术10g,茯苓10g,甘草10g,桔梗10g,莲子10g,党参10g,砂仁10g,山药10g,薏苡仁30g,白芷10g,白鲜皮10g,威灵仙10g。腹胀、腹泻、腹痛者,加木香、厚朴理气;月经量少色淡者,加当归、茺蔚子、鸡血藤养血。

3.肾阴不足证

主症:斑色褐黑,面色晦暗;伴头晕耳鸣,腰膝酸软,失眠健忘,五心烦热;舌红少苔,脉细。

治法:滋养肾阴,化瘀退斑。

方剂:六味地黄丸加减。

处方:熟地黄10g,酒萸肉10g,山药10g,牡丹皮10g,茯苓10g,泽泻10g,白芷10g,白鲜皮10g,威灵仙10g,刺蒺藜10g。五心烦热者,加知母、黄柏滋阴除热;失眠多梦者,加生龙牡、珍珠母镇静安神;褐斑日久不退者,加丹参、白僵蚕活血通络。

(二)西医治疗

(1)维生素类药:口服维生素C片,3g/次,3次/日;或维生素E胶丸,0.1g/次,3次/日。严重者可大剂量静脉注射维生素C,3g/次,1次/日。

(2)抗凝药物:口服氨甲环酸胶囊,250mg/次,3次/日。

(三)成药治疗

(1)逍遥丸:疏肝健脾,养血调经。适用于肝郁气滞证患者。

(2)参苓白术丸:补气健脾,渗湿化痰。适用于脾虚湿蕴证患者。

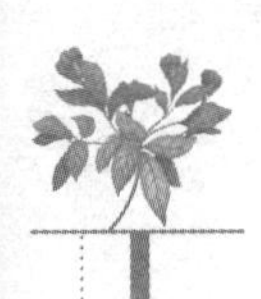

(3)六味地黄丸:滋补肝肾。适用于肝肾不足证患者。

(4)大黄䗪虫丸:活血破瘀,通经消癥。适用于瘀血体质而面斑经久不退患者。

(5)复方丹参片:活血化瘀。适用于气滞血瘀证患者。

(四)外用治疗

(1)中药涂擦疗法:甘松、山柰、茅香各15g,白僵蚕、白芨、白附子、天花粉、绿豆粉各30g,防风、零陵香、藁本、皂角各9g,共研细末,制成玉容散,每日早晚蘸末擦面。

(2)中药面膜疗法:清洁面部后,外擦祛斑中药霜剂,按摩点压穴位后,用温水调由珍珠粉、白附子各10g,僵蚕、当归各15g,冬瓜仁、益母草各20g组成的祛斑中药粉,敷于面部;或用中药粉加石膏粉,温水调敷,30min后清除。注意保护眼鼻。

(3)西医倒模治疗:倒模治疗能改善面部皮肤的血液循环,促进药物吸收,加速色斑消退。避免日光照射,在春夏季节外出时应在面部外用遮光剂如5%二氧化钛霜。

(4)西药涂擦疗法:外用脱色剂如2%~5%氢醌霜、10%~20%壬二酸霜、4%曲酸等可抑制酪氨酸醇活性,减少色素的产生;0.025%~0.1%维A酸霜能够影响黑素的代谢,外用治疗亦有一定的疗效;用果酸进行化学剥脱并加用脱色剂可取得良好效果。

(五)其他治疗

(1)针刺治疗:取肝腧、肾腧、风池为主穴,迎香、太阳、曲池、血海为辅穴。肝郁者加内关、太冲,脾虚者加足三里、气海,肾虚者加三阴交、阴陵泉。毫针刺入,留针20min。每日1次,10次为1疗程。

(2)刮痧治疗:刮痧顺序应由里到外、由下到上刮拭,按经络循行对重点穴位可稍稍施力,要求整体效应。刮痧板与皮肤的角度应小于15°,力度应轻、柔、缓、和。每周1次,4次为1疗程。

(3)按摩治疗:面部涂抹祛斑药物后,用双手沿面部经络循行路线按摩,并按压穴位,以促进局部皮肤血液循环。每周1次,4次为1疗程。

九、名医病案

李某,女,40岁,5月20日初诊。

病史:近3年颜面部逐渐出现色素斑,伴手足心热,夜寐不安,失眠多梦,月经后错、量少、有血块、色暗红。

诊查:两颊部可见境界清楚的淡褐色斑,额、颞部散在小片色素斑,呈花纹状,不痒不痛。舌质暗,苔白,脉弦缓。

中医病名:肝斑。

西医病名:黄褐斑。

中医证型:肝肾阴虚,气血失和,气滞血瘀。

治疗法则:滋补肝肾,理气活血,中和气血。

临证处方:熟地10g,山萸肉10g,女贞子30g,旱莲草15g,当归10g,白芍15g,牡丹皮15g,白术10g,茯苓10g,柴胡10g,枳壳10g,丹参15g,益母草10g,香附10g。外用3%双氧水按摩后涂擦祛斑增白霜。

二诊:服上方30剂,五心烦热、夜寐不宁大有改善,自述口苦咽干,日晒后面部色素增加。于前方

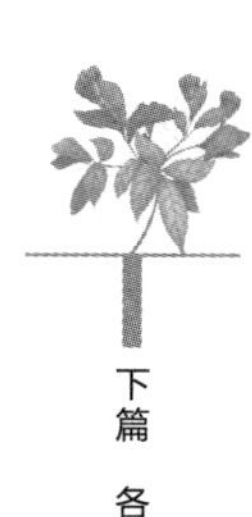

去茯苓，加青蒿15g，地骨皮15g。

1个月后色素明显变淡，月经逐渐正常。又服药1个月，色素斑基本消退。（摘自《张志礼皮肤病医案选萃》）

十、预防调摄

（1）调畅情志，宜保持积极乐观情绪。

（2）饮食规律有节制，忌食光敏食物。

（3）注意劳逸结合，应保证充足睡眠。

（4）育龄期妇女尽量不用口服避孕药。

（5）面部慎用化妆品，预防过敏感染。

【学习寄语】

痛夭枉之幽厄，惜坠学之昏愚。乃博采群经。

——唐·孙思邈《备急千金要方》

第三节　雀　斑

一、疾病概述

（1）疾病定义：雀斑为好发于面部的一种黄褐色斑点。

（2）临床特点：以面部发生散在或群集的黄褐色斑点，互不融合，无自觉症状为临床特征。浅色皮肤者及女性多见，有遗传倾向。

（3）中医别名：面皯黯。

（4）西医病名：雀斑。

二、病因病机

1.肾水不足

由于肾水不足，虚火上炎，郁于孙络血分而致本病。

2.风邪外搏

风邪外搏，肝肾阴虚，阴不制阳，以致亢盛于上，发为本病。

三、临床表现

本病皮肤白皙的女子易于罹患。好发于面部，尤以鼻梁部及眶下为多，重者可累及颈肩部、背上

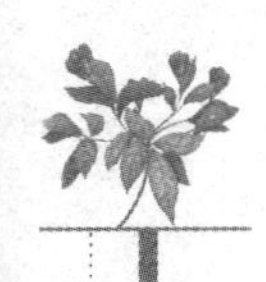

部及手背部等处。皮损为黄褐色或暗褐色斑点，针尖至绿豆大小，境界清楚，不高出皮面，既无红肿，亦无鳞屑，数目不定，分布对称但互不融合。夏季或日晒后颜色加深，数目增多，冬季色变淡，数目减少。常在5岁左右出现皮疹，随年龄的增长而数目增多，至青春期达顶峰，到老年又逐渐减少。无自觉症状。

四、看图识病

见附录：图137、图138。

五、辅助检查

组织病理检查：基底黑色素细胞颗粒增多，但黑色素细胞并不增多，多巴反应强阳性。

六、诊断要点

1. 发病季节

夏季加重，冬季减轻。

2. 发病人群

浅色皮肤者及女性多见，有遗传倾向。

3. 好发部位

好发于颜面部，尤以鼻梁部及眶下为多。

4. 皮损特点

皮疹为黄褐色或暗褐色斑点，针尖至绿豆大小，分布对称但互不融合。

5. 自觉症状

无自觉症状。

6. 基本预后

可以减轻症状，难以治愈。

七、鉴别诊断

(1)雀斑样痣：常在儿童期出现，皮损日晒后不加剧，与季节无关，好发于面颈部。

(2)着色性干皮病：有家族史，父母多为近亲结婚，多发于幼儿面部，呈褐色斑片，状如地图或蝴蝶，可融合成片，形状不一，大小不等，常伴有毛细血管扩张和萎缩，预后不良。

八、辨证治疗

(一)中医治疗

1. 肾水不足证

主症：多有家族史，自幼发病，皮损色泽淡黑，枯暗无华，以鼻为中心，对称分布于鼻额面，无自觉症状；舌脉如常人。

治法:滋阴补肾。

方剂:六味地黄丸加减。

处方:熟地黄15g,山萸肉15g,山药10g,泽泻10g,牡丹皮10g,茯苓10g,酸枣仁10g,当归10g,麦冬10g,白鲜皮10g,威灵仙10g,刺蒺藜10g。

2.火郁伤络证

主症:患者以青年女性为主,皮损呈针尖、粟粒大小黄褐色或咖啡色斑点,以颜面、前臂、手背等暴露部位为多,夏季或日晒后加剧,无自觉症状;脉舌如常。

治法:祛风散火,凉血活血。

方剂:犀角升麻汤加减。

处方:犀角(现多用水牛角)30g,升麻10g,防风10g,羌活10g,白芷10g,黄芩10g,川芎10g,白附子10g,炙甘草10g,白鲜皮10g,威灵仙10g,刺蒺藜10g,鸡血藤10g,忍冬藤10g。

(二)西医治疗

维生素类药:口服维生素C片,3g/次,3次/日;或维生素E胶丸,0.1g/次,3次/日;或鱼肝油丸,3粒/次,3次/日。

(三)成药治疗

(1)六味地黄丸:滋补肝肾。适用于肾水不足证患者。

(2)知柏八味丸:滋阴补肾。适用于肾水不足、阴虚火旺证患者。

(四)外用治疗

(1)中药涂擦疗法:可选用时珍玉容散、玉肌散或玉磐散等,外搽或洗面。皮损不多时,可用五妙水仙膏点治。

(2)中药面膜疗法:麦冬、白芨、白芷、白蒺藜、牵牛子等份研末,加水调匀外敷面部,每晚1次,每次30min。

(3)脱色剂疗法:局部可外用脱色剂,如3%氢醌霜、10%白降汞软膏等。腐蚀及破坏性疗法如苯酚或30%~50%三氯乙酸溶液点涂。

(五)其他治疗

(1)针刺治疗:取阴陵泉、足三里、绝骨、风池、血海、肾腧等穴位。

(2)耳针治疗:取内分泌、面颊、交感、肾上腺、肺、肾等区域。

(3)物理治疗:可选用液氮冷冻、CO_2激光等治疗。治疗时应谨慎,避免形成瘢痕或引起新的色素沉着。

九、名医病案

杨某,女,16岁,1997年4月21日初诊。

病史:患者自述三年前脸颊偶起黄褐色斑点,今年来逐渐增多,日晒后颜色加深,无其他不适。因损美遂来就诊。

中医病名:雀斑。

西医病名:雀斑。

中医证型:火郁孙络证。

治疗法则:祛风散火,凉血活血。

临证处方:水牛角30g,升麻10g,羌活10g,防风12g,绿豆衣18g,白附子5g,川芎10g,红花10g,生地10g,黄芩10g,知母10g,冬瓜仁12g,甘草6g,7剂。

二诊:述月经有瘀块,去黄芩、知母,加丹参、当归,7剂。(摘自《张志礼皮肤病医案选萃》)

十、预防调摄

(1)避免日晒,夏季宜戴宽边帽,使用遮光剂。

(2)保持心情舒畅,树立信心,避免不良刺激。

(3)局部不滥用外用药物,尽量避免伤害面容。

【学习寄语】

所以志学之岁,驰百金而询经方,耄及之年,竟三余而勤药饵。

——唐·孙思邈《千金翼方》

第四节 黧黑斑

一、疾病概述

(1)疾病定义:黧黑斑是一种发生于面部的色素沉着病。

(2)临床特点:以面部等暴露部位发生灰褐色或蓝灰色斑片,弥漫分布,边缘不清,表面有糠状鳞屑或有痒感为临床特征。可发生于任何年龄,男女均可发病,但多见于中年妇女。

(3)中医别名:面尘。

(4)西医病名:黑变病。

二、病因病机

1.肝郁气滞

肝气郁结,情志不遂,则气机紊乱,血弱失华,气血不能荣润肌肤,则变生黑斑。

2.脾土虚弱

脾虚生化之源不足,气血亏虚,肌肤失养而变生黑斑。

3.肾阴不足

素体虚弱,房劳过度,损伤肾精,或热病伤灼真阴,则水亏火滞,外发为黑斑。

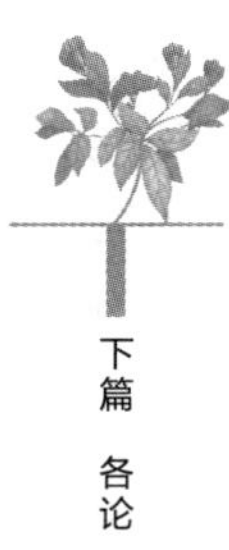

三、临床表现

本病皮损好发于面部，尤以前额、颞及颧部明显，也可扩展到颈部、上胸、前臂及手背等处。皮损初起轻微发红，日光照射后加重。由于症状不甚明显，常不引起患者注意。病变缓慢进展，数月后渐渐在面部、颈部等日光暴露部位出现红褐色斑，弥漫分布，与周围正常皮肤境界不清。随后变为灰褐色、蓝灰色斑片，毛孔及毛孔周围呈点状色素沉着，使皮损呈网状。有时伴轻度毛细血管扩张，毛囊口角化及糠状鳞屑。一般无明显自觉症状。初起时有瘙痒或烧灼感。病程慢性，皮损发展到一定程度后即稳定不变，日久可有颜色逐渐变淡。

四、看图识病

见附录：图139、图140。

五、辅助检查

组织病理检查：病变部位基底细胞液化变性，真皮浅层血管周围有淋巴细胞及组织细胞浸润，真皮乳头及浅层血管周围有嗜黑素细胞及游离的黑素颗粒。

六、诊断要点

1.前驱症状

初起时有瘙痒或烧灼感。

2.发病人群

任何年龄，男女均可发病，多见于中年女性。

3.好发部位

好发于面部，尤以前额、颞及颧部明显。

4.皮损特点

皮疹为灰褐色到蓝灰色色素斑，初呈网状分布，后融合成片，其边界不清，伴毛细血管扩张，毛囊口角化及糠状鳞屑，呈“粉尘”样外观。

5.自觉症状

无自觉症状。

6.疾病病程

病程慢性，皮损发展到一定程度后即稳定不变，日久可有颜色逐渐变淡。

7.基本预后

可以减轻症状，预后良好。

七、鉴别诊断

(1)黄褐斑：多发于两面颊，呈蝴蝶状分布，不出现红斑，无自觉症状。

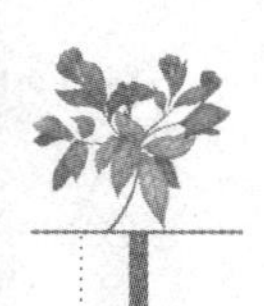

(2)阿狄森病:呈全身性色素斑,并有肾上腺皮质机能低下引起的全身症状,实验室检查尿17-醇、17-羟酮及醛固醇降低,ACTH试验、水试验皆可出现异常。

(3)焦油黑变病:往往有痤疮样皮炎反应,皮疹好发于暴露部位,弥漫分布,且不局限于面部。

八、辨证治疗

(一)中医治疗

1.肝郁气滞证

主症:黑色或黑褐色斑片,分布于前额、耳后、颜面、四肢等处;伴有胸胁满闷,烦躁易怒;舌红苔薄白,脉弦滑。

治法:疏肝理气,活血消斑。

方剂:逍遥散加减。

处方:柴胡15g,当归15g,白芍10g,白术15g,茯苓15g,生姜10g,白芷10g,炙甘草6g,麦冬10g,白鲜皮10g,威灵仙10g,刺蒺藜10g,鸡血藤15g。

2.脾气虚弱证

主症:颜面及四肢有褐色斑片;食少纳差,食后腹胀,全身无力,倦怠,便溏;舌质淡,舌边有齿痕,苔白,脉沉细。

治法:健脾益气,调和气血。

方剂:四君子汤加减。

处方:党参10g,白术10g,茯苓10g,忍冬藤15g,黄芪15g,生姜10g,白芷10g,炙甘草6g,麦冬10g,白鲜皮10g,威灵仙10g,刺蒺藜10g,鸡血藤15g。

3.肾水不足证

主症:黑色或黑褐色斑片,分布于前额、颈侧、手背、前臂、脐等处;伴眩晕耳鸣,失眠健忘,腰膝酸软,遗精早泄,五心烦热;舌红少苔,脉细数。

治法:滋阴补肾,降火清斑。

方剂:六味地黄丸加减。

处方:熟地黄10g,酒萸肉10g,山药10g,牡丹皮10g,茯苓10g,泽泻10g,麦冬10g,白鲜皮10g,威灵仙10g,刺蒺藜10g,鸡血藤15g。

(二)西医治疗

维生素类药:口服维生素C片,3g/次,3次/日;或维生素E胶丸,0.1g/次,3次/日;或泛酸钙片,2片/次,2次/日;或鱼肝油丸,3粒/次,3次/日。

(三)成药治疗

(1)六味地黄丸:滋补肝肾。适用于肾水不足证患者。

(2)知柏地黄丸:滋阴清热。适用于肾水亏损证患者。

(3)知柏八味丸:滋阴补肾。适用于肾水不足、阴虚火旺证患者。

(4)逍遥丸:疏肝健脾,养血调经。适用于肝郁脾虚、脾失健运证患者。

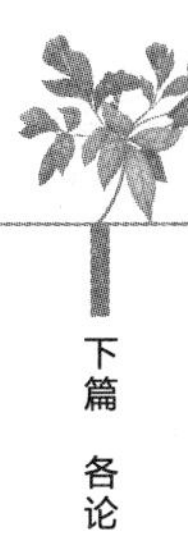

（四）外用治疗

（1）中药涂擦疗法：玉磐散或玉容肥皂外用。

（2）脱色剂治疗法：色素沉着期，可外用脱色剂，如3%氢醌霜、5%白降汞软膏等，也可选用超氧化物歧化酶霜剂外涂。

（3）西药涂擦治疗：皮损初起炎症期，可外用糖皮质激素软膏，如皮炎平等。

（五）其他治疗

针刺治疗：肝郁气滞证取穴太冲、足三里、三阴交，备穴为阴陵泉、行间、肝腧、脾腧。每次选2～5穴，用平补平泻法或用泻法，留针10～20min，每日1次，连续10次为一疗程。脾土虚弱证取穴三阴交、中脘、足三里，备穴为脾腧、上脘、下脘。每次选2～4穴，用补法，留针20min。肾水不足证取穴太溪、三阴交，备穴为肾腧、阴陵泉。每次选2～3穴，用补法，留针10～20min，每日1次，连续7d为一疗程。

九、名医病案

刘某，女，47岁，1994年3月21日初诊。

病史：患者两月前觉身体瘙痒，洗澡时发现胸部变黑，并逐渐往四肢发展。经询问得知，患者工作长期接触沥青。食欲不振，舌淡苔白。脉缓。

中医病名：黧黑斑。

西医病名：黑变病。

中医证型：脾虚证。

治疗法则：健脾益气，调和气血。

临证处方：白术3g，当归3g，白茯苓3g，黄芪3g，远志3g，龙眼肉3g，炒酸枣仁3g，人参6g，木香1.5g，炙甘草6g，5剂。

二诊：食欲好转，嘱继服。（摘自《张志礼皮肤病医案选萃》）

十、预防调摄

（1）保持心情舒畅，身心愉悦，避免发怒。

（2）尽量避免日光暴晒或接触石油类物质。

（3）补充富含维生素A、D及烟酸的饮食。

【学习寄语】

一事长于己者，不远千里，伏膺取决。

——唐·孙思邈《备急千金要方》

第十七章　代谢障碍性皮肤病

第一节　蟾皮病

一、疾病概述

(1)疾病定义:蟾皮病是一种维生素A缺乏所致的皮肤黏膜营养障碍性疾病。

(2)临床特点:以全身皮肤干燥、粗糙,四肢伸侧毛囊角化性丘疹,伴夜盲、角膜干燥和软化为临床特征。多见于儿童和青年,男多于女。

(3)中医别名:雀目。

(4)西医病名:维生素A缺乏病。

二、病因病机

1.脾虚血亏

饮食不节或偏食,致脾胃运化不全,水谷精微不能吸收或输布,气血生化乏源,不能濡养肌肤而致病。

2.肝肾不足

肝肾不足,精气不能上承,目失所养而成;或血虚生燥,燥热之邪耗伤阴血,使肌肤不得滋养而致病。

三、临床表现

本病常见于儿童和青年,男多于女。好发于四肢伸侧。皮疹为针尖大小或更大的暗褐色圆锥形丘疹,中心有角质栓塞,并卷伏有毳毛,除去后留有小凹陷,但随之即生。丘疹数目多、散在而融合,形如蟾皮,触之如棘刺,皮肤干燥有脱屑。皮损消退后不留痕迹。头发稀疏、干燥、没有光泽;指甲现纵嵴、点状凹陷、变脆;伴有夜盲、眼干燥和角膜软化。好发于四肢伸侧以及项背、臀部、背部两侧,不累及手足。一般无自觉症状。病程慢,多年不愈。

四、看图识病

见附录:图141、图142。

五、辅助检查

(1)暗适应性试验:异常,中心视野生理盲点面积扩大;角膜上皮细胞学检查见角质上皮细胞;血浆维生素A水平低于0.35μmol/L。

(2)组织病理检查:表皮角化亢进,毛囊口扩大,毛囊角栓形成及皮脂腺萎缩。

六、诊断要点

1.好发季节

一年四季。

2.好发年龄

儿童和青年多见,男多于女。

3.好发部位

好发于四肢伸侧。

4.皮损特点

皮疹为针尖大小或更大的暗褐色圆锥形丘疹,中心有角质栓塞。

5.典型皮损

毛囊性角化性丘疹。

6.自觉症状

一般无自觉症状。

7.伴随症状

干眼症、角膜软化症、夜盲症。

8.病程预后

病程慢长,预后良好。

七、鉴别诊断

(1)毛囊周围角化病:多发于青年人,于上臂和股外侧有针头大小毛囊角化性丘疹,不伴其他症状,冬季明显,血浆维生素A水平正常。

(2)毛发红糠疹:皮损为圆锥形的毛囊角化丘疹,质地偏硬,中有毛发,密集成片,淡红或暗红色。

(3)小棘苔藓:皮疹以项、肩、臀部外侧为多见,常密集成片,不伴眼部及维生素A缺乏的其他症状。

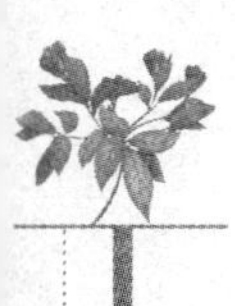

八、辨证治疗

（一）中医治疗

1.脾虚血亏证

主症：四肢伸侧皮肤干燥、粗糙；伴面色萎黄，精神疲倦，纳差；舌淡，苔薄白，脉沉缓或细。

治法：健脾补血。

方剂：八珍汤加减。

处方：党参20g，白术10g，白茯苓10g，当归10g，川芎10g，白芍药10g，熟地黄20g，炙甘草10g。

2.肝肾不足证

主症：全身皮肤干燥、粗糙；伴入夜视物不清，头发稀疏、干燥、无光泽，指（趾）甲脆裂；舌淡红，少苔，脉细数或沉数。

治法：滋补肝肾。

方剂：杞菊地黄汤加减。

处方：枸杞10g，菊花10g，熟地黄20g，酒萸肉10g，牡丹皮10g，山药10g，茯苓10g，泽泻10g。

（二）西医治疗

维生素类药：口服维生素A片，2.5万U/次，2次/日。口服吸收不良者选用肌注，症状改善后逐步减量。口服鱼肝油丸，2粒/次，3次/日。症状改善后逐渐减量。

（三）成药治疗

（1）润肤丸：健脾补血，活血调肤。适用于脾虚血亏证患者。

（2）杞菊地黄丸：滋补肝肾。适用于肝肾不足证患者。

（3）八珍丸：补益气血。适用于气血亏虚证患者。

（四）外用治疗

（1）中药涂擦疗法：大风子油、白玉膏、甘草油或蛋黄油等量混匀后外搽，每日2次。或杏仁30g，猪油60g，捣烂如泥涂擦，每日2次。

（2）西药涂擦疗法：局部外用润肤剂水杨酸软膏、尿素霜或迪维霜。

（五）其他治疗

饮食治疗：猪肝、瘦肉泥各50g，粳米150g，加水熬煮成粥内服，每日2次。

九、名医病案

刘某，男，25岁。

病史：患者近日精神倦怠，面色萎黄，全身皮肤干燥起皮疹，指甲出现凹陷，且常年夜间视物不清。

诊查：于肩部见针尖大小的褐色圆锥形丘疹，中心可见角质栓塞。舌淡，苔薄白，脉沉缓。

中医病名：蟾皮病。

西医病名：维生素A缺乏病。

中医证型：脾虚血亏证。

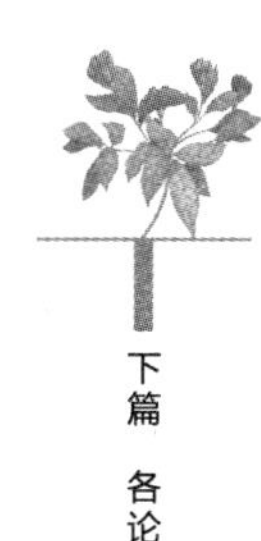

治疗法则：健脾补血。

临证处方：人参30g，白术30g，白茯苓30g，当归30g，川芎30g，白芍30g，熟地黄30g，炙甘草30g。外用大风子油、甘草油或蛋黄油等量混匀后外搽，每日2次。（摘自《全国中西医结合皮肤性病学术年会论文汇编》）

十、预防调摄

（1）多食富含维生素A和胡萝卜素的食物。

（2）补充动物肝脏、牛奶、蛋黄、胡萝卜等。

（3）及时治疗慢性腹泻、甲亢消耗性疾病。

【学习寄语】

薄荷苏产甚芳菲，咬鼠花猫最失威。泄热驱风清面目，鲜脱发汗转枢机。种分龙脑根偏异，叶似金钱力岂微。症见伤寒和蜜擦，管教舌上去苔衣。

——清·赵瑾叔《本草诗》

第二节　黄瘤病

一、疾病概述

（1）疾病定义：黄瘤病是一种脂质代谢障碍性皮肤病。

（2）临床特点：以皮肤上有黄色或橙色的斑块、丘疹、结节为临床特征。可累及内脏器官，常伴有血脂质和其他系统异常，多有家族史。

（3）中医别名：睑黄疣、睑黄瘤。

（4）西医病名：黄瘤病。

二、病因病机

1.痰湿蕴肤

饮食不节，脾失健运，水谷精微运化输布失常，蕴湿化痰，沉积于肌腠而致。

2.痰瘀互结

日久痰湿阻滞脉络，气血运行失常，痰湿与瘀血凝结成块，蕴于肌肤而致。

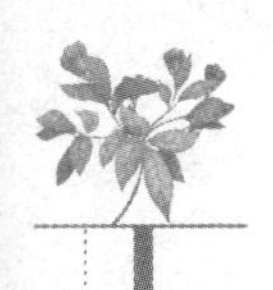

三、临床表现

临床常见三种类型:睑黄瘤,皮损为黄豆到蚕豆大小或更大的黄色柔软的扁平或稍高出皮肤的斑块,呈圆形、椭圆形或不规则形,有的可呈马蹄状。常对称发生于两侧眼睑的内侧缘,常累及颈、躯干、肘窝、腘窝、股内侧、臀部和手掌等处,统称为扁平黄瘤。结节性黄瘤,皮损为黄豆至核桃大小丘疹或结节,呈球形或半球形,橙黄色,散在或融合成片,边缘清楚,早期质地柔软,久则坚硬,可破溃。常见于膝、肘、指关节的伸侧,亦可见于颜面、颈部、臀部、髋、踝等处。自觉轻微瘙痒。发疹性黄瘤,皮损为针头到黄豆大小的橙红色丘疹,周围常绕以红晕。多突然分批出现,散发于全身各处,亦可簇集于臀、股、膝、腋下等处。自觉不同程度瘙痒。

四、看图识病

见附录:图143、图144。

五、辅助检查

(1)血脂常规检查:血脂包括三酰甘油、总胆固醇、脂蛋白电泳异常。

(2)组织病理检查:真皮中可见泡沫细胞,早期损害中有炎症细胞,退行期皮损则有成纤维细胞增生。

六、诊断要点

1.遗传因素

多有家族史。

2.诱发因素

肝胆疾病或血脂高。

3.好发季节

一年四季。

4.好发年龄

好发于中年女性。

5.好发部位

两侧眼睑的内侧缘。

6.皮损特点

皮肤上有黄色或橙色的斑块、丘疹、结节。

7.典型皮损

黄色柔软的扁平或稍高出皮肤的斑块。

8.自觉症状

一般无自觉症状或轻微瘙痒。

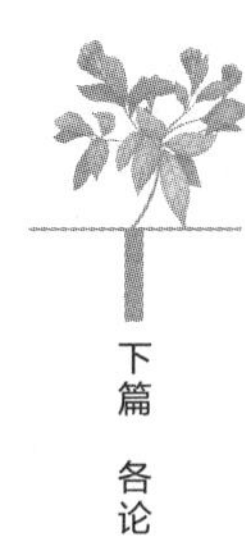

9.病程预后

预后良好。

七、鉴别诊断

汗管瘤：多见于中青年妇女下眼睑，皮疹为1～2mm的扁平丘疹，质软，多发，散在或密集而不融合。病理见双层上皮细胞形成囊样结构。

八、辨证治疗

（一）中医治疗

1.痰湿蕴肤证

主症：皮肤发生黄色的斑块、丘疹、结节，孤立或散发，无痛痒；患者多体胖臃肿；可伴倦怠乏力，腹胀，便秘或便溏；舌体胖有齿痕，苔白腻，脉沉滑。

治法：健脾除湿，化痰散结。

方剂：五苓散合海藻玉壶汤加减。

处方：猪苓10g，茯苓10g，白术10g，泽泻10g，桂枝10g，海藻15g，昆布15g，贝母15g，半夏10g，青皮10g，陈皮10g，当归15g，川芎10g，连翘10g，甘草10g。

2.痰瘀互结证

主症：病程较长，皮损为褐黄色结节斑块；可伴头晕，胸闷，月经不调；舌质暗有瘀斑，苔腻，脉弦。

治法：活血化瘀，化痰软坚。

方剂：桃红四物汤合三子养亲汤加减。

处方：当归15g，熟地15g，川芎10g，白芍10g，桃仁10g，红花10g，紫苏子10g，白芥子10g，莱菔子10g。

（二）西医治疗

（1）降脂药：口服安妥明片，25mg/次，3次/日；或消胆胺，5g/次，3次/日；或烟酸片，50mg/次，3次/日。

（2）抗凝血药：口服阿司匹林肠溶片，75mg/次，2次/日；或芦丁片，40mg/次，3次/日。

（三）成药治疗

（1）内消连翘丸：豁痰散结。适用于痰湿蕴肤证患者。

（2）龙胆泻肝丸：清肝胆，利湿热。适用于湿热蕴肤证患者。

（3）复方丹参片：活血化瘀，理气止痛。适用于痰瘀互结证患者。

（四）外用治疗

（1）中药涂擦疗法：黄柏霜外搽，每日2～3次。若皮损单发或数量少，外涂五妙水仙膏腐蚀去除。

（2）西药涂擦疗法：取适量维A酸软膏涂于患处，每晚睡前1次。

（五）其他治疗

（1）针灸治疗：睑黄瘤病久者，可用梅花针在皮损周围轻叩，或从皮损外至皮损内轻轻叩刺。

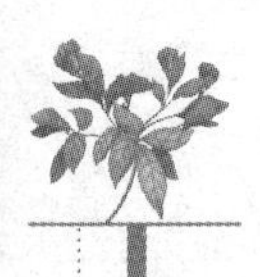

(2)物理治疗:可用冷冻、激光治疗。

(3)手术治疗:对于个别较大的黄瘤,影响功能者,可考虑手术切除。

九、名医病案

杨某,女,44岁。

病史:患者双眼上眼睑曾起米粒大小丘疹,未及时就医,近日皮损逐渐聚集成黄色斑块,体倦乏力,便秘,遂来就诊。舌胖有齿痕,苔白腻,脉沉滑。

中医病名:睑黄瘤。

西医病名:黄瘤病。

中医证型:痰湿蕴肤证。

治疗法则:健脾除湿,化痰散结。

临证处方:猪苓9g,茯苓9g,白术9g,泽泻15g,桂枝6g,海藻30g,昆布15g,贝母15g,半夏10g,青皮6g,陈皮10g,当归15g,川芎10g,连翘10g,甘草6g。外用黄柏霜外搽,每日2~3次。(摘自《奇难杂症》)

十、预防调摄

(1)控制饮食结构,并寻找原发病及时诊断治疗。

(2)对高脂蛋白血症者,应限制脂质及糖类饮食。

(3)积极治疗糖尿病、肾病综合征、肝胆等疾病。

【学习寄语】

勤求古训,博采众方。

——东汉·张仲景《伤寒杂病论》

第三节 痛 风

一、疾病概述

(1)疾病定义:痛风是尿酸盐以结晶的形式沉积于组织中而导致的嘌呤代谢障碍性疾病。

(2)临床特点:临床特征是血清尿酸水平升高,若尿酸盐结晶沉积于皮下,则表现出类似丹毒样红肿疼痛改变;若沉积于关节则出现关节炎,关节畸形改变;若沉积于肾脏则出现肾结石,肾脏病变。以成年男性多见,有家族史。

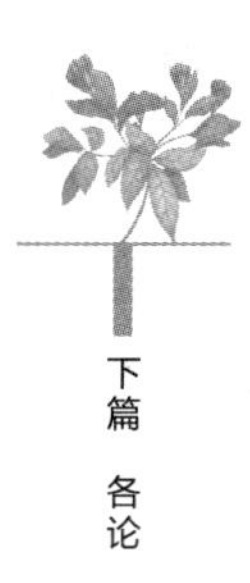

(3)中医别名:痹证、历节。

(4)西医病名:痛风。

二、病因病机

1.湿热下注

嗜食膏粱厚味,饮食不节,脾胃运化受阻,湿热内生,湿热蕴结于筋骨、经脉、皮肉之间而致病。

2.寒湿痹阻

居处潮湿,淋雨涉水,感受外湿,内外邪合之,积久化热而致病。

3.痰瘀痹阻

湿热痰浊,久滞经脉、皮肉,则气血运行不畅,出现气滞血瘀;血瘀气滞又使湿热痰浊胶结于经脉、皮肉之间而致病。

4.肝肾亏虚

先天禀赋不足,肝肾亏损,精血不足,则筋骨经脉失去濡养;或脾肾不足,运化失职,湿浊内聚,流注关节、肌肉、皮脉之间,闭阻经脉,皮下出现结节。

三、临床表现

起病突然,初期关节红肿热痛,日轻夜重,活动障碍,数小时后红肿焮热,压痛明显,约经数日或数星期逐渐消退,关节活动及其外型可完全恢复。反复发作,数年后转为慢性。后期关节肥厚,活动渐受限,关节畸形或僵硬,急性关节炎症状不明显。部分患者可在关节附近骨骼、腱鞘、软骨内及耳郭的皮下组织发生痛风石,偶有破溃形成漏管,排出白色结晶物。好发于踇趾的跖趾关节,其次为足部其他关节及踝、手、腕、膝、肘关节等。初起时一般为单个关节发炎,伴有不同程度的高热、头痛、心悸等症状,有的可兼有高血压及肾绞痛,后期有肾功能衰竭的各种表现,有生命危险。常可累及以下三个方面:关节受累,急性发病多半是原发性关节痛风,起病急,可由疲劳、精神紧张、外伤、感染和饮酒过量等因素诱发。常在夜间发作,一侧关节肿胀疼痛。以第一跖趾关节或拇指关节发病较多,其次是手、足、小关节和踝、膝腕、肘关节,出现关节红肿灼热、疼痛、皮肤焮红光亮,患处有明显压痛,活动受限,伴全身不适,发热、头痛、乏力、饮食减退,或有畏寒。急性发作类似丹毒样症状,经几天或几周症状可自行缓解。关节炎首次发作后,未经适当治疗,缓解数月或数年可反复发作,次数逐渐增加,间歇期缓解,形成慢性痛风性关节炎。病程日久,可使关节破坏或增生,滑囊增厚产生关节畸形及运动功能障碍。皮肤受累,尿酸盐结晶刺激皮肤产生炎症反应后使皮肤出现红肿灼热,绷紧光亮。同时尿酸盐结晶沉积于皮下组织,出现结节,多发生在耳轮或对耳轮,指趾关节周围软组织,甚者肘后或髂前等部位的皮下组织。痛风石约针头至绿豆大小或黄豆大小,橙红、蓝或乳白,或有剧烈疼痛或不痛,痛风石渐增大,以至结节破溃,露出白色坚硬痛风石,结石脱落,形成溃疡,常不易愈合。肾脏受累,进入慢性期的病人约有1/5会出现尿酸盐肾结石,同时尿酸盐沉积在肾组织中,对肾组织有破坏作用,出现肾萎缩和肾盂肾炎,晚期肾功能不全。

四、看图识病

见附录:图145、图146。

五、辅助检查

(1)血液常规检查:血中尿酸浓度升高,血沉加快,白细胞增高,急性期穿刺抽关节腔积液见针状尿酸盐结晶。

(2)组织病理检查:皮下有大小不等境界清楚的尿酸盐结晶,染色呈褐红色。

(3)X线拍片检查:可见关节面附近的骨骺部出现圆形缺损。

六、诊断要点

1.遗传因素

有痛风家族史。

2.诱发因素

常因劳累、暴饮暴食、高嘌呤饮食、饮酒及外感风寒等诱发。

3.好发季节

一年四季。

4.好发年龄

多见于中老年男子。

5.好发部位

初起可单关节发病,以第一趾关节为多见,继之足踝、跟、手指和其他小关节可见。

6.皮损特点

若尿酸盐结晶沉积于皮下,则表现出类似丹毒样红肿,疼痛改变。

7.典型皮损

关节腔可有渗液,反复发作后,可伴有关节周围及耳郭、耳轮和趾(指)骨间出现痛风石。

8.自觉症状

红、肿、热、痛。

9.病程预后

预后较好。

七、鉴别诊断

(1)类风湿性关节炎:关节疼痛以小关节为主,但皮肤无焮红光亮改变,伴有小关节变形、僵直,皮肤无溃破、无痛风石,血尿酸正常,白细胞正常。

(2)丹毒:皮肤焮红、肿胀、光亮、疼痛、边界尚清,红肿热痛不以关节为主,易复发,血沉加快,白细胞升高,但尿酸正常,患者多有脚癣病史,或慢性咽炎病史。

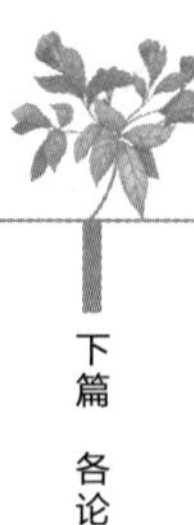

(3)假性痛风：多见于老年人，由关节软骨钙化所致，多膝关节受累，急性发作时疼痛症状很像痛风，但血尿酸不高，X线示软骨钙化。

(4)钙质沉着症：有时类似痛风，但自觉症状较轻，血尿酸不高，X线示有钙质沉着。

八、辨证治疗

(一)中医治疗

1.湿热下注证

主症：见于痛风急性发作期，足背以第一跖趾关节或蹈趾关节处肿胀，疼痛，皮色焮红、光亮、绷紧，扪之灼热，活动受限，行走不利，伴畏寒发热、乏力、口苦、大便干、小便色黄；舌质红，苔黄腻，脉滑数。

治法：清热通络，祛风除湿。

方剂：四妙丸合龙胆泻肝汤加减。

处方：黄柏10g，苍术30g，龙胆草30g，泽泻10g，生地10g，丹皮10g，独活10g，木瓜10g，秦艽10g，防己10g，川牛膝10g，忍冬藤15g。

2.寒湿痹阻证

主症：多见于痛风慢性期或反复发作者。患处皮肤暗褐色或淡紫色，或见皮下白色结节，伴关节冷痛，重着，痛有定处。饮食正常，小便清长；舌质淡红，苔薄白，脉弦紧或濡缓。

治法：祛风散寒，除湿通络。

方剂：薏苡仁汤合附子汤加减。

处方：薏苡仁30g，桂枝10g，防风10g，独活10g，羌活10g，秦艽10g，海风藤15g，苍术30g，赤芍10g，附子10g，党参10g，白术10g，天南星10g，甘草10g。

3.痰瘀痹阻证

主症：见于痛风慢性期或缓解期。患处皮肤紫暗，皮下有白色或黄红色结节，关节疼痛反复发作，日久不愈，时轻时重，或呈刺痛，固定不移，甚至关节肿大变形，强直，屈伸不利；舌质淡胖或淡紫色，苔白，脉弦或沉涩。

治法：活血化瘀，祛痰通络。

方剂：二陈汤合桃仁四物汤加减。

处方：制半夏10g，陈皮10g，茯苓10g，威灵仙10g，红花10g，桃仁10g，当归10g，赤芍10g，地龙10g，全蝎10g，白芥子10g，天南星10g。

4.肝肾亏虚证

主症：见于痛风病程日久，日久体虚。出现患处皮肤紫暗，或暗黑，或皮下有淡白色结节，关节疼痛呈时轻时重，反复发作日久不愈，伴腰膝酸痛、足跟疼痛、神疲乏力、心悸气短、面色少华；舌质淡，苔白，脉细弦少力。

治法：调补肝肾，胜湿止痛。

方剂：独活寄生汤加减。

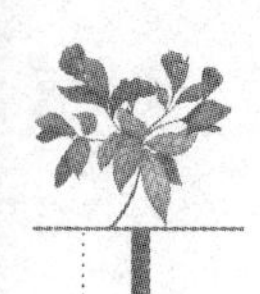

处方：熟地10g，杜仲10g，党参10g，茯苓10g，当归10g，川芎10g，牛膝10g，细辛10g，独活10g，桑寄生10g，防风10g，秦艽10g，鸡血藤15g。

（二）西医治疗

（1）止痛消炎药：急性期口服秋水仙碱片，首次1mg，0.5mg/h，直至疼痛缓解；或消炎痛片，50mg/次，3次/日，连服3d。

（2）抑制尿酸合成药：口服丙磺胺片，开始服0.5g/次，2次/日，2周渐增至1g/次，4次/日；或别嘌呤醇，100mg/次，3次/日，待尿酸正常后渐减至50mg/次，1次/日。

（3）激素类药：必要时可口服强的松片，10mg/次，3次/日；或地塞米松片，10mg/次，3次/日。

（4）非甾体类止痛药：口服保泰松片，0.1g/次，3次/日；或炎痛喜康片，20mg/次，1次/日。

（三）成药治疗

（1）筋骨痛消丸：活血行气，温经通络，消肿止痛。适用于寒湿痹阻证患者。

（2）雷公藤多苷片：祛风解毒，除湿消肿，舒筋通络。适用于湿热下注证患者。

（3）舒筋活血片：舒筋活络，活血散瘀。适用于痰瘀痹阻证患者。

（4）新癀片：清热解毒，活血化瘀，消肿止痛。适用于热毒瘀血证患者。

（四）外用治疗

（1）中药涂擦疗法：玉露膏外敷患处，每日1次，适用于急性关节炎期皮肤焮红灼热者。回阳玉龙膏研极细末热酒调敷，亦可掺于膏药内贴之，适用于慢性期风寒湿痹及痰瘀痹阻型。麝香追风膏、关节止痛膏，外贴患处。

（2）中药熏洗疗法：大黄30g，海桐皮30g，王不留行40g，红花15g，艾叶30g，马钱子10g，肿节风20g，煎水熏洗，适用于慢性期反复发作、关节疼痛明显者。大黄30g，千里光30g，黄柏30g，苦参30g，忍冬藤30g，艾叶30g，冰片10g，煎水温热湿敷，适用于急性期皮肤红肿疼痛者。

（五）其他治疗

（1）针刺治疗：取阿是穴，病变在跖趾关节加公孙、太冲，在踝关节加昆仑、解溪、太溪，在掌指、指间关节加四缝、三间、劳宫，在腕关节加合谷、阳溪、列缺，在膝关节加足三里、委中、阳陵泉、膝眼。初期加大椎、曲池，后期加血海、膈腧。初期施泻法，后期用平补平泻法，每日1次，10次为1个疗程。

（2）注射治疗：取上述针刺穴位，每次选3穴，用当归注射液、丹参注射液或威灵仙注射液做穴位注射，每穴注药0.5ml，隔日1次，10次为1个疗程。

九、名医病案

张某，男，53岁，2003年8月16日初诊。

病史：患者有关节游走性疼痛病史5年，右手腕关节疼痛1年，未做任何检查和治疗。近1周无明显诱因出现左踇指关节疼痛，渐进性加重，不能负重行走，伴有口苦，纳食少。平素无不良嗜好，既往无任何传染病及家族性遗传病，亦无药物过敏史，平时爱喝八宝茶，喜食羊肉。

诊查：患者面色潮红，苔厚腻，脉滑。体温36.5℃，血压140/90mmHg，心率、呼吸正常。左侧踇指关节有压痛。

中医病名：痹症。

西医病名：痛风。

中医证型：寒湿痹阻证。

治疗法则：除湿通络止痛。

临证处方：薏苡仁12g，苍术12g，独活12g，防风12g，桂枝12g，当归12g，川芎12g，防己10g，细辛3g，牛膝15g，忍冬藤30g，路路通15g，陈皮10g，黑附片15g，甘草6g。4剂，每日1剂，冷水煎服。嘱患者戒烟戒酒，保暖，并将药膏外敷于患处。药膏的组成为：祖师麻30g，曼陀罗60g，虎杖30g，川乌30g共为细末，用凡士林调为糊状即可。

复诊：患者服药4d后复诊，见患者左脚踇指疼痛稍有好转，舌质红，苔厚腻，脉滑，诊治遵前，于前方中加忍冬藤30g，继续服药4剂，另嘱患者做中药熏疗以及理疗1个疗程，日后戒烟戒酒。（摘自《陈卫川中医临证实录病案》）

十、预防调摄

（1）避免食动物肝、发酵等高嘌呤食物。

（2）注意保暖避寒，避免过度劳累紧张。

（3）使用药物治疗，多休息，局部冷敷。

（4）积极治疗肥胖等使痛风恶化的疾病。

【学习寄语】

人借气以充其身，故平日在乎善养，所忌最是怒。

——清·曹庭栋《老老恒言》

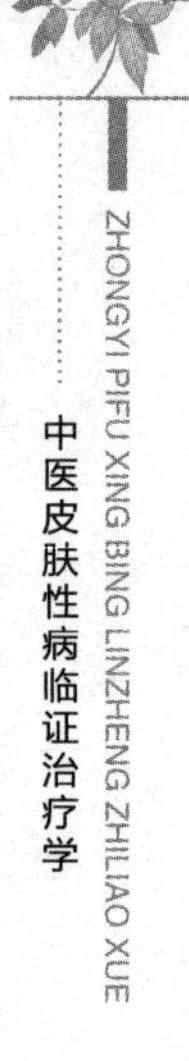

第十八章　性传播疾病

第一节　淋　浊

一、疾病概述

(1)疾病定义:淋浊是由淋病双球菌所引起的泌尿生殖系感染的性传播疾病。

(2)临床特点:以尿频、尿急,尿道刺痛或尿道溢脓,甚则排尿困难为临床特征,也可导致眼、咽、直肠感染和播散性淋球菌感染。本病常有不洁性交史,青壮年多发,男性多于女性。

(3)中医别名:精浊、白浊、花柳毒淋。

(4)西医病名:淋病。

二、病因病机

1.湿热毒蕴

宿娼恋色或误用污染之器具,湿热秽浊之气由下焦前阴窍口入侵,阻滞于膀胱及肝经,湿热熏蒸,气化失司而成。

2.阴虚毒恋

若失治误治,久病不愈,导致肾虚阴亏,正虚邪恋而成。

三、临床表现

本病有不洁性交或间接接触传染史。潜伏期一般为2~10日,平均3~5日。男性急性淋病,尿道口红肿发痒和轻度刺痛,继而有稀薄黏液流出,引起排尿不适,24h后症状加剧。排尿开始时尿道外口刺痛或灼热痛,排尿后疼痛减轻。尿道口溢脓,开始为浆液性分泌物,以后出现黄色黏稠的脓性分泌物,特别是清晨起床后分泌物的量较多。若有包皮过长,可引起包皮龟头炎,严重时可并发腹股沟淋巴结肿大。当病变上行蔓延至后尿道时,可出现终末血尿、血精、会阴部轻度坠胀等症状。男性慢性

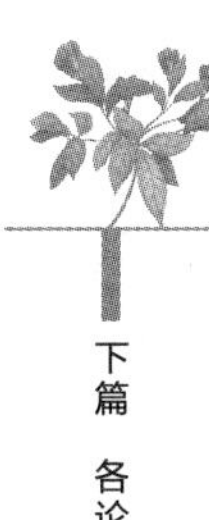

淋病，表现为尿痛轻微，排尿时仅感尿道灼热或轻度刺痛，常可见终末血尿。尿道外口不见排脓，挤压阴茎根部或用手指压迫会阴部，尿道外口仅见少量稀薄浆液性分泌物。患者多有慢性腰痛，会阴部胀感，夜间遗精，精液带血。淋病反复发作者可出现尿道狭窄，少数可引起输精管狭窄或梗塞，发生精液囊肿，极易并发淋病性前列腺炎、附睾炎 、精囊炎、膀胱炎等疾病。女性急性淋病，淋菌性宫颈炎症见大量脓性白带，子宫颈充血、触痛。若阴道脓性分泌物较多者，常有外阴刺痒和烧灼感。因常与尿道炎并见，故也可有尿频、尿急等症状。淋菌性尿道炎，症见尿道口充血、压痛，并有脓性分泌物，轻度尿频、尿急、尿痛，排尿时有烧灼感，挤压尿道旁腺有脓性分泌物。淋菌性前庭大腺炎，症见前庭大腺红、肿、热、痛，触痛明显。全身症状有高热、畏寒等。女性慢性淋病，幼女淋菌性外阴阴道炎症见外阴红肿、灼痛，阴道及尿道有黄绿色分泌物等。若炎症波及盆腔等处，则易并发盆腔炎、输卵管炎、子宫内膜炎等，偶可继发卵巢脓肿、盆腔脓肿、腹膜炎等。播散性淋病常出现淋菌性关节炎、淋菌性败血症、脑膜炎、心内膜炎及心包炎等。其他部位的淋病主要有新生儿淋菌性结膜炎、咽炎、直肠炎等。

四、看图识病

见附录：图147、图148。

五、辅助检查

(1)标本涂片检查：女性从尿道或宫颈取材，男性取尿道口分泌物涂片，革兰染色镜检，见到脓细胞内有革兰阴性双球菌者为阳性。

(2)球菌培养检查：淋球菌培养是淋病的确诊试验。

(3)药敏试验检查：药敏试验可以协助临床药物治疗，也有助于监测淋球菌耐药的流行情况。

六、诊断要点

1.诱发因素

不洁性交史，或间接接触传染史。

2.好发年龄

青壮年多发，男性多于女性。

3.好发部位

主要为尿道。也可累及子宫、眼、咽、直肠。

4.临证特点

尿频、尿急，尿道刺痛或尿道溢脓，甚则排尿困难。

5.自觉症状

灼热或轻度刺痛。

6.全身症状

有高热、畏寒等症状。

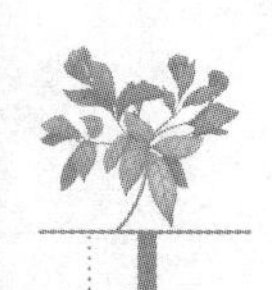

7.疾病预后

规范治疗，预后良好。

七、鉴别诊断

(1)非特异性尿道炎：开始常有明显诱因，如机械性刺激、创伤和器械损伤，检查多为葡萄球菌、大肠杆菌、变形杆菌等，淋球菌检查呈阴性。

(2)非淋球菌性尿道炎：有性接触史，潜伏期1～3周，症状轻微或无明显症状，有少量黏液性或黏液脓性分泌物。病原体主要为沙眼衣原体或解脲支原体，淋球菌检查阴性。

(3)念球菌性尿道炎：无尿道刺激症状及全身症状，尿道分泌物量大黏稠，呈白色块状或凝乳状，分泌物镜检可见假菌丝和孢子。

(4)滴虫性尿道炎：分泌物为黄色稀薄泡沫状，严重时分泌物呈血性。分泌物中可见黄色滴虫。

(5)龟头包皮炎：包皮过长、不洁或受刺激致细菌或真菌感染，包皮龟头弥散性充血、水肿、糜烂、渗出或有污垢，尿道口炎症不显著，无尿道刺激症状。实验室检查可证实有细菌、真菌或滴虫感染，淋菌检查阴性。

(6)滴虫性阴道炎：外阴瘙痒剧烈，白带增多，稀薄呈泡沫状，阴道、宫颈黏膜充血，点状出血，水肿呈“草莓状”改变，分泌物镜下可见毛滴虫。

八、辨证治疗

(一)中医治疗

1.湿热毒蕴证

主症：尿道口红肿，尿液混浊如脂，尿道口溢脓，尿急、尿频、尿痛，尿道灼热，严重者尿道黏膜水肿、附近淋巴结红肿疼痛，女性子宫颈充血、触痛，并有脓性分泌物，或有前庭大腺红肿热痛等；可伴发热等全身症状；舌红，苔黄腻，脉滑数。

治法：清热利湿，解毒化浊。

方剂：龙胆泻肝汤加减。

处方：龙胆草30g，黄芩10g，山栀子10g，泽泻10g，木通10g，车前子10g，当归10g，生地黄20g，柴胡10g，生甘草10g。脓性分泌物多伴异味等湿热重者，加土茯苓、红藤、萆薢等清热利湿解毒。

2.阴虚毒恋证

主症：小便不畅、短涩、淋漓不尽，女性带下多或尿道口见少许黏液，酒后或疲劳易复发；伴腰酸腿软，五心烦热，食少纳差；舌红，苔少，脉细数。

治法：滋阴降火，利湿祛浊。

方剂：知柏地黄丸加减。

处方：熟地黄20g，山茱萸10g，山药10g，泽泻10g，茯苓10g，丹皮10g，知母10g，黄柏10g。尿道口黏液多者，加土茯苓、萆薢等清热利湿解毒。

（二）西医治疗

抗细菌药：肌注或口服足量青霉素为首选。皮试后肌注普鲁卡因青霉素，120万U/次，2次/日；或大观霉素，2g/次，1次/日；或头孢曲松钠，250mg/次，1次/日；或头孢噻肟，1g/次，1次/日。1周为一个疗程。口服氧氟沙星片，400mg/次，1次/日；或环丙沙星片，500mg/次，1次/日；或甲硝唑片，400mg/次，2次/日；或多西环素片，100mg/次，2次/日。连续10d。定期检查肝肾功能。

（三）成药治疗

（1）龙胆泻肝丸：清利湿热。适用于湿热下注证患者。

（2）知柏地黄丸：滋阴清热。适用于相火妄动证患者。

（3）补中益气丸：益气升阳，调补脾胃。适用于脾气下陷证患者。

（四）外用治疗

（1）中药淋洗疗法：可选用土茯苓、地肤子、苦参、芒硝各30 g，煎水外洗局部，每日3次。

（2）中药涂擦疗法：玄明粉、硼砂各15g，朱砂1.8g，冰片1.5g，共研细末，外搽患处，每日2次。

（五）其他治疗

（1）针刺治疗：主穴取膀胱腧、三阴交、中极、阴陵泉、行间；血尿加血海，气虚加气海、足三里，脾虚加脾腧，肾虚加肾腧。每次5～10min，每日1次。

（2）艾灸治疗：用于虚证。取脾腧、曲泉，直接灸，每次5～10min；间接灸，可在姜片上灸6～7壮，每日1次。

（3）物理治疗：超短波、微波或射频疗法。

九、名医病案

张某，男，28岁。

病史：患者2d前尿道口出现红肿，疼痛，伴轻微瘙痒，未予处理。1d前感到排尿疼痛不适，小便不畅、短涩，淋漓不尽，尿道口溢出脓性分泌物，今晨起分泌物增多，质稠。五心烦热，食少纳差，舌红，苔少，脉细数。

中医病名：淋浊。

西医病名：淋病。

中医证型：阴虚毒恋证。

治疗法则：滋阴降火，利湿祛浊。

临证处方：知母10g，熟地黄10g，黄柏10g，山茱萸10g，山药15g，牡丹皮10g，茯苓10g，泽泻10g，土茯苓10g，革薢10g。（摘自《简明中医皮肤病学》）

十、预防调摄

（1）杜绝不洁性交，提倡使用避孕套。

（2）及时规范治疗，同时治疗性伴侣。

（3）患病期停性行为，注意个人卫生。

(4)忌烟酒、鱼虾蟹、辛辣刺激性食物。

【学习寄语】

病不可不察隐情,药不可徒拘成法。

——明·倪士奇《两都医案》

第二节　杨梅疮

一、疾病概述

(1)疾病定义:杨梅疮是由梅毒螺旋体引起的一种全身性、慢性性传播疾病。

(2)临床特点:早期以皮肤黏膜损害为主要表现,晚期可造成骨骼、眼部、心血管及中枢神经系统等多器官组织病变。主要由不洁性交传染,偶尔通过接吻、哺乳,或接触患者污染的衣物 、输血等途径间接传染,亦可通过母婴传播。

(3)中医别名:霉疮、疳疮、花柳病。

(4)西医病名:梅毒。

二、病因病机

1.肝经湿热

早期疫毒入侵肝经,夹湿化热,致使肝经湿热。

2.血热蕴毒

热毒炽盛入血,致使血热蕴毒。

3.毒结筋骨

久病邪毒积聚肌骨,导致毒结筋骨。

4.肝肾亏损

久病累及肝肾,导致肝肾亏损。

5.心肾亏虚

晚期耗伤心肾,导致心肾亏虚。

三、临床表现

本病可分为获得性梅毒、胎传梅毒、潜伏梅毒。获得性梅毒:一期梅毒,潜伏期为3周左右。最早的皮损为典型的硬下疳,常在冠状沟、阴茎、包皮、肛门等处出现粟粒大小的硬结,绕以红晕,不痛。硬

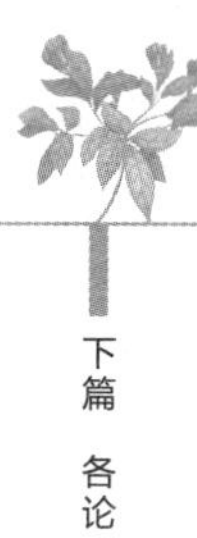

结破溃糜烂,无脓液,有灰白色薄膜覆盖,不易除去,2~3周可以自愈。硬下疳发生3周左右,梅毒血清试验呈阳性,可查见梅毒螺旋体。二期梅毒,在感染后9~12周发生,二期梅毒是从梅毒疹出现到不再发生的整个阶段,一般为半年至3年。有发热、头痛、骨节酸痛等流感样症状。然后在胸背、腹部及四肢相继出现皮损,呈周期性和间歇性发作,不痛不痒。皮损出现斑疹、丘疹、脓疱疹,数目由多变少,面积可变大,颜色为玫瑰红或暗红色,压之不褪色。掌跖部位可见黄豆大小铜红色斑疹伴有领圈样脱屑。口腔、生殖器可出现黏膜白斑,肛周可见扁平湿疣,全身淋巴结肿大,2~3周后可自行消退。还可有脱发、颈部白斑、指甲损害,骨关节、眼、中枢神经系统损害。黏膜或糜烂性损害物中含有梅毒螺旋体,发疹期间血清反应呈强阳性。三期梅毒,病程长,易复发,除皮肤黏膜损害外,常侵犯多个脏器。常在掌跖、下肢、颜面、舌、腭等皮肤黏膜处出现结节性梅毒疹、树胶样肿、对称性近关节结节,亦可破溃形成溃疡,破坏性大,毁形严重。日久可侵犯骨骼、心脏、血管、眼及中枢神经系统,破坏重要脏器时可危及生命。病程是从结节梅毒疹或树胶肿出现到所有病变消失的阶段,一般为1~5年或更长时间。胎传梅毒:年龄在2岁以内称早期胎传梅毒,出生后2~3月出现症状。患儿营养、发育不良,皮肤松弛,貌似老人,乳汁不进,囟门膨凸,或咽肿音哑,或腹硬如砖,肝脾肿大,二便不通。口周、掌跖及臀部发生大片浸润性红斑、脱屑,重者出现水疱、糜烂,患儿口周可见皲裂,臀、腿皮肤焮红紫晕,其肤碎裂,状如刮痧,或遍体焮赤。大于2岁称晚期胎传梅毒,症状及皮损与获得性三期梅毒相似。患儿易患实质性角膜炎,双眼角膜有深度浸润,视力受影响。神经性耳聋多在10岁左右发病,起病较急者多为双侧神经性耳聋。潜伏梅毒:梅毒未经治疗,无临床症状,血清反应阳性,排除其他可引起血清反应阳性的疾病存在,脑脊液正常,这类患者感染期限在2年以内者称为早期潜伏梅毒,但随时可发生二期复发损害,有传染性;病期在2年以上为晚期潜伏梅毒,少有复发,少有传染性,但女性患者可经过胎盘传给胎儿,发生胎传梅毒。

四、看图识病

见附录:图149、图150。

五、辅助检查

(1)梅毒血清检查:梅毒螺旋体抗原血清试验或蛋白印迹试验阳性。

(2)聚合酶链检查:梅毒螺旋体核糖核酸阳性。

(3)取材电镜检查:取硬下疳、病损皮肤、黏膜损害的表面分泌物、肿大的淋巴结穿刺液在暗视野显微镜下可查到梅毒螺旋体。

六、诊断要点

1.诱发因素

不洁性交史,或性伴侣有梅毒病史,或生母为梅毒患者。

2.好发年龄

任何年龄。

3. 好发部位

冠状沟、阴茎、包皮、肛门等处。

4. 皮损特点

早期以皮肤黏膜损害为主要表现，晚期可造成骨骼、眼部、心血管及中枢神经系统等多器官组织病变。

5. 典型皮损

一期梅毒表现为硬下疳和硬化性淋巴结炎，二期梅毒表现为皮肤黏膜损害、骨损害及眼损害，三期梅毒表现为皮肤黏膜损害、骨损害、眼损害、心血管、神经、脑的损害。胎传梅毒早期也可无临床症状，2～3周后可出现皮肤黏膜、眼睛、骨的损害等。

6. 自觉症状

中晚期疼痛。

7. 临床检查

梅毒螺旋体直接检查或梅毒血清学试验或脑脊液检查阳性。

8. 疾病预后

有后遗症，预后不良。

七、鉴别诊断

(1)软性下疳：为性病的一种，潜伏期3～14日。常在包皮及冠状沟有数个溃疡，破坏较深、脓多，基底不硬，腹股沟淋巴结肿大破溃，疼痛明显。

(2)风热疮：应与梅毒玫瑰疹相鉴别。风热疮皮损为椭圆形，红色或紫红色斑，其长轴与皮纹平行，附有糠状鳞屑，常可见较大母斑。自觉瘙痒，淋巴结无肿大。梅毒血清反应阴性。

(3)臊疣：应与梅毒扁平湿疣相鉴别。臊疣的疣状赘生物呈菜花状或乳头状隆起，基底较细，呈淡红色。梅毒血清反应阴性。

八、辨证治疗

(一)中医治疗

1. 肝经湿热证

主症：多见于一期梅毒。外生殖器疳疮质硬而润，或伴有横痃，杨梅疮多在下肢、腹部、阴部；兼见口苦口干，小便黄赤，大便秘结；舌质红，苔黄腻，脉弦滑。

治法：清热利湿，解毒驱梅。

方剂：龙胆泻肝汤加减。

处方：龙胆草30g，黄芩10g，山栀子10g，泽泻10g，木通10g，车前子10g，当归10g，生地黄20g，柴胡10g，生甘草10g，土茯苓60g。着凉胃肠不适或腹泻之脾胃虚寒者，加干姜、陈皮、山药温中健脾和胃。

2. 血热蕴毒证

主症：多见于二期梅毒。周身起杨梅疮，色如玫瑰，不痛不痒，或见丘疹、脓疱、鳞屑；兼见口干咽

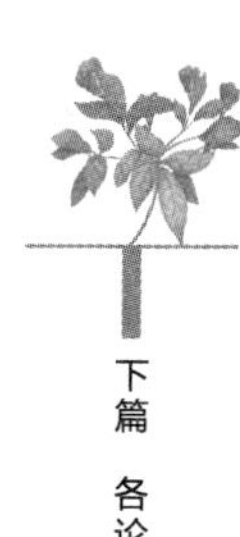

燥，口舌生疮，大便秘结；舌质红绛，苔薄黄或少苔，脉细滑或细数。

治法：凉血解毒，泻热散瘀。

方剂：清营汤合桃红四物汤加减。

处方：水牛角30g，生地黄15g，元参10g，萆薢10g，麦冬10g，丹参10g，黄连10g，银花10g，连翘10g，当归10g，熟地10g，川芎10g，白芍10g，桃仁10g，红花10g，土茯苓60g。口舌生疮、脓疱较多者，加黄连、大青叶等清热解毒。

3.毒结筋骨证

主症：见于杨梅结毒。患病日久，在四肢、头面、鼻咽部出现树胶肿；伴关节、骨骼作痛，行走不便，肌肉消瘦，疼痛夜甚；舌质暗，苔薄白或灰或黄，脉沉细涩。

治法：活血解毒，通络止痛。

方剂：五虎汤加减。

处方：麻黄10g，杏仁10g，甘草10g，细茶10g，石膏60g。酌加当归、红花活血通络。

4.肝肾亏损证

主症：见于三期梅毒脊髓痿者。患病可达数十年之久，逐渐两足瘫痪或痿弱不行，肌肤麻木或虫行作痒，筋骨窜痛；伴腰膝酸软，小便困难；舌质淡，苔薄白，脉沉细弱。

治法：滋补肝肾，填髓息风。

方剂：地黄饮子加减。

处方：熟地黄10g，巴戟天10g，山茱萸10g，石斛10g，肉苁蓉10g，附子10g，五味子10g，官桂10g，白茯苓10g，麦门冬15g，菖蒲10g，远志10g。酌加牡蛎、鳖甲滋阴息风。

5.心肾亏虚证

主症：见于心血管梅毒患者。心慌气短，神疲乏力，下肢浮肿，唇甲青紫，腰膝酸软，动则气喘；舌质淡，有齿痕，苔薄白而润，脉沉迟或结代。

治法：养心补肾，祛瘀通阳。

方剂：苓桂术甘汤加减。

处方：茯苓10g，桂枝10g，白术10g，炙甘草10g。心慌气短者，加党参、麦冬、五味子补气养阴；神昏失眠者，加首乌藤、酸枣仁养血安神。

（二）西医治疗

抗细菌药：肌注或口服足量青霉素为首选。皮试后肌注普鲁卡因青霉素G，80万U/次，1次/日，连续10日；或苄星青霉素，240万U/次，1次/周，连续3周。对青霉素过敏者选用红霉素片，0.5g/次，4次/日，连服30日；或盐酸四环素片，0.5g/次，4次/日，连服15日；或强力霉素片，0.1g/次，2次/日，连服15日。定期检查肝肾功能，注意药物过敏。

（三）成药治疗

（1）龙胆泻肝丸：清肝胆，利湿热。适用于肝胆湿热证患者。

（2）二妙丸：燥湿清热。适用于湿热证患者。

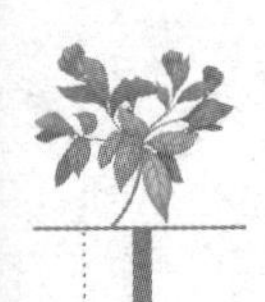

（四）外用治疗

（1）中药涂擦疗法：疳疮部位可外敷鹅黄散；有硬结者外敷冲和膏；溃疡者掺少许五五丹，外盖玉红膏等。

（2）中药淋洗疗法：用中药如蒲公英、茵陈、地肤子、白鲜皮、苦参等煎水外洗。

（五）其他治疗

（1）针刺治疗：主穴关元、中极、次髎、行间、阴陵泉、三阴交、太溪。眼受损者，加风池、睛明、太阳、肝腧、太冲；有消化系统损害者，加脾腧、胃腧、足三里、上巨墟、下巨墟；有心血管损害者，加心腧、厥阴腧、内关、足三里、膈腧、委中；有呼吸系统损害者，加尺泽、太渊、照海；有泌尿系统损害者，加肾腧、膀胱腧；有骨骼损害者，加大椎、肾腧、阴陵泉、悬钟；有神经系统损害者，加百劳、百会、大椎、肾腧。

（2）艾灸治疗：可选用针刺穴位艾灸，每次悬灸20min，每日1～2次，适用于虚或寒者。

（3）注射治疗：适用于晚期梅毒，选用肺腧、心腧、肝腧、脾命、肾腧、膀胱腧。可用复方丹参注射液4ml；或维生素$B_1$100mg加维生素B_{12}500μg；或胎盘组织液4ml左右穴位注射。每日1次或两日1次，10次为1疗程。

九、名医病案

李某，男，35岁。

病史：全身玫瑰色斑疹、丘疹5d。

诊查：掌跖、躯干、四肢屈侧有豆瓣大小铜红色圆形或卵圆形斑疹，不相互融合，其上有白色细薄鳞屑覆盖，皮疹无痛痒。外生殖器疳疮质硬而润，兼见口苦口干，小便黄赤，大便秘结；舌质红，苔黄腻，脉弦滑。

中医病名：杨梅疮。

西医病名：梅毒。

中医证型：肝经湿热证。

治疗法则：清热利湿，解毒驱梅。

临证处方：龙胆草6g，黄芩9g，山栀子9g，泽泻12g，木通9g，车前子9g，当归8g，生地黄20g，柴胡10g，生甘草6g，金银花10g，土茯苓10g，虎杖10g。（摘自《简明中医皮肤病学》）

十、预防调摄

（1）加强梅毒危害及其防治常识宣教。

（2）及早发现，早期治疗，药物足量。

（3）查出必治，治必彻底，性伴同治。

（4）加强公共场所卫生管理和性病监测。

（5）做好梅毒患者避孕或及早终止妊娠。

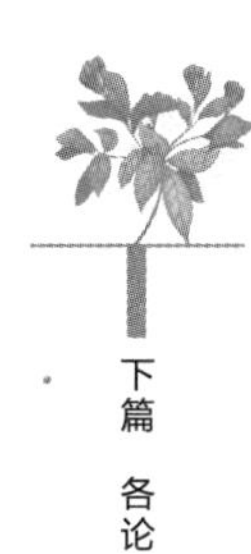

【学习寄语】

学医业者，心要明天地阴阳五行之理，始晓天时之和不和，民之生病之情由也。

——清·吴谦《医宗金鉴》

第三节 阴部热疮

一、疾病概述

(1)疾病定义：阴部热疮是一种由单纯疱疹病毒感染所引起的性传播疾病。

(2)临床特点：以生殖器部位皮肤黏膜成簇小水疱或糜烂溃疡，疼痛剧烈，易复发为临床特征。本病可发生于任何年龄，青壮年居多，男女感染的机会均等，男性发病率高于女性。

(3)中医别名：阴疮、疳疮。

(4)西医病名：生殖器疱疹。

二、病因病机

1.肝经湿热

不洁性交，感受湿热秽浊之邪，湿热侵及肝经，下注阴部，热炽湿盛，湿热郁蒸而外发疱疹。

2.阴虚邪恋

素体阴虚，房劳过度，损伤阴精，加之湿热久恋，日久热盛伤阴，正气不足，邪气缠绵，导致正虚热盛而病情反复发作，经久难愈。

三、临床表现

本病临床可分为原发性和复发性：原发性阴部热疮，潜伏期2～7日。原发损害为1个或多个小而瘙痒的红斑、丘疹，迅速变成小水疱，3～5日后可形成脓疱，破溃后表面糜烂、溃疡、结痂，伴有疼痛。皮损单发或融合，男性好发于包皮、龟头、冠状沟、阴茎，偶可见于尿道，女性常发生于外阴、大小阴唇、阴蒂、阴道、子宫颈。皮损此消彼长，反复出现。复发性阴部热疮，多在原发皮疹后1年内复发，一般复发间歇期3周至4个月，各种原因导致的抵抗力低下是主要诱因。临床表现类似原发性阴部热疮，但较原发性者无论局部还是全身症状都轻。50%的患者在复发部位出现局部瘙痒、烧灼感和刺痛等前驱症状，一般7～10日皮损可消退愈合。常见有脑膜炎、脑炎、骶神经根炎、脊髓脊膜炎、疱疹性指头炎和泌尿生殖系统感染等。

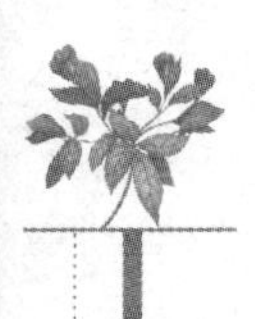

四、看图识病

见附录:图151、图152。

五、辅助检查

(1)病毒分离培养:为生殖器疱疹实验室诊断的"金标准"。从水疱底部取材做组织培养,阳性率为60%~90%。

(2)细胞组织检查:镜下可见多核巨细胞或核内病毒包涵体。

(3)抗原血清检测:对早期损害有较高的敏感性和特异性,常用方法有酶免疫试验、放射免疫测定、免疫荧光法和聚合酶链反应。

(4)抗体血清检测:应用最广泛的是HSV-Ⅱ抗体检测。

六、诊断要点

1.诱发因素

有性病接触或者配偶感染史。

2.好发年龄

发生于任何年龄,青壮年居多,男性发病率高于女性。

3.好发部位

生殖器及会阴部。

4.皮损特点

有簇集或散在的小水疱或糜烂溃疡。

5.自觉症状

自觉疼痛。

6.病程预后

可以治愈,容易复发。

七、鉴别诊断

(1)硬下疳:无痛性溃疡和无痛性腹股沟淋巴结肿大有时与生殖器疱疹的溃疡相混淆,但硬下疳溃疡基底较硬,可检测到梅毒螺旋体,梅毒血清反应阳性。

(2)软下疳:溃疡较深、疼痛,未经治疗不会自行消退;淋巴结肿大疼痛,可穿破;溃疡处分泌物较多,呈脓样,色灰黄;可检查到软下疳菌。

(3)包皮龟头炎:龟头或包皮潮红,有轻度糜烂和浆液性分泌物,但无群集小水疱,一般也无淋巴结肿大。

(4)外阴带状疱疹:带状疱疹由水痘-带状疱疹病毒引起,水疱较大较多,疼痛明显,一侧带状分布,治愈后一般不复发。

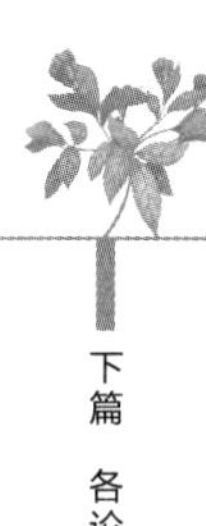

(5)外阴部固定红斑性药疹:发病与服药过敏有关,局部的红斑、水疱、大疱、糜烂溃疡,抗过敏治疗有效。

(6)急性女阴溃疡:多见于年轻女性,急性发病,外阴有大小、轻重不一的溃疡,疼痛和分泌物明显,伴发热等全身症状。细菌学检查常阳性。

八、辨证治疗

(一)中医治疗

1.肝经湿热证

主症:生殖器部位出现红斑、群集小疱、糜烂或溃疡,甚至出现脓疱,灼热、轻痒或疼痛;伴口干口苦,小便黄,大便秘结,或腹股沟淋巴结肿痛;舌质红,苔黄腻,脉弦数。

治法:清热利湿,化浊解毒。

方剂:龙胆泻肝汤加减。

处方:龙胆草30g,黄芩10g,山栀子10g,泽泻10g,木通10g,车前子10g,当归10g,生地黄20g,柴胡10g,生甘草10g。脓疱多、皮疹较重者,加大青叶、板蓝根、马齿苋等清热解毒。

2.阴虚邪恋证

主症:外生殖器反复出现潮红、水疱、糜烂、溃疡、灼痛,日久不愈,遇劳复发或加重;伴神疲乏力,腰膝酸软,心烦口干,五心烦热,失眠多梦;舌质红,苔少或薄腻,脉弦细数。

治法:滋阴降火,解毒除湿。

方剂:知柏地黄丸加减。

处方:熟地黄20g,山茱萸10g,山药10g,泽泻10g,茯苓10g,丹皮10g,知母10g,黄柏10g。心烦口干者,加天花粉滋阴清热除烦;失眠多梦者,加首乌藤、酸枣仁、柏子仁养心血、安心神。

(二)西医治疗

(1)抗病毒药:口服阿昔洛韦片,0.4g/次,4次/日;或伐昔洛韦片,0.5g/次,2次/日,连用10日。皮疹泛发或病情较重者,静脉注射膦甲酸,2g/次,2次/日,连用3周;或无环鸟苷注射液,0.8g/次,1次/日,连用1周;或万乃洛韦注射液,0.3g/次,2次/日,连用1周。

(2)抗细菌药:继发感染可口服罗红霉素片,150mg/次,2次/日;或红霉素片,0.5g/次,3次/日。

(3)免疫增强药:口服胸腺肽胶囊,5片/次,3次/日;或转移因子胶囊,6mg/次,3次/日;或肌注干扰素,100万U/次,1次/日。30d一个疗程。

(4)维生素类药:口服复合维生素B片,2片/次,3次/日;或维生素B_6片,20mg/次,3次/日。作为辅助治疗。

(5)止痛药:疼痛严重者可口服芬必得胶囊,2粒/次,2次/日。

(三)成药治疗

(1)龙胆泻肝汤:清肝胆,利湿热。适用于肝经湿热证患者。

(2)知柏地黄丸:滋肾阴,除湿毒。适用于阴虚邪恋证患者。

(四)外用治疗

(1)中药涂擦疗法:马齿苋、野菊花、地榆、苦参各30g,水煎外洗,每日2~3次;洗后外涂青黛。

(2)中药溻渍疗法:大青叶30g,马齿苋30g,野菊花20g,紫草20g,香附15g,煎水湿敷患处,每日2次。

(3)西药涂擦疗法:可外用3%阿昔洛韦软膏。继发感染可用莫匹罗星或夫西地酸软膏。

(五)其他治疗

(1)针刺治疗:生殖器疱疹发作期可选用长强、会阴、曲骨等穴位针刺治疗,用泻法。非发作期可选用足三里、三阴交、肾腧等穴位针刺治疗,用补法。

(2)艾灸治疗:可选用上述穴位用艾灸法治疗。

(3)物理治疗:周林频谱仪局部照射,每次10~15min,每日1~2次。氦氖激光局部照射,每次8~10min,每日1次。

九、名医病案

刘某,男,27岁。

病史:患者数日前阴茎自觉灼痛,起群集小疱,有糜烂。自我怀疑为“尖锐湿疣”而就诊。伴口干口苦,小便黄,大便秘结。舌质红,苔黄腻,脉弦数。

中医病名:阴部热疮。

西医病名:生殖器疱疹。

中医证型:肝经湿热证 。

治疗法则:清热利湿,化浊解毒。

临证处方:龙胆草6g,黄芩9g,山栀子9g,泽泻12g,大青叶10g,板蓝根10g,木通9g,车前子9g,当归8g,生地黄20g,柴胡10g,生甘草6g。外用3%阿昔洛韦软膏。(摘自《赵炳南医案》)

十、预防调摄

(1)坚守良好的性道德观念,洁身自爱,远离感染。

(2)保持局部清洁干燥,每日用等渗生理盐水清洗。

(3)感染活动期禁止性生活,静止期性交使用避孕套。

(4)妊娠早期患者应终止妊娠,晚期感染选择剖宫产。

(5)注意加强营养,增强体质,忌食辛辣刺激食物。

【学习寄语】

三更灯火五更鸡,正是男儿读书时。黑发不知勤学早,白首方悔读书迟。

——唐·颜真卿《劝学》

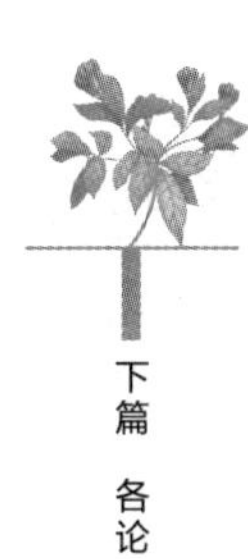

第四节 臊 疣

一、疾病概述

(1)疾病定义:臊疣是由人类乳头瘤病毒引起的增生性疾病。

(2)临床特点:发生于生殖器、会阴和肛门周围的,以柔软增生物为临床特征。好发于16～35岁的年轻人,多为性活跃者,由不洁性生活行为所致。

(3)中医别名:瘙瘊、臊瘊、菜花疮。

(4)西医病名:尖锐湿疣。

二、病因病机

1.湿热下注

滥交或房事不洁,感染秽浊之毒,毒邪蕴结,聚生湿热,湿热下注所致。

2.脾虚毒蕴

由于湿毒为阴邪,其性黏滞,缠绵难去,久之耗伤正气,致使脾虚毒蕴而发。

三、临床表现

本病好发于青年和中年性活跃者,潜伏期1～8个月,平均3个月。外生殖器及肛周皮肤黏膜湿润区为皮损好发部位,男性多在阴茎包皮、龟头、尿道口、冠状沟、系带;女性多在阴唇、阴蒂、子宫颈、阴道和肛门;同性恋者常见于肛门和直肠,亦有在乳头、口唇、腋下、脐窝等处的。基本损害为淡红色或污秽色、柔软的表皮赘生物。赘生物大小不一,单个或群集分布,表面分叶或呈棘刺状,湿润,基底较窄或有蒂,但在阴茎体部可出现基底较宽的"无蒂疣"。由于皮损排列分布不同,外观上常表现为点状、线状、重叠状、乳头瘤状、鸡冠状、菜花状、蕈状等不同形态。本病常无自觉症状,部分患者可出现局部疼痛或瘙痒。疣体易擦烂出血,若继发感染,分泌物增多,可伴恶臭。

四、看图识病

见附录:图153、图154。

五、辅助检查

(1)醋酸变白试验:用3%～5%醋酸液涂擦或湿敷3～10min,阳性者局部变白,病灶稍隆起。

(2)聚合酶链反应:本法敏感性和特异性均很高。

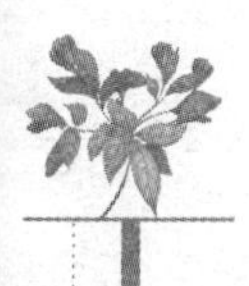

(3)组织病理检查:可见空泡细胞和角化不良细胞,角化不全,棘层肥厚,表皮突延长、增厚,呈乳头瘤样增生,棘细胞和基底细胞有相当多核分裂,类似鳞状细胞癌,但其细胞排列规则、真皮与表皮界清。

六、诊断要点

1.诱发因素

有与臊疣患者不洁性交或间接接触史等。

2.好发年龄

好发于16~35岁的年轻人,多为性活跃者。

3.好发部位

生殖器、会阴和肛门周围。

4.皮损特点

外阴或肛周有大小不等的疣状赘生物。

5.典型皮损

为淡红色或污秽色、柔软的表皮赘生物。

6.自觉症状

常无自觉症状,部分患者可出现局部疼痛或瘙痒。

7.病程预后

可以完全治愈,预后良好。

七、鉴别诊断

(1)阴茎珍珠疹:为类珍珠白灰色、淡红色细小均匀的小丘疹,可出现在系带两旁或在冠状沟整齐排列成行,互不融合;无自觉症状。

(2)假性湿疣:多发生在女性小阴唇内侧;呈密集绒毛状生长,较细,红色或灰红色,生长有自限性,大小较均匀;局部湿润,轻微瘙痒。

(3)扁平湿疣:是二期梅毒的典型表现,皮损扁平增厚,质稍硬;分泌物涂片在暗视野或银染色可查到梅毒螺旋体,梅毒血清反应呈阳性。

(4)翻花疮:有癌前期病变史;皮损不规则,局部浸润明显,久治不愈,易形成溃疡和感染,引起淋巴结肿大;组织病理学检查可作出诊断。

(5)传染性软疣:由传染性软疣病毒所引起。皮损特点为半球状隆起的丘疹,表面光滑有蜡样光泽,中央脐窝状,成熟的皮损可从中央挤出凝乳状的软疣小体。有传染性。

(6)生殖器鲍温样丘疹病:本病在病理上很像鳞状细胞原位癌,发病与HPV16、HPV18感染有关。皮损为紫色或棕红色丘疹或斑块,单个或多个,无自觉症状或微痒。病理活检可确诊。

(7)皮脂腺增生和异位:为皮脂腺的异常发育和增生。多见于女性大小阴唇、男性包皮,包括阴茎或阴阜部位,皮损为芝麻大或米粒大的淡黄色结节丘疹,群集分布,不融合,无自觉症状。

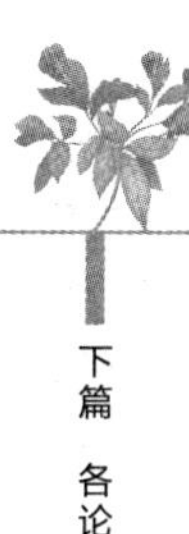

(8)系带旁腺增生:发生于男性的阴茎系带两侧,为对称单个芝麻大或针尖大丘疹,粉红色,无自觉症状,长时间不增大。

(9)处女膜肥厚增生:见于未婚或已婚青年女性,处女膜增厚过长,常露出小阴唇外,病人自觉不适,有异物感或伴瘙痒。

八、辨证治疗

(一)中医治疗

1.湿毒下注证

主症:外生殖器或肛门等处出现疣状赘生物,色灰或褐或淡红,质软,表面秽浊潮湿,触之易出血,恶臭;伴小便黄或不畅;苔黄腻,脉滑或弦数。

治法:利湿化浊,清热解毒。

方剂:革薢化毒汤加减。

处方:革薢30g,薏苡仁30g,秦艽10g,当归尾10g,丹皮10g,牛膝10g,防己10g,木瓜10g。秽浊恶臭明显者,加黄柏、土茯苓、大青叶等解毒化湿。

2.脾虚毒蕴证

主症:外生殖器或肛门处反复出现疣状赘生物,屡治屡出,迁延不愈;伴食少纳差,体弱无力,小便清长,大便稀溏;舌淡红或淡胖大,苔白,脉细弱。

治法:益气健脾,化湿解毒。

方剂:参苓白术散合黄连解毒汤加减。

处方:薏苡仁30g,砂仁10g,桔梗10g,白扁豆10g,白茯苓15g,党参10g,炙甘草10g,白术10g,山药10g。脾肾阳虚、畏寒肢冷者,加干姜温中和胃、附子温阳补肾。

(二)西医治疗

(1)抗病毒药:口服阿昔洛韦片,0.4g/次,4次/日;或伐昔洛韦片,0.5g/次,2次/日,连用15日。皮疹泛发或病情较重者,肌注无环鸟苷注射液,0.8g/次,1次/日,连用1周;或万乃洛韦注射液,0.3g/次,2次/日,连用1月。

(2)抗细菌药:继发感染可口服罗红霉素片,150mg/次,2次/日;或红霉素片,0.5g/次,3次/日。

(3)免疫增强药:口服胸腺肽胶囊,5片/次,3次/日;或转移因子胶囊,6mg/次,3次/日;或肌注干扰素,100万U/次,1次/日。30d一个疗程。

(4)维生素类药:口服复合维生素B片,2片/次,3次/日;或维生素B_6片,20mg/次,3次/日。作为辅助治疗。

(5)止痛药:疼痛严重者可口服芬必得胶囊,2粒/次,2次/日。

(三)成药治疗

(1)参苓白术散:益气健脾。适用于脾虚毒蕴证患者。

(2)牛黄解毒丸:清热解毒。适用于热毒蕴盛证患者。

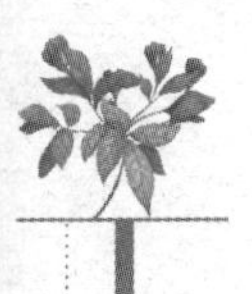

（四）外用治疗

（1）中药熏洗疗法：板蓝根、山豆根、木贼草、香附各30g；或白矾、皂矾各120g，侧柏叶250g，生薏苡仁50g，孩儿茶15g。煎水先熏后洗，每日1～2次。

（2）中药涂擦疗法：五妙水仙膏点涂疣体；或鸦胆子仁捣烂涂敷或鸦胆子油点涂患处包扎，3～5日换药1次。现多用鬼臼毒素溶于乙醇涂患部，疗效较好，应注意保护周围正常皮肤。

（3）西药涂擦疗法：选用5-氟尿嘧啶乳膏、咪喹莫特乳膏，疗效确切，可反复使用。

（五）其他治疗

（1）艾灸治疗：局麻后把艾炷放在疣体上点燃，任其烧尽，每次1～3炷，每日1次，至疣体脱落。

（2）物理治疗：CO_2激光术是在局麻下进行，利用其热效应，使病变组织因高温而气化。注意不要过度治疗，否则易致瘢痕形成。高频电灼术在局麻下进行，利用高温直接烧灼疣体。冷冻术是常用液氮冷冻，但较前几种方法限制多，深度不宜掌握。光动力治疗适用于疣体较小者、尿道口尖锐湿疣和去除疣体后预防复发的治疗。

（3）手术治疗：适宜于较大疣体。

（4）火针治疗：烧红火针直刺疣体或围刺根蒂，使疣体脱落。

九、名医病案

杨某，女，23岁。

病史：患者阴唇部生长淡红色疣状赘生物，质软，表面秽浊潮湿，触之易出血，恶臭。苔黄腻，脉滑或弦数。无自觉症状，自述数月前曾有不洁性行为。

中医病名：臊疣。

西医病名：尖锐湿疣。

中医证型：湿毒下注证。

治疗法则：利湿化浊，清热解毒。

临证处方：萆薢20g，防己10g，生薏苡仁30g，当归尾10g，土茯苓10g，大青叶10g，牡丹皮10g，木瓜12g，秦艽12g，牛膝10g。（摘自《赵炳南医案》）

十、预防调摄

（1）洁身自爱，避免不洁性交感染。

（2）性伴及时早期同检查、同治疗。

（3）保持局部清洁和衣物消毒处理。

（4）治疗期间禁止房事，合理治疗。

（5）调整心态，忌食辛辣刺激食物。

【学习寄语】

诗曰：紫府仙人授宝方，洗心涤虑养真汤，世间用得诸般药，万祸千灾化吉祥。洗心涤虑良方：孝

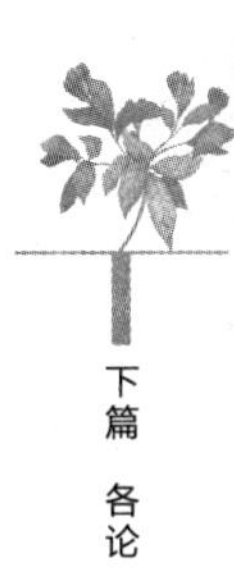

顺(十分)、阴骘(全用)、恩惠(随施)、慎言(一味)、仔细(十分)、忠直(一块)、安分(时用)、戒淫(去心)、仁义(广用)、老实(一个)、好心(一片)、小心(一点)、戒赌(洗净)、信行(全用)、和气(一团)、方便(不拘多少)、热肠(一条)、忍耐(百个)。

——清·高思敬《外科医镜》

第五节 白 浊

一、疾病概述

(1)疾病定义:白浊是一种由淋球菌以外的其他病原体引起的尿道炎。

(2)临床特点:有尿道黏液脓性或浆液性分泌物,伴尿痛,而尿道分泌物及培养淋球菌均为阴性为临床特征,青壮年好发。

(3)中医别名:淋证、溺浊。

(4)西医病名:非淋菌性尿道炎。

二、病因病机

1.湿热下注

房事不洁,感受秽浊之邪,酿成湿热,下注膀胱,熏灼尿道而成。

2.肝经郁滞

肝气郁久化火,下侵膀胱,气化不利,水道不行致病。

3.阴虚湿热

房劳伤肾或久病、药毒损阴耗气,致肾阴亏虚,气化失常,水道不畅,不能摄纳脂膏而发。

三、临床表现

本病衣原体及支原体感染后具有慢性过程和非典型症状的临床特点,潜伏期1~3周。男性淋证,起病缓慢,或是在诊断淋菌性尿道炎治愈后仍有不适的症状,症状较轻,可见尿道刺痒、烧灼感和尿痛、排尿困难,少数有尿道分泌物溢出,晨起首次排尿前易于发现,或仅在尿道口处有一薄层浆痂,出现糊口现象。女性淋证,女性衣原体及支原体感染以子宫颈为中心,可见白带增多,子宫颈水肿或糜烂,或有下腹疼痛。并发或单独发生尿道炎,可有尿道灼热或尿频症状,尿道口充血、微红或正常,挤压常见有分泌物溢出。不少患者无任何不适症状。并发症主要因为失治、误治、未经彻底治疗所致。男性最常见的是附睾炎,典型的是附睾炎症状与尿道炎症状并存,多为单侧发病;其次是前列腺炎。女性并发症主要是输卵管炎、子宫内膜炎和宫外孕等。男女相关的并发症主要是不育和不孕,极

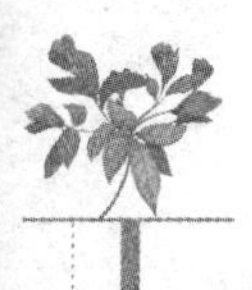

少数男性可出现Reiter综合征，表现有尿道炎、关节炎、角膜炎、结膜炎和银屑病样皮疹。新生儿经产道分娩时可感染沙眼衣原体或解脲支原体引起结膜炎或肺炎。

四、看图识病

见附录：图155、图156。

五、辅助检查

（1）尿道拭子检查：男性急性期可用拭子插入尿道取样；慢性期及治疗后的复查一定要用前列腺液和尿道拭子结合取样。女性无论是急性期还是慢性期，是初诊还是复查，都要在子宫颈取样。

（2）革兰染色检查：主要有尿液常规检查和取男性尿道、女性子宫颈分泌物涂片进行革兰染色，可见多形核白细胞。

（3）病原培养检查：对沙眼衣原体、解脲支原体检测。

六、诊断要点

1.诱发因素

患者有性病接触或者配偶感染等病史。

2.好发年龄

好发于青壮年。

3.好发部位

尿道及子宫颈。

4.皮损特点

尿道黏液脓性或浆液性分泌物。

5.自觉症状

尿痛。

6.伴随症状

男性患者出现尿道炎症状，女性患者以宫颈炎为主。

7.疾病预后

合理治疗，预后较好。

七、鉴别诊断

（1）花柳毒淋：潜伏期较短，平均3～5日；尿道炎症状明显，尿道分泌物呈脓性；可查见细胞内革兰染色阴性淋病双球菌。淋证潜伏期较长，尿道炎症状较轻或无，尿道分泌物少，常为稀薄黏液状；分泌物涂片查不到淋病双球菌。

（2）非特异性尿道炎：由化脓性细菌如葡萄球菌和大肠杆菌等引起的尿道炎，与性接触无关，根据病史容易鉴别。

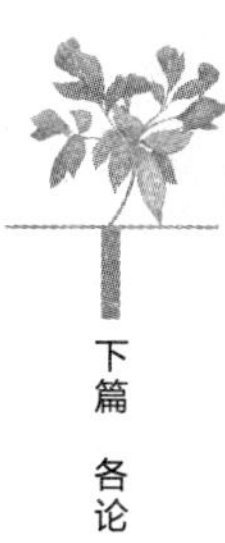

八、辨证治疗

（一）中医治疗

1.湿热下注证

主症：小便短赤不适，腹部痞满，口干；舌质红，苔薄黄腻，脉濡或滑数。

治法：清热利湿，化浊通淋。

方剂：程氏萆薢分清饮加减。

处方：萆薢20g，土茯苓30g，石韦10g，车前子10g，茯苓10g，灯芯草10g，石菖蒲10g，黄柏10g。湿热重者，加黄柏、泽泻清利湿热。

2.肝经郁滞证

主症：尿道刺痒、疼痛，阴部、会阴、腰骶部疼痛或不适感，排尿不畅；兼有下腹部不适，精神抑郁；舌质淡红，苔薄白腻，脉弦或弦数。

治法：疏肝理气，通经化浊。

方剂：橘核丸加减。

处方：橘核30g，海藻30g，昆布30g，海带30g，川楝子30g，桃仁10g，厚朴10g，木通10g，枳实15g，延胡索10g，桂心10g，木香10g。情志忧郁者，加柴胡、陈皮、醋香附疏理肝气。

3.阴虚湿热证

主症：尿道刺痒、灼痛，尿黄且余沥不尽，尿道口偶有少许分泌物，或晨起见尿道口粘封结痂；兼见口干咽燥，头晕耳鸣，腰膝酸软；舌质红，苔少或薄黄而腻，脉细数。

治法：滋阴补肾，清热利湿。

方剂：知柏地黄丸加减。

处方：熟地黄20g，山茱萸10g，干山药10g，泽泻10g，茯苓10g，丹皮10g，知母10g，黄柏10g。分泌物多、尿道口灼热者，加萆薢、菖蒲、木通等清热利湿化浊。

（二）西医治疗

抗细菌药：口服足量抗生素。左氧氟沙星片，0.2g/次，2次/日；或莫西沙星片，0.4g/次，1次/日；或罗红霉素片，150mg/次，2次/日；或红霉素片，0.5g/次，3次/日；或多西环素片，0.1g/次，2次/日；或米诺环素片，0.1g/次，2次/日。两周为1疗程。定期检查肝肾功能，注意药物过敏。

（三）成药治疗

(1)八正片：清热利湿通淋。适用于湿热下注、小便短赤患者。

(2)龙胆泻肝丸：清肝胆，利湿热。适用于肝经郁滞、湿热较重患者。

(3)知柏地黄丸：滋补肾阴，清热利湿。适用于病久不愈、阴虚湿热患者。

(4)金匮肾气丸：温补肾阳，化气行水。适用于肾虚患者。

(5)丹栀逍遥丸：疏肝解郁。适用于肝郁气滞证患者。

（四）外用治疗

(1)中药淋洗疗法：选用黄柏、土茯苓、地肤子、白鲜皮、苦参、苍术、千里光、蒲公英等各30g，煎水，

每日早晚各洗阴部1次。

(2)中药熏洗疗法：苦参、黄柏、蛇床子、川椒、白鲜皮、贯众各15～30g，布包煎水，熏洗坐浴，每日1～2次。用于尿道、外阴刺痒者。

(五)其他治疗

(1)针刺治疗：取肾腧、关元、三阴交、阳陵泉、太溪为主穴，辨证配穴。实证用泻法，虚证用补法，留针30min。每日1次，1周为1疗程。

(2)艾灸治疗：选穴关元、太溪，艾卷点燃灸15～30min，间日1次。

(3)耳针治疗：主穴可用尿道、膀胱、外生殖器、肝、肾、肾上腺，配穴选用耳尖、内分泌等。

九、名医病案

张某，女，27岁。

病史：小便淋痛黄浊两年余，经中西医治疗好转，但时而复发。近日来又有加重，每日申酉时，小便频数，淋痛加重，伴见腰部酸困，脉沉细，舌淡苔白。

中医病名：白浊。

西医病名：非淋菌性尿道炎。

中医证型：湿热下注证。

治疗法则：清利湿热。

临证处方：木通10g，车前子10g，萹蓄12g，大黄5g，滑石10g，甘草3g，瞿麦12g，栀子10g，白茅根15g，丝瓜络10g，琥珀6g。

二诊：两剂后，小便基本正常。仍感腰部有酸困感。继服原方三剂，以资巩固。(摘自《辽宁中医杂志》)

十、预防调摄

(1)洁身自爱，杜绝不洁性行为。

(2)忌食辛辣刺激食物，多饮水。

(3)所用物品严格消毒，单独使用。

(4)治疗时应禁性生活，正规治疗。

(5)性伴同时接受检查和及时治疗。

【学习寄语】

学习中医外科学的三种美好境界："梅花香自苦寒来""绝知此事要躬行""病树前头万木春"。

——李廷保《中医外科古方集锦序》

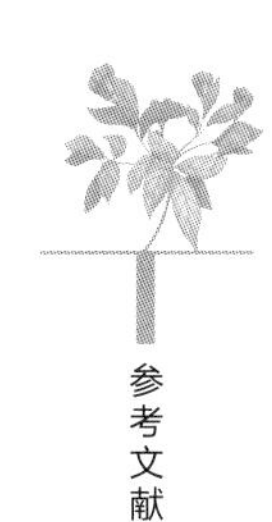

参考文献

[1]陈红风.中医外科学[M].北京:中国中医药出版社,2021.
[2]杨志波.中医皮肤性病学[M].上海:上海科学技术出版社,2020.
[3]林欢儿.中医皮肤性病学基础[M].北京:中国中医药出版社,2018.
[4]陈德宇.中西医结合皮肤性病学[M].北京:中国中医药出版社,2018.
[5]李斌,陈达灿.中西医结合皮肤性病学[M].北京:中国中医药出版社,2017.
[6]马拴全,赵孝平,高新彦.古今名医外科医案赏析[M].北京:人民军医出版社,2008.

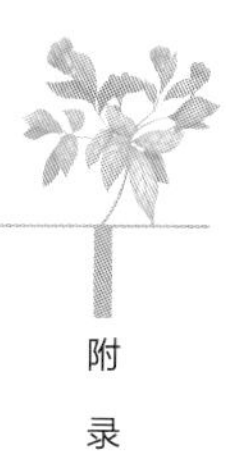

附 录

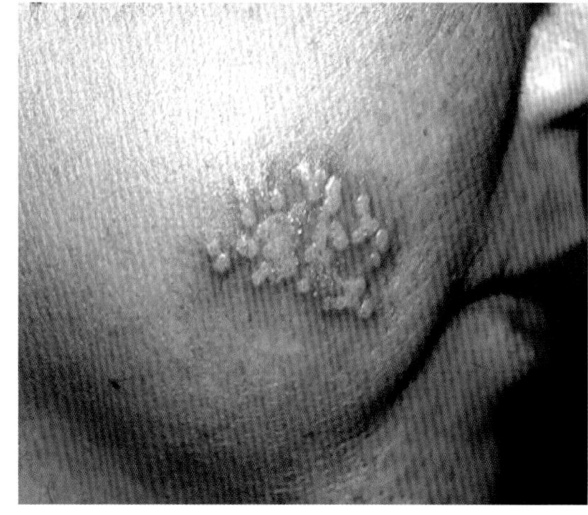

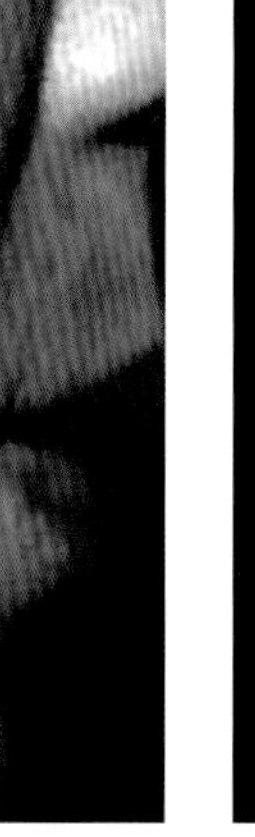

图1 热疮

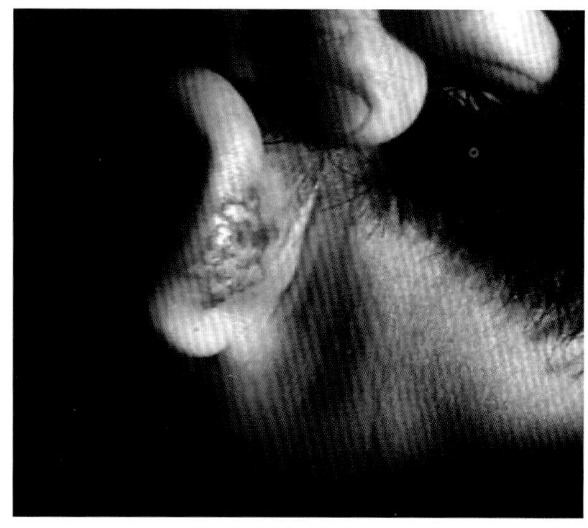

图2 热疮

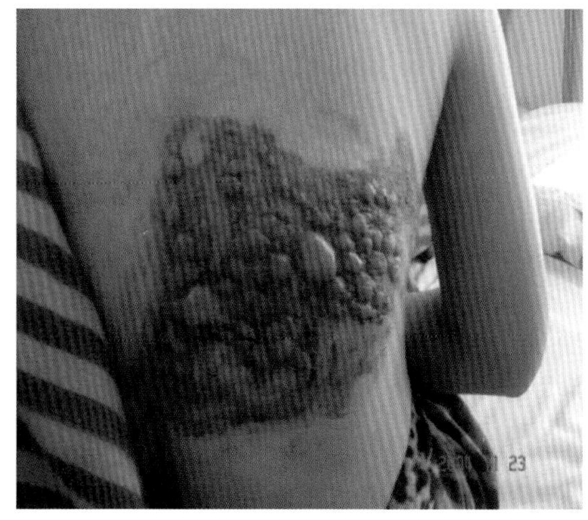

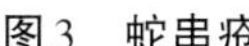

图3 蛇串疮

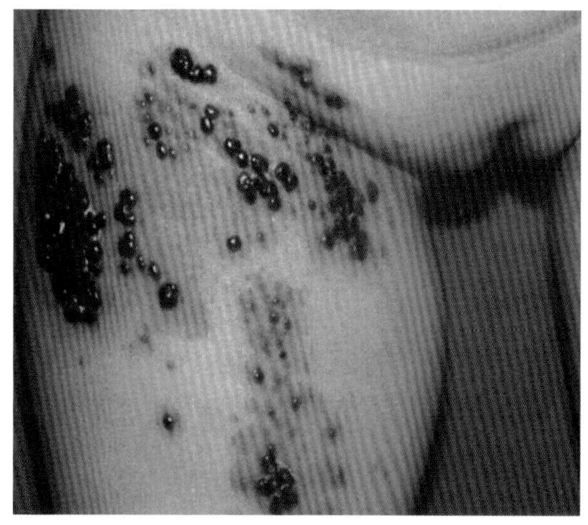

图4 蛇串疮

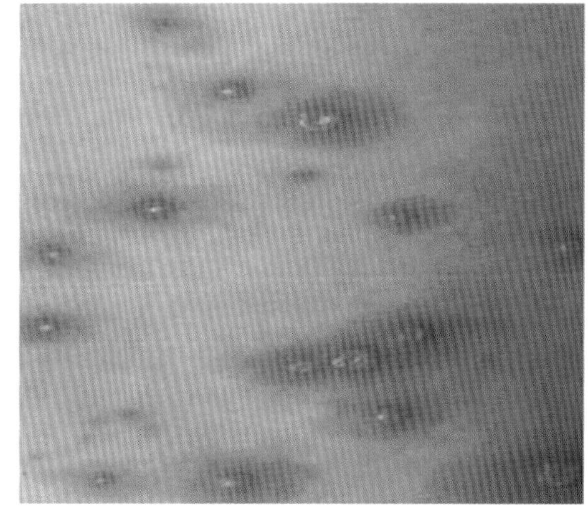

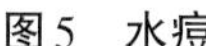

图5 水痘

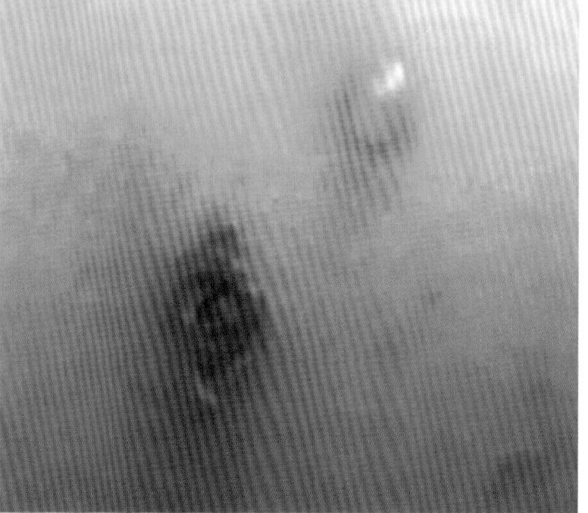

图6 水痘

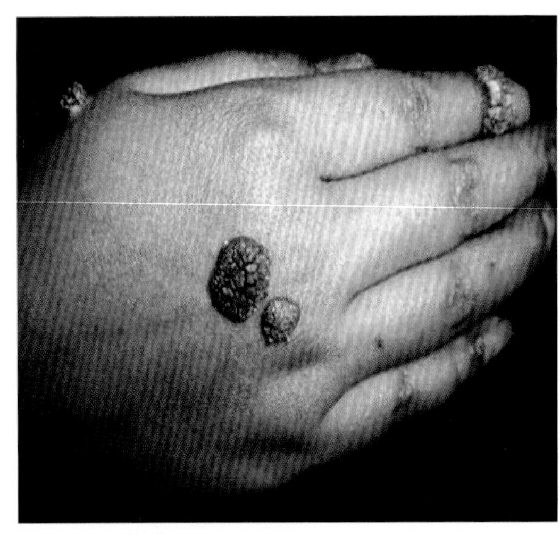
图7　疣目

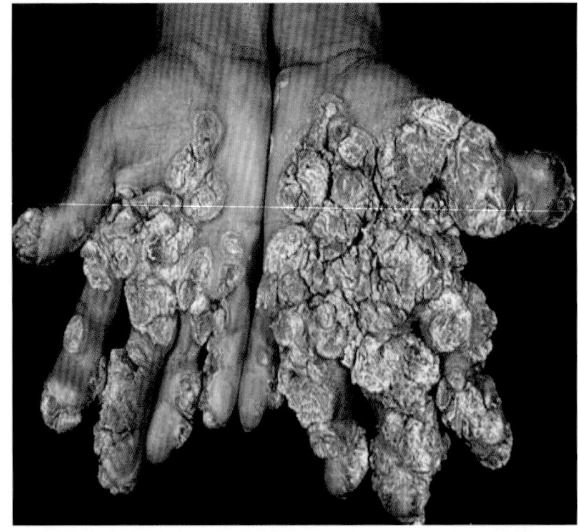
图8　疣目

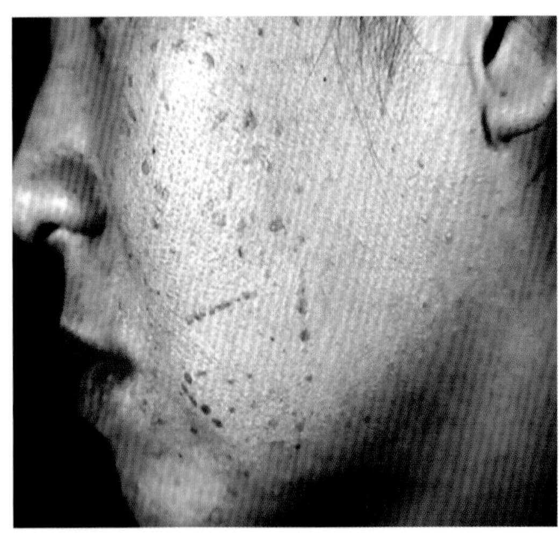
图9　扁瘊

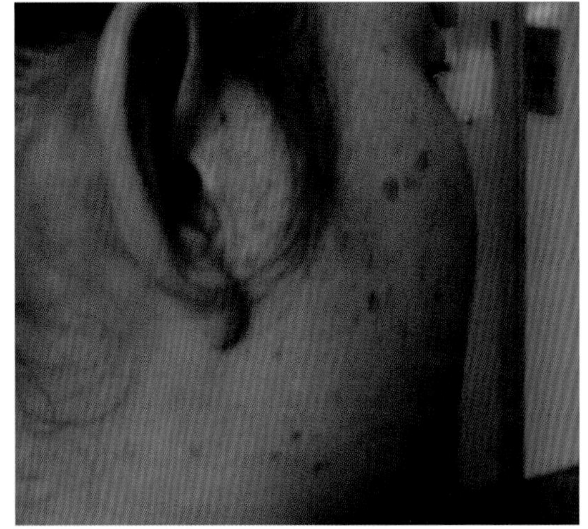
图10　扁瘊

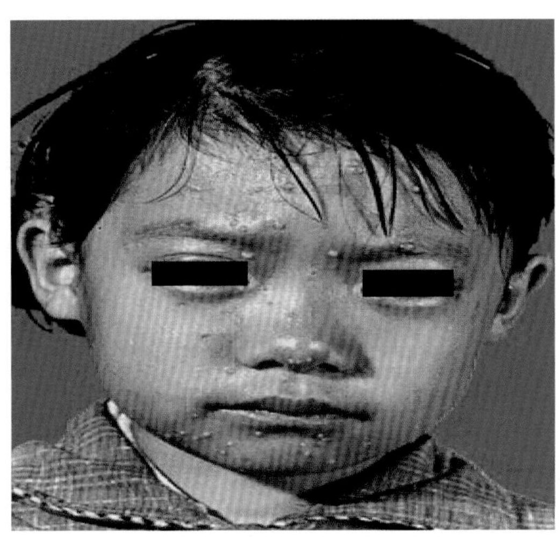
图11　鼠乳

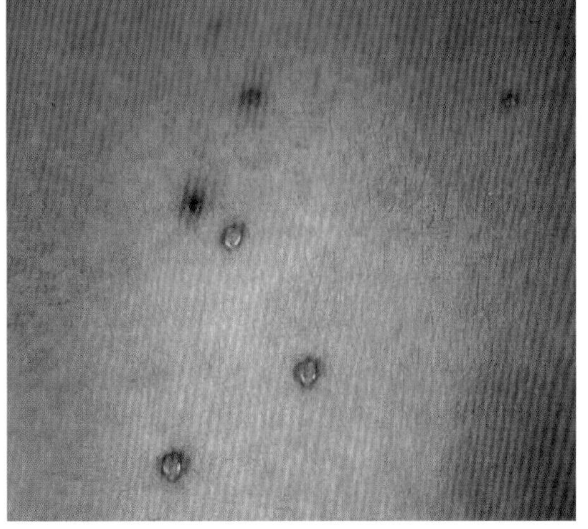
图12　鼠乳

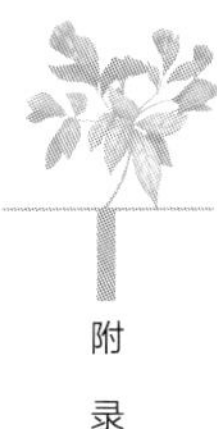

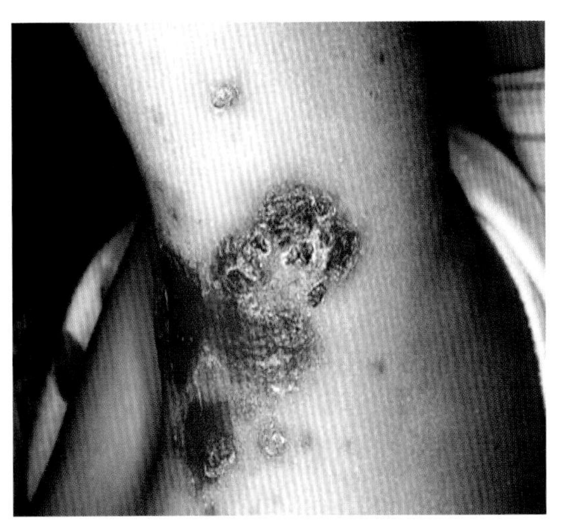

图13　黄水疮

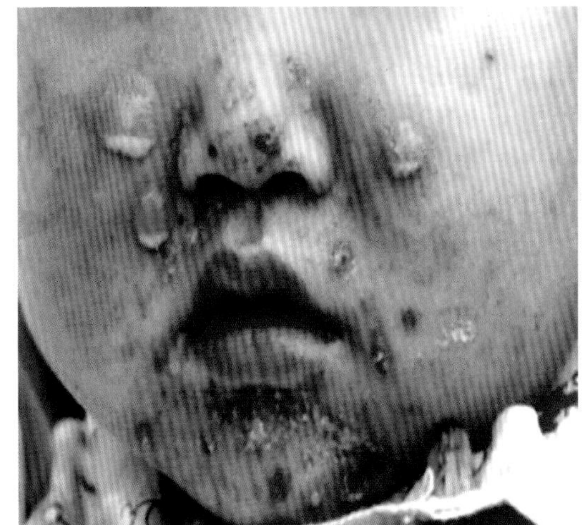

图14　黄水疮

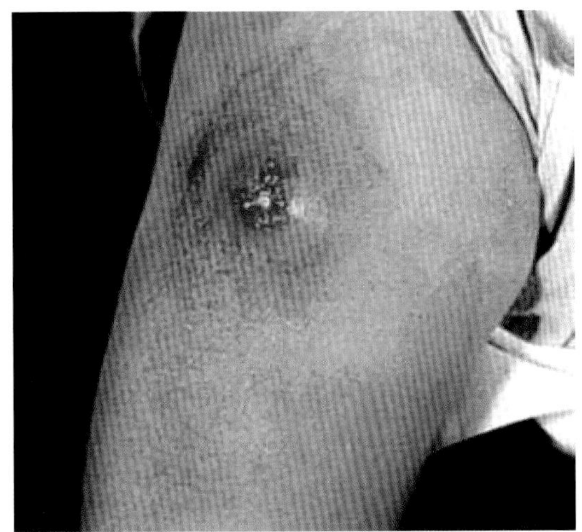

图15　疖

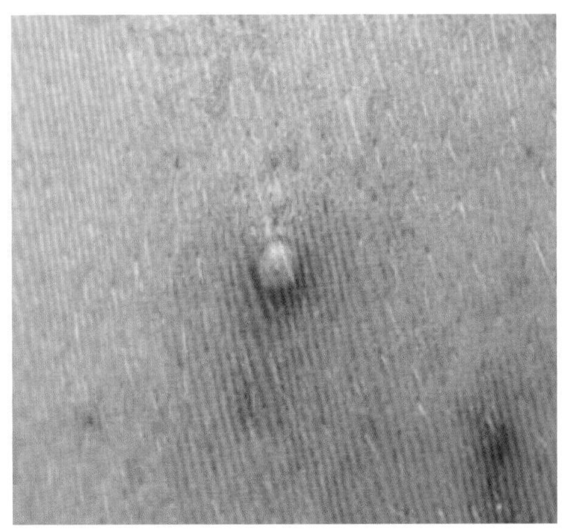

图16　疖

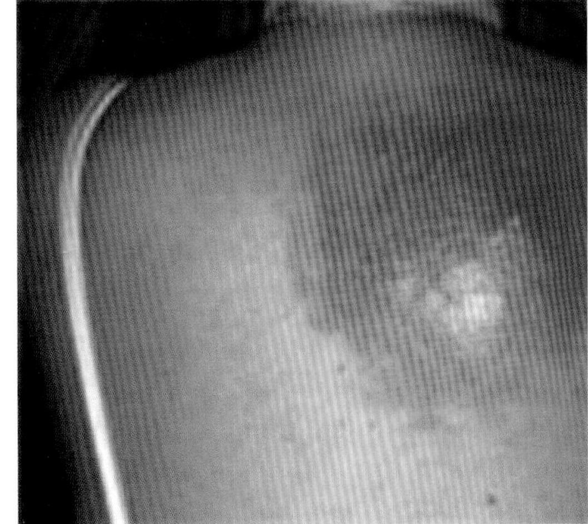

图17　痈

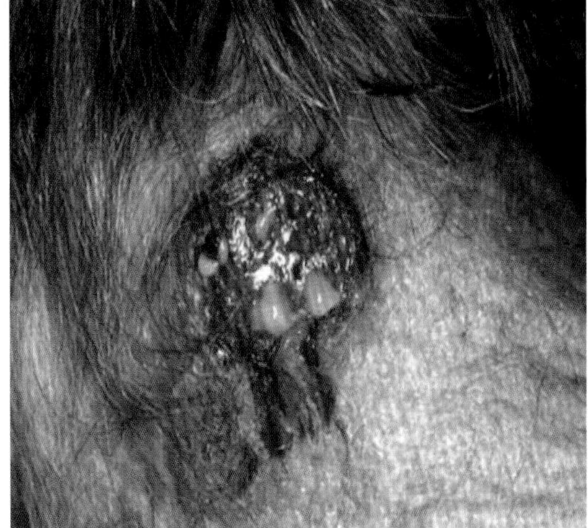

图18　痈

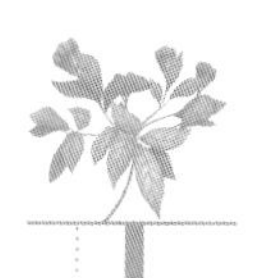

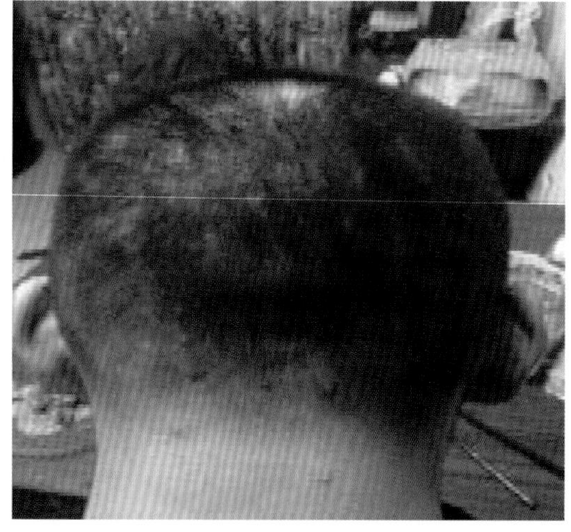

图19　发际疮

图20　发际疮

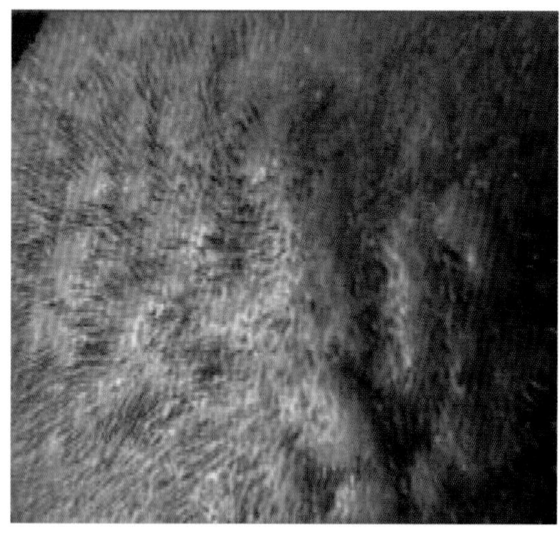

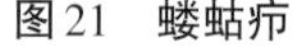

图21　蝼蛄疖

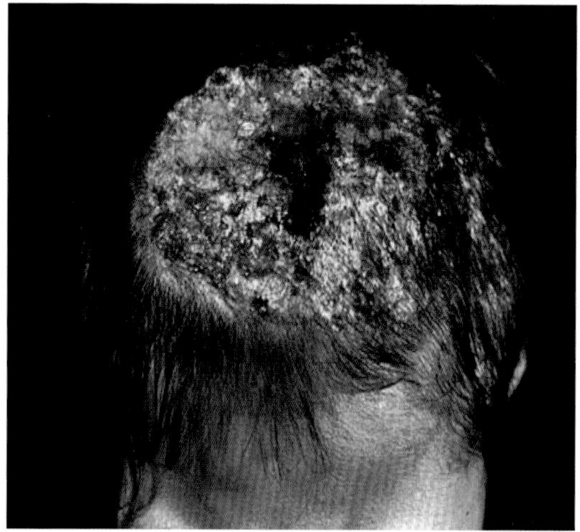

图22　蝼蛄疖

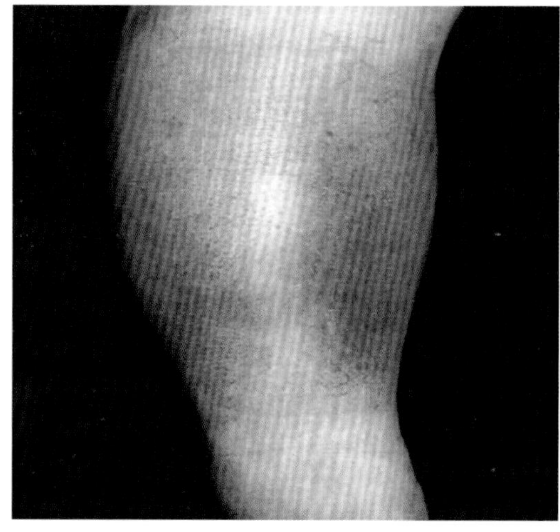

图23　丹毒

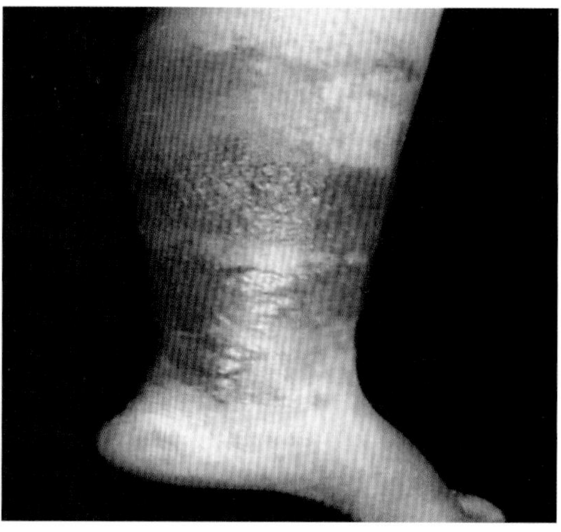

图24　丹毒

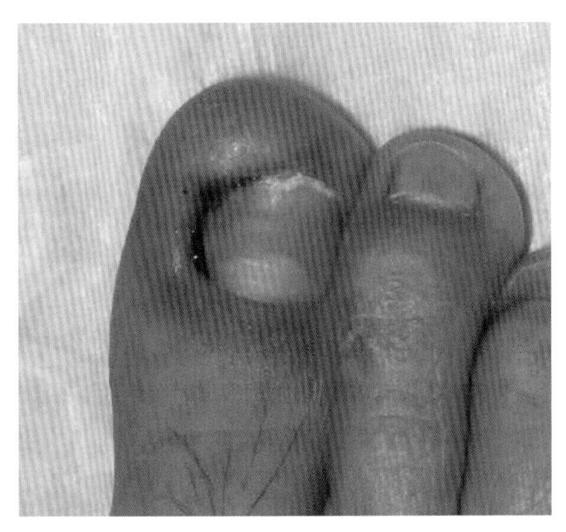

图25　代指

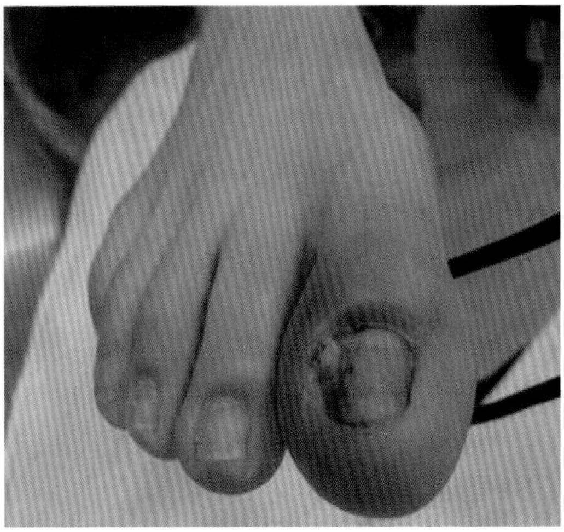

图26　代指

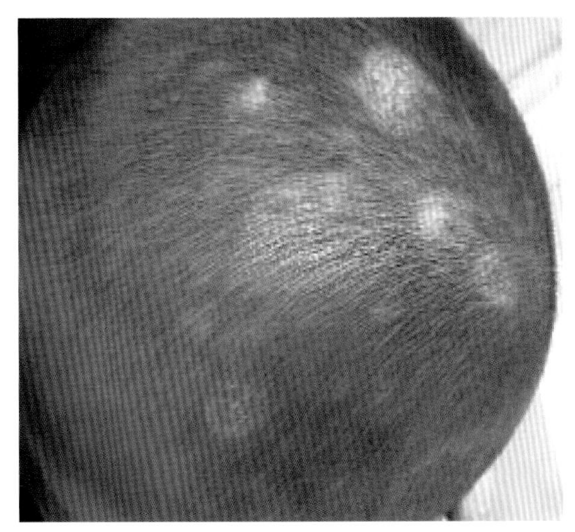

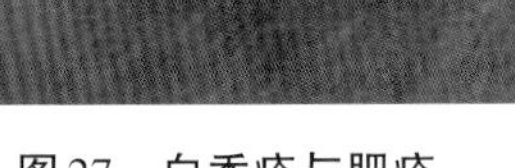

图27　白秃疮与肥疮

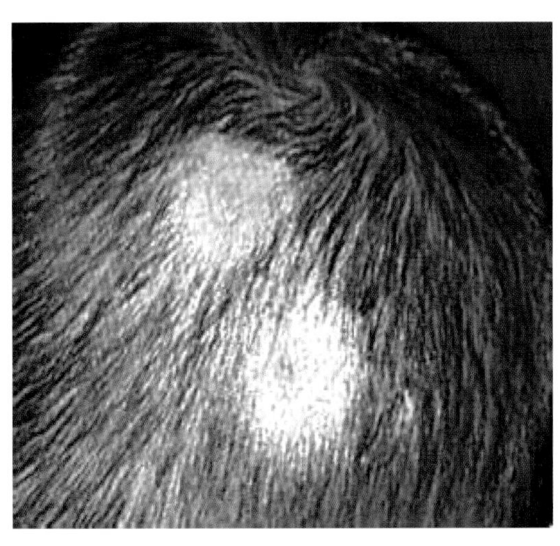

图28　白秃疮与肥疮

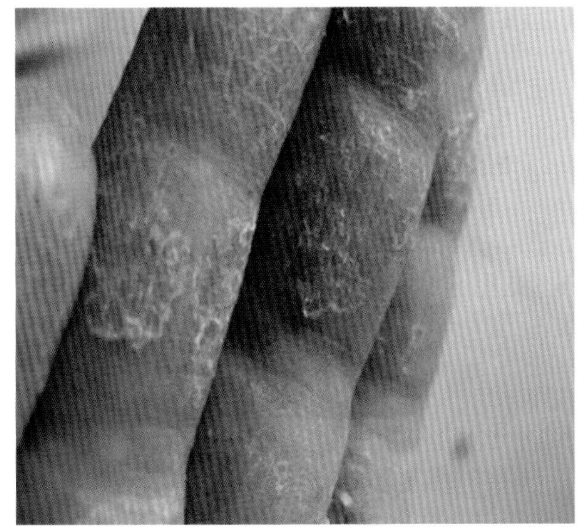

图29　鹅掌风

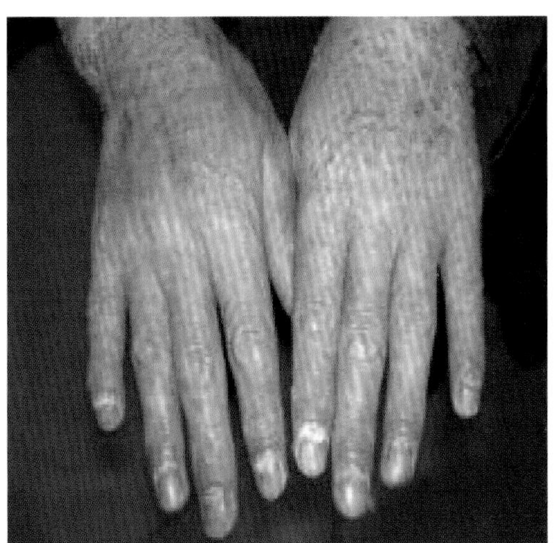

图30　鹅掌风

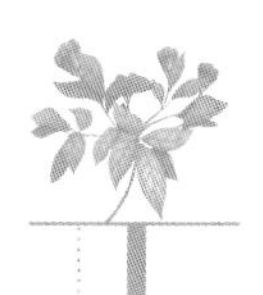

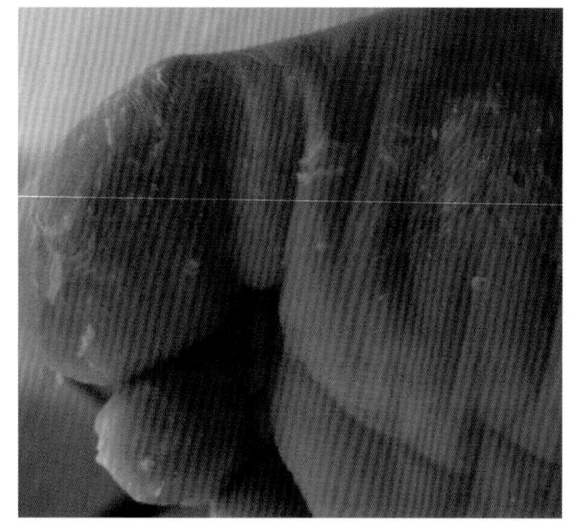

图31　脚湿气

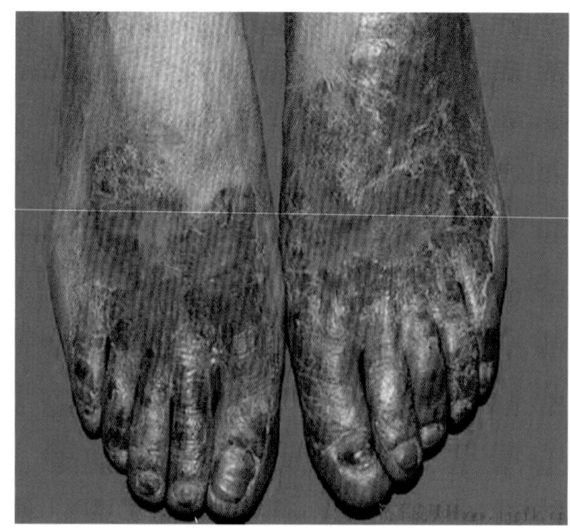

图32　脚湿气

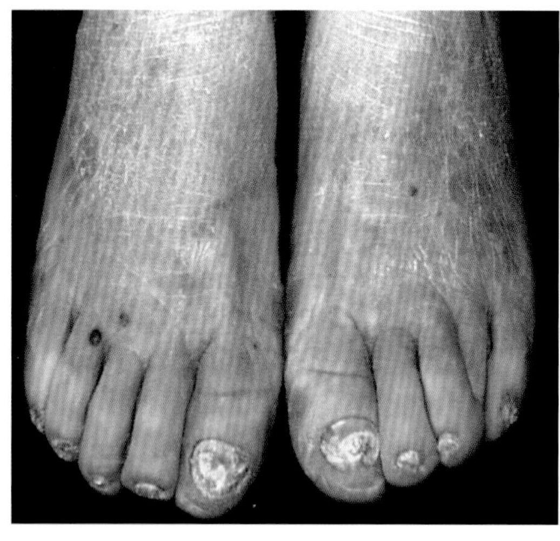

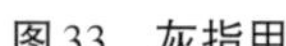

图33　灰指甲

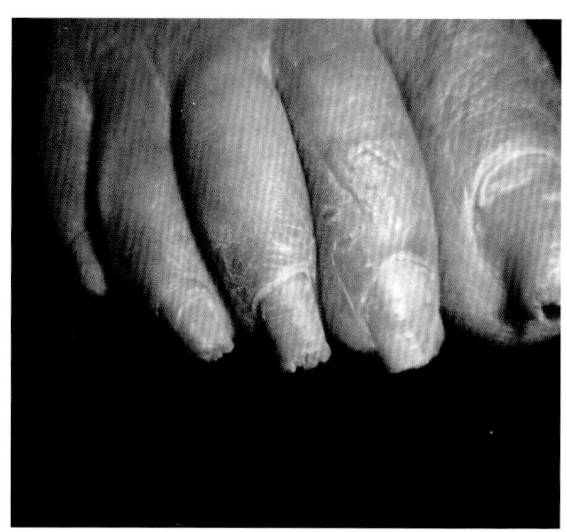

图34　灰指甲

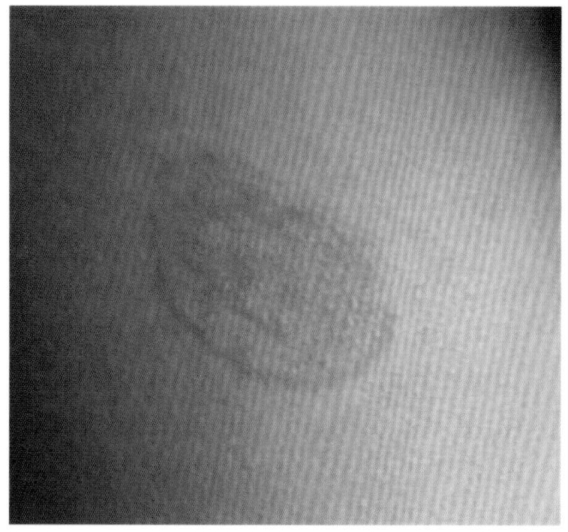

图35　圆癣

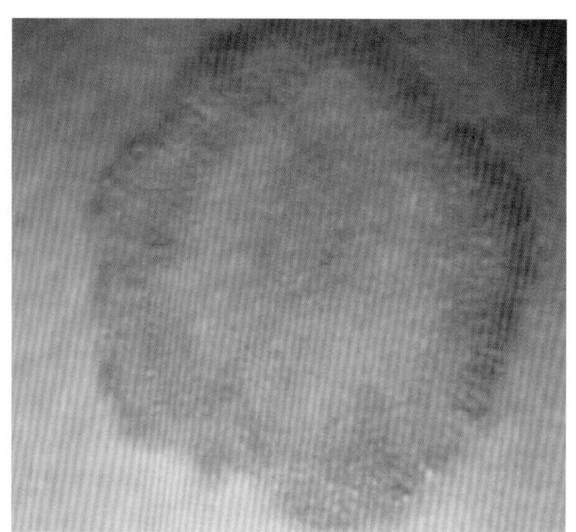

图36　圆癣

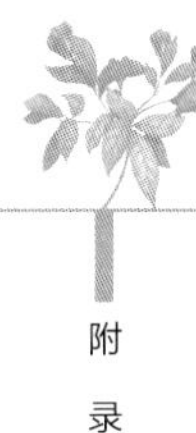

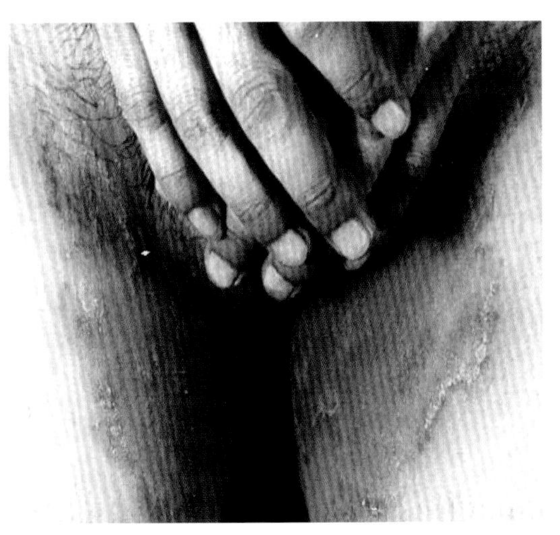

图37　阴癣

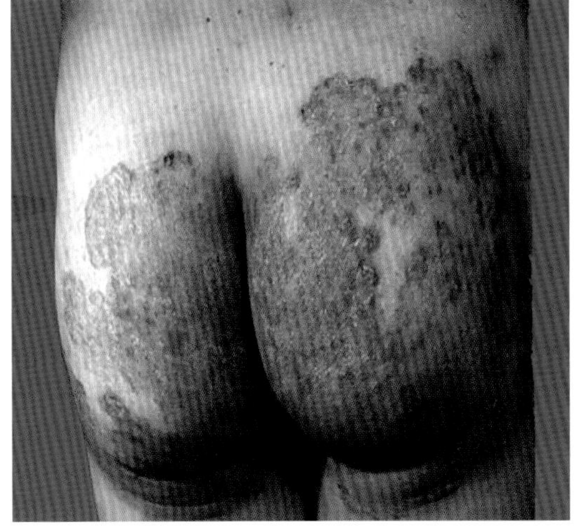

图38　阴癣

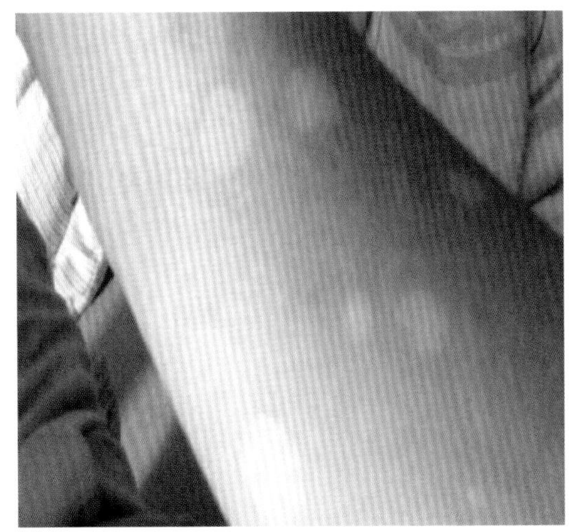

图39　紫白癜风

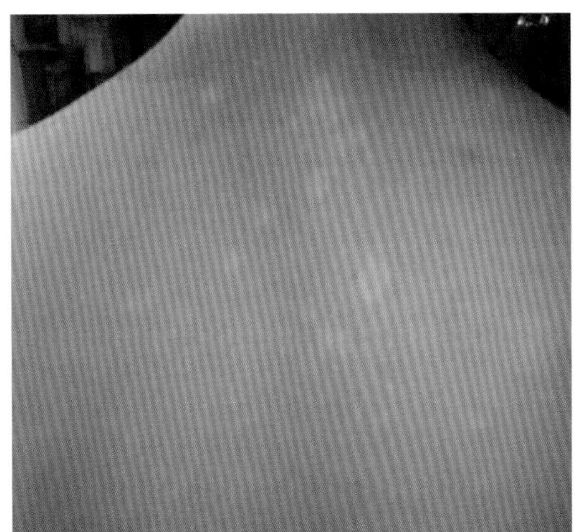

图40　紫白癜风

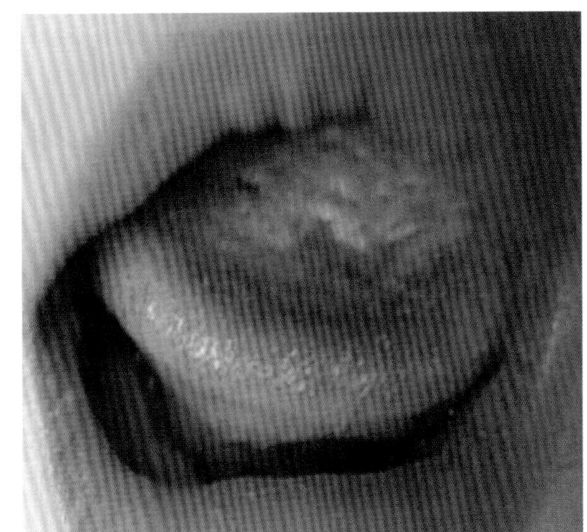

图41　鹅口疮

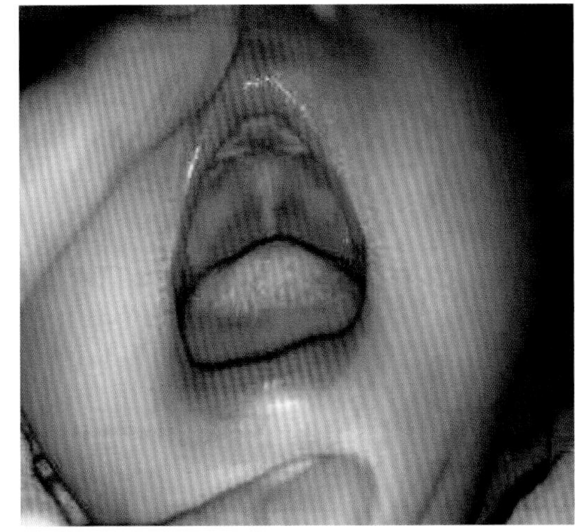

图42　鹅口疮

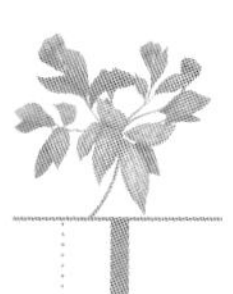

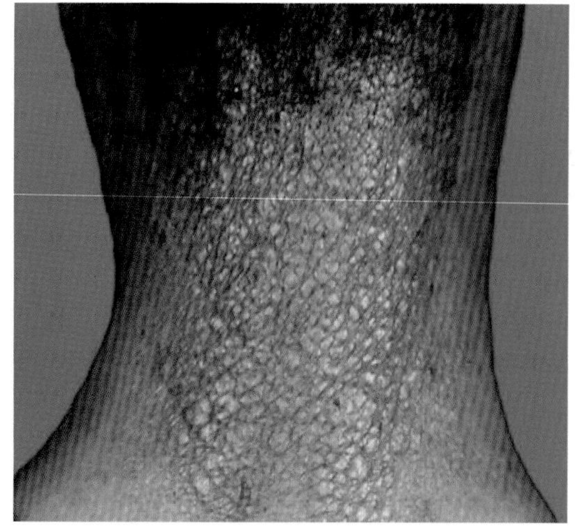

图43　摄领疮

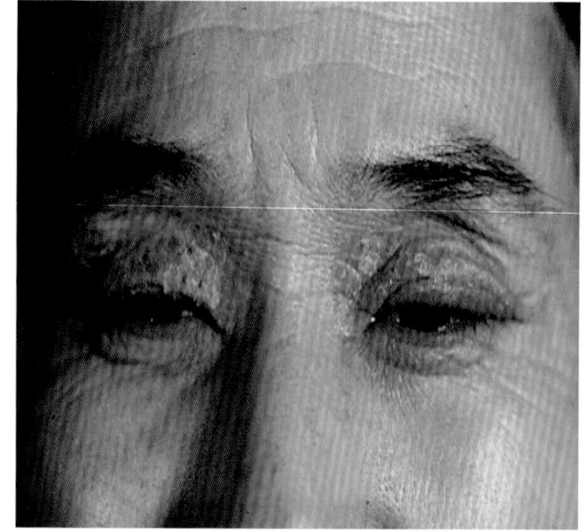

图44　摄领疮

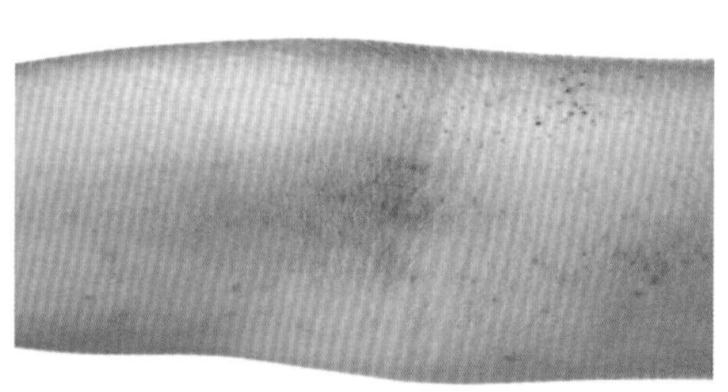

图45　风瘙痒

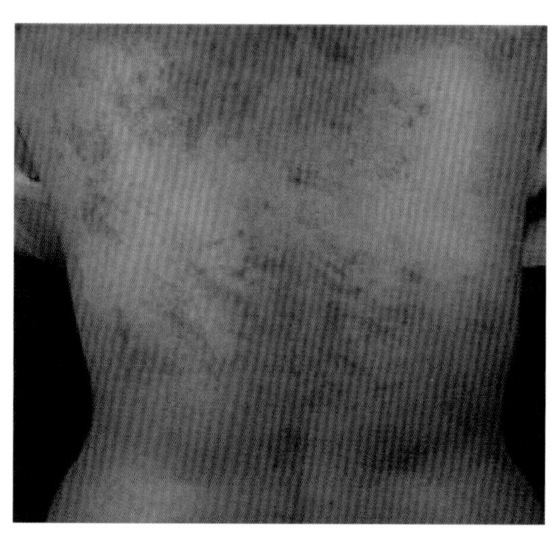

图46　风瘙痒

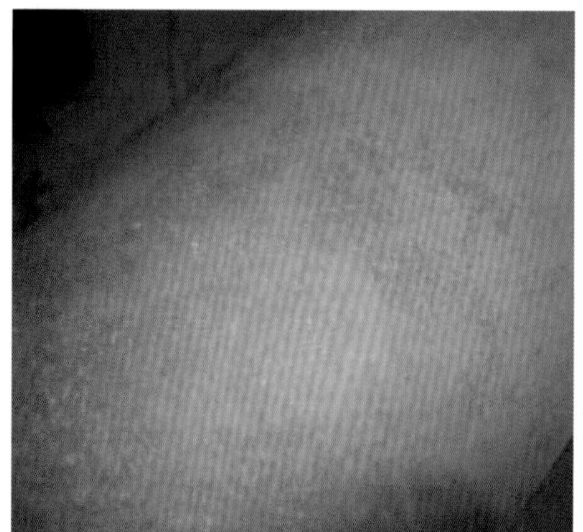

图47　粟疮

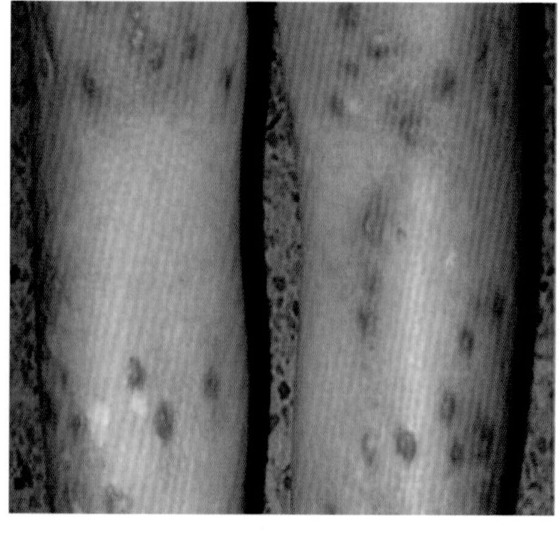

图48　粟疮

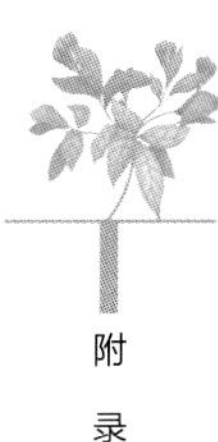

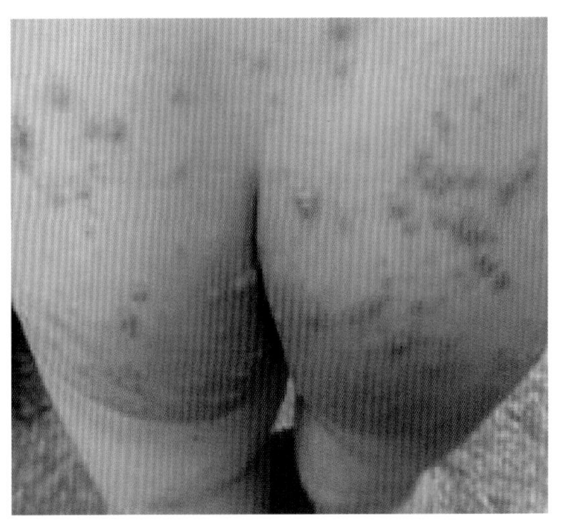

图49 马疥

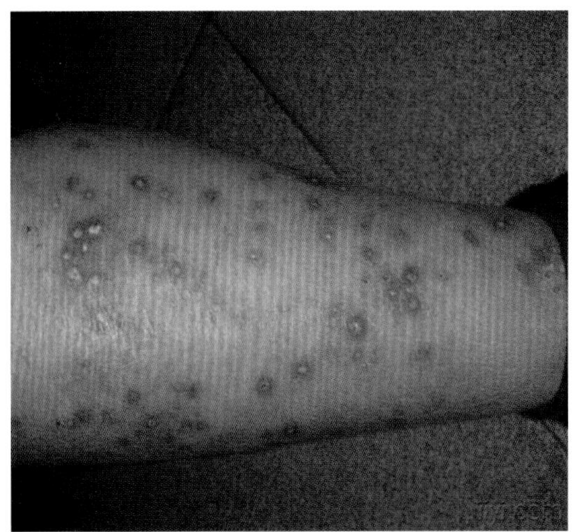

图50 马疥

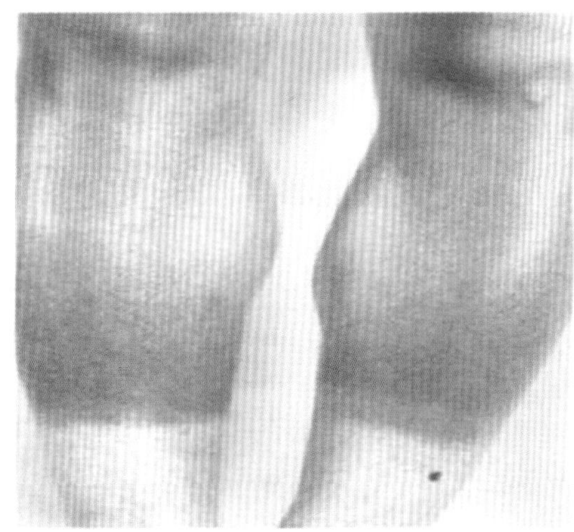

图51 日晒疮

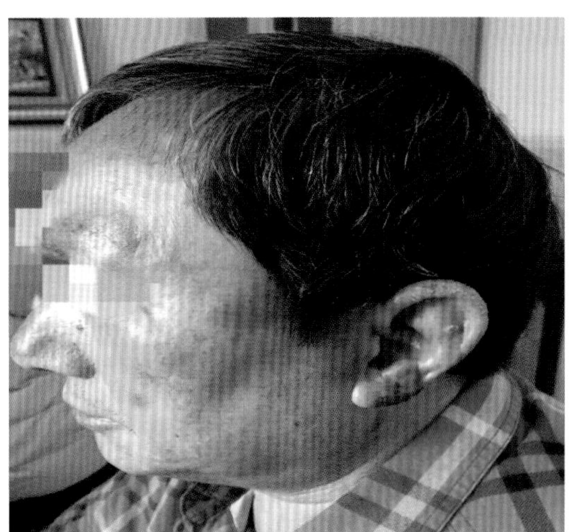

图52 日晒疮

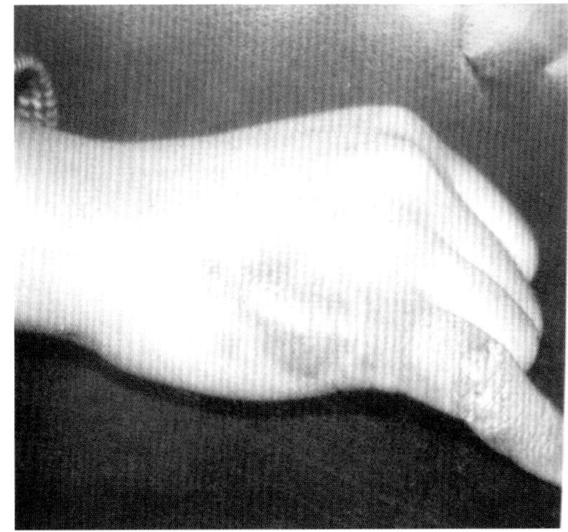

图53 冻疮

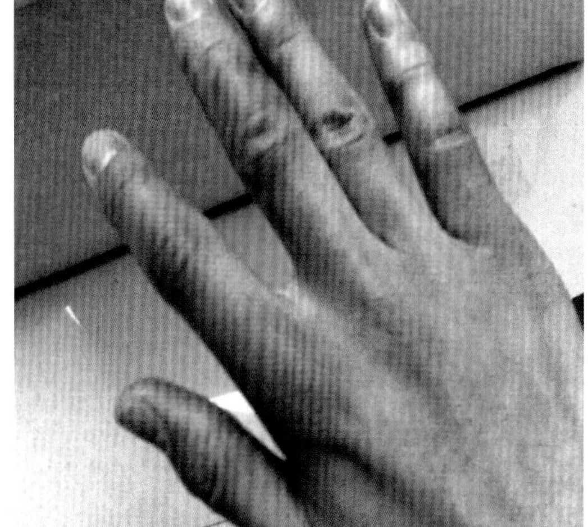

图54 冻疮

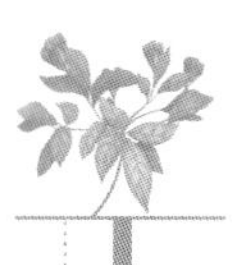

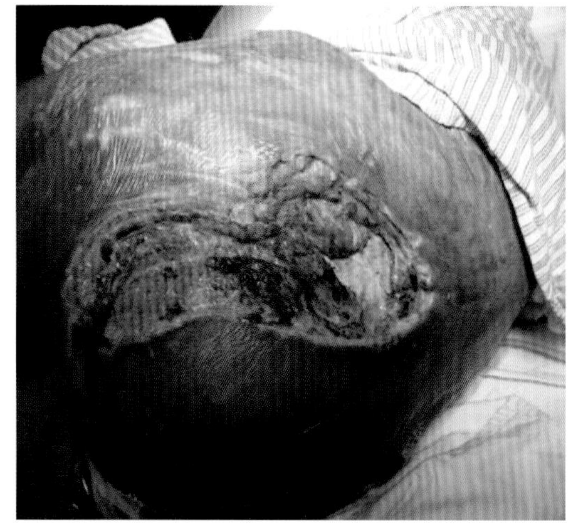

图55　褥疮

图56　褥疮

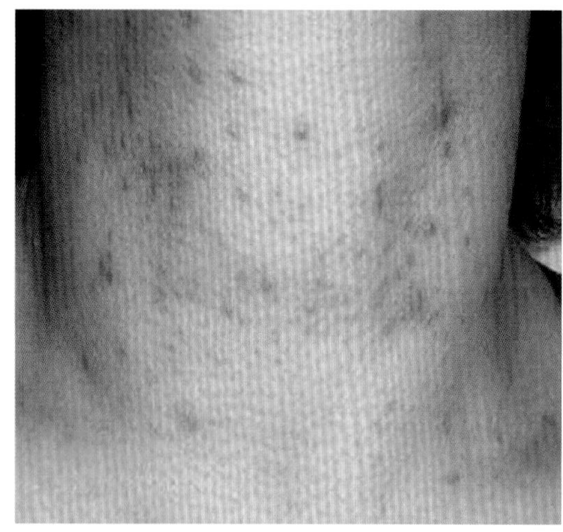

图57　暑热疮

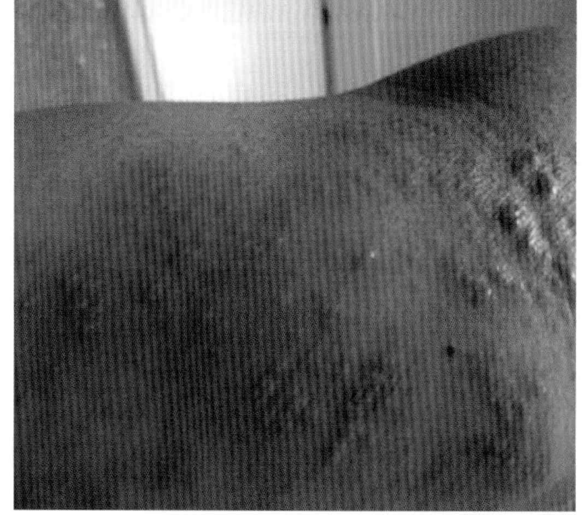

图58　暑热疮

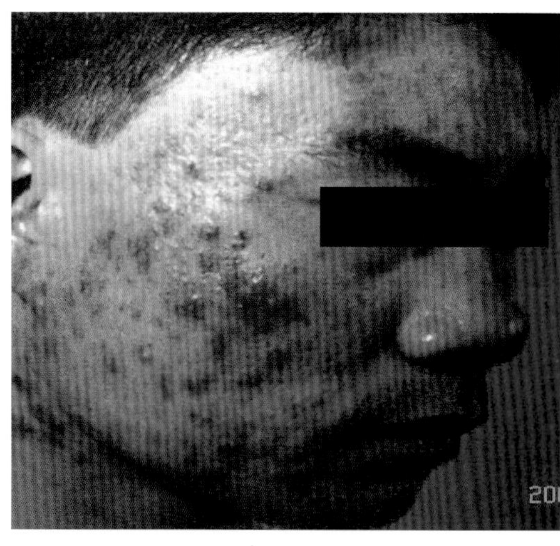

图59　粉刺

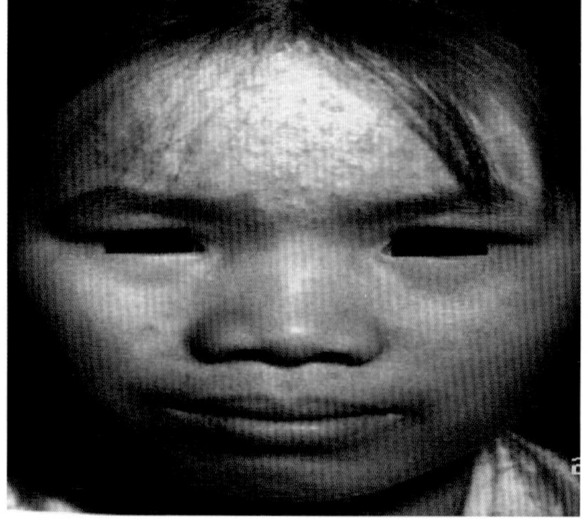

图60　粉刺

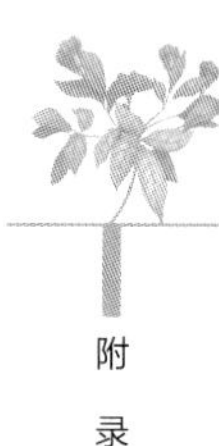

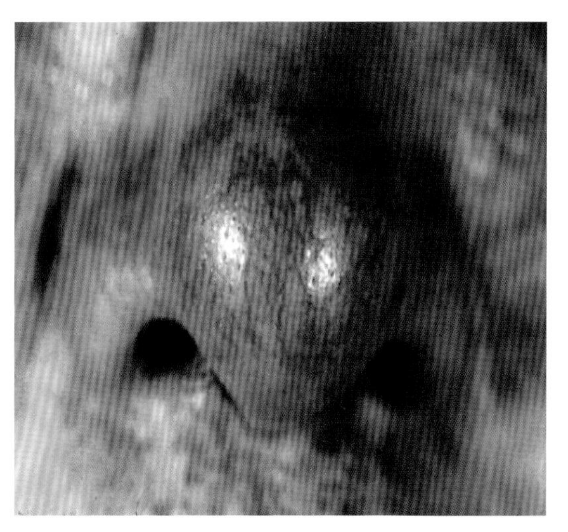

图61　酒渣鼻

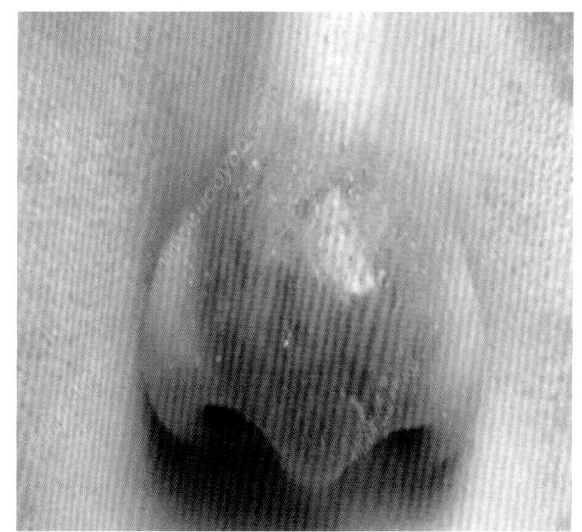

图62　酒渣鼻

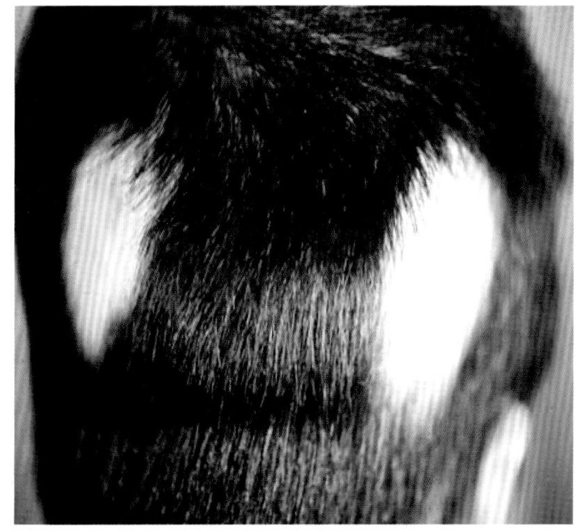

图63　油风

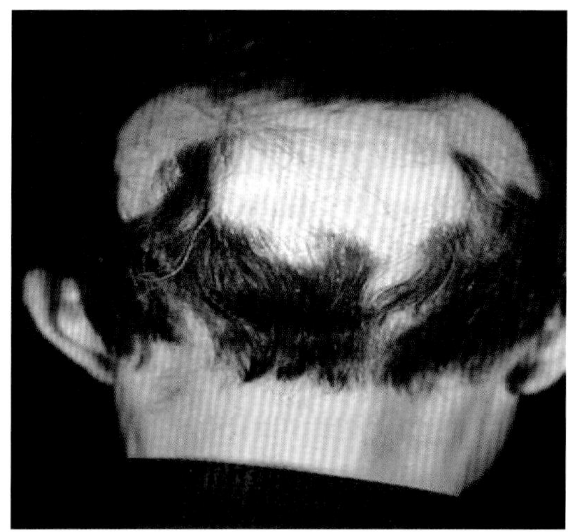

图64　油风

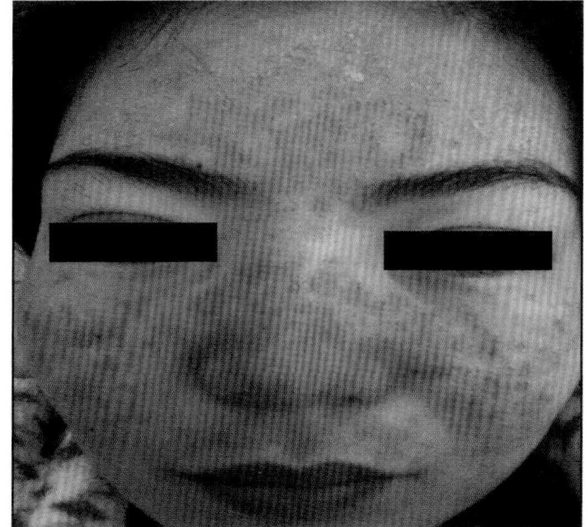

图65　面游风

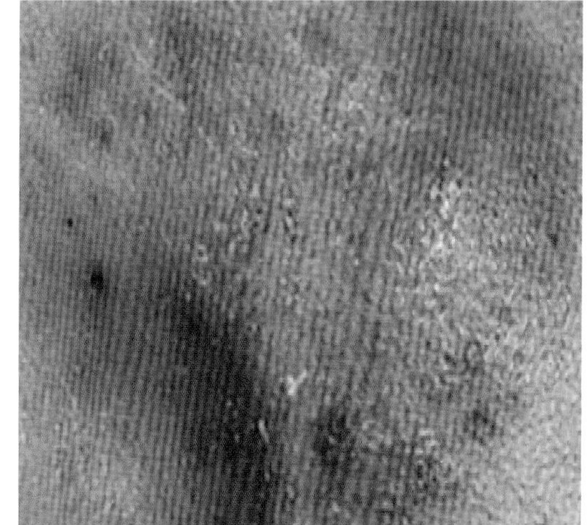

图66　面游风

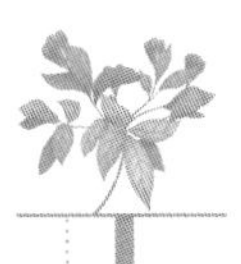

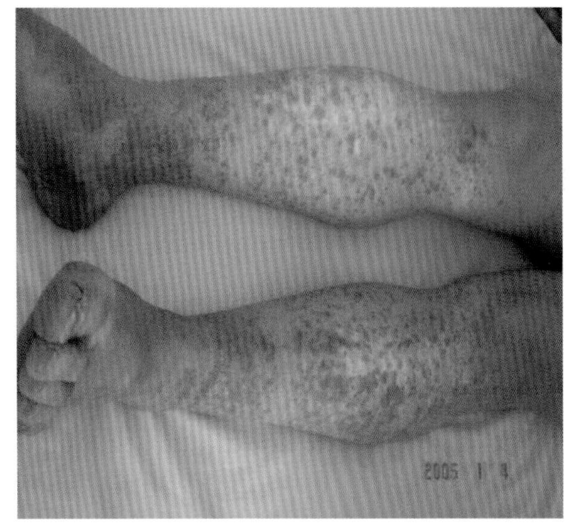

图67　葡萄疫

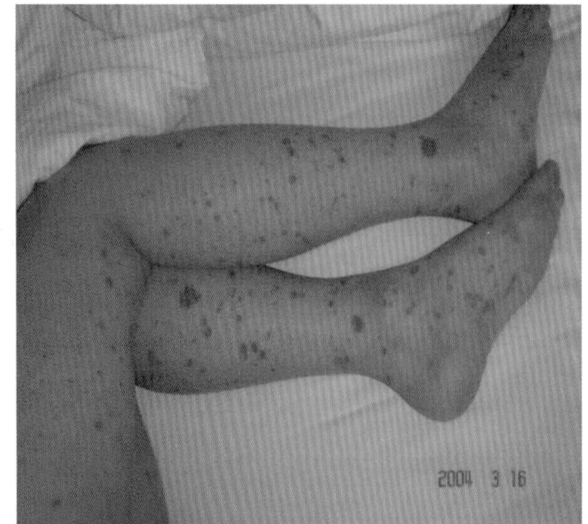

图68　葡萄疫

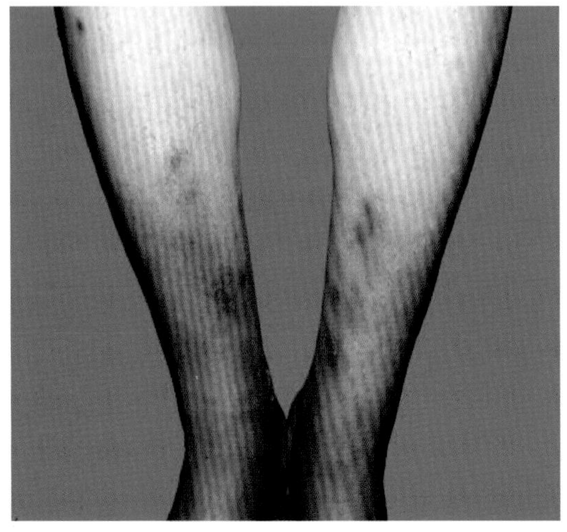

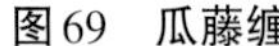

图69　瓜藤缠

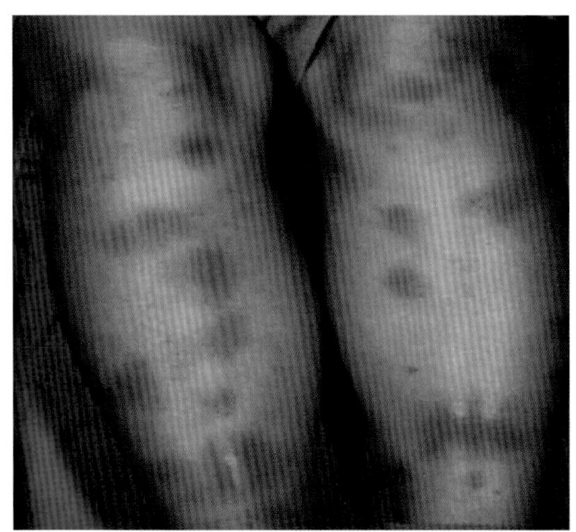

图70　瓜藤缠

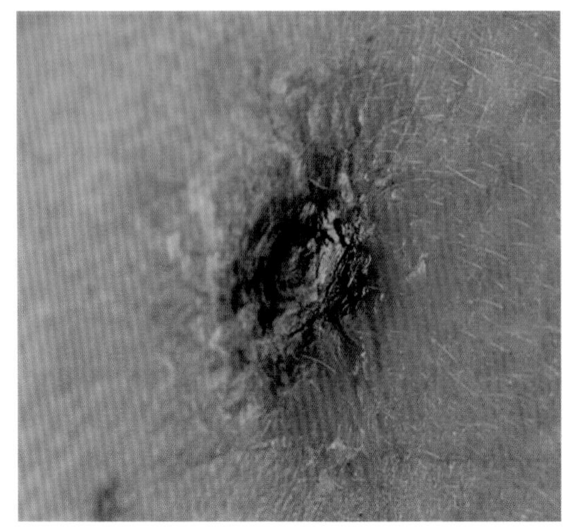

图71　臁疮

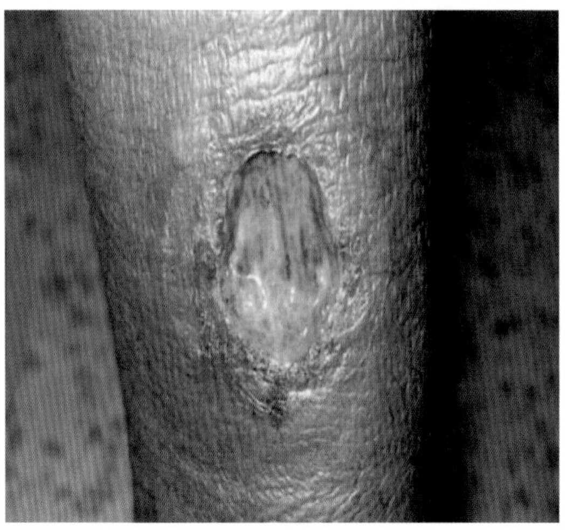

图72　臁疮

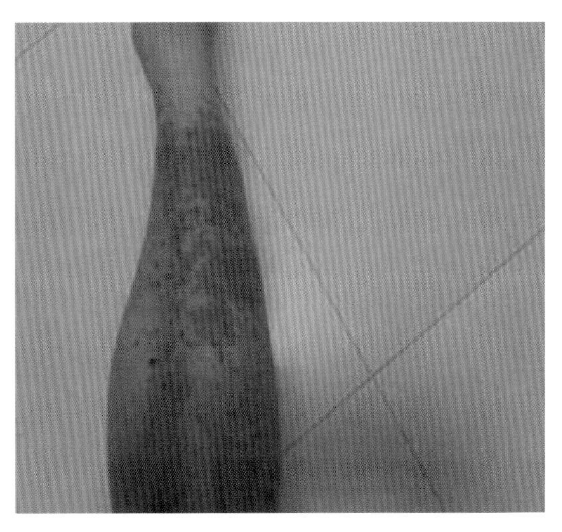

图73　血风疮

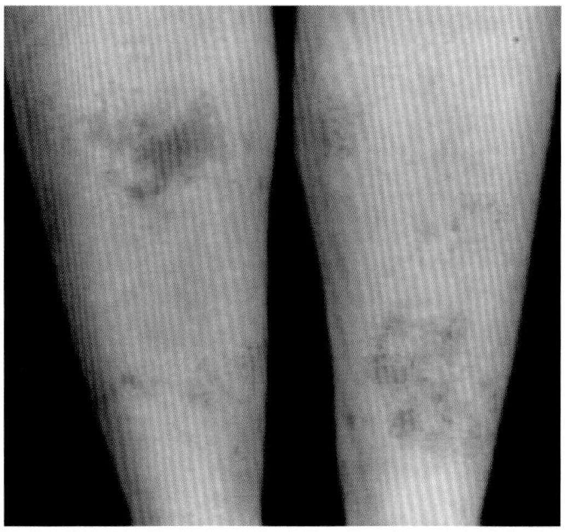

图74　血风疮

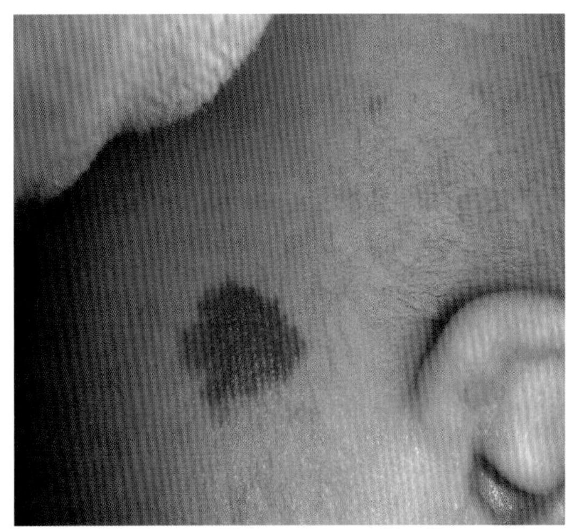

图75　血瘤

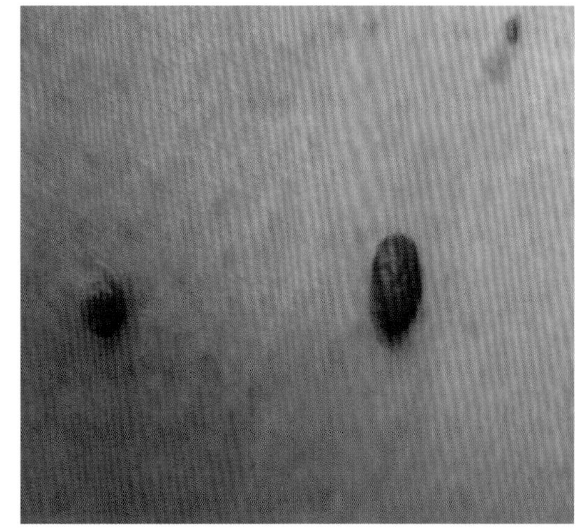

图76　血瘤

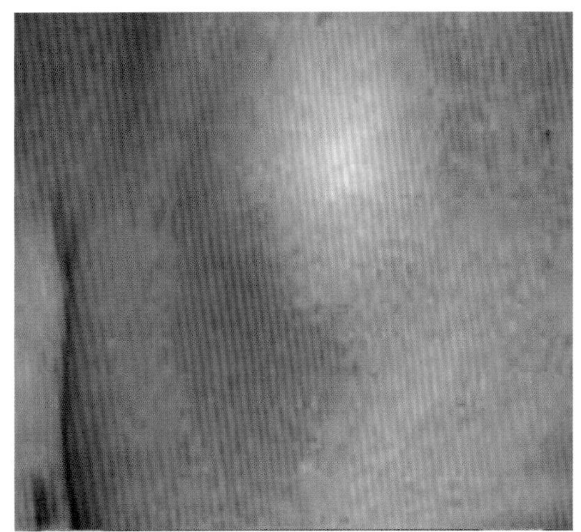

图77　脂瘤

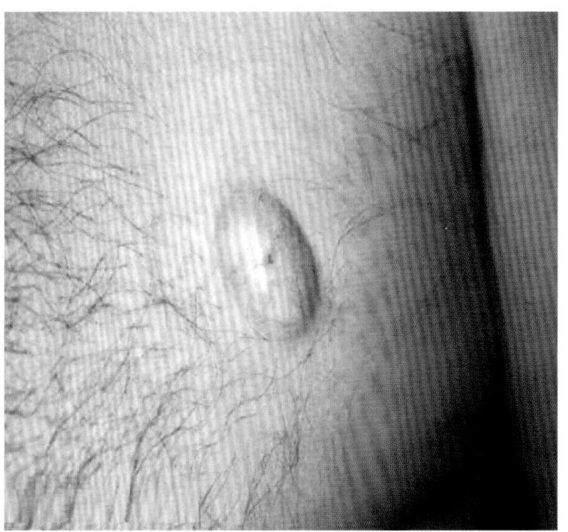

图78　脂瘤

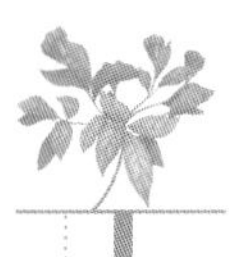

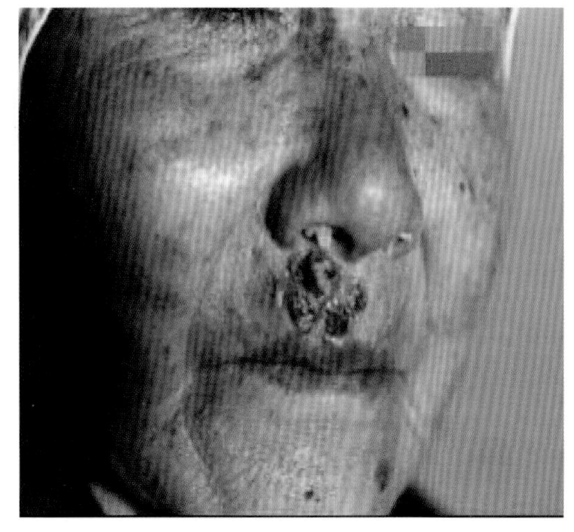

图79　癌疮

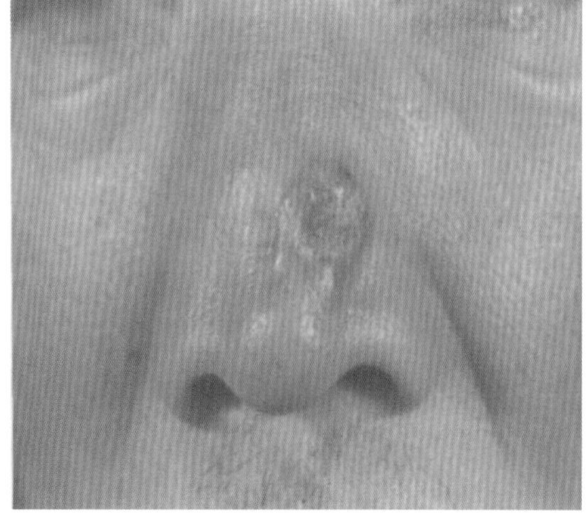

图80　癌疮

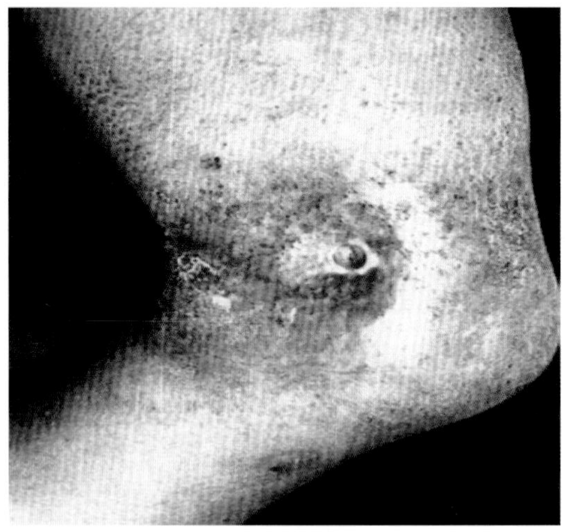

图81　翻花疮

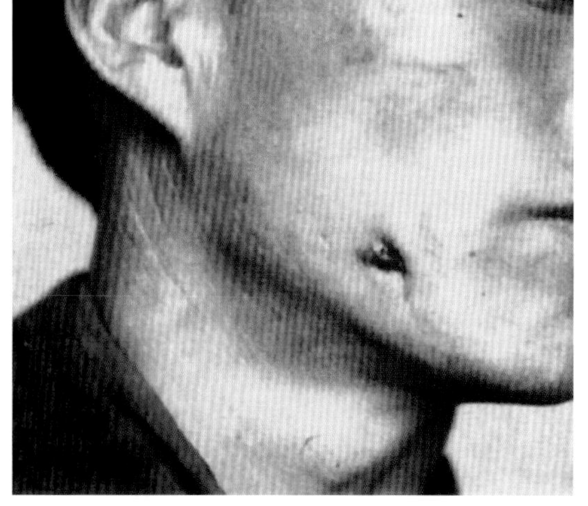

图82　翻花疮

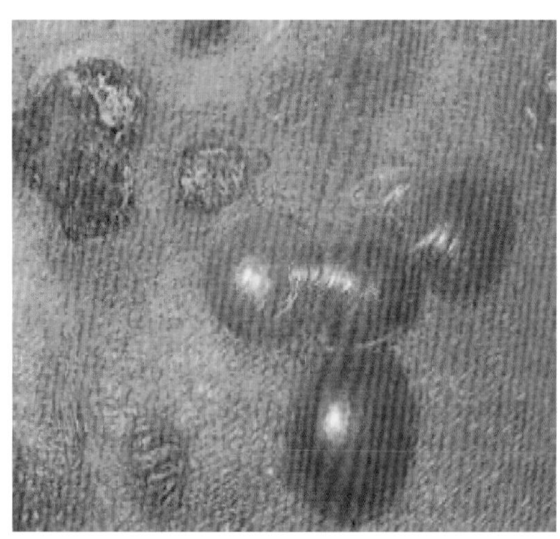

图83　天疱疮

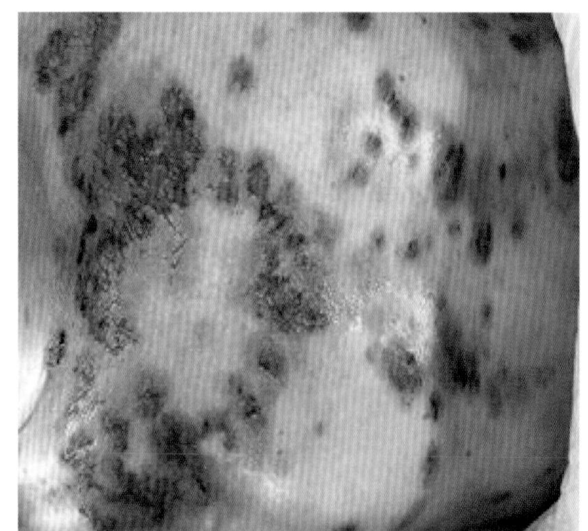

图84　天疱疮

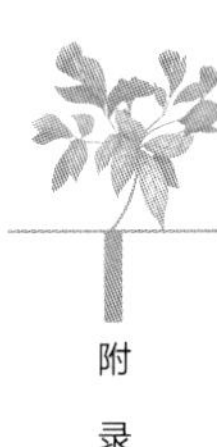

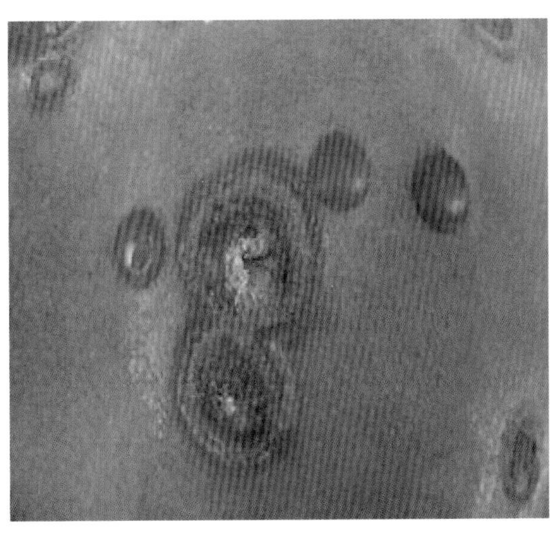

图85　类天疱疮

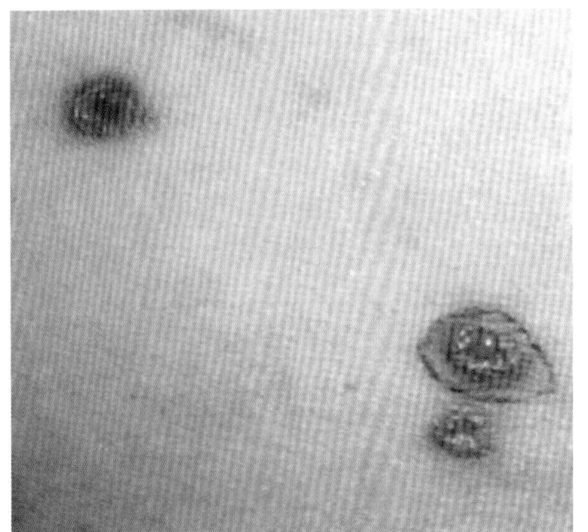

图86　类天疱疮

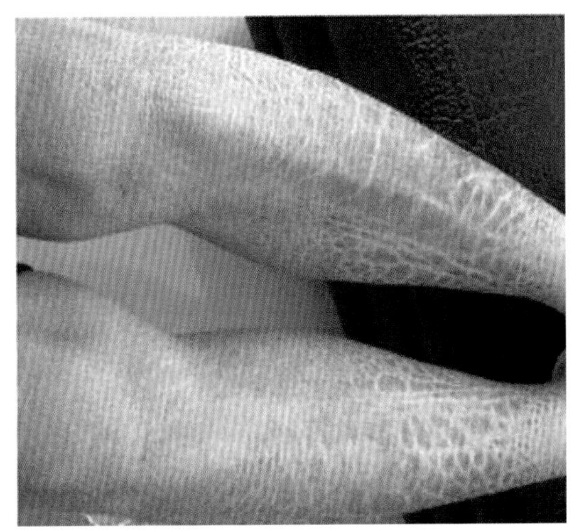

图87　蛇皮癣

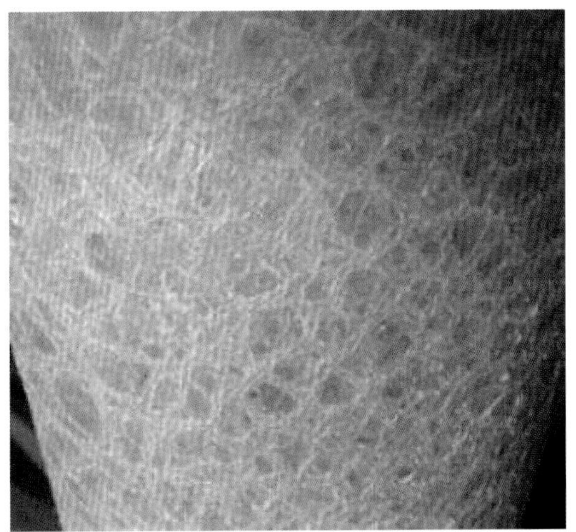

图88　蛇皮癣

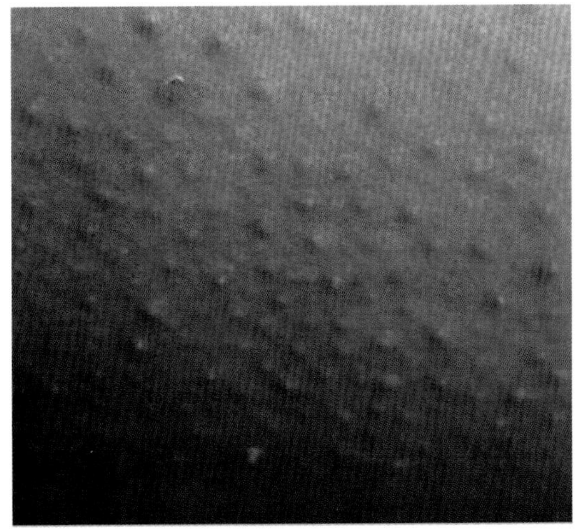

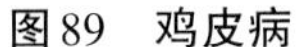

图89　鸡皮病

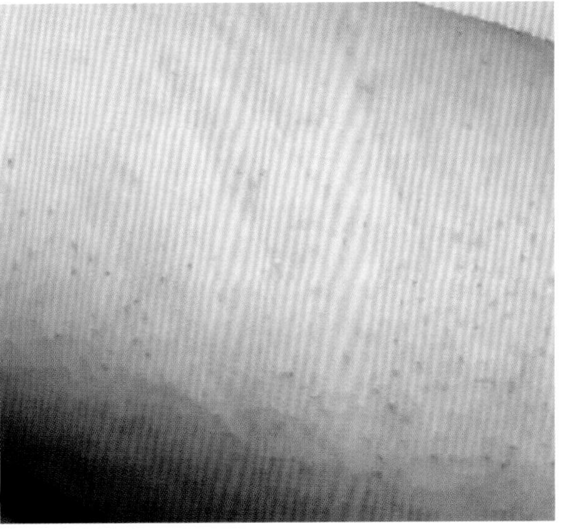

图90　鸡皮病

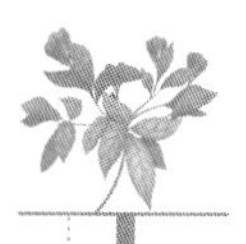

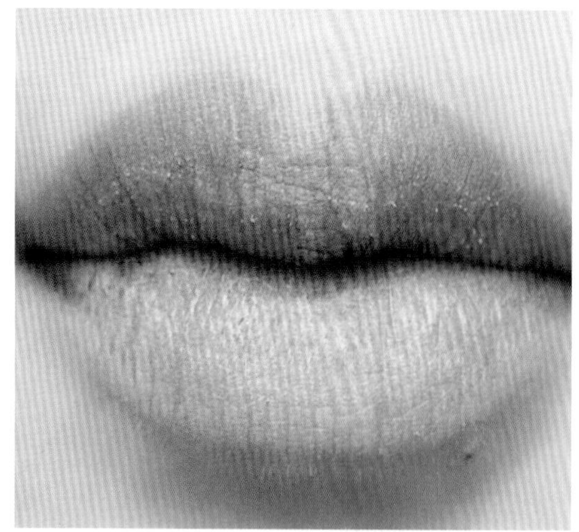

图91　唇风

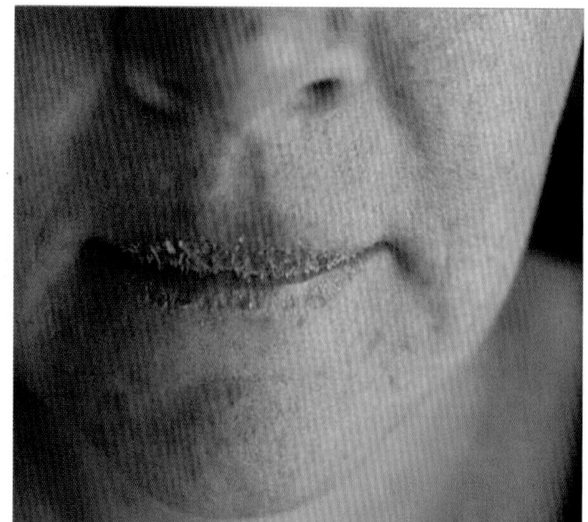

图92　唇风

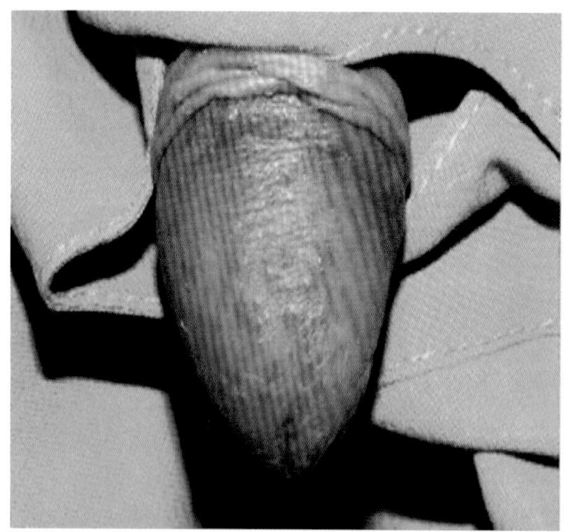

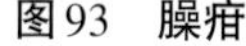

图93　臊疳

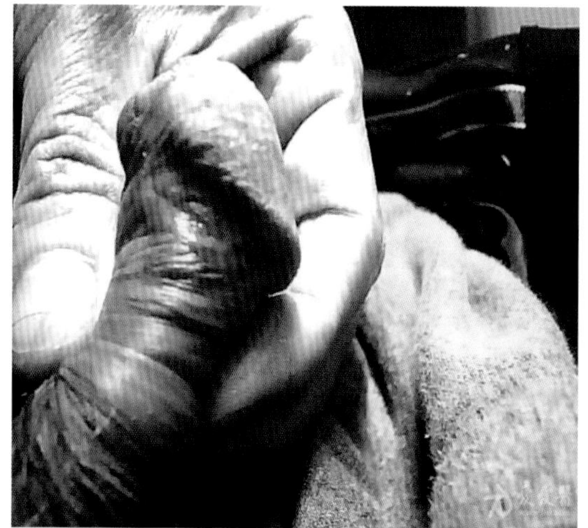

图94　臊疳

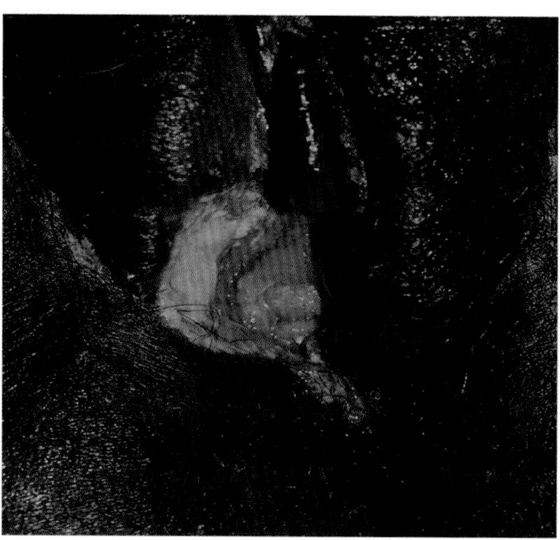

图95　阴蚀

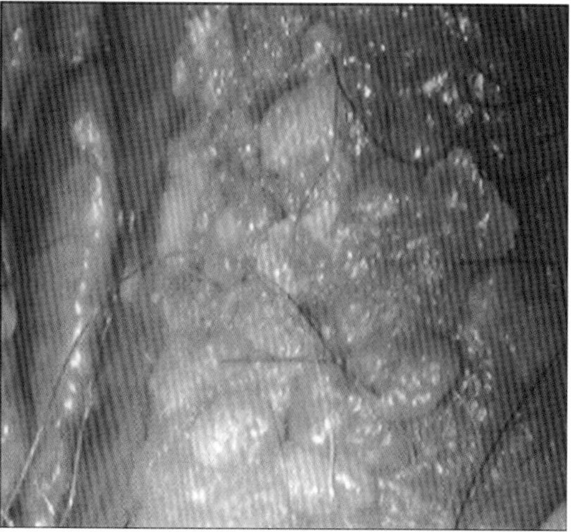

图96　阴蚀

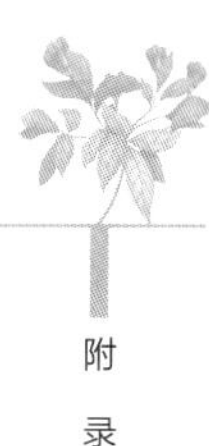

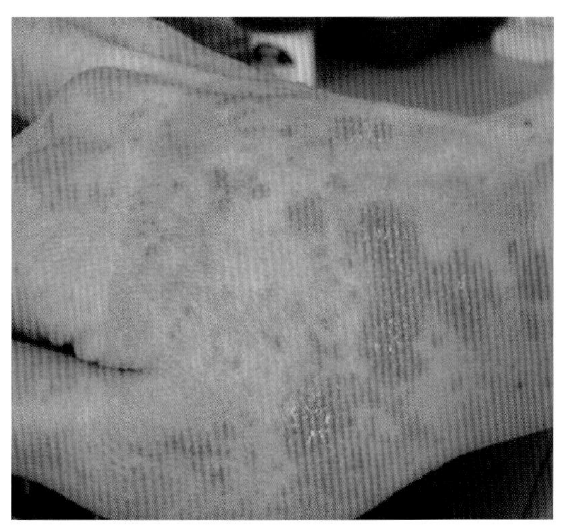

图97　疥疮

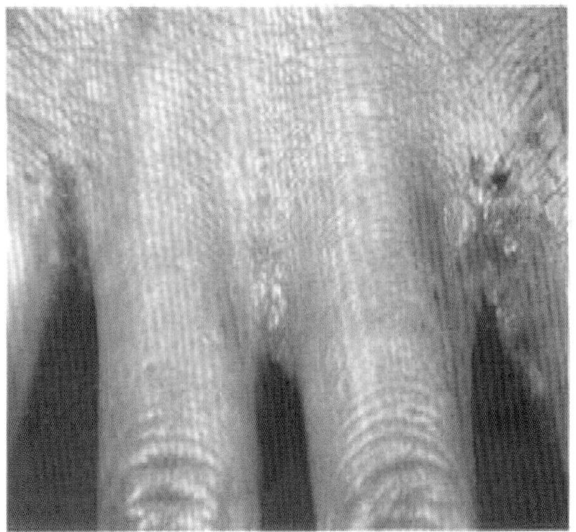

图98　疥疮

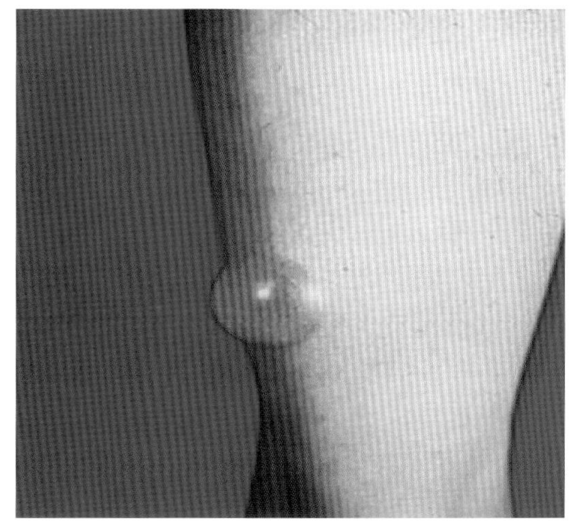
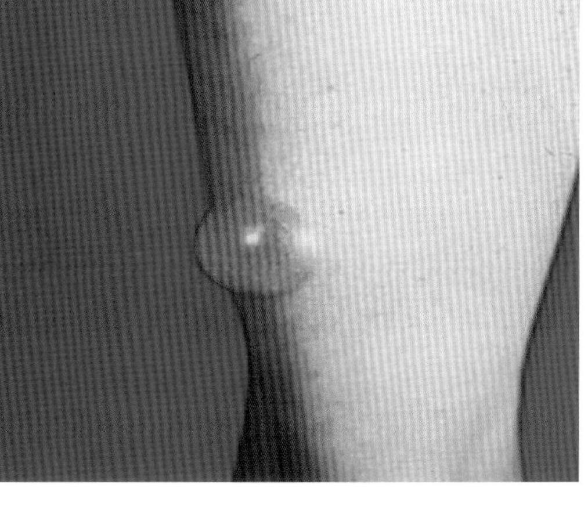

图99　虫咬伤

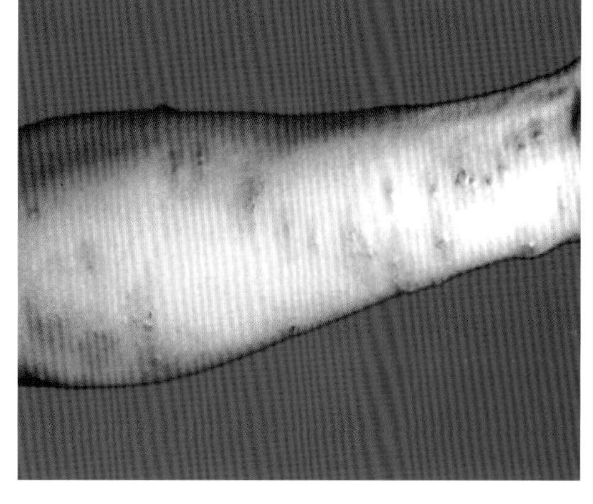

图100　虫咬伤

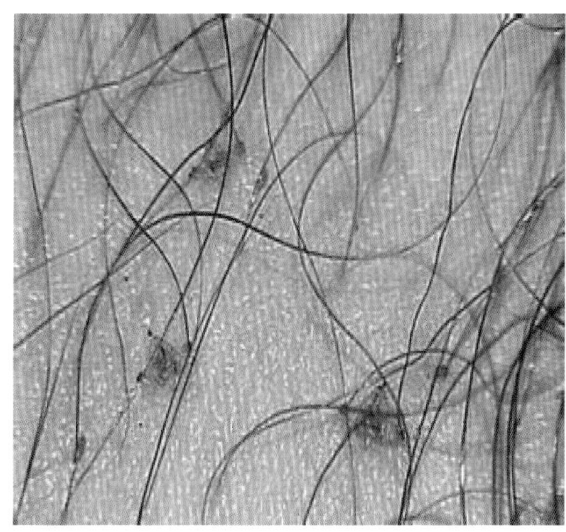
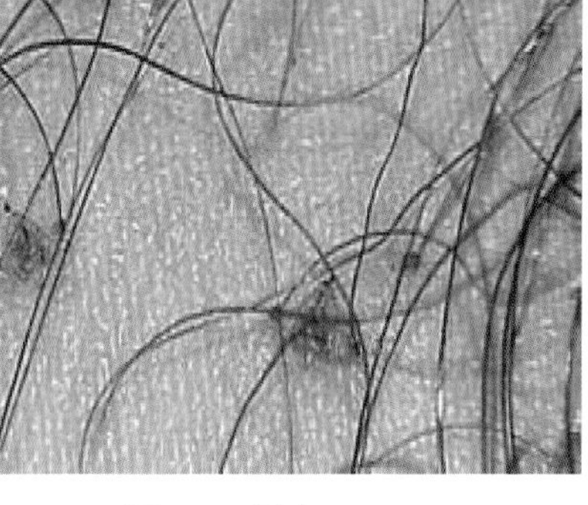

图101　虱疮

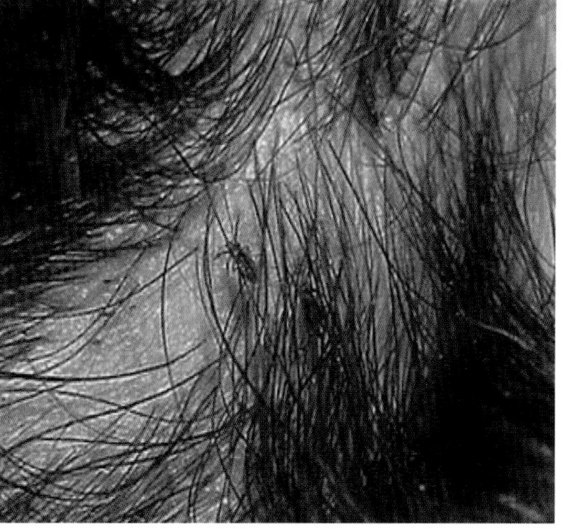

图102　虱疮

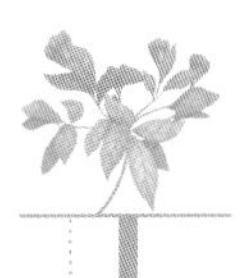

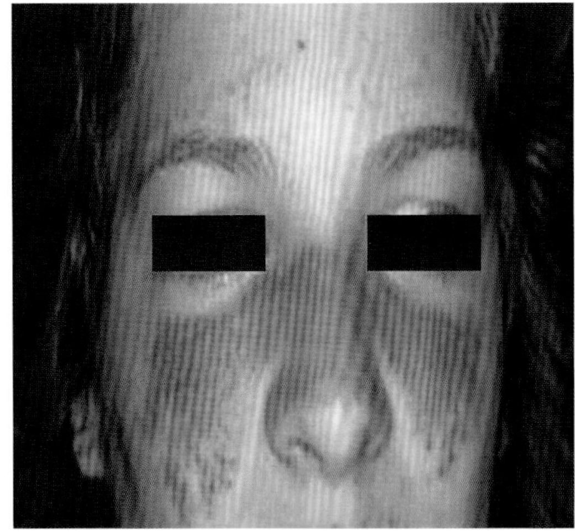

图 103　红蝴蝶疮

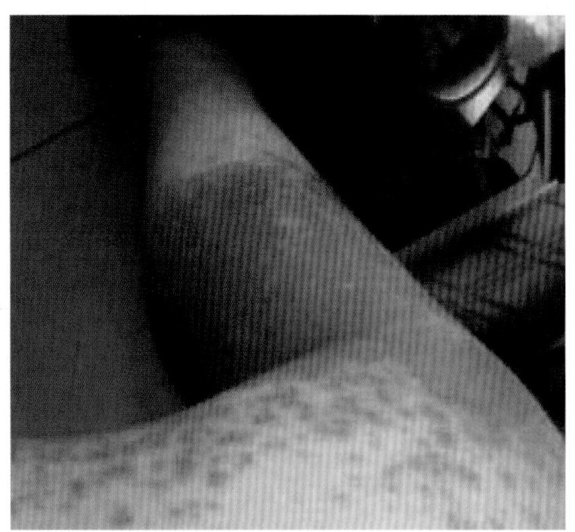

图 104　红蝴蝶疮

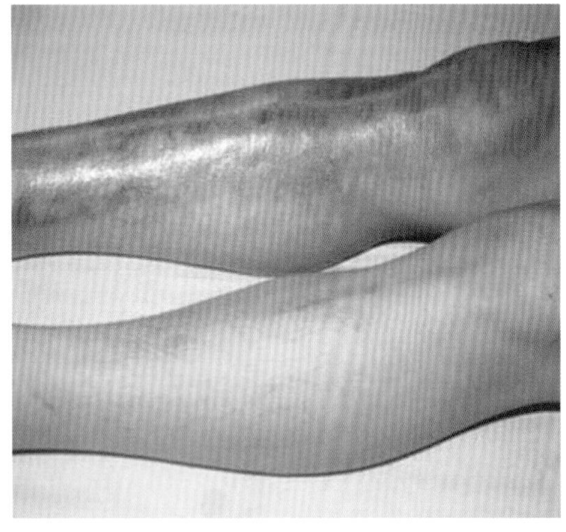

图 105　皮痹

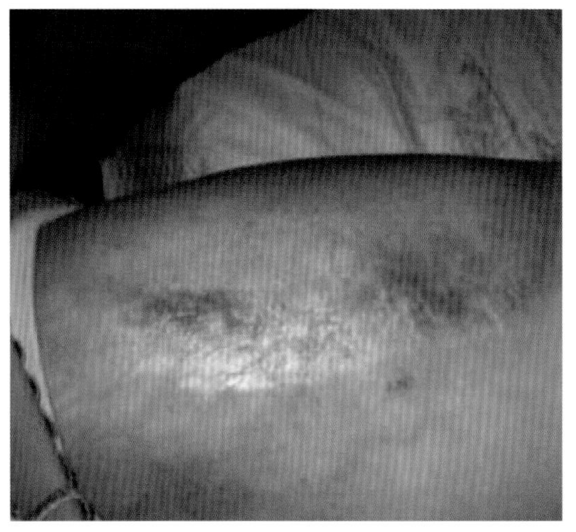

图 106　皮痹

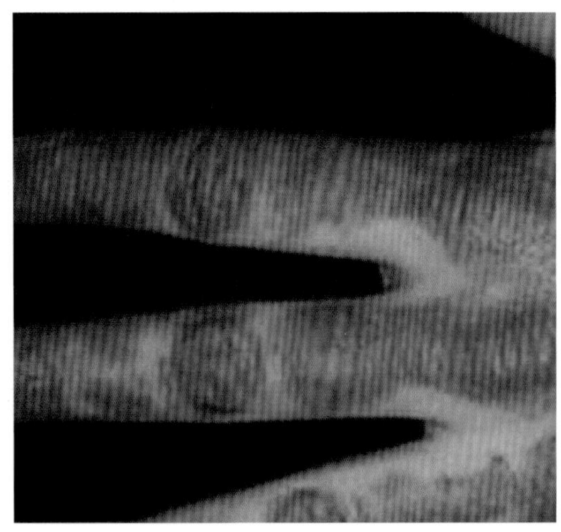

图 107　肌痹

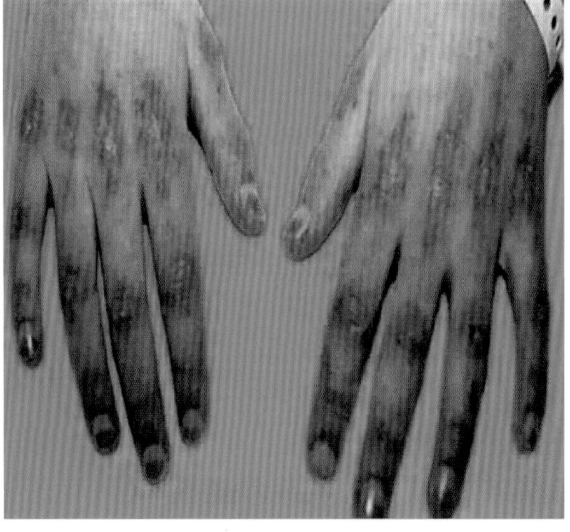

图 108　肌痹

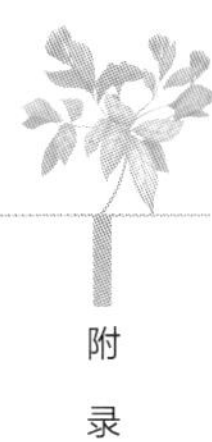

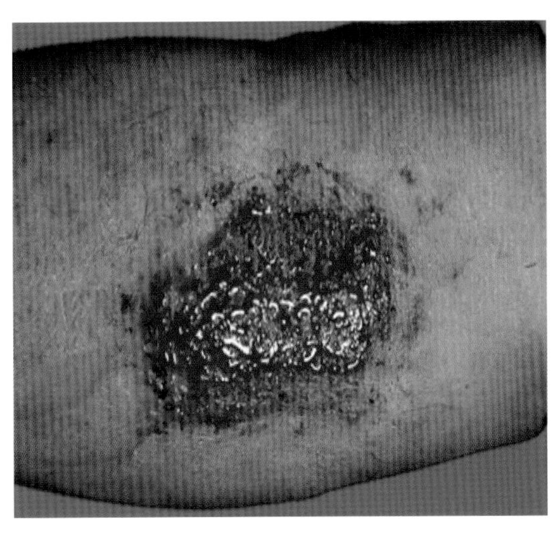

图109　湿疮

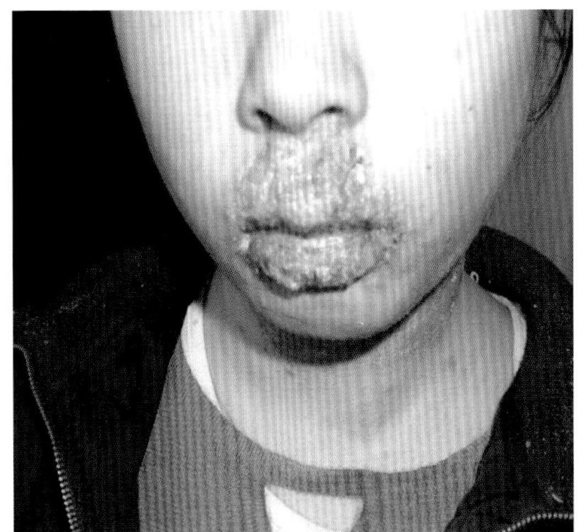

图110　湿疮

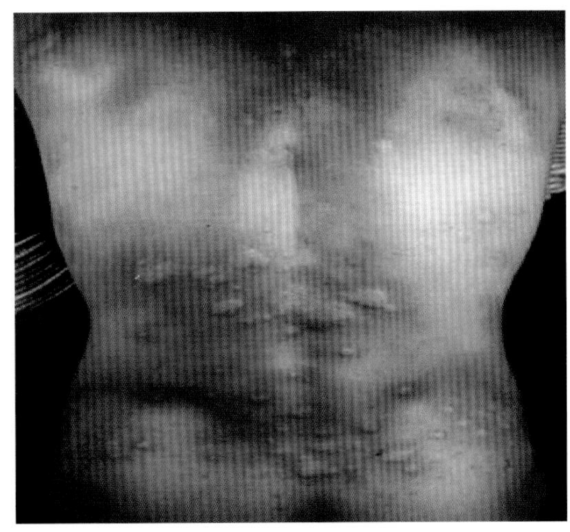

图111　瘾疹

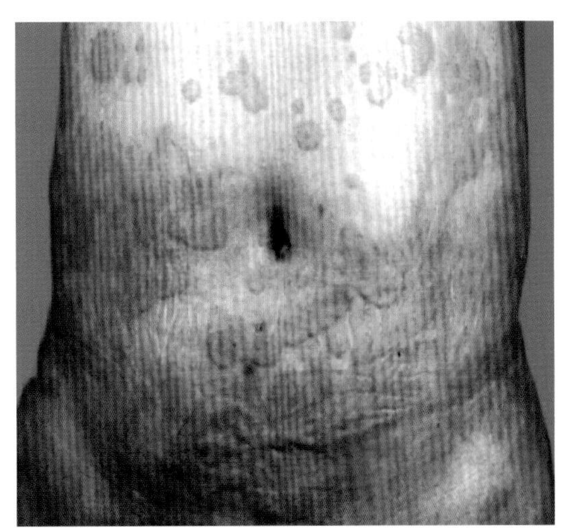

图112　瘾疹

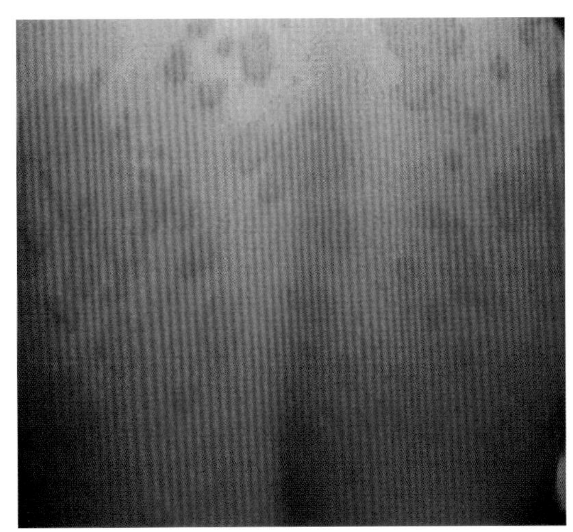

图113　药毒

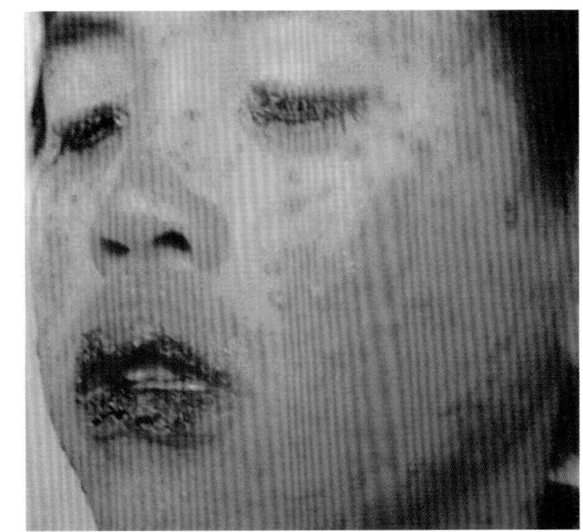

图114　药毒

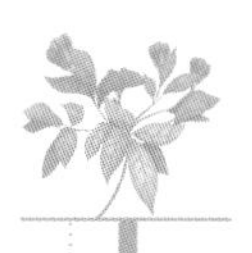

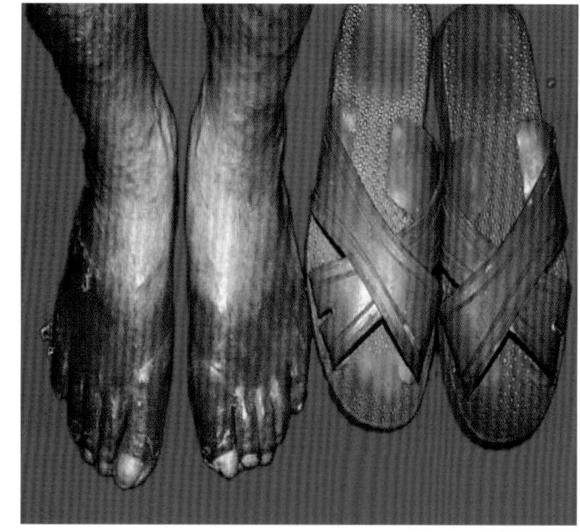

图115　接触性皮炎

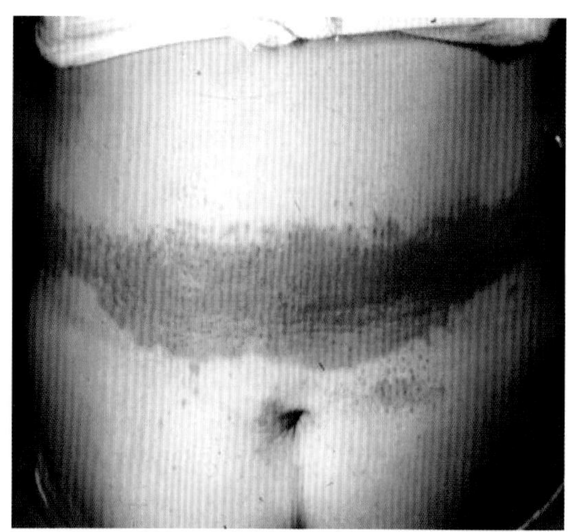

图116　接触性皮炎

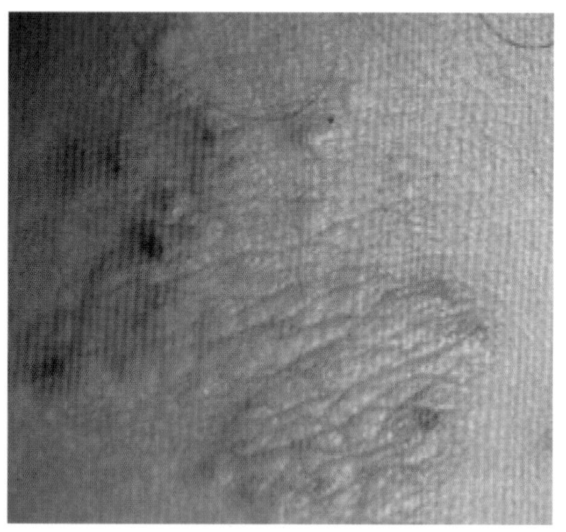

图117　四弯风

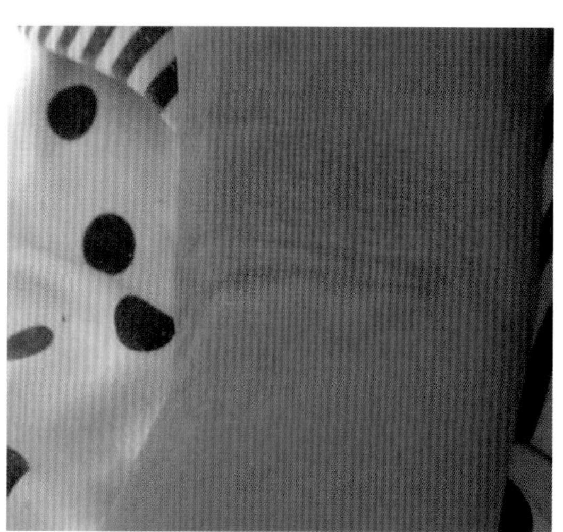

图118　四弯风

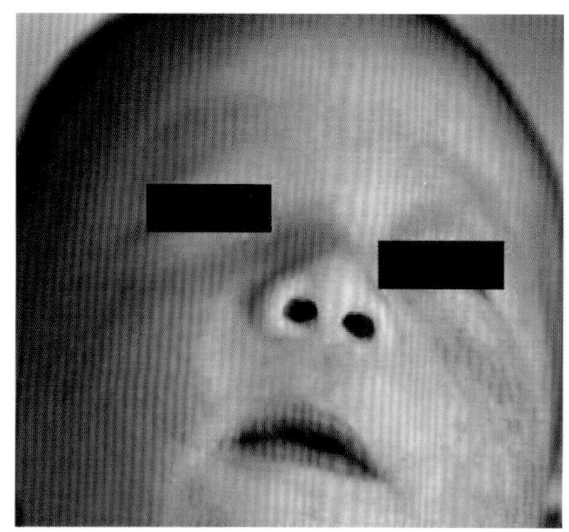

图119　奶癣

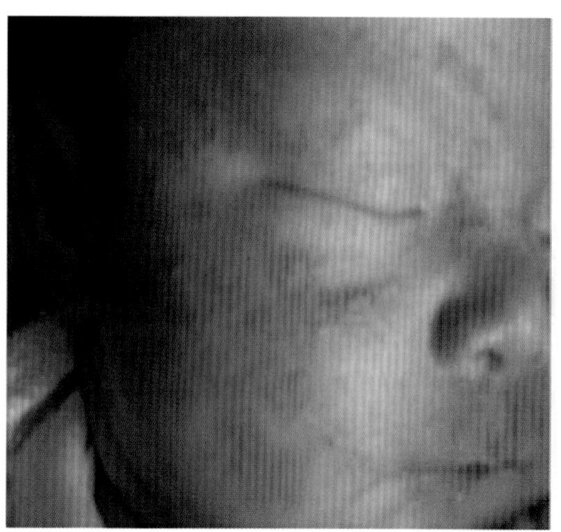

图120　奶癣

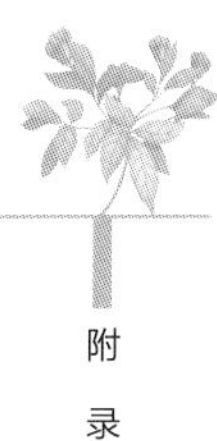

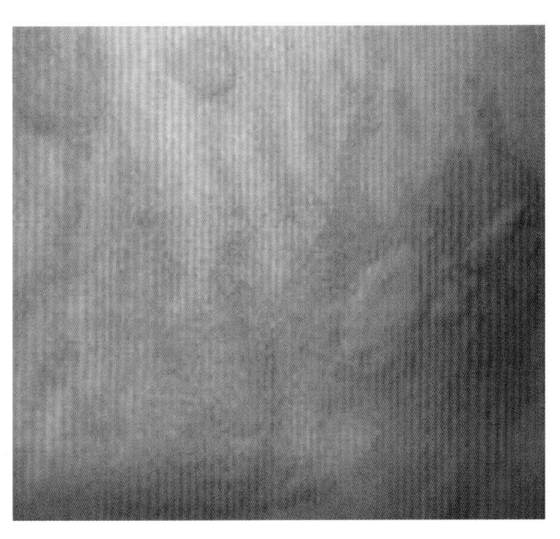

图121　水疥

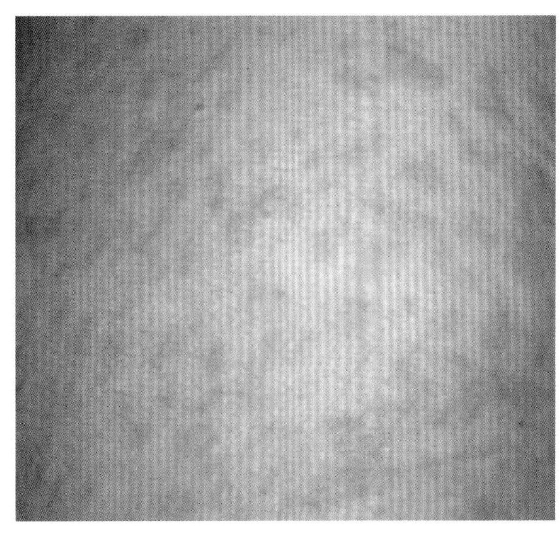

图122　水疥

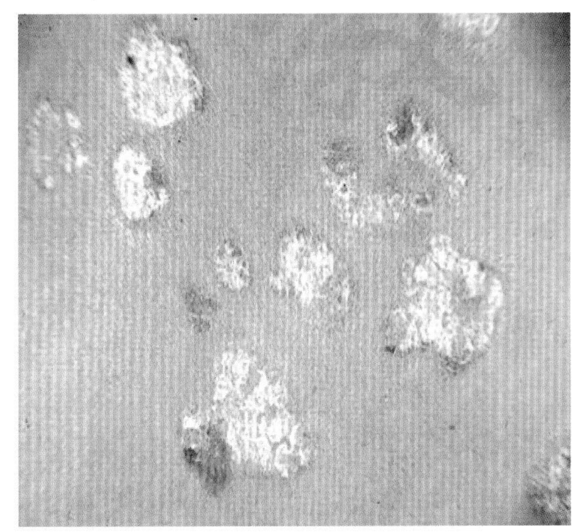

图123　白疕

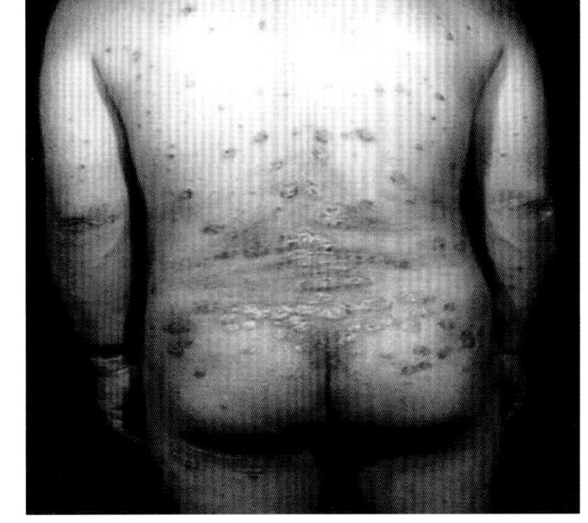

图124　白疕

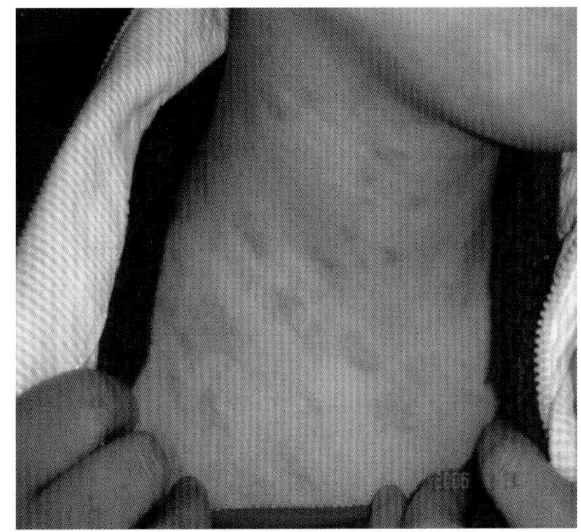

图125　风热疮

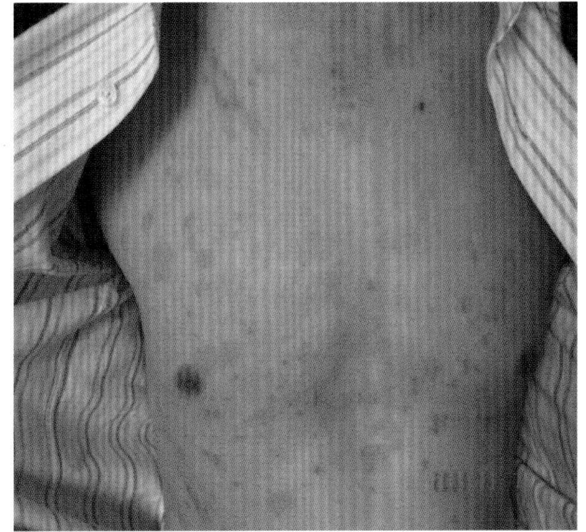

图126　风热疮

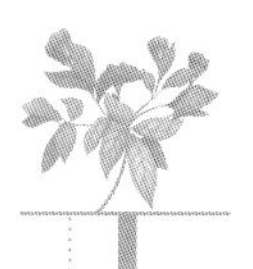

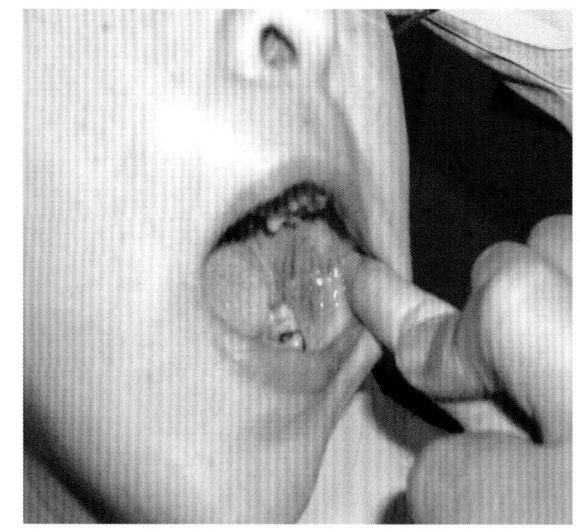

图 127　紫癜风

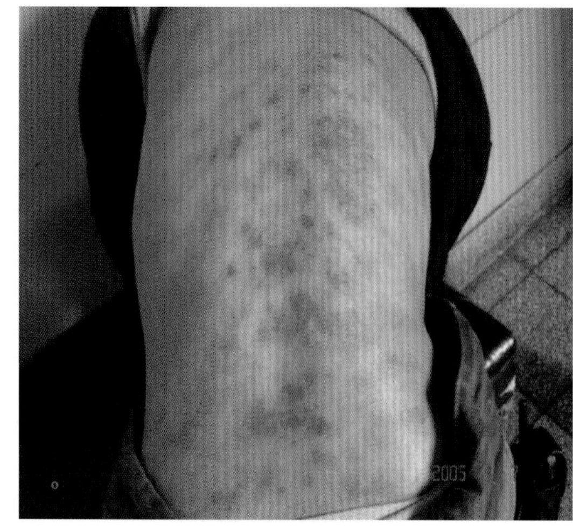

图 128　紫癜风

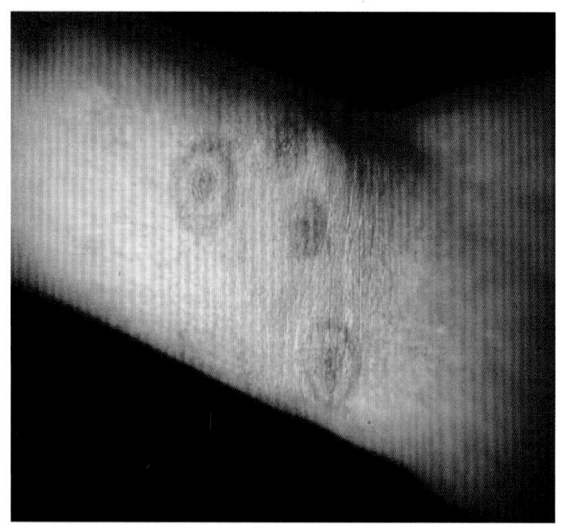

图 129　猫眼疮

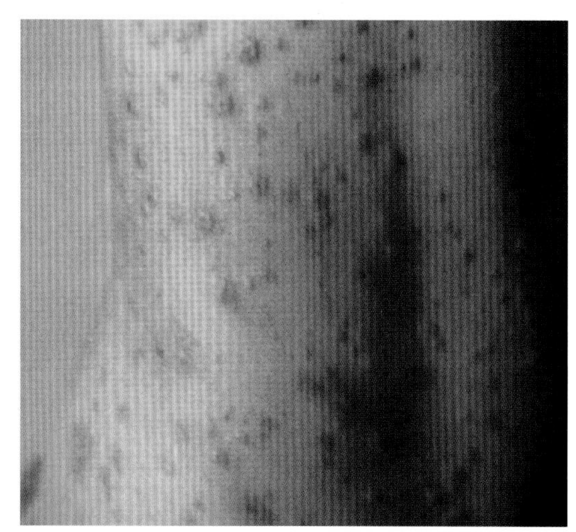

图 130　猫眼疮

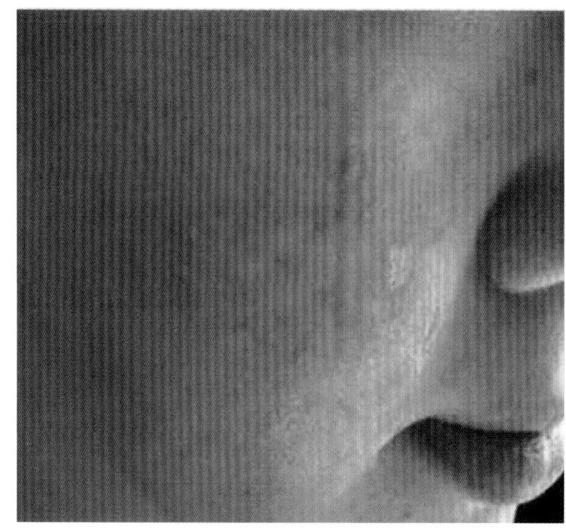

图 131　桃花癣

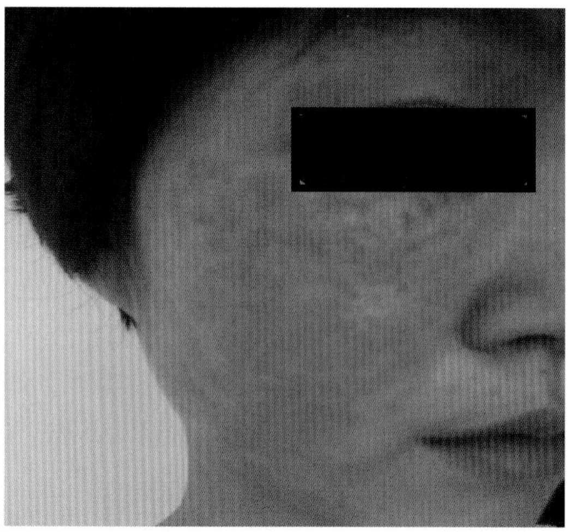

图 132　桃花癣

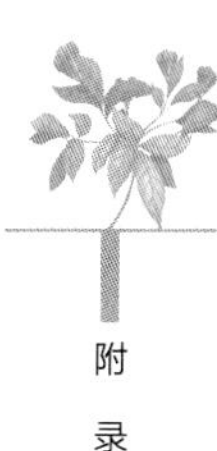

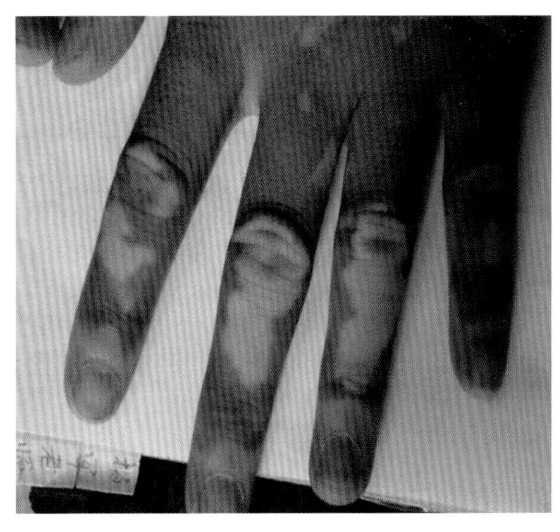
图133　白驳风

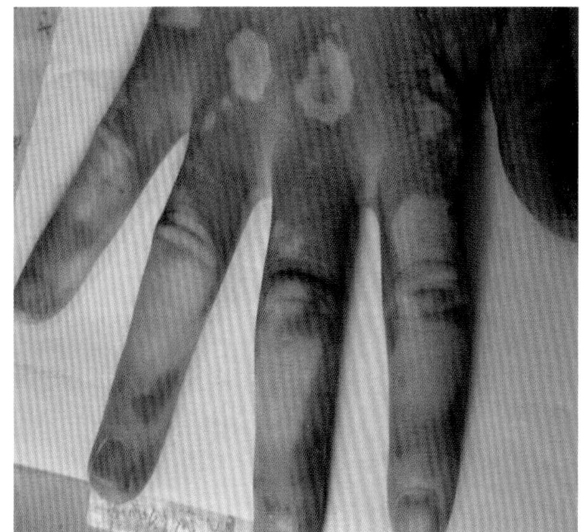
图134　白驳风

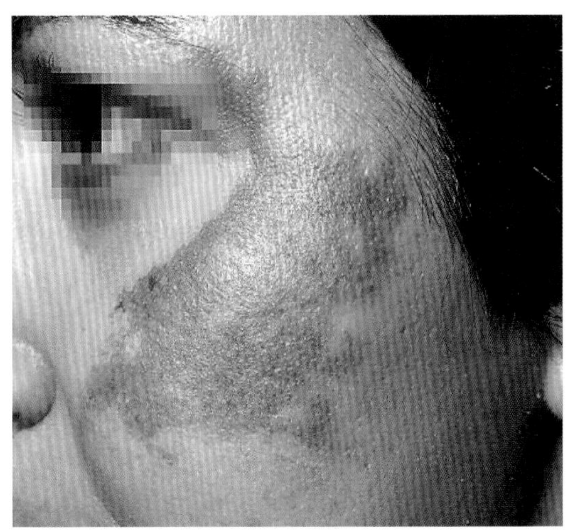
图135　肝斑

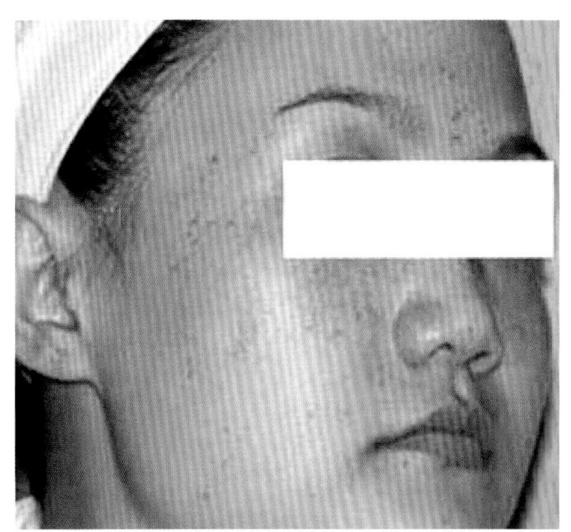
图136　肝斑

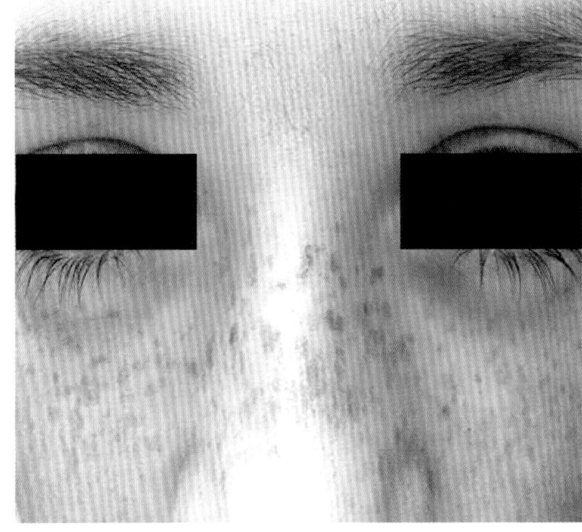
图137　雀斑

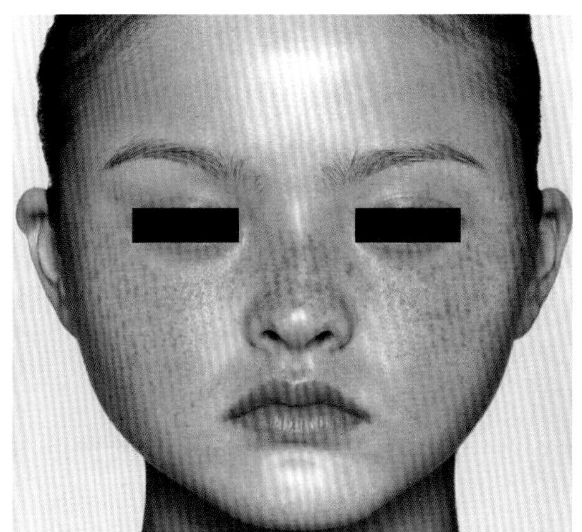
图138　雀斑

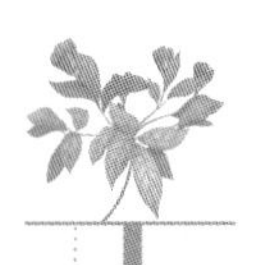

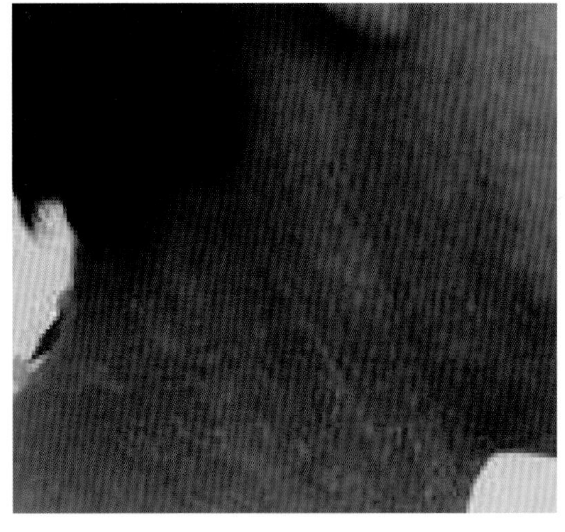

图139　黧黑斑

图140　黧黑斑

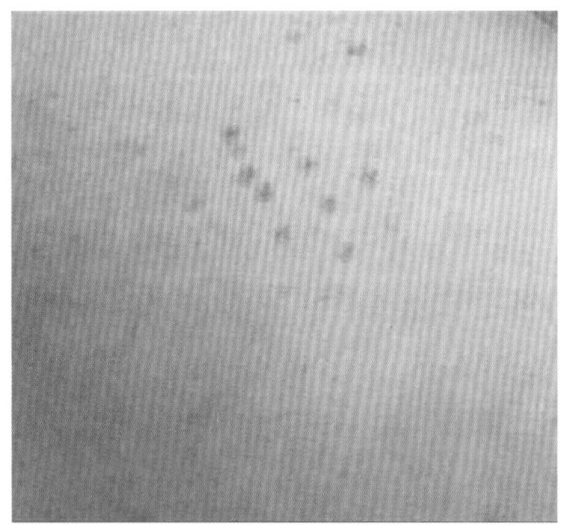

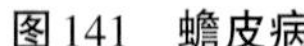

图141　蟾皮病

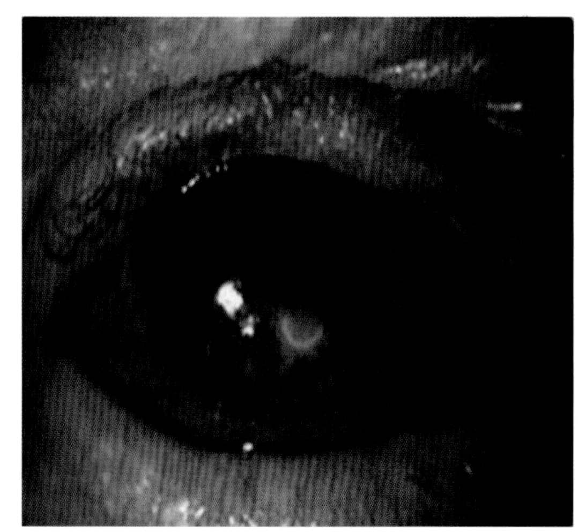

图142　蟾皮病(雀目)

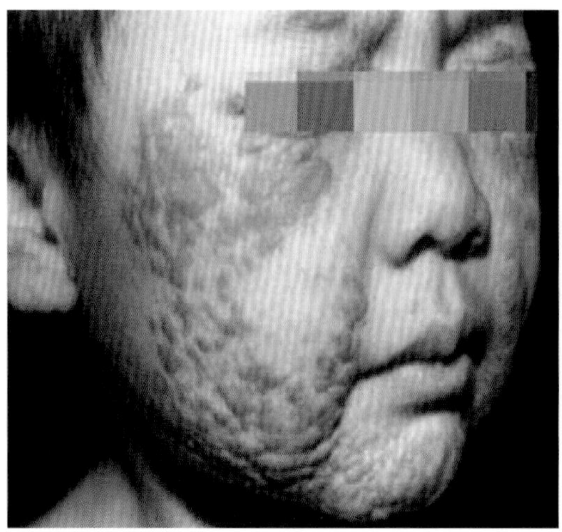

图143　黄瘤病

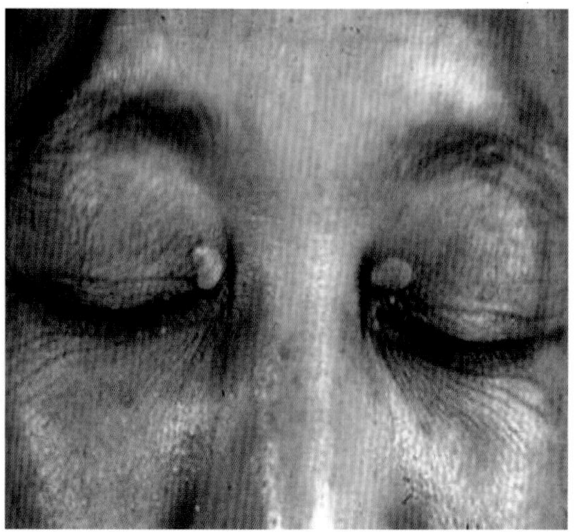

图144　黄瘤病(睑黄瘤)

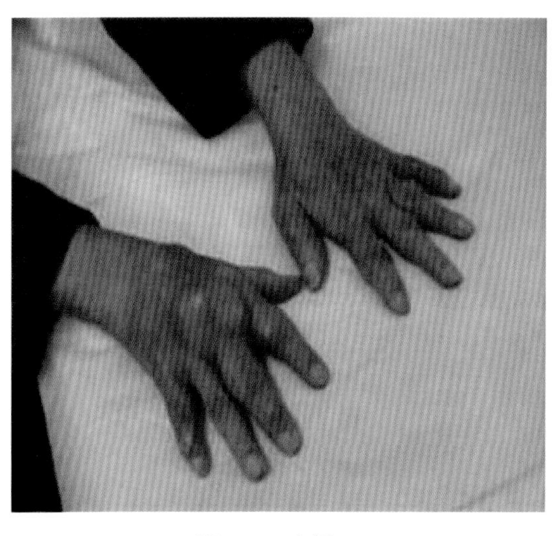

图145　痛风

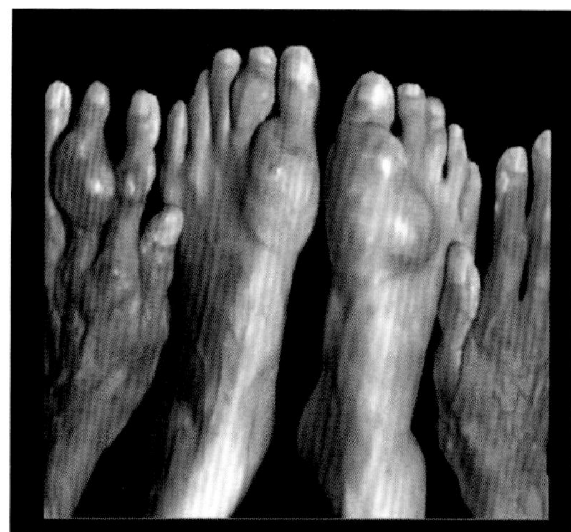

图146　痛风

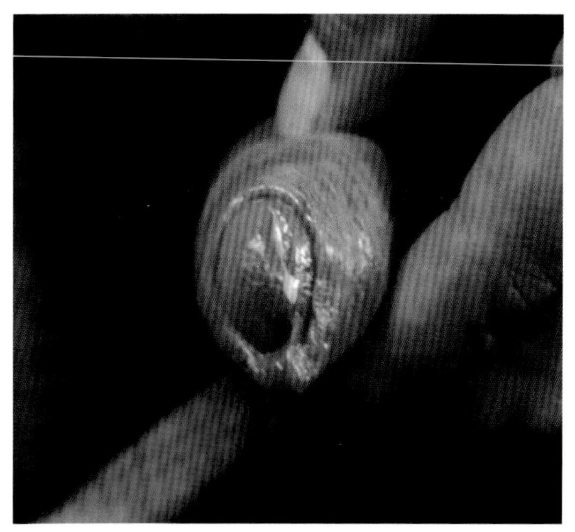

图147　淋浊

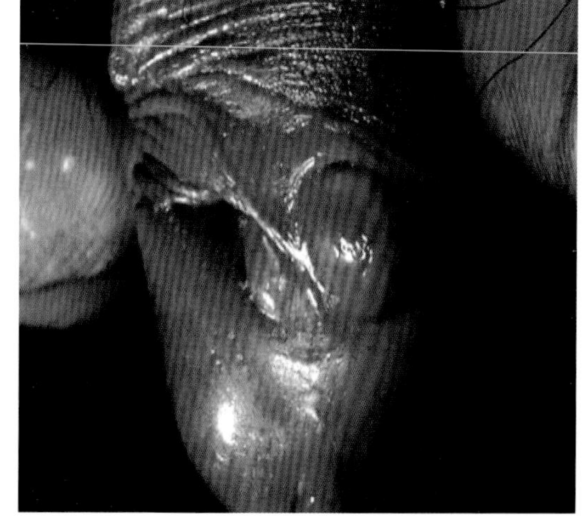

图148　淋浊

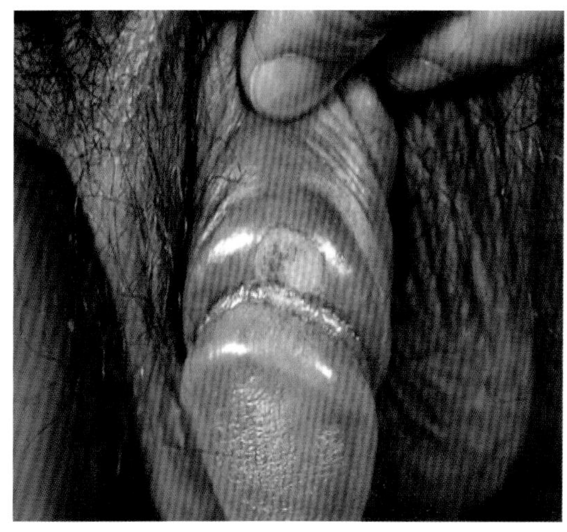

图149　杨梅疮

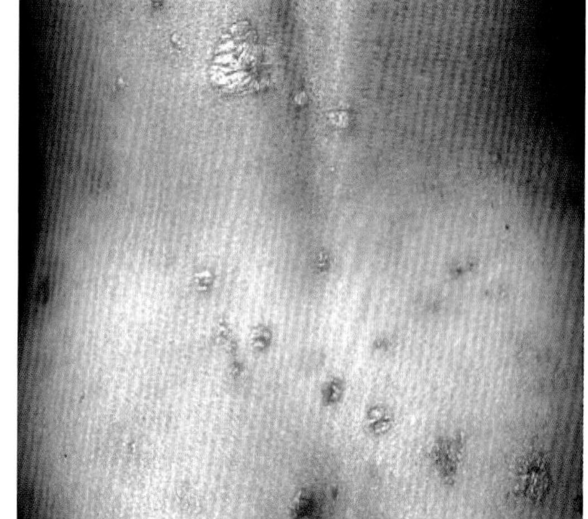

图150　杨梅疮

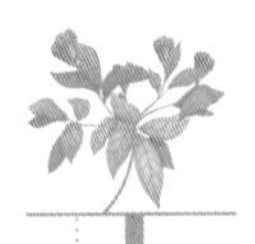

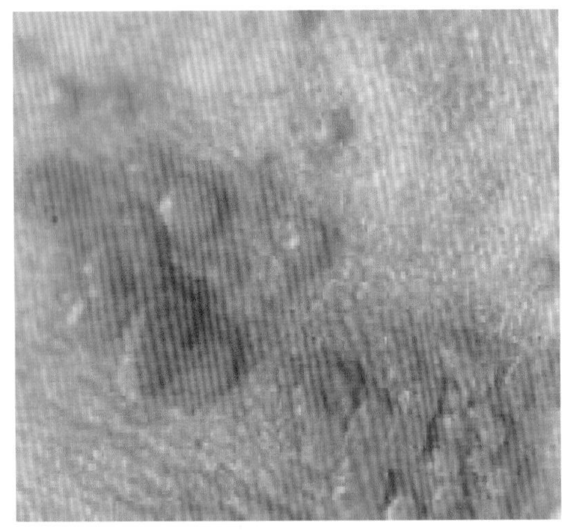

图151　阴部热疮

图152　阴部热疮

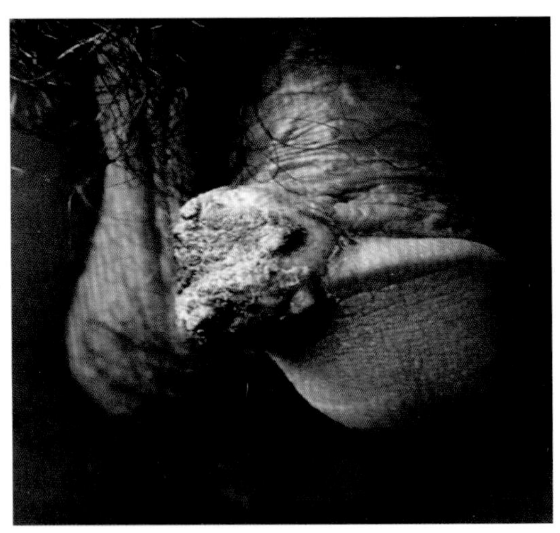

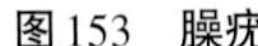

图153　臊疣

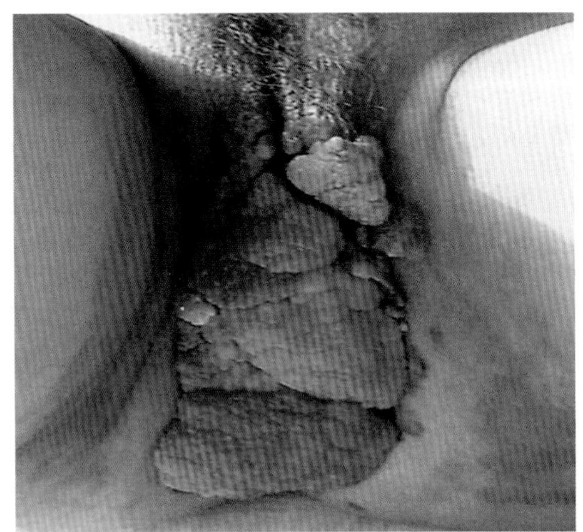

图154　臊疣

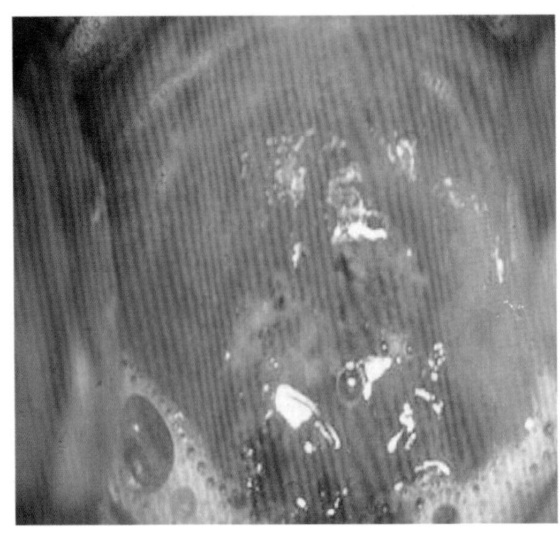

图155　白浊

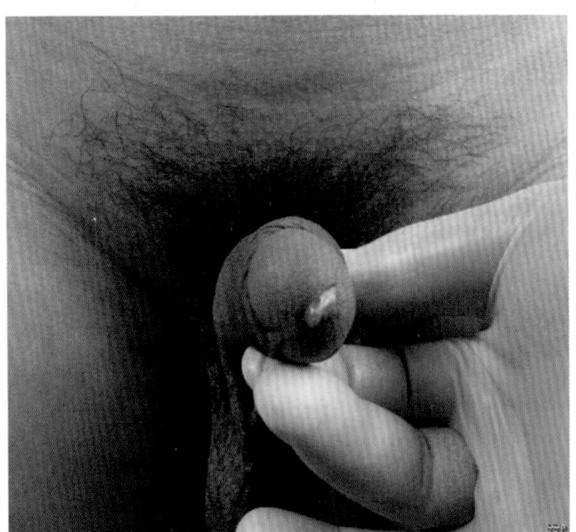

图156　白浊